中西医结合消化病学

主编　许二平　姚明鹤　闫海峰

郑州大学出版社

图书在版编目（CIP）数据

中西医结合消化病学／许二平，姚明鹤，闫海峰主编. — 郑州：郑州大学出版社，2023. 12
ISBN 978-7-5645-9906-5

Ⅰ. ①中… Ⅱ. ①许…②姚…③闫… Ⅲ. ①消化系统疾病 – 中西医结合疗法
Ⅳ. ①R570.5

中国国家版本馆 CIP 数据核字（2023）第 172989 号

中西医结合消化病学
ZHONGXIYI JIEHE XIAOHUABINGXUE

策划编辑	薛　晗	封面设计	苏永生
责任编辑	薛　晗	版式设计	曾耀东
责任校对	刘　莉　张馨文	责任监制	李瑞卿

出版发行	郑州大学出版社	地　　址	郑州市大学路 40 号（450052）
出 版 人	孙保营	网　　址	http://www.zzup.cn
经　销	全国新华书店	发行电话	0371-66966070
印　刷	郑州宁昌印务有限公司		
开　本	850 mm×1 168 mm　1／16		
印　张	22.75	字　　数	660 千字
版　次	2023 年 12 月第 1 版	印　　次	2023 年 12 月第 1 次印刷

书　号	ISBN 978-7-5645-9906-5	定　　价	116.00 元

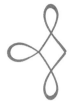

《中西医结合消化病学》编委会

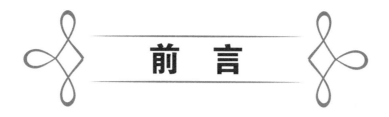

前　言

消化系统疾病严重影响人类健康,是我国的常见病、多发病。我国消化系统疾病的防控面临患病率高、复发率高、疾病风险被低估等挑战,疾病负担沉重,防治任务任重道远。因此,对消化系统疾病的规范化诊治是临床医学研究的热点。

近年来,消化内镜新技术、影像新技术、人工智能等广泛应用于消化系统疾病的诊断与治疗。为全面系统总结中西医结合消化系统疾病的诊疗进展,我们组织编写了《中西医结合消化病学》一书。编写中我们参考了最新的疾病中医指南、西医指南、中西医结合指南、专家共识,以及最新的疾病临床研究论文、消化病学教材和权威著作。本书共八章,包括食管、胃、十二指肠疾病,肝脏疾病,胆道疾病,胰腺疾病,肠道疾病,直肠肛管疾病,慢性腹痛,常见急症,分别从中医病因病机、西医病因及发病机制、临床表现、实验室及其他检查、诊断与鉴别诊断、中医治疗、西医治疗、预后、健康教育等方面,突出介绍了中西医结合诊治特色及优势,注重辨病与辨证相结合,尽可能全面、详尽地为专科医生介绍最新的诊疗方法,力求以崭新的面貌呈现给读者。

本书由全国16所医院、高校的30余位具有丰富教学与临床经验的专家、学者通力合作而成。内容具有前沿性、实用性和指导性。可供医学院校师生使用,也可供消化科医师和临床相关学科的医务人员参考。

本书的编写得到了郑州大学出版社及部分高校、医院的大力支持,在此一并表示感谢。由于编者水平有限,书中若存在疏漏与不当之处,敬请读者提出宝贵意见,以便今后修订完善。

《中西医结合消化病学》编委会

2023 年 6 月

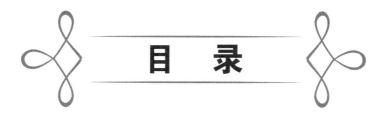

目 录

第一章　食管、胃、十二指肠疾病

第一节　胃食管反流病

胃食管反流病(gastroesophageal reflux disease,GERD)属临床常见疾病,是指胃内容物反流入食管或者以上部位,进入咽部、口腔或肺引起的反流相关症状和(或)并发症的一种疾病,常见的典型症状包括烧心和反流,亦可引起包括耳、鼻、喉等的相关症状,称为食管外症状。GERD 根据其内镜下的表现,分为非糜烂性反流病(non-erosive reflux disease,NERD)、糜烂性食管炎(reflux esophagitis,RE)及巴雷特食管(Barrett's esophagus,BE)。根据 2006 年蒙特利尔全球 GERD 共识,可将其分为食管综合征及食管外综合征。其中食管综合征包括各种食管内症状综合征(典型反流综合征、反流胸痛综合征)及食管损伤综合征(反流性食管炎、反流性食管狭窄、巴雷特食管及食管腺癌);食管外综合征则包括确认与反流相关的反流性咳嗽综合征、反流性喉炎综合征、反流性哮喘综合征和反流性牙侵蚀症,以及可能与反流相关的咽炎、鼻窦炎、特发性肺纤维化及复发性中耳炎。

GERD 是现代医学病名,中医无相应的病名,根据其主要临床表现烧心、反酸、胸骨后灼痛、咽喉不适、口苦、嗳气、反胃等症状,可归属于中医学"吐酸""呕苦""吞酸""嘈杂""食管瘅"等范畴。

【病因病机】

(一)中医病因病机

1.病因　本病的病因较为广泛和复杂,主要为感受外邪、寒热客胃;情志不遂、思虑太过;饮食不节、烟酒无度;素罹胆病、胆邪犯胃及禀赋不足、脾胃虚弱等病因。

2.病位　在食管和胃,与肝、胆、脾等脏腑功能失调密切相关。

3.病机　胃失和降,胃气上逆为 GERD 基本病机。肝胆失于疏泄、脾失健运、胃失和降、肺失宣肃、胃气上逆,上犯食管,形成本病的一系列临床症状,禀赋不足、脾胃虚弱为 GERD 发病基础。《素问玄机原病式·六气为病·吐酸》有云:"酸者,肝木之味也。由火盛制金,不能平木,则肝木自甚,故为酸也。"《症因脉治》指出"呕吐酸水之因,平时郁结,水饮不化,外被风寒所束,上升之气,郁而成积,积之既久,湿能生热,湿盛木荣,肝气太盛,遂成木火之化,因吞酸、吐酸之症作矣",而"恼怒忧郁,伤肝胆之气,木能生火,乘胃克脾,则饮食不能消化,停积于胃,遂成酸水浸淫之患矣"。故土虚木乘或木郁土壅,致木气恣横无制,肝木乘克脾土,胆木逆克胃土,导致肝胃、肝脾或胆胃不和;气郁日久,化火生酸,肝胆邪热犯及脾胃,脾气当升不升,胃气当降不降,肝不随脾升,胆不随胃降,以致胃气挟火热上逆;肝火上炎侮肺,克伐肺金,消灼津液,肺失肃降而咳逆上气,气机不利,痰气郁阻胸膈;病程日久,气病及血,则因虚致瘀或气滞血瘀。本病病理因素有虚实两端:属实的病理因素为痰、热、湿、郁、气、瘀;属虚者责之于脾。本病病机特点:一为逆,二为热,三为郁。

4.病机转化　初病以实热为主,湿、痰、食、热互结导致气机升降失调,胃气挟酸上逆;久病火热之邪,耗津伤阴,虚火上逆,因实而致虚。初病气,脾胃气郁失其升降,肝气郁失其条达,肺气郁失其宣肃,大肠气郁失其通导;气郁迁延,由气滞而血瘀,气虚而致瘀,或气郁久而化热,耗伤阴血,津枯血燥而致瘀,气病及血。禀赋不足,素体亏虚,久病迁延,耗伤正气,均可引起脾胃虚弱,运化失常,浊气内生,气逆、食滞、火郁、痰凝、湿阻、血瘀相兼为病,因虚而致实。

（二）西医病因及发病机制

GERD 发病机制尚未明确,目前研究认为是一种多因素和多个部位均参与的疾病,主要病理生理机制包括:①胃食管交界处功能与结构障碍;②食管清除功能障碍和上皮防御功能减弱;③肥胖和饮食等相关因素削弱胃食管抗反流功能;④食管敏感性增高。

1.抗反流屏障结构和功能异常　胃食管交界处位于横膈膜水平,是 GERD 发生的初始部位,也是导致反流最主要的解剖部位,该处的高压带相当于阀门作用,能有效阻止胃内容物的反流,其结构包括下食管括约肌(LES)、膈肌脚、膈食管韧带、His 角等,其抗反流屏障功能主要依赖于 LES 和膈肌脚的功能。任一结构形态和功能异常引起的抗反流能力下降均可导致反流增加。LES 由一段略增厚的环形平滑肌组成,长约 4 cm,借助膈食管韧带固定于横膈,可在横膈的食管裂孔中上下移动;膈肌脚由骨骼肌组成,长约 2 cm,环绕在近端 LES 外,在深吸气和腹内压升高时,膈肌脚收缩与 LES 的压力叠加,进一步起到抗反流的作用。正常人静息时 LES 压为 10～30 mmHg,比胃内压高 5～10 mmHg,成为阻止胃内容物逆流入食管的一道屏障,起到生理性括约肌的作用。

胃食管交界处抗反流屏障结构异常常见于食管裂孔疝。食管裂孔症是指胃食管交界处近端移位导致深筋膜进入隔食管裂孔,或由于隔食管韧带薄弱、断裂所致。食管裂孔疝可以是先天性的,也可因年龄增加及长期腹内压增高如肥胖、妊娠、慢性便秘所致。有食管裂孔的 GERD 患者较没有食管裂孔症的患者更易发生反流事件且食管酸暴露比例更高;有食管裂孔疝的患者有更严重的食管炎。食管裂孔导致 GERD 的机制主要与 LES 功能减弱有关。一过性的抗反流功能下降是导致偶发反流症状的常见原因,这种一过性功能障碍通常是可逆的。不可逆的抗反流功能和(或)结构障碍(如贲门明显松弛和食管裂孔疝最常见)是导致 GERD 慢性化的主要原因。

2.食管防御机制减弱　食管防御机制包括黏膜的防御功能及食管的清除能力。正常食管黏膜具有防御功能。上皮表面黏液层、不移动水层和表面碳酸氢盐浓度可维持食管腔至上皮表面的 pH 梯度,使 pH 值能维持在 2～3。食管上皮是有分泌能力的复层鳞状上皮,其表面的细胞角质层和细胞间的紧密连接构成其结构基础,能防止 H$^+$ 的逆弥散,并阻挡腔内有毒物质弥散到细胞和细胞间隙;细胞内的蛋白质、磷酸盐及碳酸氢盐对上皮细胞酸暴露具有缓冲作用;黏膜血管对损伤组织的血液供应,调节组织的酸碱平衡,为细胞修复提供营养,排除有毒代谢产物,给细胞间质提供碳酸氢盐以缓冲 H$^+$。用光镜和电镜观察 GERD 患者的食管上皮,可发现上皮细胞间隙扩大。扩大的细胞间隙可作为食管上皮防御功能受损的标志。食管上皮防御功能受损后,胃酸弥散入组织,酸化细胞间隙,进一步酸化细胞质,最后造成细胞肿胀和坏死。正常情况下,食管通过以下机制对酸进行清除:食管蠕动;大量分泌的唾液;黏膜表面碳酸氢根离子;重力作用。约 50% GERD 患者食管酸清除能力下降,主要与食管运动障碍有关。GERD 患者均存在不同程度的原发性蠕动障碍。

3.攻击因素增强　GERD 患者存在异常反流,进入食管的胃内容物能通过盐酸、胃蛋白酶、胆盐和胰酶(胰蛋白酶、胰脂肪酶)造成上皮损伤。胃酸/胃蛋白酶是导致食管黏膜损伤的主要攻击因子,胃大部切除、食管小肠吻合或其他导致过度十二指肠胃反流时,十二指肠胃反流可因胃容积增加而致胃食管反流的危险性增加。研究表明胆汁可增加食管黏膜对 H$^+$ 的通透性,胆汁中卵磷脂被胰液中的卵磷脂 A 转变为溶血卵磷脂,可损伤食管黏膜引起食管炎。

4.食管敏感性增高　部分 GERD 患者在没有过多食管酸暴露的情况下,也出现烧心、疼痛等症状。GERD 可伴有不同程度的内脏感受阈值降低(高敏感)和组织反应性增强。有明显反流暴露但无明显症状的患者为感觉耐受性增高,这种情况可能易导致反流并发症,如反流性食管炎和吸入性肺炎等;反流负荷正常,但症状和反流事件明显相关的患者为内脏感觉高敏感,这种情况可导致反流症状多发,如酸高敏感食管、非酸高敏感食管、反流性咽炎等。对 GERD 患者和健康人进行食管气囊扩张研究,发现 GERD 患者较健康人对食管扩张的感觉值明显下降,提示患者存在内脏高敏感。因此除了反流物的刺激外,GERD 症状还可以是食管受到各种刺激后高敏感化的结果,其机制与中枢和外周致敏相关。

5.免疫反应介导的食管黏膜炎症　传统观点认为,食管炎症反应是由于反流物的化学性腐蚀所致,亦即炎症是由黏膜层向黏膜下层方向发展的,但近期研究发现,反流物刺激食管黏膜后,淋巴细胞数量从上皮层向黏膜下层逐步增高,呈现炎症从黏膜下层向黏膜层发展的现象。因此,目前有新的观点认为,免疫因素参与介导反流所致食管黏膜损伤及食管功能的改变。

6.酸袋理论　研究发现,LES 下方胃食管连接部存在一段特殊区域,在餐后 15 ~ 90 min,其平均 pH 值低于餐后胃内缓冲区。该部位的胃液可逃逸食物缓冲作用,向近端延伸,使远端食管黏膜暴露于高酸胃液。这一区域称为"酸袋"。GERD 患者和食管裂孔疝患者的酸袋范围显著增大,且酸袋的异常与 GERD 和食管裂孔疝的严重程度呈正相关。

7.胃、十二指肠功能失常　胃排空功能低下使胃内容物和压力增加,当胃内压增高超过 LES 压力时可诱发 LES 开放;胃容量增加又导致胃扩张,致使贲门食管段收缩,使抗反流屏障功能降低。缓慢的近端(而非全胃)排空与反流发病次数增加和餐后酸暴露之间显著相关。十二指肠病变时,十二指肠胃反流可增加胃容量,贲门括约肌关闭不全导致十二指肠胃反流。

8.其他　婴儿、妊娠、肥胖易发生胃食管反流,硬皮病、糖尿病、腹水、高胃酸分泌状态也常有胃食管反流。心理因素,焦虑和抑郁等心理状态可增强患者对 GERD 症状的感受性并导致其生活质量进一步下降,这种现象在非糜烂性反流病患者中更为常见,因此推测心理因素在本病中起着一定的作用。

【临床表现】

GERD 的临床表现多样,包括食管症状及食管外症状。

1.食管症状　烧心和反酸是 GERD 最常见的典型症状,烧心是指胸骨后烧灼感,可从胸骨下段向上延伸。此外,胸痛、反食等也是 GERD 的常见症状。部分患者反流症状不典型,可表现为上腹痛、上腹烧灼感、反食、反胃、嗳气、吞咽困难等。

2.食管外症状　如咽喉不适、咽部异物感、咳嗽、哮喘和龋齿等。少部分患者以咳嗽与哮喘为首发或主要表现,反流引起的哮喘无季节性,常有阵发性、夜间咳嗽与气喘的特点。个别患者可发生吸入性肺炎,甚至出现肺间质纤维化。这是由于反流物吸入气道,刺激支气管黏膜引起炎症和痉挛所致。反流物刺激咽喉部可引起咽喉炎、声嘶。反流物侵蚀牙齿可引起龋齿。反流还可能导致鼻窦炎和反复发作的中耳炎,并引起相关症状。

3.并发症　GERD 可导致许多严重的并发症,胃肠道的并发症主要包括溃疡、出血、狭窄、Barrett 食管及食管腺癌。

(1)出血:反流性食管炎患者,因食管黏膜炎症、糜烂及溃疡可以导致出血,临床表现可有呕血和黑便及不同程度的缺铁性贫血。

(2)狭窄:食管炎反复发作致使纤维组织增生,最终导致瘢痕狭窄,这是严重食管炎表现。

(3)Barrett 食管:在食管黏膜的修复过程中,食管贲门交界处的齿状线以上的食管鳞状上皮被特殊的柱状上皮取代,称为 Barrett 食管。Barrett 食管尤其伴有特殊肠上皮化生者是食管腺癌的主要癌前病变。

【实验室及其他检查】

1.质子泵抑制剂试验　质子泵抑制剂(proton pump inhibitor,PPI)试验治疗可作为具有典型反流症状患者简便易行的初步诊断方法。在疑诊 GERD 时,PPI 常被用于临床诊断性治疗 GERD,但该方法并非 GERD 的确诊方法。尽管如此,PPI 试验可操作性强,在临床实践中具有较高的意义。对拟诊 GERD 患者或疑有反流相关食管外症状的患者,尤其是上消化道内镜检查阴性时,可采用诊断性治疗协助诊断。有研究提示在内镜下显示为糜烂性食管炎或食管反流监测呈阳性的内镜阴性反流病患者中,PPI 治疗的有效率约为 70%。

2.内镜检查　内镜可对食管黏膜进行直视检查,是判断酸产生的食管黏膜损伤及其并发症的有效方法,并可评估疗效及预后。基于我国是上消化道肿瘤高发的国家,且胃镜检查广泛开展,检查成本低,因此,我国 2014 年 GERD 专家共识提出,在具有典型的烧心和反流症状的患者中,需及时进行内镜学检查以排除上消化道肿瘤。上消化道内镜除了排除上消化道肿瘤及引起反流症状的其他器质性疾病外,尚可对 BE 及 RE 患者做出内镜下诊断,是 GERD 诊断及分类的重要手段。目前反流性食管炎应用最广泛的分级方法是洛杉矶分级,其内镜分型标准如下。①A 级:食管可见 1 个或 1 个以上黏膜破损,长度<5 mm(局限于 1 个黏膜皱襞内)。②B 级:食管可见 1 个或 1 个以上黏膜破损,长度>5 mm(局限于 1 个黏膜皱襞内),且病变没有融合。③C 级:食管黏膜破损病变有融合,但小于食管管周的 75%。④D 级:食管黏膜破损病变有融合,且大于食管管周的 75%。

3.食管 24 h pH 监测及 pH-阻抗监测　食管 24 h pH 监测可为反流提供客观证据,可用于监测食管是否存在酸反流、酸反流的程度(频率及时间)及反流症状与酸反流之间的关系。食管 24 h pH-阻抗监测不仅可以检测酸反流,还可检测非酸反流;此外,还可鉴别反流的内容物,如液体反流、气体反流或混合反流等。进行 24 h 反流监测时,还可分析患者的症状与客观反流之间的关系。此外,在治疗无效的患者中行客观反流监测,还有利于寻找患者治疗失败的原因。目前建议在未使用 PPI 的患者中进行单纯食管 pH 监测以明确 GERD 的诊断和指导治疗,若患者正在使用 PPI,则需进行食管 pH-阻抗监测以评估患者症状难以控制的原因。

食管黏膜阻抗技术是近年来研发用于 GERD 诊断的新技术。该技术通过检测食管黏膜瞬时阻抗值,反映食管黏膜屏障功能,进而判断是否存在长期慢性反流,检测方法微创、方便。研究发现 GERD 患者的食管黏膜阻抗值明显低于非 GERD 患者,食管黏膜阻抗值随着检测部位的升高而增加,且食管黏膜阻抗值对于诊断食管炎具有较高的特异性和阳性预测价值。后续该技术不断改进,目前已经采用球囊导管,阻抗检测通道位于球囊两侧,可更好贴合食管准确检测黏膜阻抗值,并形成黏膜阻抗地形图,较直观地对 GERD 进行诊断。

4.食管无线 pH 监测　食管无线 pH 监测的功能与食管 pH 监测类似,但其无须将监测导管从鼻腔插入食管,只需在内镜下将无线胶囊固定在食管下段,且其监测时间可延长至 96 h,可避免监测过程中可能出现的日间变异等对结果的影响。

5.食管测压　食管高分辨率测压可反映食管的动力状态,包括食管体部的动力障碍和胃食管交界处的形态特点。GERD 患者常见的动力障碍表现为无效食管动力和片段蠕动,胃食管交界处的形态可反映 LES 与膈肌之间的关系,诊断食管裂孔疝有较高的灵敏性。食管高分辨率测压诊断 GERD 价值有限,但可了解 GERD 常见的发病机制,包括瞬间 LES 松弛、胃食管交界处低压和食管清除功能下降等。不但有助于了解 GERD 发生的病理生理机制,也有助于治疗方案的选择;同时是 GERD 患者评估手术治疗和预测手术疗效和术后并发症的指标之一。对临床症状不典型的患者,食管动力学检查可与其他动力学疾病如贲门失弛缓症、胡桃夹食管等加以鉴别。但是食管测压本身并不能监测胃食管反流,不能为 GERD 提供客观的反流证据。

6. **咽喉反流监测技术** 通过对监测数据的统计分析,可以精确监测鼻咽部的微量酸或碱性气体,明确清嗓、咽部异物感、声音嘶哑、慢性咳嗽、哮喘、咽喉炎甚至鼻窦炎、分泌性中耳炎、龋齿等症状及疾病,是否由反流导致或同时伴有咽喉反流,是诊断咽喉反流性疾病的重要手段,亦可用来评估药物或手术治疗后的疗效。

7. **钡剂检查** 食管吞钡检查能发现部分食管病变,如食管溃疡或狭窄,但亦可能会遗漏一些浅表溃疡或糜烂。气钡双重造影对反流性食管炎的诊断特异性很高,但敏感性较差,但因其方法简单、易行,设备及技术要求均不高,很多基层医院仍在广泛开展。钡剂还可以排除食管恶性疾病。

【诊断与鉴别诊断】

(一)诊断

1. **反复发作的症状** ①烧心和反流是 GERD 最常见的典型症状。②胸痛、上腹痛、上腹部烧灼感、嗳气等为 GERD 不典型症状。③GERD 可伴随食管外表现,包括哮喘、慢性咳嗽、特发性肺纤维化、声嘶、咽喉症状和牙蚀症等。④胸痛为主要表现的患者注意需先排除心肺疾病因素后才能行胃食管反流评估。

2. **食管反流的客观证据** 若有典型的烧心和反酸症状,可做出 GERD 的初步诊断;上消化道内镜下若发现有反流性食管炎并能排除其他原因引起的食管病变,本病诊断可成立;若内镜检查阴性,但食管 pH 监测证实存在食管过度酸反流,则可建立 NERD 的诊断。对拟诊 GERD 的患者,可考虑先使用 PPI 经验性治疗,症状多会在 1 ~ 2 周内得到改善,若给予治疗后症状消失,可确立 GERD 的诊断。对于症状不典型,特别是合并食管外症状的患者,常需结合多种检查手段进行综合分析来做出诊断。GERD 问卷(Gerd Q)是一种简单、易行、可以实现患者自我评估症状的诊断方法,尤其适合在没有内镜检查条件、没有消化专科医生的基层医疗机构使用,见表 1-1。

表 1-1 GERD 问卷(Gerd Q)

症状[1]		症状频率分值			
		0 d	1 d	2 ~ 3 d	4 ~ 7 d
A. 阳性症状	1. 您胸骨后烧灼感(烧心)的频率	0	1	2	3
	2. 您感觉有胃内容物(液体食物)上反至您的喉咙或口腔(反流)的频率	0	1	2	3
B. 阴性症状	1. 您感到中上腹部疼痛的频率	3	2	1	0
	2. 您感到恶心的频率	3	2	1	0
C. 阳性影响	1. 您因为烧心和(或)反流而难以获得良好夜间睡眠的频率	0	1	2	3
	2. 除医师建议服用的药物外,您为缓解烧心和(或)反酸而额外服用药物(如碳酸钙、氢氧化铝等抗酸剂)的频率	0	1	2	3

注:[1] 询问患者就诊前 1 周内以下相关症状出现的天数;阳性症状指支持 GERD 诊断的症状;阴性症状指不支持 GERD 诊断的症状;阳性影响指阳性症状对患者的影响;对于初诊患者,A+B+C≥8 分,提示 GERD 诊断;C≥3 分,提示 GERD 影响生命质量。用于监测 GERD 治疗效果时,A 与 C 任何一项评分≤1 分,提示治疗有效;A 与 C 任何一项评分≥2 分,提示治疗方案需调整。

(二)鉴别诊断

1. **与心绞痛鉴别** GERD 引起的胸痛也称食管源性胸痛,需与"卧位性"或"变异性"心绞痛鉴别。以下几点可资鉴别:①典型心绞痛位于中下段胸骨后及心前区,而食管源性胸痛为中下段胸骨后及剑突下。②前者多为压榨样痛、闷痛,后者多为灼痛。③去除诱因、休息、含服硝酸甘油后心绞痛可迅速缓解;食管源性胸痛则休息无效,服用碱性药物、PPI 药物或站立时疼痛可缓解。④心电图有无与胸痛发作同步出现的 ST 段及 T 波缺血性改变,心肌酶谱检测有利于心肌梗死的排除。⑤食管 X 线钡剂造影、内镜、食管下端 24 h pH 值、食管 pH-阻抗监测或(和)胆汁反流监测、LES 压力测定等,可证实 GERD 存在与否。

2. 与食管癌、贲门失弛缓症鉴别　GERD 早期引起食管痉挛,可出现一过性吞咽困难;晚期则因食管壁结缔组织增生致管腔狭窄需与其他原因的吞咽困难相鉴别。①食管癌常表现为由固体—软食—液体渐进性吞咽困难,进展速度较快,常伴明显体重下降。②食管 X 线钡剂造影示食管不规则狭窄及管壁僵硬感。内镜及活检对鉴别食管癌与 Barrett 食管、食管炎有重要价值。③贲门失弛缓症常因食管痉挛或食管扩张诱发胸痛,吞咽困难为其常见症状。

3. 与嗜酸性粒细胞性食管炎鉴别　嗜酸性粒细胞性食管炎有与 GERD 相似的症状,当食管症状不典型且 PPI 疗效不佳时应考虑嗜酸性粒细胞性食管炎,电子胃镜下取食管组织活检有助诊断。

4. 与功能性烧心鉴别　临床上 GERD 尚需与功能性烧心鉴别,根据最新的罗马 V 标准,功能性烧心定义为胸骨后的烧灼样不适,缺乏胃食管反流及嗜酸性食管炎的客观证据,食管测压排除包括贲门失弛缓、Jackhammer 食管、食管失蠕动等重度动力障碍性疾病,功能性烧心患者 PPI 治疗无效。

5. 与呼吸系统症状、喉部症状鉴别　GERD 与部分反复发作性哮喘、咳嗽、夜间呼吸暂停、间歇性声音嘶哑、咽部异物感、发音困难、喉痛等鉴别。对难以解释的慢性咳嗽、反复发作性支气管哮喘等,经长期抗炎、解痉等治疗效果不佳的患者,经夜间抬高床头,改善饮食习惯及 PPI 抗反流治疗2 周,症状可以减轻或消失的应疑有 GERD 可能,胸片、喉镜、钡剂造影、内镜、食管 24 h pH 值、食管 pH-阻抗监测等可鉴别。

【治疗】

(一)中医治疗

1. 中医辨证论治　GERD 的中医治疗应当根据证型辨证施治。其基本病机为胃失和降,胃气上逆。本病病机特点:一为逆,二为热,三为郁。临证治疗以畅达气机为要,依病情分别施以疏肝泄热、和胃降逆、理气化痰、活血祛瘀、健脾化湿;兼见虚证,辨明气血阴阳,补而不滞。轻度 GERD,可单纯用中医治疗,以辨证口服汤剂为主;对于诊断为中、重度反流性食管炎及难治性反流性食管炎病患者可进行中西医结合治疗,西药对症处理。

(1)肝胃郁热证

[主症]反酸烧心,胸骨后灼痛,胃脘灼痛,脘腹胀满,嗳气或反食,易怒易饥,舌红,苔黄,脉弦。

[治法]疏肝泄热,和胃降逆。

[方药]柴胡疏肝散(《景岳全书》)合左金丸(《丹溪心法》)。

[药物]柴胡、陈皮、川芎、香附、枳壳、芍药、甘草、黄连、吴茱萸。

加减:泛酸多者,加煅瓦楞、乌贼骨、浙贝母;烧心重者,加珍珠母、玉竹。

(2)胆热犯胃证

[主症]口苦咽干,反酸烧心,胁肋胀痛,胸背痛,嗳气或反食,心烦失眠,易饥,舌红,苔黄腻,脉弦滑。

[治法]清化胆热,降气和胃。

[方药]小柴胡汤(《医方集解》)合温胆汤(《备急千金要方》)。

[药物]柴胡、黄芩、人参、甘草、半夏、生姜、大枣、竹茹、枳实、陈皮、茯苓。

加减:口苦呕恶重者,加焦山栀、香附、龙胆草;津伤口干甚者,加沙参、麦冬、石斛。

(3)气郁痰阻证

[主症]咽喉不适如有痰梗,胸膺不适,嗳气或反流,吞咽困难,声音嘶哑,半夜呛咳,舌苔白腻,脉弦滑。

[治法]开郁化痰,降气和胃。

[方药]半夏厚朴汤(《金匮要略》)。

[药物]半夏、厚朴、茯苓、生姜、苏叶。

加减:咽喉不适明显者,加苏梗、玉蝴蝶、连翘、浙贝母;痰气交阻明显,酌加苏子、白芥子、莱菔子。

(4)瘀血阻络证

[主症]胸骨后灼痛或刺痛,后背痛,呕血或黑便,烧心,反酸,嗳气或反食,胃脘刺痛,舌质紫暗或有瘀斑,脉涩。

[治法]活血化瘀,行气止痛。

[方药]血府逐瘀汤(《医林改错》)。

[药物]桃仁、红花、当归、生地、川芎、赤芍、牛膝、桔梗、柴胡、枳壳、甘草。

加减:胸痛明显者,加制没药、三七粉、全瓜蒌;瘀热互结甚者,加丹皮、郁金。

(5)中虚气逆证

[主症]反酸或泛吐清水,嗳气或反流,胃脘隐痛,胃痞胀满,食欲缺乏,神疲乏力,大便溏薄,舌淡,苔薄,脉细弱。

[治法]疏肝理气,健脾和胃。

[方药]旋覆代赭汤(《伤寒论》)合六君子汤(《医学正传》)。

[药物]旋覆花、代赭石、人参、生姜、半夏、大枣、甘草、陈皮、白术、茯苓。

加减:嗳气频者,加砂仁、豆蔻;大便溏薄甚者,加赤石脂、山药。

(6)脾虚湿热证

[主症]餐后反酸,饱胀,胃脘灼痛,胸闷不舒,不欲饮食,身倦乏力,大便溏滞,舌淡或红,苔薄黄腻,脉细滑数。

[治法]清化湿热,健脾和胃。

[方药]黄连汤(《伤寒论》)。

[药物]黄连、甘草、干姜、桂枝、人参、半夏、大枣。

加减:大便溏滞严重者,加木香、黄芩、茯苓;胃脘灼痛甚者,加吴茱萸、煅瓦楞、乌贼骨。

2.常用中成药

(1)开胸顺气丸:消积化滞,行气止痛。用于气郁食滞所致的胸胁胀满、胃脘疼痛、嗳气呕恶、食少纳呆。

(2)达立通颗粒:清热解郁,和胃降逆,通利消滞。用于肝胃郁热所致痞满证,症见胃脘胀满、嗳气、纳差、胃中灼热、嘈杂泛酸、脘腹疼痛、口干口苦;动力障碍型功能性消化不良见上述症状者。

(3)越鞠丸:理气解郁,宽中除满。用于胸脘痞闷,腹中胀满,饮食停滞,嗳气吞酸。

(4)舒肝和胃丸:舒肝解郁,和胃止痛。用于肝胃不和引起的胃脘胀痛,胸胁满闷,呕吐吞酸,腹胀便秘。

(5)左金丸:清肝泻火,降逆止呕。用于胁肋胀痛、呕吐口苦、嘈杂吞酸等为表现的肝火犯胃证。

(6)加味左金丸:平肝降逆,疏郁止痛。用于肝郁化火,肝胃不和引起的胸脘痞闷、急躁易怒、嗳气吞酸、胃痛少食。

(7)乌贝散:制酸止痛。用于肝胃不和所致的胃脘疼痛、泛吐酸水、嘈杂似饥。

（8）胆胃康胶囊：舒肝利胆，清利湿热。用于肝胆湿热所致的胁痛、黄疸以及胆汁反流性胃炎、胆囊炎见上述症状者。

（9）甘海胃康胶囊：健脾和胃，收敛止痛。用于脾虚气滞所致的胃及十二指肠溃疡、慢性胃炎、反流性食管炎。

（10）胃康胶囊：行气健胃，化瘀止血，制酸止痛。用于气滞血瘀所致的胃脘疼痛、痛处固定、吞酸嘈杂、胃及十二指肠溃疡、慢性胃炎见上述症状者。

3. 中医外治　针灸是治疗 GERD 的非药物疗法之一。体针疗法常用穴位：实证用内关、足三里、中脘；虚证用脾俞、胃俞、肾俞、膻中、曲池、合谷、太冲、天枢、关元、三阴交等，以泻法和平补平泻为主。

（二）西医治疗

GERD 的治疗主要针对其发病机制，包括减少胃酸分泌的 PPI、促胃肠动力药物及抗反流手术等。GERD 的治疗分为以下几大部分：一般治疗包括生活方式的改变、药物治疗、内镜下治疗及手术治疗等。治疗目标为缓解症状、治愈食管炎、提高生活质量、预防复发和并发症。

1. 生活方式的改变　GERD 与不良生活方式密切相关，改变生活方式是治疗 GERD 患者的基础，而且应贯穿于整个治疗过程。包括以下几点。

（1）减轻体重：尽量将 BMI 控制在 <25 kg/m^2。

（2）改变睡眠习惯：抬高床头 15°~20°，睡前 3 h 不再进食。

（3）戒烟、限制饮酒。

（4）避免降低 LES 压力的食物：浓茶、咖啡、可乐、巧克力等。

（5）避免降低 LES 压力和影响胃排空的药物：硝酸甘油、抗胆碱能药物、茶碱、钙通道阻滞剂等。

（6）减少引起腹压增高因素：肥胖、便秘、穿紧身衣、长时间弯腰劳作等。

2. 药物治疗

（1）PPI：为 GERD 治疗的首选药物，适用于症状重、有严重食管炎的患者。奥美拉唑一般为 20 mg、2 次/d 常规剂量口服，其他 PPI 包括艾司奥美拉唑、兰索拉唑、泮托拉唑和雷贝拉唑等。单剂量 PPI 无效可改用双倍剂量，一种无效可换用另一种 PPI。推荐疗程 8~12 周。对于出现食管裂孔疝等并发症的患者，PPI 剂量通常需要加倍。PPI 短期应用的潜在不良反应包括白细胞计数减少、头痛、腹泻、食欲减退。长期应用的不良反应包括维生素缺乏、矿物质缺乏、继发性感染、骨质疏松、髋部骨折、肠道菌群移位等。不良反应明显者可更换 PPI。

（2）新型抑酸药钾离子竞争性酸阻滞剂（potassium channel acid blockers，P-CAB）：P-CAB 通过竞争性阻断氢钾 ATP 酶中钾离子的活性，抑制胃酸分泌。我国牵头的亚洲地区多中心研究提示 P-CAB 伏诺拉生 20 mg（1 次/d）和兰索拉唑 30 mg（1 次/d）治疗 RE 8 周的愈合率分别达 92.4% 和 91.3%；在重度食管炎愈合率的亚组分析显示，伏诺拉生优于兰索拉唑，洛杉矶分级为 C 和 D 级的重度食管炎患者黏膜愈合率分别是 84% 和 80.6%。多项临床研究显示 P-CAB 在食管炎黏膜愈合率和反流症状的缓解方面不劣于 PPI。因此，《2020 年中国胃食管反流病专家共识》亦推荐 P-CAB 为治疗 GERD 的首选药物。

（3）H$_2$ 受体拮抗剂（H$_2$ receptor antagonist，H$_2$RA）：适合于轻、中症患者。常用药物有西咪替丁、雷尼替丁、法莫替丁和罗沙替丁等，一般采用常规剂量，分次服用。H$_2$RA 治疗 GERD 的疗效显著不如 PPI，目前仅推荐用于下列情况：①NERD 患者症状缓解后的维持治疗；②PPI 治疗期间存在夜间反流客观证据者。夜间酸突破的定义是 PPI 每日 2 次饭前服用，夜间（22:00~6:00）胃内 pH< 4.0 的连续时间 >60 min。超过 75% 双倍剂量 PPI 治疗患者存在夜间酸突破，临睡前加用 H$_2$RA，受体拮抗剂可减少其夜间酸突破，改善症状。H$_2$RA 安全性较好，但如患者年龄大、伴肾功能损害和其他疾病时,易产生不良反应,常见腹泻、头痛、嗜睡、疲劳、便秘等,因此 H_2RA 在老年 GERD 患者需慎用。

（4）促胃动力药:多潘立酮为一种作用较强的多巴胺受体拮抗剂,剂量为 10 mg、3 次/d。莫沙必利、伊托必利等为新型促动力药。促动力药不推荐单独用于 GERD 的治疗,多与抑酸药联合使用。促动力药物存在一定的不良反应,如腹痛、腹泻、口干等消化系统以及心悸、心电图 QT 间期延长等心血管系统不良反应,多潘立酮亦可使血催乳素水平升高,引起非哺乳期泌乳等不良反应。

（5）黏膜保护剂:主要包括硫糖铝、铝碳酸镁和枸橼酸铋钾等,黏膜保护剂不良反应较少,少数患者可引起便秘、皮疹、消化不良、恶心等不良反应。

（6）抗抑郁或焦虑治疗:三环类抗抑郁药和选择性5-羟色胺再摄取抑制剂可用于伴有抑郁或焦虑症状的 GERD 患者的治疗。

（7）复方海藻酸钠:胃内酸袋(gastric acid pocket,GAP)是指食管下括约肌下方胃食管连接部一段很短的特殊区域,GAP 的存在被视为导致 GERD 发生的机制之一。健康人中也可存在 GAP,但 GERD 患者的 GAP 更长。除外 PPI,还可以使用海藻酸盐、胃底折叠术等针对酸袋进行 GERD 治疗。海藻酸可在近端胃内形成物理屏障,可有效减少远端食管的餐后酸暴露时间,提高反流物的 pH 值。小样本的临床研究提示,尽管该药不能减少反流事件数量,但能置换或中和餐后酸袋。

3. 手术治疗

（1）GERD 的内镜治疗:目前用于 GERD 的内镜下治疗手段主要分为射频治疗、内镜下胃腔内缝合/折叠治疗、内镜下注射或植入技术类。

（2）抗反流外科手术:目前最常用的抗反流外科手术术式是腹腔镜下胃底折叠术,其可有效地控制与酸反流相关的 GERD。当 PPI 治疗有效且需要维持治疗而患者不愿长期服药时,可以考虑外科手术治疗。也有研究认为,非酸反流相关的 GERD 症状能够在抗反流手术后得到改善。不建议对与症状无关的非酸反流者、PPI 治疗无效的食管外症状者行手术治疗。此外,PPI 治疗失败也是抗反流手术的适应证之一。

4. 治疗方案

（1）联合用药:GERD 患者如单用抑酸药物效果不理想,可考虑联合使用促动力药。

（2）维持治疗:包括按需治疗和长期治疗。NERD 及轻度食管炎患者可采用按需或者间歇治疗,可以很好地控制症状。PPI 为首选药物,抗酸剂也可选用。PPI 停药后症状复发、重度食管炎患者需要长期治疗。维持治疗的剂量应调整至患者无症状的最低剂量为适宜剂量。

（3）难治性 GERD:对于双倍剂量 PPI 治疗 8～12 周后烧心或反酸症状无明显改善者,首先需检查患者的依从性,优化 PPI 的使用。无效者在 PPI 停药后采用食管阻抗 pH 监测、内镜检查等进行评估,排除其他食管和胃的疾病。明确存在病理性反流但药物治疗效果不佳,或患者不能耐受长期服药,可考虑内镜或外科手术治疗。

（4）夜间酸突破:控制夜间酸突破是 GERD 治疗的措施之一,治疗方法包括调整 PPI 用量、睡前加用 H_2RA 或血浆半衰期更长的 PPI 等。

5. 治疗效果

（1）未达标:指患者临床症状未消失,辅助检查仍有支持反流性食管炎的证据。

（2）已达标:指患者临床症状消失,辅助检查无反流性食管炎的表现。

【预后】

本病与生活方式和情志变化等关系密切,病情容易复发,但一般预后较好。目前尚无足够的临床随访资料阐明 NERD 的自然病程;RE 可以合并食管狭窄、溃疡和上消化道出血;BE 有可能发展为食管腺癌。这3种疾病形式之间相互关联及进展的关系需要进一步研究。

1. 一级预防　针对一般人群,普及防病知识,宣传健康生活方式,避免烟酒,节制饮食,如过重或肥胖需减轻体重,避免辛辣酸甜等刺激性食物,避免增加腹压的因素。

2. 二级预防　针对高危人群定期社区筛查,对危险人群进行监测,积极控制危险因素。

3. 三级预防　针对患者群,积极进行治疗性生活干预,指导合理用药,控制食管反流症状及预防并发症,改善患者的生命质量,对伴有 Barrett 食管等并发症者,应定期接受内镜检查。

【健康教育】

1. 情志调摄　GERD 患者往往存在一定程度的情志失调、肝气郁结,所以保持心情舒畅尤为重要,宜疏导患者,树立积极乐观的心态,及时调节好心情,以利疾病早日康复。

2. 饮食宜忌　①对于肥胖的患者,要控制饮食,平衡营养,尽快减轻体重。②减少高脂肪膳食的摄入,因高脂肪食物可促进小肠黏膜释放胆囊收缩素,从而降低 LES 张力,使胃内容物易反流。③忌食咖啡、巧克力、薄荷等食物,因其也可以降低 LES 张力。④禁烟、酒。长期大量摄入酒精,可引起"酒精性"食管炎,吸烟也可能降低 LES 张力。⑤避免进食过冷、过热及辛辣酸甜等刺激性食物,以防疼痛症状加重,导致病情反复。⑥避免短时间内快速食入大量液体食物。

3. 用药指导　避免服用可降低 LES 张力的药物,如普鲁本辛、颠茄、阿托品、氨茶碱、烟酸、异搏定、心痛定、安定等。

4. 起居调摄　①由于反流易发生在夜间,睡眠时应抬高床头(15°~20°)。②睡前不进食,晚餐与入睡的间隔不得少于 3 h,以减少夜间食物刺激泌酸。③每餐后让患者处于直立位或餐后散步,借助重力促进食物排空,避免剧烈运动。

第二节　食管癌

食管癌(esophageal cancer,EC)又称食道癌,是指食管上皮来源的恶性肿瘤。主要表现为吞咽食物时哽噎感、异物感、胸骨后疼痛或明显的吞咽困难;若发生转移或侵犯邻近器官,可出现疼痛和被累及器官的相应不适。EC 是威胁我国居民健康的主要恶性肿瘤之一,我国是 EC 高发地区,我国EC 发病有明显的地域差异,高发区主要集中在太行山脉附近区域(河南、河北、山西、山东泰安、山东济宁、山东菏泽),以及安徽、江苏苏北、四川南充、四川盐亭、广东汕头、福建闽南等地区。我国EC 流行学典型特征为男性发病率高于女性,主要的组织学类型为鳞状细胞癌。

食管癌是现代医学病名,中医无相应的病名,根据其主要临床表现吞咽困难、咽喉不适、嗳气等症状,可归属于中医学"噎膈"范畴。

【病因病机】

(一)中医病因病机

1. 病因　本病的病因主要为七情内伤,饮食所伤,年老肾虚,脾胃肝肾功能失调等。导致本病的七情因素中以忧思恼怒多见。忧思伤脾则气结,脾伤则水湿失运,滋生痰浊,痰气相搏;恼怒伤肝则气郁,气郁则津行不畅,瘀血内停,已结之气与后生之痰、瘀交阻于食管、贲门,使食管不畅,久则使食管、贲门狭窄,而成本病。如《医宗必读·反胃噎塞》说:"大抵气血亏损,复因悲思忧恚,则脾胃受伤,血液渐耗,郁气生痰,痰则塞而不通,气则上而不下,妨碍道路,饮食难进,噎塞所由成也。"《临证指南医案·噎膈反胃》谓:"噎膈之症,必有瘀血、顽痰、逆气,阻隔胃气。"嗜酒无度,过食肥甘,恣食辛辣,助湿生热,酿成痰浊,阻于食管、贲门;或津伤血燥,失于濡润,使食管干涩,均可引起进食噎塞,而成本病。如《医碥·反胃噎膈》说:"酒客多噎膈,饮热酒者尤多,以热伤津液,咽管干涩,食不得入也。"又如《临证指南医案·噎膈反胃》谓:"酒湿厚味,酿痰阻气,遂令胃失下行为顺之旨,脘窄不能纳物。"此外,饮食过烫,食物粗糙发霉,既可损伤食管脉络,又可损伤胃气,气滞血瘀阻于食管、贲门,也可成本病。年老肾虚,精血渐枯,食管失养,干涩枯槁,发为此病。如《医贯·噎膈》曰:"唯男子年高者有之,少无噎膈。"又如《金匮翼·膈噎反胃统论》曰:"噎膈之病,大都年逾五十者,是津液枯槁者居多。"若阴损及阳,命门火衰,脾胃失于温煦,脾胃阳虚,运化无力,痰瘀互结,阻于食管,也可形成本病。

2.病位　本病的病位在食管,属胃气所主,与肝、脾、肾密切相关。

3.病机　本病的病因以七情内伤、饮食所伤,年老肾虚,脏腑失调为主,且三者之间常相互影响,互为因果,共同致病,形成本虚标实的病理变化。

4.病机转化　初起以邪实为主,随着病情发展,气结、痰阻、血瘀愈显,食管、贲门狭窄更甚,邪实有加;又因胃津亏耗,进而损及肾阴,以致精血虚衰,虚者愈虚,两种因素相合,而成本病重证。部分患者病情继续发展,由阴损致阳衰,则肾之精气并耗,脾之化源告竭,终成不救。

(二)西医病因及发病机制

EC 的人群分布与年龄、性别、职业、种族、地域、生活环境、饮食生活习惯、遗传易感性等有一定关系。已有调查资料显示 EC 可能是由多种因素所致的疾病。已提出的病因:①化学病因。即亚硝胺。这类化合物及其前体分布很广,可在体内、外形成,致癌性强。在高发区的膳食、饮水、酸菜甚至患者的唾液中,测亚硝酸盐含量均较低发区为高。②生物性病因。即真菌。在某些高发区的粮食中、EC 患者的上消化道中或切除的 EC 标本上,均能分离出多种真菌,其中某些真菌有致癌作用。有些真菌能促使亚硝胺及其前体的形成,更能促进癌肿的发生。③缺乏某些微量元素。钼、铁、锌、氟、硒等在粮食、蔬菜、饮水中含量偏低。④缺乏维生素。缺乏维生素 A、维生素 B_2、维生素 C,动物蛋白、新鲜蔬菜和水果摄入不足,是 EC 高发区的一个共同特点。⑤烟、酒、热食、热饮、口腔不洁等因素。长期饮烈性酒、嗜好吸烟,食物过硬、过热、进食过快,引起慢性刺激、炎症、创伤或口腔不洁、龋齿等均可能与 EC 的发生有关。⑥EC 遗传易感因素。

EC 的发病机制多样,环境-遗传-基因互作是食管癌变的危险因素。EC 发病具有地域性和家族聚集性,表明环境和遗传因素参与 EC 的发病和进展。目前关于 EC 的发病机制尚无统一的、确切的定论,但基本认为除外遗传因素和地域性特征,基因突变、RNA 干扰、DNA 损伤修复、肿瘤微环境、饮食习惯、慢性不良刺激、内质网应激(ERS)、免疫炎症和自噬等均参与 EC 的发生和发展。

1.基因突变　遗传学上,基因突变是肿瘤发病的根本原因。国内外研究表明,致癌物代谢基因、细胞周期调控基因、DNA 损伤修复基因和叶酸代谢相关基因等遗传易感基因的突变均可参与 EC 的发生与发展。通过系统回顾和荟萃分析发现,在食管鳞癌患者中 CCND1、TP53、MDM2 基因突变率分别为 68.6%、39.3% 和 24.9%。研究发现 EC 组织 CCDC117、CHEK2 和 XBP1 基因表达较癌旁或正常组织显著升高,是潜在的 EC 遗传易感基因;广西地区食管鳞状细胞癌(ESCC)患者的基因 TP53、CCND1、FGF3、FGF19、FGF4 和 NOTCH1 是突变率排名前十的基因;河北地区 ESCC 患者的 PIK3CA、FAT1、TP53、CCND1、FGF19、FGF3 和 NOTCH1 等是突变率较高的基因。综上,EC 相关基因突变存在一定的区域共性和差异。

2.RNA 干扰　研究表明,非编码 RNA 的表达失调可参与包括 EC 在内的多种肿瘤的发病与进展。内源性非编码单链小分子 RNA(miRNAs)可通过与靶标 mRNA 结合,发挥着类似抑癌基因或致癌基因的功能,降低靶基因的稳定性或下调对应蛋白表达。而长链非编码 RNA(LncRNA)则可通过吸附 miRNAs 参与靶基因的表达调控,从而参与 EC 的发病、治疗和预后。研究发现,miR-455-

5p、miR-34c-5p 和 miR-455-3p 高表达,miR-133b 低表达的 EC 患者总体生产时间缩短;EC 患者瘤组织 miR-21、miR-182 高表达,且与 EC 患者 TNM 分期、淋巴结转移和 5 年生存率相关;LncRNA SBF2-AS1 可通过抑制 miR-494 上调肌动蛋白结合蛋白(PFN2)的表达,促进食管鳞癌细胞增殖。

3. DNA 损伤修复　部分理化因素如紫外线和 γ 射线等造成的 DNA 损伤是癌变的首要步骤。受损的 DNA(癌基因、抑癌基因、细胞周期调控相关基因等)若得不到有效修复会导致基因突变,诱发肿瘤等相关疾病的产生。研究表明,DNA 损伤修复信号通路的异常与 EC 患者的发病、放化疗敏感性和不良预后相关;Rad51 是一种在 DNA 双链断裂修复和端粒维持中起重要作用的蛋白质,DNA 修复蛋白 Rad51 在 EC 患者中高表达,且与患者生存率呈负相关,与肿瘤大小和淋巴结转移呈正相关。体外实验表明,过表达 Rad51 能通过影响细胞周期和上皮-间质转化促进 EC 细胞的增殖、侵袭和迁移,敲除 Rad51 则减弱上述效应;过表达 SOX17 基因可通过转录下调 DNA 修复和损伤反应相关基因 BRCA1、BRCA2、RAD51、KU80DNAPK、p21、SIRT1、NFAT5 和 REV3L,以增加 EC 细胞的放化疗敏感性。

4. 肿瘤微环境　肿瘤微环境是肿瘤细胞的保护伞,可介导肿瘤细胞的治疗抵抗、转移侵袭等。EC 微环境与其发生、发展和预后密切相关。EC 微环境中各类浸润性免疫细胞分布的特征是影响临床免疫治疗获益的关键因素,可用于预后的评估。EC 微环境中促炎因子白细胞介素-6(IL-6)和前列腺素等可通过激活髓系来源的抑制性细胞(MDSC)抑制 T 细胞活化、诱导 Treg 细胞,从而实现免疫逃逸,促进肿瘤的浸润转移,并影响患者预后。EC 微环境中癌相关成纤维(CAF)与微血管密度相关,可通过促进上皮细胞间质化促进癌细胞的转移。研究发现,EC 组织的浸润性免疫细胞包括构成比较低的未活化的肥大细胞和构成比较高的肿瘤相关巨噬细胞(TAM)。其中,TAM 包含的未活化的 M0 巨噬细胞、促炎症的 M1 巨噬细胞及免疫抑制性 M2 巨噬细胞,塑造着肿瘤免疫微环境,与肿瘤抑制和炎症反应密切相关。EC 患者肿瘤微环境中 CD8+IL-17+淋巴细胞(Tc17 细胞)表达增加,与预后呈正相关,可作为早期 EC 潜在的预后分子标志物。

5. 不良生活饮食习惯和慢性刺激致食管损伤　研究表明,不良饮食习惯、不良生活习惯,食管贲门失弛缓症、食管炎、胃食管反流和食管黏膜白斑病等食管病变和其他疾病因素等对食管的刺激及引发的炎症均可造成食管黏膜损伤,增加 EC 患病风险。通过荟萃分析发现,吸烟、饮酒、暴饮暴食、不按时进食、进食过快、喜食腌制、霉变、熏烤、油炸、辣食和干硬食物是 EC 的危险因素,三餐按时、吃肉蛋禽奶、喜食蔬菜和水果是 EC 的保护因素。通过分析 2 714 例贲门失弛缓症和贲门失弛缓症相关食管动力障碍(EMD)的日本患者发现,贲门失弛缓症患者具有相对较高的罹患 EC 风险;进一步的 Kaplan-Meier 分析表明,除长期贲门失弛缓症病史外,高龄、男性和饮酒是 EC 发生显著危险因素。肥胖可增加腹压,造成胃食管反流,进而损伤食管黏膜诱发 Barrett 食管,而 Barrett 食管患者的食管腺癌发病率远高于常人。

6. 内质网应激　研究表明,内质网应激在包括 EC 在内的多种实体瘤中均被激活,可介导肿瘤的发生,并与肿瘤细胞放化疗抵抗、自噬、异常能量代谢、侵袭和转移等多种恶性生物学行为相关。与正常细胞相比,肿瘤细胞存在一定程度的内质网应激以促进自身存活,在此基础上阻断或进一步加强内质网应激程度有利于抗癌作用的发挥。

7. 其他　此外,营养不良、炎症反应、氧化应激、自噬等均影响 EC 的发病、进展、预后和生存率等。研究表明,首次就诊的 EC 患者常伴有不同程度的营养不良,营养不良不但参与 EC 的发生与发展,还是影响预后及放化疗效果的主要因素。研究发现给予放化疗 EC 患者早期及全程营养干预可改善患者肿瘤相关疲乏,并提升躯体、情绪功能和总体健康领域评分。慢性炎症在食管鳞癌的发生和发展中起着重要作用,吸烟和饮酒引起的炎症和免疫紊乱是癌症发展的潜在重要机制。通过对炎症、细胞调节和免疫反应等多种循环介质分析,发现突触融合蛋白 16(STX16)和 γ-分泌酶激活蛋白(GSPA)与食管鳞癌的发生密切相关。自噬在多种肿瘤发病、治疗和进展中扮演重要角色。研究表明自噬相关指标微管相关蛋白 1 轻链 3(LC3)、自噬蛋白微管相关蛋白 1 轻链 3A(LC3A)、LC3B、unc-51 样自噬激活激酶 1(ULK1)Beclin-1 等均与 EC 患者的生存率显著相关,但自噬在 EC 中具有双重作用,尚不能明确其发挥促癌或抗癌的转折关键点。

【临床表现】

1. 早期症状　EC 患者早期症状常不明显,但在吞咽粗硬食物时可能有不同程度的不适感觉,包括咽下食物哽噎感,胸骨后烧灼样、针刺样或牵拉摩擦样疼痛。食物通过缓慢,并有停滞感或异物感。哽噎停滞感常通过吞咽水后缓解消失。症状时轻时重,进展缓慢。

2. 中晚期症状　中晚期 EC 典型的症状表现为进行性吞咽困难,进食后哽噎感、异物感、烧灼感、停滞感或饱胀感等,伴或不伴有胸骨后疼痛、反酸、胃灼热、嗳气,起初为进普通饮食困难,随后逐渐恶化为仅可进半流质饮食或流质饮食,可伴或不伴有进食后随即出现食糜或黏液反流、咳黄脓痰、发热、胸闷、喘憋、呕吐、呕血、黑便、胸背部疼痛、声音嘶哑或饮水呛咳等。由于进食困难导致营养摄入不足风险升高,累积数月后可能消瘦、乏力、倦怠、体力减弱等。

3. 体征　早期 EC 通常无明显特异性体征;中晚期阶段可能出现颈部或锁骨上区淋巴结肿大,提示淋巴结转移可能;黄疸、触诊肝大或肝区压痛等,提示肝转移可能;胸廓呼吸运动受限,呼吸浅快,肋间隙饱满,气管向健侧移位,患侧语音震颤减弱或消失等,提示恶性胸水可能;腹壁紧张度增加、腹式呼吸运动减弱、叩诊移动性浊音等,提示恶性腹水、腹膜转移可能;近期体重明显减轻、皮褶厚度变薄、舟状腹等,提示营养不良或恶病质。

【实验室及其他检查】

1. 影像学检查

(1)CT:推荐胸段食管癌 CT 扫描,常规包含颈、胸、腹部区域;食管胃交界部癌 CT 扫描根据病情可纳入盆腔区域(临床判断必要时)。推荐使用静脉滴注以及口服对比增强,CT 平扫/增强扫描及多角度重建影像,用于判断 EC 位置、肿瘤浸润深度、肿瘤与周围结构及器官的相对关系、区域淋巴结转移以及周围血管侵犯。如果患者有静脉对比剂的禁忌证,则推荐包含相应区域的 CT 平扫或者补充颈部或腹部超声检查。

(2)上消化道造影:用于评估食管原发肿瘤情况。其对于 EC 的位置和长度判断较直观,但是不能评估原发灶侵犯深度或区域淋巴结转移情况。检查操作指南应至少 3 个摄片体位:正位、左前斜位及右前斜位,上界包括下咽,下界达幽门。

(3)MRI:对于 CT 无法判别 EC 原发灶与周围气管及支气管膜部、主动脉外膜临界关系时,MRI 可提供有价值的补充信息。体内有金属植入物或幽闭恐惧综合征患者慎用或禁用。

(4)正电子发射计算机断层成像(PECT):用于辅助诊断、治疗前/后分期、疗效评估,辅助重要临床决策。扫描范围推荐全身扫描(至少包括颅底至大腿根部)。合并糖尿病患者检查前血糖水平需控制在 11.1 mmol/L 以下,以避免影响显像质量。

(5)超声检查:指常规体表超声检查,主要应用于 EC 患者双侧颈区、锁骨上区淋巴结评估(N 分期)及肝脏转移灶评估(M 分期)诊断。超声引导下可穿刺活检获得病理学诊断证据。上述颈部及腹/盆腔超声分期检查与诊断医师经验相关,专业资质雄厚的医疗机构可选择。此外,还可用于晚期 EC 患者胸腹腔积液诊断及定位。

2. 内镜学检查

(1)食管普通光镜:EC 临床诊断的必要检查项目之一,兼顾 EC 原发病灶大体分型与活检病理学确诊。存在食管不全或完全梗阻患者,食管内镜可能无法获得肿瘤远端累及信息,可结合上消化道造影或胸部 CT/MRI/PECT 影像进行判断。

（2）食管色素内镜：常用染剂包括碘液、甲苯胺蓝等，可单一染色，也可联合使用。通过喷洒色素对比正常黏膜显示上皮不典型增生或多原发早癌区域，提高 T 分期准确性。

（3）特殊内镜技术：利用窄带成像技术结合放大内镜观察食管上皮乳头内毛细血管袢（intraepithelia papillary capillary loop，IPCL）与黏膜微细结构有助于更好地区分病变与正常黏膜及评估病变浸润深度；放大内镜通过直接观察食管黏膜表面形态，根据 IPCL 的分型可进一步鉴别病变良恶性及食管病变可能的浸润深度，可指导靶向活检及判断是否符合治疗适应证；激光共聚焦显微内镜（confocal laser endomicroscopy，CLE）可将组织放大至 1 000 倍，从微观角度显示细胞及亚细胞结构，在无须活检的情况下即可从组织学层面区分病变与非病变区域，实现"光学活检"的效果。

（4）食管超声内镜（EUS）：内镜下超声技术有助于显示 EC 原发病灶侵及层次，对于 T 分期诊断比较重要。此外，EUS 还可评估食管及腹腔干周围淋巴结，EUS 引导下细针穿刺活检获得病理学确认 N 分期。影像学检查提示管腔狭窄导致 EUS 无法通过者，或者存在可疑穿孔患者禁忌。

3. 其他检查

（1）影像学检查疑似食管胸上/中段癌侵犯气管/支气管膜部者，建议进一步行支气管镜/超声支气管镜检查。

（2）对影像学检查怀疑的气管/支气管周围肿大淋巴结行超声支气管镜下穿刺活检明确病理学诊断。

（3）纵隔镜/胸/腹腔镜下淋巴结切取活检术等全身麻醉下有创性检查可在经多学科讨论后对高选择性患者开展以辅助诊疗决策。

【诊断与鉴别诊断】

（一）诊断

1. 患者在吞咽食物时会有哽噎感或者异物感、胸骨后疼痛，或明显的吞咽困难等，这是早期食管癌的症状，当患者出现明显的吞咽困难时则提示患者食管病变为进展期。

2. 大部分的食管癌患者会有头痛、恶心或者其他神经系统的症状，肝大、颈部淋巴结肿大时则提示癌细胞已经转移。

3. 通过影像学检查也可以辅助医生确诊食管癌。食管造影检查是食管癌确诊的首选，隐性的食管癌患者要进行食管镜进行检查，胸部 CT 检查主要用于食管癌的分期，是确定治疗方案的依据，可以有效地帮助治疗肿瘤，提高治疗的准确率。超声检查主要是检查癌细胞是否有转移。

4. 内镜检查是食管癌诊断中重要的手段之一，对于食管癌的定性定位诊断和手术方案的选择有重要的作用。对即将进行手术治疗的患者是一种必需的常规检查项目。在内镜检查时可以适时地进行活检。病理学诊断（金标准）需要食管内镜下活检确诊。存在内镜检查禁忌或者多次尝试活检均未能明确病理诊断者可综合上消化道造影、（颈）胸（腹）部增强 CT、全身 PECT 或 EUS 或超声支气管镜（EBUS）引导下穿刺活检辅助诊断。

（二）鉴别诊断

1. 与反流性食管炎鉴别　反流性食管炎有胸骨后刺痛及灼烧感，类似早期 EC 症状。必要时行细胞学及内镜检查。

2. 与食管憩室鉴别　食管憩室是食管壁的一层或全层从食管腔由内向外突出，形成食管腔相通的囊状突起，食管钡餐检查可见食管憩室内有钡剂影。

3. 与食管静脉曲张鉴别　食管钡餐检查 EC 常呈息肉状或分叶状充盈缺损，管壁僵硬，不能扩张，病变范围短并与正常食管分界清楚。食管静脉曲张呈广泛的蚯蚓状或串珠状充盈缺损，管壁凹凸不平,柔软可扩张。

4.与食管贲门失弛缓症鉴别　食管贲门失弛缓症患者多见于年轻女性,病程长,症状时轻时重。食管钡餐检查可见食管下端呈光滑的漏斗型狭窄。

5.与食管良性狭窄鉴别　食管良性狭窄可由误吞腐蚀剂引起的瘢痕所致。病程较长,咽下困难发展至一定程度即不再加重。经详细询问病史和食管钡餐检查可以鉴别。食管良性狭窄食管钡餐检查表现为线性狭窄。

6.与食管良性肿瘤鉴别　食管良性肿瘤主要为食管平滑肌瘤,病程较长,咽下困难多为间歇性。食管钡餐检查可显示食管有圆形、卵圆形或分叶状的充盈缺损,边缘整齐,周围黏膜纹正常。

7.与癔球症鉴别　癔球症多见于青年女性,时有咽部球样异物感,进食时消失,常由精神因素诱发。本病实际上并无器质性食管病变,亦不难与 EC 鉴别。

8.与缺铁性假膜性食管炎鉴别　缺铁性假膜性食管炎多为女性,除咽下困难外,尚可有小细胞低色素性贫血、舌炎、胃酸缺乏和反甲等表现。

9.与食管周围器官病变鉴别　食管周围器官病变如纵隔肿瘤、主动脉瘤、甲状腺肿大、心脏增大等。除纵隔肿瘤侵入食管外,食管钡餐检查可显示食管有光滑的压迹,黏膜纹正常。

【治疗】

(一)中医治疗

1.中医辨证论治　依据 EC 的病机,其治疗原则为理气开郁,化痰消瘀,滋阴养血润燥,分清标本虚实而治。初起以标实为主,重在治标,以理气开郁,化痰消瘀为法,可少佐滋阴养血润燥之品;后期以正虚为主,或虚实并重,但治疗重在扶正,以滋阴养血润燥,或益气温阳为法,也可少佐理气开郁,化痰消瘀之品。治标当顾护津液,不可过用辛散香燥之药;治本应保护胃气,不宜过用甘酸滋腻之品。存得一分津液,留得一分胃气,在 EC 的辨证论治过程中有着特殊重要的意义。

(1)痰气交阻证

[主症]进食梗阻,脘膈痞满,甚则疼痛,情志舒畅则减轻,精神抑郁则加重,嗳气呃逆,呕吐痰涎,口干咽燥,大便艰涩,舌质红,苔薄腻,脉弦滑。

[治法]开郁化痰,润燥降气。

[方药]启膈散(《医学心悟》)。

[药物]沙参、丹参、茯苓、川贝母、郁金、砂仁、荷叶蒂、杵头糠。

加减:可加瓜蒌、半夏、天南星以助化痰之力,加麦冬、玄参、天花粉以增润燥之效。若郁久化热,心烦口苦者,可加栀子、黄连、山豆根以清热;若津伤便秘,可加增液汤和白蜜,以助生津润燥之力;若胃失和降,泛吐痰涎者,加半夏、陈皮、旋覆花以和胃降逆。

(2)津亏热结证

[主症]进食时梗塞而痛,水饮可下,食物难进,食后复出,胸背灼痛,形体消瘦,肌肤枯燥,五心烦热,口燥咽干,渴欲饮冷,大便干结,舌红而干,或有裂纹,脉弦细数。

[治法]养阴生津,泻热散结。

[方药]沙参麦冬汤(《温病条辨》)。

[药物]沙参、玉竹、生甘草、桑叶、生扁豆、天花粉、麦冬。

加减:可加玄参、生地、石斛以助养阴之力,加栀子、黄连、黄芩以清肺胃之热。若肠燥失润,大便干结,可加火麻仁、瓜蒌仁、何首乌润肠通便;若腹中胀满,大便不通,胃肠热盛,可用大黄甘草汤泻热存阴,但应中病即止,以免重伤津液;若食管干涩,口燥咽干,可饮五汁安中饮以生津养胃。

（3）瘀血内结证

[主症]进食梗阻,胸膈疼痛,食不得下,甚则滴水难进,食入即吐,面色暗黑,肌肤枯燥,形体消瘦,大便坚如羊屎,或吐下物如赤豆汁,或便血,舌质紫暗,或舌红少津,脉细涩。

[治法]破结行瘀,滋阴养血。

[方药]通幽汤(《脾胃论》)。

[药物]生地黄、熟地黄、当归、桃仁、红花、升麻、炙甘草。

加减:可加乳香、没药、丹参、赤芍、三七、三棱、莪术破结行瘀,加海藻、昆布、瓜蒌、贝母、玄参化痰软坚,加沙参、麦冬、白芍滋阴养血。若气滞血瘀,胸膈胀痛者,可用血府逐瘀汤;若服药即吐,难于下咽,可先服玉枢丹,可用烟斗盛该药,点燃吸入,以开膈降逆,其后再服汤剂。

（4）气虚阳微证

[主症]进食梗阻不断加重,饮食不下,面色苍白,精神衰惫,形寒气短,面浮足肿,泛吐清涎,腹胀便溏,舌淡苔白,脉细弱。

[治法]温补脾肾,益气回阳。

[方药]温脾用补气运脾汤(《证治准绳·类方》),温肾用右归丸(《景岳全书》)。

[药物]前方:人参、白术、橘红、茯苓、黄芪、砂仁、甘草。后方:熟地黄、炮附子、肉桂、山药、山茱萸、菟丝子、鹿角胶、枸杞子、当归、杜仲。

加减:可加旋覆花、代赭石降逆止呕,加附子、干姜温补脾阳;若气阴两虚加石斛、麦冬、沙参以滋阴生津。若中气下陷,少气懒言,可用补中益气汤;若脾虚血亏,心悸气短,可用十全大补汤加减。

噎膈至脾肾俱败阶段,一般宜先进温脾益气之剂,以救后天生化之源,待能稍进饮食与药物,再以暖脾温肾之方,汤丸并进,或两方交替服用。

2.常用中成药

（1）食道平散:益气破瘀,解毒散结。用于中晚期 EC 而致食管狭窄梗阻,吞咽困难,疼痛,噎膈反涎等病症。

（2）仙蟾片:化瘀散结,益气止痛。用于 EC、胃癌、肺癌引起的癌痛。

（3）消癌平注射液:清热解毒,化痰软坚。用于 EC、胃癌、肺癌、肝癌,并可配合放疗、化疗的辅助治疗。

（4）抗癌平丸:清热解毒,散瘀止痛,用于热毒瘀血壅滞肠胃而致的胃癌,EC、贲门癌、直肠癌等消化道肿瘤。

（5）消癌平片:抗癌,消炎,平喘。用于 EC、胃癌、肺癌、肝癌。可配合放疗、化疗和手术后治疗。

（6）莲芪胶囊:解毒化瘀,扶正祛邪。用于肺癌、肝癌、EC 属毒蕴血瘀兼正虚证患者的放疗、化疗时的合并用药,可以减轻放、化疗引起的免疫功能低下,白细胞降低,并具有一定的增效作用。

（7）消癌平滴丸:清热解毒,化痰软坚。用于 EC、胃癌、肺癌、肝癌,并可配合放疗、化疗的辅助治疗。

（8）噎膈丸:补益肺肾,润燥生津,通咽利膈。用于噎膈,咽炎,吞咽不利,哽噎干燥;亦可用于食管黏膜上皮不典型增生及 EC 的辅助治疗。

（9）复方天仙胶囊:清热解毒,活血化瘀,散结止痛。对 EC、胃癌有一定抑制作用;配合化疗、放疗,可提高其疗效。

（10）安替可胶囊:软坚散结,解毒定痛,养血活血。用于 EC 瘀毒证,与放疗合用可增强对 EC 的疗效。

（11）云芝糖肽:补益精气,健脾养心。对细胞免疫功能和血象有一定的保护作用。用于 EC、胃癌及原发性肺癌患者放、化疗所致的气阴两虚、心脾不足证。

（12）珍香胶囊:清热解毒,活血化瘀,消痰散结。用于噎膈痰瘀凝聚,毒热蕴结证,症见胸膈痞满,吞咽发噎,胸背灼痛,口干舌燥,口吐痰涎;对 EC 见上述证候者的放疗有协同作用。

(13)金蒲胶囊:清热解毒,消肿止痛,益气化痰。用于晚期胃癌、EC 患者痰湿瘀阻及气滞血瘀证。

3. 中医外治　针灸是治疗 GERD 的非药物疗法之一。体针疗法常用穴位:实证用内关、足三里、中脘;虚证用脾俞、胃俞、肾俞、膻中、曲池、合谷、太冲、天枢、关元、三阴交等,以泻法和平补平泻为主。

4. 饮食调养法　药粥:牛奶 250 mL,糯米 50 g,鲜韭菜 100 g,白糖适量。先将鲜韭菜洗净榨取青汁贮备,取糯米置于锅中,加入适量煮粥,粥熟后加入牛奶、韭菜汁再煮沸,离火时入白糖。本粥有润燥利膈之功,对噎膈、反胃效果较好。

5. 药物调养法

(1)壁虎酒:活壁虎 5 条,白酒 0.5 kg,以锡壶盛酒,将活壁虎泡入,浸泡 2~3 d。口服,每次 10 mL,3 次/d,于饭前半小时慢慢吸吮。

(2)开道散:硼砂 60 g,火硝 30 g,硇砂 6 g,礞石 15 g,沉香 9 g,冰片 9 g。共研细末,口服,每日 1 g,含化后缓缓吞咽,每隔 0.5~1 h 1 次,待黏液吐尽能进食时,改为 3 h 1 次,2 d 停药。

(二)西医治疗

EC 西医治疗包括手术治疗、放射治疗、化学治疗和同步化疗方案。

1. 手术治疗　手术是治疗 EC 首选方法。若全身情况良好、有较好的心肺功能储备、无明显远处转移征象者,可考虑手术治疗。一般以颈段癌长度小于 3 cm、胸上段癌长度小于 4 cm、胸下段癌长度小于 5 cm 切除的机会较大。然而也有瘤体不太大但已与主要器官,如主动脉、气管等紧密粘连而不能切除者。对较大的鳞癌估计切除可能性不大而患者全身情况良好者,可先采用术前放疗,待瘤体缩小后再做手术。手术禁忌证:①全身情况差,已呈恶病质。或有严重心、肺或肝、肾功能不全者。②病变侵犯范围大,已有明显外侵及穿孔征象,例如已出现声音嘶哑或已有食管气管瘘者。③已有远处转移者。

2. 放射治疗　①放射和手术综合治疗,可增加手术切除率,也能提高远期生存率。术前放疗后,休息 3~4 周再做手术较为合适。对术中切除不完全的残留癌组织处做金属标记,一般在术后 3~6 周开始术后放疗。②单纯放射疗法,多用于颈段、胸上段 EC,这类患者的手术常常难度大,并发症多,疗效不满意;也可用于有手术禁忌证而病变时间不长,患者尚可耐受放疗者。

3. 化学治疗　采用化疗与手术治疗相结合或与放疗、中医中药相结合的综合治疗,有时可提高疗效,或使 EC 患者症状缓解,存活期延长。但要定期检查血象和肝肾功能,并注意药物反应。

4. 同步化疗方案

(1)紫杉醇+铂类:紫杉醇 45~60 mg/m^2,静脉滴注,第 1 天。顺铂 20~25 mg/m^2,静脉滴注,第 1 天[或卡铂浓度–时间曲线下面积(AUC)= 2,静脉滴注,第 1 天]。每周重复。

(2)顺铂+氟尿嘧啶或卡培他滨或替吉奥:由于卡培他滨或替吉奥疗效与氟尿嘧啶相似或更优,不良反应较轻,并且口服方便,可代替氟尿嘧啶。顺铂 30 mg/m^2,静脉滴注,第 1 天。卡培他滨 800 mg/m^2,静脉滴注,2 次/d,第 1~5 天;或替吉奥 40~60 mg/m^2,口服,每日 2 次,第 1~5 天。每周重复。

(3)紫杉醇+氟尿嘧啶或卡培他滨或替吉奥:紫杉醇 45~60 mg/m^2,静脉滴注,第 1 天。卡培他滨 625~825 mg/m^2,静脉滴注,每日 2 次,第 1~5 天;或替吉奥 40~60 mg/m^2,口服,每日 2 次,第 1~5 天。每周重复。

(4)奥沙利铂+氟尿嘧啶或卡培他滨或替吉奥(推荐腺癌):奥沙利铂 85 mg/m^2,静脉滴注,第 1、15、29 天。卡培他滨 625 mg/m^2,静脉滴注,每日 2 次,第 1~5 天;或替吉奥 40~60 mg/m^2,口服,每日 2 次,第 1~5 天。每周重复。

【预后】

EC 预后与分期、病理类型、淋巴结转移情况、治疗方式等有关。根据文献报道及中国医学科学肿瘤医院胸外科 3 600 多例组的分析,比较肯定的有关因素包括:TNM 分期、淋巴结转移的有无、EC 的外浸程度、切除性质、切缘有无残癌。分期早,预后好。鳞癌稍好于腺癌。病变长度短者比长者预后好。无淋巴结转移者比有淋巴结转移者预后好。

影响远期的生存,主要有以下几个因素。

1. 国际上的 TNM 分期　TNM 分期可以比较全面地反映癌的浸润深度和广度、淋巴结转移的级别,是决定预后的主要依据。国内报道的 9 000 多例外科治疗的结果,Ⅰ 期、Ⅱ 期、Ⅲ 期、Ⅳ 期的 5 年生存率分别为 90%、50%、35.8%,Ⅳ 期就到了 16.9%。其中影响因素有几个。

(1)淋巴结转移:局部淋巴结转移阴性的患者 5 年生存率是 39% 左右,阳性者降低 10%。

(2)肿瘤的浸润深度:细胞学普查发现上皮内癌患者,术后 5 年生存率是 100%,早期浸润癌可以到 95% 以上。浸润癌又分浸透肌层和未浸透肌层,这两组的 5 年生存率也是有区别的,浸透肌层呈 20% 左右,没有浸透肌层可以达到 40% 左右。

(3)病理恶性度的分级:按 Ⅰ 级、Ⅱ 级、Ⅲ 级分,Ⅰ 级的 5 年生存率为 38%,Ⅱ 级到 24%,Ⅲ 级就降为 33%。

(4)切片法分析:癌前缘分级,分四级,Ⅰ 级 5 年生存率为 55% 左右,Ⅱ 级为 43%,Ⅲ 级就是 11%,到了 Ⅳ 级只有 5.9%,差异是非常明显的。

2. 远期疗效的影响因素　早期 EC 和贲门癌切除后,食管复发癌占首位,其次是第二器官癌,二者占死亡总数一半以上,这说明早期浸润癌也可发生转移。

3. 病变长度　病变长度低于 3 cm 的比长于 3 cm 的预后要好。

4. 其他因素　性别、婚姻状况、职业、肿瘤家族史、肿瘤部位、分化程度等,都与 EC 的预后有关。女性患者的中位生存时间长于男性患者。不吸烟患者的 5 年总生存率高于吸烟患者。总的来说,EC 术后 5 年生存率总体:Ⅰ、Ⅱ、Ⅲ、Ⅳ 期大约依次为 90%、50%、35%、15%。无法手术而选择放疗,5 年生存率要低 10% 左右。

【健康教育】

1. 情志调摄　EC 患者往往存在一定程度的情志失调、肝气郁结,所以保持心情舒畅尤为重要,宜疏导患者,树立积极乐观的心态,及时调节好心情,以利疾病早日康复。

2. 饮食宜忌　养成良好的饮食习惯,保持愉快的心情,为预防之要。如进食不宜过快,不吃过烫、辛辣、变质、发霉食物,忌饮烈性酒;多吃新鲜蔬菜、水果;宜进食营养丰富的食物,后期可进食牛奶、羊奶、肉汁、蜂蜜、藕汁、梨汁等流质饮食。对不能进食的患者则需要静脉补充营养,增强抵抗力。

3. 用药指导　避免服用可降低食管下端括约肌张力的药物,如普鲁本辛、颠茄、阿托品、氨茶碱、烟酸、异搏定、心痛定、安定等。

4. 起居调摄　①劳逸结合,保持心情乐观。②少食多餐,勿过饱,不吃过热或刺激性食物。③睡眠时床头加高,有欲吐之症状时立即坐起或走动。④积极治疗可能转变为癌的原发性疾病。

5. 降低患癌的风险　五"少"二"多"。①少长肉:避免肥胖和超重,控制成年期的体重增长。②少饮酒,不吸烟。③少吃腌制食物。④少喝烫茶。⑤少吃高热量食物,特别是高糖分、高脂肪、低纤维的食物。⑥多吃水果和蔬菜。⑦多运动:每天至少进行中度身体活动(相当于快走)30 min。

6.定期进行食管检查 年龄在 40 岁以上并且兼有以下一项者:①来自 EC 高发区;②有消化道肿瘤家族史者;③有上消化道症状者,如吞咽有异物感、吃东西有哽噎感、呕酸水、经常打嗝、上腹部疼痛或有饱胀感;④有上消化道病史(如食管上皮不典型增生、慢性食管炎、慢性萎缩性胃炎、幽门螺杆菌感染、胃溃疡)。

第三节 贲门失弛缓症

贲门失弛缓症(esophageal achalasia)又称贲门痉挛或巨食管,是以食管下段括约肌松弛障碍和替补无蠕动为主要特征的原发性食管动力紊乱性疾病。它的发病原因不是十分清楚,有先天性、肌源性和神经源性 3 种学说。目前人们广泛接受的是神经源性学说。临床主要表现为咽下困难、食物反流和下端胸骨后不适或疼痛。本病为一种少见病(估计每 10 万人中仅约 1 人),可发生于任何年龄,但最常见于 20～39 岁的年龄组。儿童很少发病,男女发病大致相等,此病较多见于欧洲和北美。治疗不及时有潜在发生食管癌的危险。

贲门失弛缓症是现代医学病名,中医无相应的病名,中医将贲门失弛缓症归属于"呕吐""反胃""噎膈"等病范畴。

【病因病机】

(一)中医病因病机

1.病因 主要为情志不遂、忧思易怒;饮食不节、烟酒过量;先天不足、脾胃虚弱等,或因其他因素导致食管损伤等。

2.病位 在胃和食管,与肝脾关系密切。

3.病机 气机阻滞,胃气上逆为基本病机。患者或因饮食不节,食积内停而生痰生湿,饮食伤脾胃,脾胃运化失常,痰湿壅盛,阻滞气机,则气郁痰阻;或情志不畅,肝气郁结,横逆犯胃,则肝胃不和;或因食管损伤,瘢痕形成,瘀血阻滞,气机不畅,可见气滞血瘀或痰瘀互阻;或久病致瘀,胃络瘀阻,又因饮食或情志诱发,形成气滞血瘀、痰瘀互结之证;或久病体虚,或饮食伤胃,或肝郁犯脾,则致脾胃虚弱证。

(二)西医病因及发病机制

贲门失弛缓症的确切发病机制仍不明确,有认为病毒感染、毒素、营养缺乏及局部炎症可能是本病的病因。其基本缺陷是神经肌肉异常。病理所见为食管体部及食管下括约肌均有不同程度的肌肉神经丛病变存在。Auerbach 丛内单核细胞浸润到整个神经节细胞为纤维组织所替代。迷走神经有沃勒(Wallerian)变性,背运动核内丧失神经细胞体。食管平滑肌在光镜下正常,但在电镜下表现为微丝丛表面膜脱落及细胞萎缩,但这些变化是原发或继发还不清楚。总之,经组织学、超微结构及药物学研究的结果表示失弛缓症的食管已失神经支配。贲门失弛缓的病理生理机制包括:①神经源性病变;②抑制性神经元受累;③迷走神经功能异常。

1.神经源性病变 患者食管肌间神经丛(Auerbach 神经丛)神经节细胞减少、缺如、退行性变、神经纤维化。无病理改变者提示外源性神经病变。患者食管体部和 LES 区的肌索对作用于神经节水平的刺激无反应,而乙酰胆碱直接作用能引起收缩反应。另有报道患者食管对胆碱能剂有强反应性,即出现强烈节段性收缩。根据 Cannon 定律,即失去自主神经的组织对该神经传导递质的反应更敏感,说明病变主要在神经。

2.抑制性神经元受累 LES 区神经有兴奋性(胆碱能)和抑制性(非胆碱能非肾上腺素能)两

种。血管活性肠肽(VIP)和一氧化氮(NO)是 NANC 抑制性神经递质,介导平滑肌舒张。贲门失弛缓患者食管下段 VIP 和 NO 等神经纤维明显减少。胆囊收缩素(CCK)对患者 LES 的异常收缩作用也提示抑制性神经受损。此外,患者 LES 对阿片肽等药物的反应不同于常人,也提示有神经或肌细胞受体的异常。

3.迷走神经功能异常　本症患者有明显的胃酸分泌障碍,与迷走神经切除术后症状类似,提示有去迷走神经功能障碍。

综上可知,由于迷走中枢及食管壁神经丛病变、抑制性神经递质缺乏、食管去神经性萎缩和迷走神经功能障碍等因素导致 LES 静息压升高;吞咽时 LES 松弛不全或完全不能松弛;食管体部失蠕动和运动不协调,对食物无推动作用。食物滞留于食管内,当食管内压超过 LES 压力时,由于重力作用,少量食物才能缓慢通过。长期的食管内容物残留,导致食管扩张、延长和弯曲,食管出现炎症、溃疡或癌变。近年研究发现有些患儿经治疗解除 LES 梗阻后,食管又出现蠕动性收缩。故认为食管体部非蠕动性收缩并非原发性,而是与 LES 梗阻有关。

失弛缓症累及整个胸内食管,并不仅局限于贲门部,开始时食管解剖学上正常,以后肥厚、扩张,并失去正常蠕动,贲门括约后肥厚、扩张,并失去正常蠕动,贲门括约肌不能松弛,异常主要限于内层环行肌,而外层纵行肌功能正常。据食管腔扩张的程度分轻、中、重 3 度。①轻度:食管腔无明显扩张或扩张仅限于食管下段,一般管腔的直径<4 cm,无或仅有少量食物及液体潴留,食管可见推动性收缩。②中度:食管腔扩张明显,管腔的直径<6 cm,有较多的食物及液体潴留,食管少见推动性收缩。③重度:食管腔极度扩张,腔的直径>6 cm,有大量的食物及液体潴留,食管见不到推动性收缩。

【临床表现】

1.无痛性咽下困难　本病最常见最早出现的症状,占 80% ~ 95%。起病多较缓慢,但亦可较急,初起可轻微,仅在餐后有饱胀感觉。咽下困难多呈间歇性发作,常因情绪波动、发怒、忧虑、惊骇或进食过冷和辛辣等刺激性食物而诱发。病初咽下困难时有时无,时轻时重,后期则转为持续性。少数患者咽下液体较固体食物更困难,有人以此征象与其他食管器质性狭窄所产生的咽下困难相鉴别。但大多数患者咽下固体比液体更困难,或咽下固体和液体食物同样困难。患者因进食困难,造成心理障碍,只愿单独进食。

2.胸骨后疼痛　占 40% ~ 90%,性质不一,可为闷痛、灼痛、针刺痛、割痛或锥痛。疼痛部位多在胸骨后及中上腹;也可在胸背部、右侧胸部、右胸骨缘以及左季肋部,持续几分钟至几小时,常发生于疾病早期,尤其是严重失弛缓症患者,并不一定与进食有关。疼痛发作有时酷似心绞痛,甚至舌下含硝酸甘油片后可获缓解。测压检查发现有高振幅收缩,可能是与食管肌发生痉挛有关。有些疼痛可因进食太快或食物卡在食管下端括约肌部时发生。随着咽下困难的逐渐加剧,梗阻以上食管的进一步扩张,疼痛反可逐渐减轻。

3.食物反流　发生率可达 90%,随着咽下困难的加重,食管的进一步扩张,相当量的内容物可潴留在食管内至数小时或数日之久,而在体位改变时反流出来。从食管反流出来的内容物因未进入过胃腔,故无胃内呕吐物的特点,但可混有大量黏液和唾液。在并发食管炎、食管溃疡时,反流物可含有血液。比咽下困难发生较晚,常在进餐中、餐后或卧位时发生。发病早期在进餐中或每次进餐后反流呕吐出少量刚进的食物,此可解除患者食管阻塞感觉,随疾病的进展,食管容量亦有增加,反流呕吐次数很快减少。反流出大量未经消化及几天前有臭味的食物。当食管扩大明显时,可容纳大量食物及液体,患者仰卧位时即有反流呕吐。尤其是夜间反流呕吐时,可发生阵发性咳嗽及支气管误吸,发生呼吸道并发症,如肺炎、肺脓肿及支气管扩张等,在老年人中更易发生。反流内容有血染物时,医师应警惕并发癌的可能。

4.体重减轻 与咽下困难影响食物的摄取有关。对于咽下困难,患者虽多采取选食、慢食、进食时或食后多饱汤水将食物冲下,或食后伸直胸背部、用力深呼吸或屏气等方法以协助咽下动作,使食物进入胃部,保证营养摄入。但病程长久者仍可有体重减轻、营养不良和维生素缺乏等表现,而呈恶病质者罕见。

5.其他症状 患者常可有贫血,偶有由食管炎所致的出血。由于食管下端括约肌张力的增高,患者很少发生呃逆,乃为本病的重要特征。在病程后期,极度扩张的食管可压迫胸腔内器官而产生干咳、气急、发绀和声音嘶哑等。

【实验室及其他检查】

1.食管钡餐X线造影 吞钡检查见食管扩张,食管蠕动减弱,食管末端狭窄呈鸟嘴状,狭窄部黏膜光滑,是贲门失迟缓症患者的典型表现。Henderson等将食管扩张分为3级:Ⅰ级(轻度),食管直径小于4 cm;Ⅱ级(中度),直径4~6 cm;Ⅲ级(重度),直径大于6 cm,甚至弯曲呈S形。

2.食管动力学检测 食管下端括约肌高压区的压力常为正常人的两倍以上,吞咽时下段食管和括约肌压力不下降。中上段食管腔压力亦高于正常。食管蠕动波无规律、振幅小,皮下注射氯化乙酰甲胆碱5~10 mg,有的病例食管收缩增强,中上段食管腔压力显著升高,并可引起胸骨后剧烈疼痛。

3.胃镜检查 胃镜检查可排除器质性狭窄或肿瘤。在内镜下贲门失迟缓症表现特点有:①大部分患者食管内见残留有中到大量的积食,多呈半流质状态覆盖管壁,且黏膜水肿增厚致使失去正常食管黏膜色泽;②食管体部见扩张,并有不同程度扭曲变形;③管壁可呈节段性收缩环,似憩室膨出;④贲门狭窄程度不等,直至完全闭锁不能通过。应注意的是,有时检查镜身通过贲门感知阻力不甚明显时易忽视该病。

【诊断与鉴别诊断】

(一)诊断

1.症状 吞咽困难是该病最主要也是最常见的症状,常发生于进食后,常呈进行性加重。部分患者早期因表现为烧心、反酸、胸骨后不适等胃食管反流症状而被漏诊。因患者LES松弛障碍,使得食物在食管内潴留。随着患者进食量增多,潴留的食物越来越多,反流加重,出现呕吐、烧心等症状,甚至空腹或睡眠时也出现反流症状,同时可出现食管扩张。此时反流物易误吸进入呼吸道,引起咳嗽、哮喘、声嘶,甚至可引发肺炎。胸骨后疼痛多于进食后出现,可向肩胛区及胸背部放射。病程较长者可引起营养不良、体重下降等症状,同时可诱发食管癌或者猝死,严重影响患者生活。

2.内镜检查 内镜检查可用于排除食管良恶性肿瘤、食管机械性梗阻及假性AC等。但据报道,40%~50%的AC患者内镜表现无明显异常而无法通过内镜检查来诊断。AC患者电子内镜检查可见食管壁蠕动减弱或消失,管腔内可见少量的食物残渣及液体残留,食管扭曲延长呈乙状结肠型,食管管腔不同程度扩张甚至伴憩室样膨出,可见胃-食管交界处痉挛性收缩、张力增大,与其他梗阻导致的狭窄不同的是,虽然插镜进入胃内阻力较大,但多数患者经充气或轻微用力仍可通过贲门。食管黏膜大致正常或因食物潴留呈现糜烂、充血水肿。

3.食管钡餐造影检查 食管钡餐造影检查是诊断AC常用的检查方法,但其对于早期或者不典型的AC敏感度较差,仅50%~70%的患者可通过食管钡餐造影检查发现。食管钡餐造影检查可评估食管形态、食管蠕动情况、钡剂潴留情况、有无反流等。AC的特征性改变为食管下段及贲门部显著狭窄呈现"鸟嘴征"。其他影像学特征包括食管扩张、食管内充满造影剂、螺旋钻样外观和穿孔。

食管明显扩张者胸部 X 线检查可见纵隔旁阴影,可见液平面,钡剂呈瀑布状或滴水样下沉,食管正常蠕动消失,狭窄部黏膜皱襞可见条状影,狭窄部上方食管明显扩张。此外,定时食管钡餐造影检查可以测定食管排空情况,这种检查通过测定喝下低密度钡剂 5 min 后的食管内钡柱高度来评估,目前此技术的应用也逐渐普及。

4.食管测压法 食管测压法用于评估食管压力,目前已成为诊断 AC 的金标准和分型标准。传统食管测压法采用气液灌注系统进行测压。现在较为常用的为高分辨率食管测压(highresolution manometry,HRM)。HRM 已经逐渐取代了传统的食管测压法,它增加了压力传感器的数量,使间距缩短,能够完整地描述从食管上括约肌(upper esophageal sphincter,UES)到 LES 的食管运动功能。HRM 较传统的食管测压法更准确,能够减少误诊及漏诊,可早期发现内镜或食管钡餐检查无明显改变者或临床表现不典型者。行 HRM 时,若 LES 综合松弛压[integrated relaxation pressure,IRP>15 mmHg(1 mmHg=0.133 kPa)],同时排除机械性梗阻,即可诊断为 AC。根据食管测压结果,可依据芝加哥分型将 AC 患者分为 3 种类型。Ⅰ型:经典型,LES 松弛受损、缺乏蠕动、食管压力正常(食管内压力<30 mmHg);Ⅱ型:变异型,LES 松弛功能受损、缺乏蠕动、食管压力增高(食管内压力>30 mmHg);Ⅲ型:痉挛型,LES 松弛受损、缺乏蠕动、>20% 的吞咽伴有食管远端痉挛性收缩。Salvador 等研究发现,Ⅰ型 AC 患者较其他两型患者更年轻,食管直径更大;Ⅱ型 AC 患者 LES 总长度较其他两型患者更长;Ⅲ型 AC 患者胸痛更常见,生存期也最短。其中,无论采用哪种治疗方式,Ⅱ型疗效最好,Ⅰ型其次,Ⅲ型最差。因此,术前行食管测压对术后疗效及患者预后具有重要的意义。

(二)鉴别诊断

1.与纵隔肿瘤鉴别 纵隔肿瘤在鉴别诊断上并无困难,心绞痛多由劳累诱发,而本病则为吞咽所诱发,并有咽下困难,此点可资鉴别,食管神经症(如癔球症)大多表现为咽至食管部位有异物阻塞感,但进食并无哽噎症状,食管良性狭窄和由胃、胆囊病变所致的反射性食管痉挛,食管仅有轻度扩张,本病与食管癌、贲门癌的鉴别诊断最为重要,癌性食管狭窄的 X 线特征为局部黏膜破坏和紊乱;狭窄处呈中度扩张,而本病则常致极度扩张,食管癌、贲门癌造成的狭窄是由于癌组织浸润管壁所致,黏膜有破坏,可形成溃疡,肿块等改变,病变多以管壁的一侧为主,狭窄被动扩张性差,内镜通过阻力较大,狭窄严重者,常无法通过,强力插镜易造成穿孔。贲门失弛缓症的 X 线诊断一般并不困难,典型的 X 线表现为食管下端呈鸟嘴状狭窄,但贲门癌特别是缩窄型癌亦可使食管下端呈鸟嘴状狭窄,钡剂通过困难,与贲门失弛缓症难以鉴别,值得注意的是,贲门失弛缓症可以并发食管癌或贲门癌,原因可能为食管黏膜长期受到潴留物刺激,发生溃疡、黏膜上皮增生恶变等,故对于高龄、病程较短、症状不典型的病例,诊断贲门失弛缓症需慎重,对于已确诊多年的贲门失弛缓症患者也应警惕癌变的可能。

2.原发性与继发性的贲门失弛缓症鉴别 贲门失弛缓症有原发和继发之分,后者也称为假性贲门失弛缓症,指由胃癌、食管癌、肺癌、肝癌、淋巴瘤等恶性肿瘤,南美锥虫病,淀粉样变,结节病,神经纤维瘤病,嗜酸细胞性胃肠炎,慢性特发性假性肠梗阻等所引起的类似原发性贲门失弛缓症的食管运动异常。假性失弛缓症患者有吞咽困难症状,X 线检查食管体部有扩张,远端括约肌不能松弛,测压和 X 线检查均无蠕动波,这种情况发生在食管接合部的黏膜下层及肠肌丛有浸润性病变存在的疾病,最常见的原因是胃癌浸润,其他少见疾病如淋巴瘤及淀粉样变,肝癌亦可发现相似的征象,内镜检查中未经预先扩张,该段不能将器械通过,因为浸润病变部位僵硬,大多数情况下活检可确诊,有时须探查才能肯定诊断。

3.与无蠕动性异常鉴别 硬皮症可造成食管远端一段无蠕动,并造成诊断困难,因食管受累常先于皮肤表现,食管测压发现食管近端常无受累,而食管体部蠕动波极少,远端括约肌常呈无力,但松弛正常,无蠕动性功能异常亦可在伴有的周围性神经疾病中见到,如发生于糖尿病及多发性硬化症的患者。

4.与迷走神经切断后的吞咽困难鉴别 经胸或腹途径切断迷走神经后能发生吞咽困难,经高选择性迷走神经切断术后约75%的患者可发生暂时性吞咽困难,大多数情况下术后6周症状可以逐渐消失,X线及测压检查中,可见到食管远端括约肌不能松弛及偶然无蠕动,但很少需要扩张及外科治疗,根据病史可以鉴别。

5.与老年食管运动功能紊乱鉴别 老年人中食管运动功能紊乱是由于器官的退行性变在食管上的表现,大多数老年人在测压检查中发现食管运动功能不良,原发性及继发性蠕动均有障碍,吞咽后或自发的经常发生无蠕动性收缩,食管下端括约肌松弛的次数减少或不出现,但食管内静止压不增加。

6.与Chagas病鉴别 Chagas病可以有巨食管,为南美局部流行的锥虫寄生的疾病,并同时累及全身器官,其临床表现与失弛缓症不易区别,由于继发于寄生虫感染使肠肌丛退化,在生理学、药物学及治疗反应上与原发性失弛缓症相似,Chagas病除食管病变外,尚有其他内脏的改变,诊断前必须确定患者曾在南美或南非居住过,用荧光免疫及补体结合试验可确定锥虫病的过去感染史。

【治疗】

(一)中医治疗

1.中医辨证论治 本病最常见4个证型,为肝胃不和证、痰气阻膈证、痰瘀阻膈证、脾胃气虚证。以行气降逆和胃、化痰活血通膈为基本治法。

(1)肝胃不和证

[主症]吞咽困难或呕吐间歇发作,胸骨后有梗塞疼痛感,每因情绪活动而诱发或加重。

[次症]胸骨后灼痛,胃脘灼痛,脘腹胀满,嗳气或反食,易怒,口干苦。舌脉:舌红苔薄黄,脉弦。

[治法]疏肝理气,和胃止痛。

[方药]四逆散合半夏厚朴汤加减。

[药物]柴胡、甘草、枳实、芍药、半夏、厚朴、茯苓、生姜、苏叶。

加减:心烦易怒、舌红苔黄腻者,加龙胆草、黄芩、栀子;反酸烧心者,加吴茱萸、黄连;呕吐频作者,可加苏叶、黄连、生姜。

(2)痰气阻膈证

[主症]进食迟缓,甚则餐后呕吐,胸膈闷痛。

[次症]嗳气,呕吐痰涎黏液,反流,吞咽困难,声音嘶哑,半夜呛咳。舌脉:舌苔白腻;脉弦滑。

[治法]祛痰理气,宽膈和胃。

[方药]四七汤加减。

[药物]半夏、茯苓、苏叶、厚朴、生姜、大枣。

加减:呃逆频作者,加旋覆花、代赭石;失眠多梦者,加竹茹、茯苓;便秘者,加槟榔、莱菔子;舌红苔黄腻者,加小陷胸汤。

(3)痰瘀阻膈证

[主症]吞咽梗阻,胸膈刺痛,呕吐痰涎。

[次症]后背痛,胃脘刺痛,烧心,反酸,嗳气或反食,面色黧黑。舌脉:舌质暗红或带青紫,苔薄白腻,脉细涩。

[治法]祛痰化瘀,宽膈和胃。

[方药]丹参饮合贝母瓜蒌散加减。

[药物]丹参、檀香、砂仁、贝母、瓜蒌、天花粉、茯苓、橘红、桔梗。

加减:胸闷刺痛者,加三七、延胡索。

(4)脾胃气虚证

[主症]吞咽困难,胸膈痞满,呕吐食物或痰涎;胃脘隐痛,胃痞胀满,纳少便溏,神疲乏力,少气懒言,形体消瘦,大便溏薄。舌脉:舌淡苔薄白,脉细弱或沉缓。

[治法]益气补中,健脾和胃。

[方药]茯苓半夏汤加减。

[药物]茯苓、半夏、白术、神曲、橘红、甘草。

胃脘隐痛,遇寒加重者,可选用黄芪建中汤。中气不足,内脏下垂,身体消瘦者,可予补中益气汤加减;形体消瘦,纳食不消,怠惰嗜卧,肢节痛,可予升阳益胃汤加减。

本病多与情志有关,治疗当注重疏肝行气,可选用佛手、香橼行气导滞;病位偏上,可选用清宣之品,如牛蒡子、薄荷、射干、山豆根等;化痰宜选用半夏、化橘红等性味偏辛窜之品;消瘀当选用行气活血又兼有降逆之品,如降香、檀香、香附、川芎等;本病表现为食管括约肌的痉挛,故可用芍药甘草汤柔痉;本病以胃气上逆为表现,故可选用辛开苦降法,可选用苏连饮、半夏泻心汤等。

2.中成药 胆舒胶囊(2 片/次,3 次/d,餐后口服)用于治疗贲门失弛缓症后胸痛、吞咽困难、食物反流等症状者。

3.针灸治疗 针灸治疗,以降逆和中、理气止痛的原则,以双足三里、双内关、膻中、中脘为主穴。肝胃不和证加太冲、期门;痰气阻膈证加丰隆、内庭、巨阙;痰瘀阻膈证加气海、公孙、丰隆、膈俞、三阴交、太溪;脾胃气虚证者加下脘、天枢、三阴交。主穴采用补法,配穴则用平补平泻法。脾胃虚寒者可行艾条灸或温针灸。

4.中医整脊疗法 贲门失弛缓症患者的 X 线发现患者颈胸交界部位都出现侧弯,并伴有小关节紊乱,$T_2 \sim T_4$ 错位压迫或刺激相应部位的交感神经,引起交感神经兴奋性下降,副交感神经兴奋导致食管贲门括约肌持续痉挛。采用美式整脊法结合龙氏整脊法进行错位矫正,扩大椎间孔,解除或改善对交感神经的牵张或压迫,使自主神经达到新的平衡,从而缓解痉挛状态。

5.耳穴 耳穴可缓解患者精神焦虑紧张,从而缓解食管持续痉挛,可选用交感、神门、肝、胃、皮质下。

6.穴位注射 用 2% 利多卡因注射液 2 mL,维生素 B_1 注射液 100 mg,维生素 B_{12} 注射液 500 μg,膈俞(双侧)和肝俞(双侧)穴位注射联合电针可治疗贲门失弛缓症。

7.推拿 "三法一罐"治疗贲门失弛缓症,"三法"指:①以中指指端着力于穴位,点按天突、膻中、中脘、气海,用拇指指端点按内关、足三里、公孙;②以拇指直推任脉和分推左右胁肋部;③拇指自上而下逐一点按两侧华佗夹脊穴及膈俞、脾俞、胃俞,"一罐"指仰卧鸠尾、中脘、气海拔罐,再俯卧膈俞、脾俞、胃俞拔罐。

(二)西医治疗

治疗失弛缓症的目的是松解食管下括约肌不松弛发生的梗阻,以改善食管排空,没有任何内、外科方法能治愈此病,现在治疗的方法应认为是姑息疗法,迄今内科治疗应用平滑肌抑制剂,扩张治疗用强力牵伸,手术用食管肌层切开术,切断食管的环形肌。

1.内科治疗 药物治疗的效果持续甚短,并不理想,对术前准备及拒绝或不适于做扩张术及外科手术者,可能有一些作用,抗胆碱能制剂能降低括约肌压力及改善食管排空,但在临床应用中效果并不理想,硝酸异山梨酯(消心痛)及硝苯地平(心痛定)能降低食管下括约肌的张力,而解除吞咽困难,某些手术高危患者可试用,对早期贲门痉变患者应解释病情,安定情绪,少食多餐,细嚼慢咽,并服用镇静解痉药物,如口服 1% 普鲁卡因溶液,舌下含硝基甘油片,以及近年试用的钙抗拮剂硝苯吡啶(nifedipine)等可缓解症状,为防止睡眠时食物溢流入呼吸道,可用高枕或垫高床头,必要时入睡前灌洗食管。

2.扩张治疗 少数患者尚有并发食管穿孔的危险,目前食管下段扩张术仅适用于禁忌手术或拒绝手术且食管尚未高度扩大的较早期病例,也可作为初期处理,扩张失败再行手术治疗,因为扩张效果短,须多次扩张,现多被手术治疗代替,使用扩张的器械有机械、静水囊、气囊及钡囊,扩张前夕或在检查前几小时,患者禁食,食管内有残渣者应予清除或冲洗清洁,最好在食管镜检查后立即扩张,扩张术在透视监测下施行,扩张不论用静水囊、气囊或钡囊使食管胃交界部扩张至 4 cm 直径左右,于贲门内置入顶端带囊导管后,于囊内注入水,钡剂或水银使囊扩张,然后强力拉出,使肌纤维断裂可扩大食管下端狭窄的管腔,约2/3患者疗效良好,但需重复进行扩张术,强力扩张发生的并发症有术后胸骨下疼痛、食管穿孔、出血、气管支气管误吸及胃食管反流,后期发生食管炎。

3.手术治疗 经保守治疗效果不明显,食管扩张及屈曲明显,扩张器置入有困难并有危险,合并其他病理改变如膈上憩室、裂孔疝或怀疑癌肿,并曾行扩张治疗失败或曾穿孔,或黏膜裂伤,或导致胃食管反流并发生食管炎,都应进行手术治疗,症状严重而不愿做食管扩张,亦可施行手术以改善症状。

多年来,失弛缓症治疗有很多手术方法,这些方法包括缩窄扩大的食管,缩短屈曲延长的食管,手术扩张食管胃结合部,食管胃部分切除吻合或转流手术,切除或不切除贲门的成形术及食管肌层切开术,食管肌层切开术,是最成功及广泛用治疗失弛缓症的手术,1913 年 Heller 第 1 次施行食管前后壁纵向切开,使食物顺利通过,Zaaijer(1913)、Groeneveldt(1918)改作仅切开前壁肌层亦得同样效果,目前都采用此改良法,手术可经腹或胸腔途径进行,因为手术后常有胃食管反流、食管炎及其并发症,现已有了一些改进方法,包括:食管肌层切开限制于食管远端,食管肌层切开术合并 Belsey 或 Nissen 抗反流手术,或合并 Thal 胃底成形术,食管肌层切开及膈肌瓣成形术或食管胃底固定术,可经胸部或腹部途径施行,一般认为经胸途径较好,但在老年及体弱患者,经腹途径危险性较小和操作亦快,若需同时行其他手术切除膈上憩室或修补裂孔疝,或同时做抗反流手术者,应经胸部途径。

常用的手术方法有以下几种。

(1)经胸途径食管肌层切开术:右侧卧位,左胸外侧切口开胸,自第 7 肋间或切除第 7 肋从肋床进胸,将肺向前方牵开,切断下肺韧带直至下肺静脉,纵向切开纵隔胸膜,暴露食管,以纱带提起,注意保护迷走神经,将食管胃接合部一小段拉向胸向,除非术者要做抗反流手术,否则不需切断食管裂孔的附着部,若不能将食管胃接合部拉进胸腔,可在裂孔前壁做一短切口以提供必要的暴露,之后此切口应以不吸收缝线间断缝合修补。

左手握食管,拇指向前,用圆刃刀片于食管前壁小心做一小切口,用钝头直角钳分离外层纵形肌,继续切开小心游离黏膜下层,以钝头剪延长肌层切口,近端至肺静脉水平,远端在食管胃接合部至胃壁上 5～10 mm,肌层切开完成后,将切开肌缘向侧游离1/2周径,使整个黏膜自切口处膨出,操作中确认迷走神经并保留之,仔细分离肌层尤其是要切断环形肌,注意止血,不可用电烙或缝扎,可用手指压迫止血,为检查黏膜的完整性,嘱麻醉师将预置在食管腔内之鼻胃管提至肌层切开水平,以纱带提紧闭塞近端管腔,麻醉师经插管注入空气或挤压胃体,观察有无气体或胃液自食管肌层切开处外逸,若有气体外逸,应以细线缝合修补,确认充分止血及黏膜完整后,将食管放回纵隔床内及回至正常腹内位置,除非有裂孔疝,可不常规做裂孔的重建或紧缩,关胸前将胃管送进胃内,纵隔胸膜可部分缝合上端切开处或不缝合,置胸腔引流管后关胸。

原 Heller 食管肌层切开术,黏膜膨出部不予覆盖,以后出现了不同的改良式:Pe-trovsky 利用膈肌瓣成形术。

(2)经胸食管肌层切开术同时行抗反流手术:如前所述经左侧开胸探查食管,从后纵隔内游离食管,注意不要进入对侧胸膜腔,自主动脉弓至膈水平,充分游离食管,结扎切断主动脉至食管的几支分支血管,拉纱带绕过的食管近端,使前隔食管膜有张力,切断胃食管接合部的裂孔附着处,结扎及切断胃左动脉上升支及膈下动脉的分支,整个胃食管接合部及部分胃底可提入胸腔,切除位于胃食管接合部的脂肪垫,注意保留迷走神经,在胃食管接合部上方几厘米做食管肌层切开术如上述。建立改良的 Belsey Mark Ⅳ 抗反流手术如下。食管肌层切口边缘与胃做固定,裂孔后方亦应缝合以防疝的形成。

(3)经腹食管肌层切开术:患者仰卧位,上腹正中切口,自剑突至脐水平,或旁正中切口,检查腹腔后暴露食管接合部,将肝左叶向右下方牵引,切断三角韧带并切断膈肌至胃食管接合部的腹膜反折,用食管钝性游离食管周围,于食管远端绕一纱带暴露胃食管接合部狭窄处,有时须切断迷走神经才能将食管拉下,随即施行食管肌层切开术及测试黏膜的完整性,操作步骤如上述,闭合腹腔不置引流管,胃管留置 48 h,经腹食管肌层切开术后加胃底覆盖术在食管后方经裂孔柱两侧缝 4 针粗丝线,置钳夹住缝线,先不打扣直至完成其余部分的重建,距食管胃交界之上下 2 cm 处做 2 针间断褥式缝线,避开肌层切开部位,缝好第二排线后,结扎,不剪去,将剩线再穿上缝针穿过膈肌两侧,两排线缝好后,手法将抗反流机制放在膈下,轻提各缝线针,在无张力下结扎,使重建部位保持在膈下,然后结扎裂孔后方的缝线,裂孔也要留有足够通过一指宽的空间。

建立 Nissen 及其改良式的胃底折叠术:为游离胃底,有时须结扎,切断几支胃短动脉,将胃底自食管后方绕向前方相对缝合,并固定于肌层切开之下端,为避免原 Nissen 包绕 360 度造成术后吞咽不畅的后果,可做部分包绕术,完成食管肌层切开术后,游离胃底部,用胃前壁浆肌层缝盖食管肌层左侧切缘,右侧切缘和胃底浆肌层缝合,胃底前壁完全覆盖食管膨出的黏膜,胃的膈下部分与膈肌固定数针。

(4)经腹食管肌层切开并抗反流手术:在完成食管肌层切开术后,将膈肌右脚在食管后方以 0 号缝线缝合 3 针或 4 针,若施行 Nissen 胃底部折叠术,应在食管腔内通过约 F50 的扩张器,在完成此手术后,胃底隧道宽度应能在留置的扩张器外再容一指通过,胃底经食管远端作折叠,将胃底前后壁与食管右侧壁缝合 3 针或 4 针,包绕的长度应限于 3 cm,结扎缝线后食管远端呈 360 度被胃底包绕,以鼻胃管更换食管扩张器并放在胃内,缝合腹壁,不放引流。

亦可做胃底部分包绕术,将胃底包绕食管的 2/3 周径建立抗反流机制,手术细则如前所述,不过将胃底的前,后壁分别与食管右侧壁固定,胃底以 0 号丝线间断缝合约 5 cm 长度。

术后并发症:食管肌层切开术后并发症很少,常见的有黏膜穿孔,胃食管反流,食管裂孔疝及症状不解除。①食管黏膜穿孔:是食管肌层切开术后最重要的并发症,术中只要注意到有穿孔并以细丝线间断缝合,很少发生问题,术中未曾注意到有黏膜穿孔或缝合后又发生的穿孔,术后可以发生脓胸,术后若能早期确诊,发现于 12 h 以内者,可以再次手术修补,否则用胸腔闭式引流,小的漏口,经禁口进食,肠外营养支持后,在几周内可以愈合,较大的瘘口持续 1 个月以上者,常需手术修补或食管重建。②胃食管反流及反流性食管炎:食管肌层切开术后发生胃食管反流的发生率很难确定,各家报道并不一致,有报道在 X 线片见到反流发生率可达 30%~50%,但并不一定发生症状及反流性食管炎,发生反流性食管炎后可出现轻重不同的胸骨后疼痛及上腹部烧灼感,内科对症治疗可以得到缓解,已发生狭窄者可行扩张术,严重者须再次手术治疗,预防措施应在肌层切开术后,施行恰当的抗反流手术,反流症状及并发症可以明显减少。③食管裂孔疝:Heller 食管肌层切开术后可并发食管裂孔疝,疝型可以是滑动型、食管旁型或混合型,滑动疝常伴有胃食管反流,食管旁疝可以造成绞窄,常因裂孔结构及其支持组织遭到破坏,术后腹压的变化使疝入组织,来回滑动,若在肌层切开术时裂孔附着部不予切断,或者在重建贲门同时施行抗反流措施,术后发生率可以减少。④症状不解除:食管肌层切开术后,部分患者仍持续有下咽困难,常是因为肌层切开不完全或切开太短所致,可用 45~50 F 探子做食管扩张治疗以解除症状,肌层切开并行抗反流手术后出现下咽缓慢者,可能因缝合太紧有关,可予扩张治疗,大多可缓解。若经一无症状时期后又发生症状者,其原因可能为:①肌层切缘游离不够或有血肿肌化,使切缘愈合;②存在有明显扩张及屈曲的食管;③有症状的胃食管反流并发狭窄;④食管或胃近端发生癌症。

应客观地确定症状发生的原因,经应用所有保守治疗无效者,应考虑外科治疗,手术方式的选择决定于患者的情况、失败的原因及术中发现,若肌层切开不充分或已愈合,可予延长切口或再行新的肌层切开术,有消化性狭窄可予切除及用结肠间植,或用胃窦切除的胃近端及 Roux-en-Y 胃空肠吻合术重建,因扩张,屈曲食管发生的症状最好切除食管以胃或顺蠕动结肠重建。

注意:①无明显证据表明药物能持续有效改善贲门失弛缓症的症状。②肉毒素可用于治疗贲门失弛缓症,但只能提供短期疗效,可用于手术及麻醉风险大的老年患者。③球囊扩张对贲门失弛缓症有一定的疗效,但需要多次治疗,且有发生严重并发症的风险。④POEM 治疗贲门失弛缓症的中长期疗效与 LHM 一致,可作为一线治疗方案。⑤有部分患者 POEM 术后可能会出现胃食管反流症状。⑥LHM 治疗贲门失弛缓症的长期疗效较好,并且在有条件的地方,已基本被 POEM 替代。⑦贲门失弛缓症合并有食管下段瘢痕狭窄、肿瘤等情况,可考虑外科食管切除术。⑧小儿贲门失弛缓症患者首选 POEM 治疗,老年贲门失弛缓患者首选 POEM 治疗,胃肠改道术后贲门失弛缓症患者推荐首选 POEM 或 LHM 治疗。

【预后】

中医药对本疾病有一定的治疗效果,部分轻症者可治愈,现代医学无针对本病的长期有效药物,以微创介入手术治疗为主,根据临床资料统计,手术的长期有效率占患者的 85% ~90%,手术死亡率为 0 ~0.3%,并发症发生率约 3%,造成消化性狭窄的发生率约 5%,扩张术后有约 65% 的患者取得长期满意的效果,若复发后再治疗死亡率为 0.2%,穿孔率约 3%。

【健康教育】

1. 情志调摄　贲门失弛缓症患者往往存在一定程度的情志失调、肝气郁结,所以保持心情舒畅尤为重要,宜疏导患者,树立积极乐观的心态,及时调节好心情,以利疾病早日康复。

2. 饮食宜忌　少食多餐,饮食细嚼,避免过冷过热和刺激性饮食,应饮食有节,勿暴饮暴食,勿食无定时。①宜吃碱性食物。②宜吃半流质饮食。③宜吃润肠通便的食物。饮食禁忌:①忌吃辛辣刺激性食物。②忌吃油炸、不宜消化的食物。③忌吃过硬、过冷的食物。

3. 用药指导　避免服用可增加食管下端括约肌张力的药物。

4. 起居调摄　饭后 1 ~2 h 不宜卧位,睡眠时高枕卧位。平素注意精神调摄,避免忧思恼怒及精神紧张。

第四节　急性胃炎

急性胃炎指的是由于不同病因而引发的胃黏膜急性炎症,组织学上通常可见中性粒细胞浸润,严重病变的患者能够累及黏膜下层与肌层,甚至深到浆膜层。本病主要表现有上腹部不适、疼痛、恶心呕吐、食欲下降,偶尔伴有腹泻,严重者甚至出现呕血或便血等症状。临床上根据病因及病理变化,可分为单纯性、糜烂性、腐蚀性及化脓性胃炎、急性幽门螺杆菌胃炎和除 Hp 以外的其他急性感染性胃炎。

急性胃炎属于祖国医学"胃脘痛、嘈杂、呕吐"等范畴,多由饮食不节、毒邪侵犯胃腑或情志失调而致肝气犯胃,胃肠湿热蕴结,血络瘀滞,胃失和降而成,主要与脾、胃、肝等脏腑密切相关。

【病因病机】

(一)中医病因病机

1.病因 《脾胃论》进一步指出"饮食劳倦,喜怒不节"为脾胃病主要病因,"饮食不节则胃病,形体劳役则脾病"。可见胃肠病的成因不外外感六淫、内伤七情,饮食劳倦诸端。六淫疫病:"肠胃为市,无物不受,无物不入,若风、寒、暑、湿、燥,一气偏胜,亦能伤脾损胃。"饮食不节,或过饥过饱,损伤脾胃,则运化受纳功能减弱,胃气壅滞,致胃失和降,不通则痛。情志不舒,肝气郁结,疏泄无能,即所谓"木郁土壅"。或恼怒太过,肝气过盛,疏泄太过,横逆乘脾犯胃,脾胃受伤,运化失常,导致气机紊乱,升降失调,而引起急性胃痛发作。脾胃为仓廪之官,主受纳及运化水谷,若素体脾胃虚弱,运化失职,气机不畅,或中阳不足,中焦虚寒,失其温养而发生疼痛。

2.病位 本病的病位在胃,与肝、脾关系密切,也与胆、肾有关。

3.病机 气机阻滞,因情志因素,忧思恼怒,气郁伤肝,肝气横逆,势必克脾犯胃,致气机阻滞,胃失和降而痛。脾胃病在虚的基础上亦可出现气机阻滞,如脾阳不足,则寒自内生,胃失温养,致虚寒胃痛。湿独内阻,湿为病理产物之一,脾胃病的形成与湿邪关系甚为密切。脾位中焦,喜润、恶燥,主升,胃为阳腑,喜燥恶湿,主降。脾胃功能减退或失调,运化失常,易致湿从内生,困阻脾胃,同时内湿阻滞,又常招致外湿侵袭。脾胃为气机升降的枢纽,湿邪困阻中焦,脾胃运化功能失调,气机阻滞,不通则痛,而发胃痛。瘀血阻滞,瘀血是由于血行失度或血脉运行不通而形成的一种病理产物。胃病之瘀血的形成常与脾胃功能受损有关。如脾胃气衰,无力推动血液运行,血必因之发生瘀阻;脾虚不摄,则血不循经而溢于脉外,离经之血不得消散,蓄而为瘀;脾胃阳虚,阳虚生寒,寒凝脉络,脉络拘急,血流不畅,淫而成瘀。寒热失调是脾胃病的发病过程中重要的病理变化。脾胃之热的形成,可因风寒暑湿燥等邪入于胃肠而化热;脏腑功能失调,劳倦内伤,七情过度,也可化热。除此之外,其他脏腑之热亦可传入胃肠,如肝火犯胃,胆火移位均可导致胃肠热证。邪热郁结中焦,使气机阻滞,胃肠失其通降之性,可出现胃痛等症。升降失司,脾胃为气机升降之枢纽。脾主升,胃主降。脾升胃降的正常生理功能是脾胃两者协调配合作用的结果。脾胃居中焦,是精气升降运动的枢纽,升则上输于心肺,降则下归于肝肾,因而脾胃健运,脾升胃降,清升浊降,才能气机调和,维持正常的升降功能,湿热、寒湿、邪热、痰饮、食积、虫积等,侵犯脾胃,或阻滞中焦,亦每每使脾胃气机升降失常,而出现多种病症。

(二)西医病因及发病机制

1.病因 能够引起急性胃炎的因素有以下几种:化学因素、物理因素、微生物细菌毒素。化学刺激源自于酒、浓茶、咖啡、辛辣的食物及药物,吞服强酸、强碱及其他腐蚀剂能够导致急性腐蚀性胃炎。物理刺激如过热、过冷、过于粗糙以及 X 线照射等;进食细菌或被毒素所污染的食物,也是急性胃炎常见的一个病因。微生物细菌毒素,如对水生贝壳类食物过敏、精神神经功能障碍,可引起胃黏膜急性炎症。

2.发病机制 病理改变为黏膜充血水肿,表面有渗出物及黏液覆盖,可有点状出血和不同程度的糜烂。因有淋巴细胞、中性粒细胞及少数嗜酸粒细胞浸润,出现水肿、黏膜血管充血,偶有小的间质性出血,严重者黏膜下层水肿、充血。

(1)应激:如严重创伤、手术、多器官功能衰竭、败血症、精神紧张等,可致胃黏膜微循环障碍、缺氧,黏液分泌减少,局部前列腺素合成不足,屏障功能损坏;也可增加胃酸分泌,大量氢离子反渗,损伤血管和黏膜,引起糜烂、出血甚至溃疡。

(2)药物:常见于非甾体抗炎药,特别是阿司匹林(最经典的 NSAID 之一)等非特异性环氧合酶

（COX）抑制剂。肠溶剂型的 NSAID 虽可减轻对胃黏膜的局部损伤作用，但因经小肠吸收通过血液循环后抑制黏膜细胞的 COX-1，仍可导致急性胃炎。抗肿瘤化疗药物在抑制肿瘤生长时常对胃肠道黏膜产生细胞毒作用，导致严重的黏膜损伤，且合并细菌和病毒感染的概率增加。此外，口服铁剂、氯化钾也可致胃黏膜糜烂。

（3）酒精：酒精具有的亲脂性和溶脂性能，可导致胃黏膜糜烂及黏膜出血，炎症细胞浸润多不明显。

（4）创伤和物理因素：大剂量放射线照射等均可导致胃黏膜糜烂甚至溃疡。

（5）感染性：多继发于全身性感染。细菌由身体其他器官的感染灶通过血循环或淋巴到达胃黏膜。常见的细菌有肺炎球菌、链球菌、伤寒杆菌、白喉等其他一些细菌。幽门螺杆菌具有鞭毛，能在胃内穿过黏液层移向胃黏膜，其释放尿素酶分解尿素产生 NH_3 而保持细菌周围中性环境。通过上述产氨作用、分泌空泡毒素等物质而引起细胞损害；其细胞毒素相关基因蛋白能引起强烈的炎症反应；菌体胞壁还可以作为抗原诱导免疫反应。病毒：在免疫力低下时，有巨细胞病毒和疱疹病毒等。

（6）缺血、缺氧：少见，本病多发于老年患者，它主要是供应胃的腹腔动脉或肠系膜动脉，由于硬化、血栓形成栓塞及脉管炎。

（7）胆汁反流：如幽门关闭不全，或行胃大部切除术后。

【临床表现】

常有上腹痛、胀满、恶心、呕吐和食欲缺乏等是最常见的临床症状；重症可有呕血、黑粪、脱水、酸中毒或休克；由药物、酒精和应激因素引起的胃炎，可表现为呕吐或黑便，出血量大时可出现休克。腐蚀性胃炎和化脓性胃炎，常出现上腹部及胸骨后剧烈疼痛、频繁呕吐、寒战、发热等。

【实验室及其他检查】

以出血为主要表现者，大便潜血阳性，红细胞和血红蛋白下降，血尿素氮升高。化脓性胃炎者白细胞增多。急性胃炎的诊断以胃镜最有价值，应争取在起病的 24～48 h 内行急诊胃镜检查（急性腐蚀性胃炎除外），镜下可见胃黏膜局限性或弥漫性充血、水肿、糜烂、表面有黏液或炎性渗出物。表现为消化道出血者，镜下可发现黏膜糜烂或溃疡，黏膜表面有渗血或血痂，胃液为鲜红色或咖啡色，腐蚀性胃炎急性期禁行胃镜检查，静止期可见食管狭窄、胃腔变形、瘢痕形成等。

【诊断与鉴别诊断】

（一）诊断

1. 西医诊断　有进食化学、物理刺激物及含微生物、细菌毒素的食物史，常于 24 h 内发病。

（1）胃镜检查：具有上述临床症状或兼具相关病因与诱因者应疑诊，而确诊则依靠胃镜发现糜烂及出血病灶，必要时行病理组织学检查。由于胃黏膜修复很快，当临床提示本病时，应尽早行胃镜检查确诊。胃镜检查为最有价值、安全、可靠的诊断手段。可直接观察胃黏膜病变及其程度，可见黏膜广泛充血、水肿、糜烂、出血、有时可见黏膜表面的黏液斑或反流的胆汁。Hp 感染胃炎时，还可见到胃黏膜微小结节形成（又称胃窦小结节增生）。

（2）X 线钡餐造影：多数胃炎病变在黏膜表层，钡餐造影难有阳性发现。胃窦部位有浅表炎症者有时可呈现胃窦部激惹征，黏膜纹理增粗、迂曲、锯齿状，幽门前区呈半收缩状态，可见不规则痉挛收缩，气、钡双重造影效果较好。

2. 中医诊断　①胃脘部疼痛及胃肠病症状；②有反复发作史；③发病前多有明显诱因。上述

①必须具备,并应兼具其1~2项,即可诊断。

(二)鉴别诊断

常见的急性胃炎,可根据诱因、临床表现和急诊胃镜检查结果,都能做出明确诊断。但要注意上腹痛、恶心、呕吐应与急性阑尾炎、急性胆囊炎、急性胰腺炎相鉴别。急性胃炎常有明显的诱因,腹部压痛位于上腹和脐周,无腹膜刺激征,胃镜主要表现为黏膜充血、溃疡和糜烂,用阿托品类解痉药物能缓解症状。

【治疗】

(一)中医治疗

对急性胃炎治疗的研究不断深入,中药辨证论治、针刺、穴位注射等各种治疗方法均效果良好。治疗原则:总以通降和胃为大法,实者祛邪为主,虚者补虚调养脏腑为主,佐以通降。

1. 应急措施　对于急性胃脘痛患者可先用下列方法处理。

(1)药物:①肝气犯胃者,选用气滞胃痛冲剂,每次2包,温开水冲服,服药次数随疼痛而定。②寒邪犯胃者,选用温胃舒冲剂,每次2包,温开水冲服,每日3次,或疼痛则服药。③湿热中阻者,选用三九胃泰冲剂,每次2包,每日3次,温开水冲化凉服。④饮食伤胃者,选用枳实导滞丸,每次2丸,每日3次,温开水送服。⑤瘀阻胃络者,选用延胡索止痛片,每次4~6片,每日3~4次,凉开水送服。⑥取云南白药中的"保险子"口服,有时可立即止痛。

(2)按压止痛:按压第2~4胸椎棘突,有时可立即止痛。

(3)针灸:针刺足三里穴,采用泻法,强刺激,对体弱者可平补平泻。寒邪犯胃者用灸法,取艾卷点燃在中脘、足三里、脾俞、胃俞等穴,灸15 min左右。

(4)手术:急症胃痛,疼痛剧烈不缓解又合并有大量胃出血或穿孔时,出现血压下降,病情逐渐加重,内科保守治疗无效者,应立即转外科手术治疗。

2. 中医辨证论治

(1)寒邪客胃证

[主症]胃痛暴作,恶寒喜暖,得温痛减,遇寒加重,口淡不渴,或喜热饮;舌质淡,苔薄白,脉弦紧。

[治法]温胃散寒,行气止痛。

[方药]香苏散、良附丸。

[药物]香附、苏叶、陈皮、甘草、高良姜。

加减:兼有风寒表证,症见恶寒、头痛者,加藿香、防风;夹有食滞,加枳实、神曲、鸡内金;寒邪郁久化热,寒热错杂者,可用半夏泻心汤。

(2)饮食伤胃证

[主症]胃脘疼痛,胀满拒按,嗳腐吞酸,或呕吐不消化食物,吐后痛减,不思饮食,大便不爽,矢气及便后则舒;舌苔厚腻,脉滑。

[治法]消食导滞,和胃止痛。

[方药]保和丸。

[药物]山楂、六神曲、半夏、茯苓、陈皮、连翘、莱菔子、麦芽。

加减:脘腹胀满甚者,加枳实、木香、槟榔;胃脘胀痛而便秘者,合用小承气汤;痛势急迫拒按、大便秘结、苔黄燥者,可用大承气汤。

(3)肝气犯胃证

[主症]胃脘胀痛,痛连两胁,遇烦恼则痛作或痛甚,嗳气或矢气则痛减,胸闷嗳气,喜长叹息,大

便不畅;舌苔薄白,脉弦。

[治法]疏肝解郁,理气止痛。

[主方]柴胡疏肝散。

[药物]柴胡、香附、川芎、白芍、枳壳、陈皮、甘草。

加减:胃胀甚者,加青皮、郁金、木香;胃痛甚者,加川楝子、延胡索;泛酸者,加乌贼骨、煅瓦楞子;嗳气频作,加半夏、旋覆花,亦可用沉香降气散;痛势急迫、口干口苦、舌红苔黄、脉弦或数者,用丹栀逍遥散合左金丸。

(4)湿热中阻证

[主症]胃脘疼痛,痛势急迫,痞闷灼热,口干苦,口渴而不欲饮,身重倦怠,纳呆,恶心,小便色黄,大便不爽;舌苔黄腻,脉滑数。

[治法]清化湿热,理气和胃。

[方药]清中汤。

[药物]黄连、山栀、陈皮、茯苓、半夏、草豆蔻、甘草。

加减:湿浊偏重者,加苍术、藿香;热偏重者,加蒲公英、黄芩;伴见恶心呕吐者,加竹茹、陈皮;腹胀甚者,加厚朴、枳实;纳呆少食者,加神曲、谷芽、麦芽。

(5)瘀阻胃络证

[主症]胃脘疼痛,如针刺、似刀割,痛有定处,按之痛甚,痛时持久,食后加剧,入夜尤甚,或见吐血黑便;舌质紫黯或有瘀斑,脉涩。

[治法]化瘀通络,理气和胃。

[方药]失笑散合丹参饮。

[药物]五灵脂、蒲黄、丹参、檀香、砂仁。

加减:胃痛甚者,加延胡索、三棱、莪术;四肢不温、舌淡脉弱者,加党参、黄芪、桂枝;伴见口干咽燥、舌光无苔、脉细者,加生地、麦冬、百合;伴见黑便者,加三七、白及。

(6)胃阴亏虚证

[主症]胃脘隐隐灼痛,似饥而不欲食,口燥咽干,五心烦热,消瘦,乏力,口渴思饮,大便干结;舌红少津苔剥,脉细数。

[治法]养阴益胃,和中止痛。

[方药]益胃汤合芍药甘草汤。

[药物]沙参、麦冬、生地、玉竹、芍药、甘草。

加减:若胃阴亏损较甚者,可酌加干石斛;若兼饮食停滞,可加神曲、山楂等消食和胃;若痛甚者可加香橼、佛手;若脘腹灼痛,嘈杂反酸,可加左金丸;若胃热偏盛,可加生石膏、知母、芦根清胃泄热,或用清胃散;若日久肝肾阴虚,可加山茱萸、玄参滋补肝肾;若日久胃阴虚难复,可加乌梅、山楂肉、木瓜等酸甘化阴。

(7)脾胃虚寒证

[主症]胃痛隐隐,绵绵不休,喜温喜按,空腹痛甚,得食则缓,劳累或受凉后发作或加重,泛吐清水,神疲纳呆,四肢倦怠,手足不温,大便溏薄;舌淡苔白,脉虚弱或迟缓。

[治法]温中健脾,和胃止痛。

[方药]黄芪建中汤。

[药物]黄芪、饴糖、桂枝、芍药、生姜、大枣、炙甘草。

加减:胃脘冷痛,遇寒即发,四肢不温者,加用附子理中汤或大建中汤;泛吐清水较多,加茯苓、半夏、干姜;有泛酸者,可去饴糖,加黄连炒吴茱萸、乌贼骨、煅瓦楞子等;兼见腰膝酸软,头晕目眩,形寒肢冷等,加肾气丸或右归丸;无泛吐清水、四肢不温者,可改用香砂六君子汤。

3.中成药

(1)气滞胃痛冲剂:用于肝气郁滞引起的胃脘痛。

(2)虚寒胃痛冲剂:用于脾胃虚寒引起的胃脘痛。

(3)阴虚胃痛冲剂:用于阴虚引起的胃脘痛。

(4)三九胃泰:用于气滞引起的浅表性胃炎、糜烂性胃炎等各类型慢性胃炎。

(5)藿香正气软胶囊:用于外感风寒,内伤湿滞,脘腹胀痛,呕吐泄泻,头痛昏重。

4.针刺

治法:升清降浊,理气止痛。主方:天枢、梁门、中脘、足三里、内关、合谷。加减:呕吐不止者加内关;寒湿犯胃加三阴交;湿热者加内庭;食积伤胃加下脘;肝气犯胃加太冲或阳陵泉;肝胃湿热加合谷、太冲。

手法:①泻法。凡急性胃脘痛患者及实证者,采用泻法。进针迅速刺入,反复捻转,上下提插,出针时摇大针孔,快速出针而不加揉按针孔。②补法。凡虚证之胃脘痛,采用补法,进针缓慢刺入,轻度捻转,重插轻提,出针后用手指在针孔上快速按压,使针孔闭塞,不令经气外泄。

禁忌:凡怀孕12周以上或有流产史的患者,不宜采用针刺疗法,特别忌用泻法。

5.外治

(1)盐炒麸皮,炒热后盛布袋中,放在痛处熨,冷却后换热的再熨,治胃痉挛痛。

(2)仙人掌捣烂,包痛处,治热性胃痛。

(3)大黄、玄明粉、栀子、郁金、香附各30 g,滑石60 g,黄芩、甘草各10 g,共研细末,姜汁调成糊状,敷胃痛处。治气滞、食积化热之胃痛。

(4)青黛30 g,雄黄15 g,密陀僧30 g,共研细末,鸭蛋清2个调均,外敷胃部热痛处。适用于胃热作痛。

(二)西医治疗

对不同类型的急性胃炎,其治疗有所差异。在对急性胃炎患者进行治疗时,应首先明确其发病原,因从而采取防治措施对患者腹痛、呕吐、呕血、腹泻以及感染等现象进行对症治疗。治疗原则:去除病因,保护胃黏膜,控制症状,对症处理,促进愈合、预防复发和避免并发症。

1.一般治疗　去除损害因子,积极治疗原发疾病和创伤,纠正其引起的病理生理紊乱。流质或半流饮食,严重时禁食。

2.对症与支持治疗　呕吐者可肌内注射胃复安10 mg。腹痛者可用胃肠解痉药,如阿托品、654-2、普鲁本辛、颠茄片、定痉灵等,腐蚀性胃炎引起的剧烈疼痛可用度冷丁或吗啡等。细菌感染引起的急性胃炎可根据病情选用抗生素,如氟哌酸、庆大霉素、黄连素等。进食量少或禁食的患者,应予静脉补液行营养支持治疗。

3.抑酸治疗　常用抑制胃酸分泌药物,如PPI或HRA,胃黏膜保护剂促进胃黏膜修复和止血。

(1)H_2受体拮抗剂:是治疗急性胃炎的主要药物之一,疗效好,用药方便,价格适中,长期使用不良反应少。常用药物有法莫替丁、尼扎替丁、雷尼替丁(表1-2)。

表1-2　H_2受体拮抗剂使用剂量

通用药名	规格/mg	治疗剂量/mg	维持剂量/mg
法莫替丁	20	20,bid	20,qn
尼扎替丁	150	150,bid	150,qn
雷尼替丁	150	150,bid	150,qn

注:bid 为每天2次,qn 为每晚1次。

（2）质子泵抑制剂 PPI：是治疗急性胃炎的首选药物。PPI 入血，进入到胃黏膜壁细胞酸分泌小管中，酸性环境下转化为活性结构，与质子泵即氢钾 ATP 酶结合，抑制该酶的活性、从而抑制胃酸的分泌。PPI 是酸依赖性的，酸性胃液中不稳定，口服时不宜破坏药物外裹的保护膜。PPI 的肠衣保护膜在小肠 pH≥6 的情况下被溶解释放，吸收入血。

4.保护胃黏膜

（1）铋剂：这类药物分子量较大，在酸性溶液中呈胶体状，与溃疡基底面的蛋白形成蛋白-铋复合物，覆于受损黏膜表面，阻隔胃酸、胃蛋白酶对黏膜的侵袭损害。由于肾脏为铋的主要排泄器官，故肾功能不良者应忌用铋剂。可选用麦滋林 0.67 g，每日 3 次，施维舒 50 mg 每日 3 次，硫糖铝 1 g 每日 3 次等。

（2）弱碱性抗酸剂：常用铝碳酸镁、磷酸铝、硫糖铝、氢氧化铝凝胶等。这些药物可中和胃酸，起效较快，可短暂缓解疼痛。这类药物能促进前列腺素合成。

5.根除 Hp 由于耐药菌株的出现、抗菌药物不良反应、患者依从性差等因素，部分患者胃内的 Hp 难以根除，此时应因人而异制订多种根除 Hp 方案。对有并发症和经常复发的患者，应追踪抗 Hp 的疗效，一般应在治疗至少 4 周后复检 Hp，避免在应用 PPI 或抗生素期间复检 Hp 出现假阴性结果。

6.特殊处理

（1）对消化道出血者，按消化道出血处理，在急诊胃镜检查的同时，尽可能行内镜下止血治疗。

（2）腐蚀性胃炎的治疗：吞服强酸、强碱者可服牛奶、蛋清或植物油。不宜用碳酸氢钠中和强酸，以免产生二氧化碳导致腹胀甚至胃穿孔；吞服强酸、强碱者严禁洗胃；应用腐蚀剂解毒药物；急性期过后如形成食管狭窄，可行食管扩张术、食管支架置入术、胃造瘘术等。

7.维持治疗 大多数患者可以停药。但对多次复发，在去除常见诱因的同时，要进一步查找是否存在其他病因，并给予维持治疗，即较长时间服用维持剂量的 H₂受体拮抗剂或 PPI；疗程因人而异，短者 3~6 个月，长者 1~2 年，或视具体病情延长用药时间（表 1-3）。

表 1-3　PPI 使用剂量

通用药名	规格/（mg/片）	治疗剂量/mg	维持剂量/mg
奥美拉唑	10,20	20,qd	20,qd
兰索拉唑	30	30,qd	30,qd
泮托拉唑	20	40,qd	20,qd
雷贝拉唑	10	20,qd	10,qd
埃索美拉唑	20,40	40,qd	20,qd
艾普拉唑	10	10,qd	10,qd

注：qd 为每天 1 次。

8.疗效标准

治愈：症状消失，食欲恢复、异常指标恢复正常。腐蚀性胃炎治愈后可遗有食管狭窄症状。

好转：症状基本消失或减轻，异常指标改善或异常指标正常而症状未消失。

无效：症状及异常指标均无好转。

【预后】

多数胃黏膜糜烂和出血可自行愈合及止血；少数患者黏膜糜烂可发展为溃疡，并发症增加，但通常对药物治疗反应良好。停用不必要的 NSAID。严重创伤、烧伤、大手术和重要器官衰竭及需要长期服用阿司匹林或氯吡格雷等患者,可预防性给予 PPI 或 H_2RA。对有骨关节疾病患者,可用选择性 COX-2 抑制剂如塞来昔布等进行抗感染治疗,减少对 COX-1 的抑制。倡导文明的饮食习惯,避免酗酒。对门静脉高压性胃病可予 PPI,严重者应考虑处理门静脉高压。

【健康教育】

患者在日常生活中要注意饮食卫生,在服食药物之前要详细了解所服用的药物不良反应,积极治疗原有的危重疾病。急性单纯性胃炎病程通常较短,具有自限性;而其他型的急性胃炎也都在治疗以后,不留下后遗病变;但是急性腐蚀性胃炎病情一般都较为严重,在后期通常会出现食管、胃幽门等部位的狭窄;消化道大出血通常都会伴随着急性糜烂出血性胃炎出现,抢救不及时可危及生命。

第五节 慢性胃炎

1728 年,德国医师 Georg Ernst Stahl 首次提出"胃炎"概念。胃炎指各种病因引起的胃黏膜炎症,显微镜下表现为组织学炎症。目前认为,慢性胃炎是多种病因引起的胃黏膜慢性炎症或萎缩性病变,病理上以淋巴细胞和浆细胞浸润为主要特点。按照慢性胃炎分类的悉尼系统,可将慢性胃炎分为慢性非萎缩性胃炎和慢性萎缩性胃炎。虽然慢性胃炎并非急重症或疑难病,但该病症状易反复发作,严重影响患者的生活质量,慢性萎缩性胃炎伴肠上皮化生、上皮内瘤变者发生胃癌的危险度增加,在临床上越来越引起重视。

慢性胃炎中医病名诊断以症状诊断为主。以胃痛为主症者,诊为"胃脘痛";以胃脘部胀满为主症者,诊为"痞满"。若胃痛或胃脘部胀满症状不明显者,可根据主要症状诊断为"反酸""嘈杂"等病。

【病因病机】

(一)中医病因病机

1.病因　胃在生理上以和降为顺,在病理上因滞而病,本病主要与脾胃虚弱、情志失调、饮食不节、药物、外邪等多种因素有关,上述因素损伤脾胃,致运化失司,升降失常,而发生气滞、湿阻、寒凝、火郁、血瘀等,表现为胃痛、胀满等症状。

2.病位　慢性胃炎病位在胃,与肝、脾两脏密切相关。

3.病机　慢性胃炎的病机可分为本虚和标实两个方面。本虚主要表现为脾气(阳)虚和胃阴虚,标实主要表现为气滞、湿热和血瘀,脾虚、气滞是疾病的基本病机。血瘀是久病的重要病机,在胃黏膜萎缩发生发展乃至恶变的过程中起着重要作用。

4.病机转化　慢性胃炎的辨证应当审证求因,其病机与具体的临床类型有关,总体而言,在临床上常表现为本虚标实、虚实夹杂之证。早期以实证为主,病久则变为虚证或虚实夹杂;早期多在气分,病久则兼涉血分。慢性非萎缩性胃炎以脾胃虚弱、肝胃不和证多见;慢性萎缩性胃炎以脾胃虚弱、气滞血瘀证多见;慢性胃炎伴胆汁反流以肝胃不和证多见;伴幽门螺杆菌感染以脾胃湿热证多见;伴癌前病变者以气阴两虚、气滞血瘀、湿热内阻证多见。

(二)西医病因及发病机制

1.幽门螺杆菌(Helicobacter pylori,H. pylori)感染　是慢性胃炎最主要的原因。H. pylori 具有鞭

毛,能在胃内穿过黏液层移向胃黏膜,释放尿素酶分解尿素产生氨气从而保持细菌周围中性环境。H. pylori 通过产氨作用、分泌空泡毒素 A(VacA)等物质而引起细胞损害;细胞毒素相关基因(cagA)蛋白能引起强烈的炎症反应;其菌体胞壁还可作为抗原诱导免疫反应。这些因素可导致胃黏膜的慢性炎症。H. pylori 感染者几乎都存在胃黏膜活动性炎症,长期感染可致部分患者发生胃黏膜萎缩、肠化生,甚至异型增生、胃癌。相关 Meta 分析显示全球约 44.3% 的人口感染 H. pylori,其中高达 99.4% 的 H. pylori 感染者会进一步发展为慢性活动性胃炎,即 H. pylori 相关性胃炎。我国 H. pylori 的感染率为 4.06% ~ 55.8%,因此,慢性胃炎的患病率较高。慢性胃炎亦可根据病因分为 H. pylori 胃炎和非 H. pylori 胃炎,H. pylori 胃炎京都全球共识将 H. pylori 胃炎定义为感染性疾病。随着对 H. pylori 重视度的提升和 H. pylori 筛查、根除的推广,我国 H. pylori 的感染率正以每年 0.9% 的趋势缓慢下降,慢性萎缩性胃炎的患病率亦有望下降。

2. 年龄和饮食环境　慢性胃炎的患病率一般随年龄增长而上升。老年人黏膜可出现退行性改变,使胃黏膜修复再生功能降低,上皮增殖异常及胃腺体萎缩。英国胃肠病学会的胃癌管理指南指出,慢性萎缩性胃炎发生风险与年龄呈正相关,且男性略高于女性。慢性萎缩性胃炎发病的年龄依赖特征与 H. pylori 感染关系密切。我国最新的 H. pylori 家庭感染管理共识指出,H. pylori 感染主要发生在儿童和青年时期,且感染率随年龄增长而升高。一项针对我国甘肃省武威市 2 163 名居民的横断面研究表明,<35 岁人群的 H. pylori 感染率随年龄增长不断升高,于 35 ~ 40 岁达到峰值。随着 H. pylori 持续感染时间的累积和炎症反应对胃黏膜损伤的进一步加剧,导致慢性萎缩性胃炎的发生风险不断增高。与此同时,慢性萎缩性胃炎的发病率亦会随我国人口老龄化进程加深而呈上升趋势。此外,进食过冷、过热以及粗糙、刺激性食物等不良饮食习惯可致胃黏膜损伤。流行病学研究显示,饮食中高盐和缺乏新鲜蔬菜、水果与胃黏膜萎缩、肠化生以及胃癌的发生密切相关。

3. 自身免疫　自身免疫性胃炎(autoimmune gastritis,AIG)是自身免疫机制所致的慢性萎缩性胃炎。机体免疫功能异常导致自身抗体如抗胃壁细胞抗体和抗内因子抗体产生,抗胃壁细胞抗体可引起胃体黏膜炎症、萎缩,抗内因子抗体可导致维生素 B_{12} 吸收不良。AIG 主要表现为胃体萎缩性胃炎,伴有血和(或)胃液抗胃壁细胞抗体和(或)抗内因子抗体阳性,严重者因维生素 B_{12} 缺乏而有恶性贫血表现。AIG 的发病与遗传因素相关,研究发现一些遗传易感基因,例如人类白细胞抗原(human leucocyte antigen,HLA)-DRB103 和 HLA-DRB104 与 AIG 相关,H. pylori 感染可能是部分 AIG 的始发因素。AIG 的发生具有性别倾向性,女性患者的比例高于男性。AIG 以北欧多见,我国少有报道,可伴有其他自身免疫病如甲状腺疾病、1 型糖尿病、白癜风、脱发、银屑病等。

4. 相关疾病因素　部分其他自身免疫病亦可引起或伴随慢性胃炎,患者常合并上腹部非特异性消化不良症状。风湿性疾病如系统性红斑狼疮、系统性硬化症、皮肌炎、干燥综合征、类风湿关节炎等均可引起慢性胃炎,其临床表现为非特异性,如腹痛、恶心、呕吐、厌食、吞咽困难等。克罗恩病可累及从口腔至肛门的任何部位,约 7% 的克罗恩病患者有胃部受累,多见于年轻患者。自身免疫性胰腺炎也可引起胃炎,其病理特征为胃黏膜固有层弥漫性淋巴浆胞浸润和免疫球蛋白 G4/免疫球蛋白 G 比值增高(特别是在胃黏膜固有层下部),血清免疫球蛋白 G4 水平也可能升高。慢性肾功能不全、定期血液透析的患者可引起慢性胃炎,患病率约为 50%,表现为胃节律失常和胃排空延迟。心力衰竭、门静脉高压症、糖尿病和甲状腺疾病等也可导致慢性胃炎,一般为慢性非萎缩性胃炎。荨麻疹患者在疾病发作期常出现胃炎症状,可能与血清中组胺升高有关。

5. 其他因素　胆汁反流、抗血小板药物、非甾体抗炎药(NSAID)等药物、酒精等外在因素也是慢性胃炎相对常见的病因。其中,十二指肠-胃反流与各种原因引起的胃肠道动力异常、肝和胆道疾病及远端消化道梗阻有关,长期反流可削弱胃黏膜屏障功能。服用 NSAID/阿司匹林,可通过直接损伤胃黏膜或抑制前列腺素等的合成导致胃黏膜的损伤,从而导致慢性胃炎甚至消化道出血的发生。酒精摄入可引起胃黏膜损伤,甚至胃黏膜糜烂、出血。酒精与 NSAID 两者联合作用会对胃黏膜产生更强的损伤。其他如感染性、嗜酸性粒细胞性、淋巴细胞性、肉芽肿性胃炎和其他自身免疫性疾病累及所致的胃炎则比较少见。

【临床表现】

1. 症状　慢性胃炎缺乏特异性的临床表现,约半数有上腹部不适、饱胀、隐痛、烧灼痛,疼痛无明显节律性,一般进食后加重。亦常见食欲缺乏、嗳气、反酸、恶心等消化不良症状,部分患者无临床症状。慢性胃炎患者伴有消化不良症状可能与心理应激、睡眠障碍、焦虑抑郁情绪等有关,需重视慢性胃炎与消化心身疾病共病情况。有胃黏膜糜烂者可出现少量上消化道出血,长期少量出血可引起缺铁性贫血。少数患者可伴有乏力及体重减轻等全身症状。萎缩性胃炎伴恶性贫血者常有全身衰弱、疲惫,一般消化道症状较少。

2. 体征　大多无明显体征,有时可有上腹部轻度压痛或按之不适感。少数患者有舌炎、消瘦和贫血。

3. 并发症

(1)上消化道出血:慢性胃炎伴有胃黏膜糜烂时可以出现黑便,甚至呕血。

(2)胃癌:慢性胃炎,尤其是伴有 H. pylori 持续感染者,少数可逐渐出现萎缩、肠化生、异型增生,有一定的胃癌发生风险。胃体为主的萎缩性胃炎,尤其是程度严重者,胃癌发生风险显著增加。

(3)消化性溃疡:胃窦为主的胃炎,常有较高的胃酸分泌水平,易发生十二指肠溃疡;胃体为主的胃炎,胃黏膜屏障功能下降,发生胃溃疡的可能增加。

【实验室及其他检查】

1. H. pylori 检测　H. pylori 感染是慢性胃炎的最重要病因,对慢性胃炎患者建议常规检测。常用的 H. pylori 检测方法分侵入性和非侵入性方法。侵入性方法需要通过胃镜获取胃黏膜标本进行检测,主要包括快速尿素酶试验、胃黏膜组织切片染色镜检及细菌培养等。非侵入性方法以 ^{13}C 或 ^{14}C-尿素呼气试验(Hp-ureabreath test,Hp-UBT)为首选,是评估根除治疗后结果的最佳方法,目前已广泛应用,但需避免抗菌药物、铋剂、抑酸药物的干扰;单克隆粪便抗原试验可作为备选;血清学试验只用于特殊情况,如流行病学调查、消化性溃疡出血、胃黏膜相关淋巴组织(MALT)淋巴瘤、严重的胃黏膜萎缩。

2. 胃蛋白酶原(pepsinogen,PG)Ⅰ、Ⅱ及胃泌素-17(gastrin-17,G-17)的检测　有助于慢性萎缩性胃炎的诊断。PGⅠ是胃蛋白酶的前体,由胃底腺的主细胞和黏液细胞分泌;PGⅡ除胃底腺分泌外,胃窦部的幽门腺和十二指肠近端的 Brunner 腺也能分泌。当出现萎缩时,血清 PGⅠ和 PGⅡ水平均下降,PGⅠ下降更显著,PGⅠ/PGⅡ比值随之降低。胃泌素-17 是由胃窦部 G 细胞分泌,其分泌主要受胃内 pH 值、G 细胞数量和进食的影响。PGⅠ、PGⅠ/PGⅡ比值降低,血清 G-17 水平升高,提示胃体萎缩为主;若 PGⅠ及 PGⅠ/PGⅡ比值正常,血清 G-17 水平降低,提示胃窦萎缩为主;全胃萎缩者,PG 及 G-17 均降低。因此 PG 和 G-17 的测定有助于胃黏膜萎缩的范围和程度的判断。

3. 血清抗壁细胞抗体、内因子抗体及维生素 B_{12} 水平测定　有助于诊断自身免疫性胃炎。最敏感的血清生物标志物是抗壁细胞抗体,但抗壁细胞抗体阳性并非自身免疫性胃炎的特异指标,也可出现在其他自身免疫疾病中。

4. 内镜检查　慢性胃炎的内镜诊断主要依据普通白光或特殊成像方法所见的黏膜炎症变化,需与病理检查结果结合做出最终判断。慢性非萎缩性胃炎内镜下可见黏膜红斑、出血点或斑块,黏膜粗糙伴或不伴水肿、充血渗出等基本表现。慢性萎缩性胃炎内镜下可见黏膜红白相间,以白相为主,皱襞变平甚至消失,部分黏膜血管显露;可伴有黏膜颗粒或结节状等表现。肠化在内镜下表现为黏膜欠光滑或灰色斑,但白光内镜检查对肠化的诊断与病理检查结果之间的符合率较低。慢性胃炎可同时存在糜烂、出血或胆汁反流等征象,这些在内镜检查中可获得可靠的证据。同时,内镜下可初步评估胃炎的 H. pylori 感染状态。H. pylori 感染内镜下通常表现为弥漫性发红、黏膜肿胀和黏液白浊。除此之外,内镜下还会出现萎缩、皱襞异常、黄色瘤和增生性息肉等表现。

染色内镜可通过将染料喷洒至需观察的胃黏膜表面,或处理光谱信息,强化病变组织与周围正常组织的对比度,提高内镜下诊断与病理检查的符合率。一项比较白光内镜与电子染色内镜诊断肠化效能的多中心、前瞻性研究显示,白光内镜诊断肠化的特异度为98%,灵敏度仅为53%,而电子染色内镜诊断肠化的特异度为97%,灵敏度提高至87%。慢性胃炎的内镜诊断须与病理检查结果结合做出最终判断。此外,应用染色内镜结合放大内镜可进一步观察黏膜表面的微细形态变化。显微内镜(包括激光共聚焦显微内镜和细胞内镜)光学活体组织检查(以下简称活检)技术对胃黏膜的观察可达细胞水平,能实时辨别胃小凹、上皮细胞、杯状细胞等细微结构变化,对慢性胃炎的诊断和组织学变化的分级(H. pylori 感染、萎缩和肠化)具有一定的参考价值。光学活检可选择性对可疑部位进行靶向活检,有助于提高活检取材的准确性,减少活检取材标本数。显微内镜与电子染色内镜相结合可进一步提高病变检出效能。

近年来,利用深度学习的人工智能在多个医学领域发挥愈加重要的作用,尤其是医学成像方面。人工智能具有综合胃黏膜图像信息、辅助识别 H. pylori 胃炎、慢性萎缩性胃炎、肠化、异型增生的潜在价值;传统的白光内镜诊断胃萎缩或肠化的可靠性不足,新兴的内镜技术如色素内镜、放大内镜、激光共聚焦显微内镜的应用,往往受到技术可行性和成本的阻碍。人工智能通过深度学习可发现更多抽象和有用的图像特性,有助于提高诊断的准确性、一致性和速度,但其真正的临床应用潜力需更多的临床研究来验证。

【诊断与鉴别诊断】

(一)诊断

慢性胃炎患者常无临床症状,有症状也缺乏特异性,因此难以通过临床表现进行诊断,确诊必须依靠胃镜及胃黏膜病理学检查,尤以后者的价值更大。特殊类型胃炎的内镜诊断需要结合病因和病理。

1. 临床表现 慢性胃炎无特异性临床表现,多数无明显症状,有症状者主要表现为上腹痛、腹胀、早饱感、嗳气等消化不良表现,部分还伴焦虑、抑郁等精神心理症状。心理因素往往加重患者的临床症状。症状的严重程度与内镜所见及病理组织学分级并不完全一致。自身免疫性胃炎可长时间缺乏典型临床症状,首诊症状常以贫血和维生素 B_{12} 缺乏引起神经系统症状为主。

2. 内镜检查 上消化道内镜检查是诊断慢性胃炎的最主要方法,对评估慢性胃炎的严重程度及排除其他疾病具有重要价值。有条件的医院对初诊的患者可先行内镜检查,以了解胃黏膜情况,并排除肿瘤等疾病。由于多数慢性胃炎的基础病变都是炎症反应(充血、渗出)或萎缩,因此,将慢性胃炎分为慢性非萎缩性胃炎及慢性萎缩性胃炎是合理的,也有利于与病理诊断的统一。慢性非萎缩性胃炎内镜下可见黏膜红斑、粗糙或出血点,可有水肿、充血、渗出等表现;慢性萎缩性胃炎内镜下表现为黏膜红白相间,白相为主,皱襞变平、血管透见、伴有颗粒或结节状。

放大内镜结合色素染色或电子染色能清楚地显示胃黏膜微小结构,可指导活检部位,对胃炎的诊断和鉴别诊断及早期发现上皮内瘤变和肠化生具有参考价值。放大内镜下慢性萎缩性胃炎具有特征性改变,表现为胃小凹增宽、分布稀疏等。

3. 病理组织学检查 对慢性胃炎的诊断至关重要,应根据病变情况和需要进行活检。临床实践时可取 2～3 块,分别在胃窦、胃角和胃体部位活检;科学研究时则应参照新悉尼标准,在胃窦和胃体各取 2 块,胃角 1 块;可疑病灶处另外多取活组织检查。病理切片的观察应采用"直观模拟评分法",观察内容包括 5 项组织学变化和 4 个分级,5 项组织学变化即 H. pylori 感染、慢性炎症反应(淋巴细胞、浆细胞和单核细胞浸润)、活动性(中性粒细胞浸润)、萎缩(固有腺体减少)及肠化生;4 个分级为无、轻度、中度和重度(0、+、++、+++)。临床医师可结合病理结果和内镜所见做出病变范围与程度的判断。

(二)鉴别诊断

慢性胃炎患者可出现上腹部不适、疼痛、反酸、腹胀等消化不良症状,需要与消化性溃疡、胃癌、慢性胆囊炎、胆结石以及肝、胰腺疾病相鉴别。消化性溃疡常表现为上腹部疼痛,具有周期性、节律性的特点,常伴反酸;胃癌早期往往无明显症状,进展期可出现上腹部痛、呕吐、黑便,甚至呕血;胆囊结石患者常于餐后、夜间发生右上腹痛,涉及背部,呈发作性。胃镜、肝胆胰超声、腹部 CT 或磁共振、血液生化检查、肿瘤标志物等可帮助诊断和鉴别,对于出现纳差、体重减轻、贫血、呕血或黑便、黄疸等报警征象,尤其是 45 岁以上、新近出现症状或症状加重者应及时进行上述检查。

【治疗】

(一)中医治疗

1. 中医辨证论治

慢性胃炎的主要干预手段有药物治疗、针灸疗法等,临床可根据具体情况选择合适的治疗方式,并配合饮食调节、心理疏导等方法综合调治。从临床用方的组成来看,多数为各单一证候用方所组成的合方。对于无明显临床症状者,可采用辨病论治并结合舌脉、内镜下胃黏膜表现的辨证结果施治。

(1)肝胃气滞证

[主症]胃脘胀满或胀痛,胁肋部胀满不适或疼痛,症状因情绪因素诱发或加重,嗳气频作。舌淡红,苔薄白,脉弦。

[治法]疏肝理气和胃。

[方药]柴胡疏肝散(《景岳全书》)。

[药物]柴胡、陈皮、枳壳、芍药、香附、川芎、甘草。

加减:胃脘疼痛者可加川楝子、延胡索;嗳气明显者,可加沉香、旋覆花。

(2)肝胃郁热证

[主症]胃脘灼痛,两胁胀闷或疼痛,心烦易怒,反酸,口干,口苦,大便干燥。舌质红,苔黄,脉弦或弦数。

[治法]清肝和胃。

[方药]化肝煎(《景岳全书》)合左金丸(《丹溪心法》)。

[药物]青皮、陈皮、白芍、牡丹皮、栀子、泽泻、浙贝母、黄连、吴茱萸。

加减:反酸明显者可加乌贼骨、瓦楞子;胸闷胁胀者,可加柴胡、郁金。

(3)脾胃湿热证

[主症]脘腹痞满或疼痛,身体困重,大便黏滞或溏滞,食少纳呆,口苦,口臭,精神困倦。舌质红,苔黄腻,脉滑或数。

[治法]清热化湿。

[方药]黄连温胆汤(《六因条辨》)。

[药物]半夏、陈皮、茯苓、枳实、竹茹、黄连、大枣、甘草。

加减:腹胀者可加厚朴、槟榔;嗳食酸腐者可加莱菔子、神曲、山楂。

(4)脾胃气虚证

[主症]胃脘胀满或胃痛隐隐,餐后加重,疲倦乏力,纳呆,四肢不温,大便溏薄。舌淡或有齿印,苔薄白,脉虚弱。

[治法]益气健脾。

[方药]香砂六君子汤(《古今名医方论》)。

[药物]木香、砂仁、陈皮、半夏、党参、白术、茯苓、甘草。

加减:痞满者可加佛手、香橼;气短、汗出者可加炙黄芪;四肢不温者可加桂枝、当归。

(5)脾胃虚寒证

[主症]胃痛隐隐,绵绵不休,喜温喜按,劳累或受凉后发作或加重,泛吐清水,精神疲倦,四肢倦怠,腹泻或伴不消化食物。舌淡胖,边有齿痕,苔白滑;脉沉弱。

[治法]温中健脾。

[方药]黄芪建中汤(《金匮要略》)合理中汤(《伤寒论》)。

[药物]黄芪、芍药、桂枝、生姜、大枣、饴糖、党参、白术、干姜、甘草。

加减:便溏者可加炮姜炭、炒薏苡仁;畏寒明显者可加炮附子。

(6)胃阴不足证

[主症]胃脘灼热疼痛,胃中嘈杂,似饥而不欲食,口干舌燥,大便干结。舌红少津或有裂纹,苔少或无,脉细或数。

[治法]养阴益胃。

[方药]一贯煎(《续名医类案》)。

[药物]北沙参、麦冬、地黄、当归、枸杞子、川楝子。

加减:胃痛明显者加芍药、甘草;便秘不畅者可加瓜蒌、火麻仁。

(7)胃络瘀阻证

[主症]胃脘痞满或痛有定处,胃痛日久不愈,痛如针刺。舌质暗红或有瘀点、瘀斑,脉弦涩。

[治法]活血化瘀。

[方药]失笑散(《太平惠民和剂局方》)合丹参饮(《时方歌括》)。

[药物]五灵脂、蒲黄、丹参、檀香、砂仁。

加减:疼痛明显者加延胡索、郁金;气短、乏力者可加黄芪、党参。

2.微观辨证 微观辨证是以胃镜为工具,在胃镜直视下,观察胃黏膜的颜色、色泽、质地、分泌物、蠕动及黏膜血管等情况,来识别证型。研究显示,胃镜下辨证有一定的临床价值,尤其是对于临床无症状或长期治疗而疗效不佳者。《慢性胃炎中医诊疗专家共识意见(2017)》拟定了微观分型的参考标准,以供临床参考。①肝胃不和证:胃黏膜急性活动性炎性反应,或伴胆汁反流,胃蠕动较快。②脾胃湿热证:胃黏膜充血水肿,糜烂明显,黏液黏稠混浊。③脾胃虚弱证:胃黏膜苍白或灰白,黏膜变薄,黏液稀薄而多,或有黏膜水肿,黏膜下血管清晰可见,胃蠕动减弱。④胃阴不足证:黏膜表面粗糙不平,变薄变脆,分泌物少。皱襞变细或消失,呈龟裂样改变,或可透见黏膜下小血管网。⑤胃络瘀阻证:胃黏膜呈颗粒或结节状,伴黏膜内出血点,黏液灰白或褐色,血管网清晰可见,血管纹暗红。

3.常用中成药

(1)气滞胃痛颗粒:疏肝理气,和胃止痛。用于肝郁气滞,胸痞胀满,胃脘疼痛。

(2)胃苏颗粒:理气消胀,和胃止痛。用于气滞型胃脘痛,症见胃脘胀痛,窜及两肋,得嗳气或矢气则舒,情绪郁怒则加重,胸闷食少,排便不畅及慢性胃炎见上述证候者。

(3)温胃舒胶囊:温中养胃,行气止痛。用于中焦虚寒所致的胃痛,症见胃脘冷痛、腹胀嗳气、纳差食少、畏寒无力;慢性萎缩性胃炎、浅表性胃炎见上述证候者。

（4）虚寒胃痛颗粒:益气健脾,温胃止痛。用于脾虚胃弱所致的胃痛,症见胃脘隐痛、喜温喜按、遇冷或空腹加重;十二指肠球部溃疡、慢性萎缩性胃炎见上述证候者。

（5）健胃消食口服液:健胃消食。用于脾胃虚弱所致的食积,症见不思饮食,嗳腐吞酸,脘腹胀满;消化不良见上述证候者。

（6）养胃舒胶囊:扶正固体,滋阴养胃,调理中焦,行气消导。用于慢性萎缩性胃炎、慢性胃炎所引起的胃脘灼热胀痛,手足心热,口干、口苦,纳差,消瘦等症。

（7）荜铃胃痛颗粒:行气活血,和胃止痛。用于气滞血瘀引起的胃脘胀痛、刺痛;慢性胃炎见有上述证候者。

（8）摩罗丹(浓缩丸):和胃降逆,健脾消胀,通络定痛。用于慢性萎缩性胃炎,症见胃疼、胀满、痞闷、纳呆、嗳气等症。

（9）胃复春:健脾益气,活血解毒。用于治疗慢性萎缩性胃炎胃癌前期病变、胃癌手术后辅助治疗、慢性浅表性胃炎属脾胃虚弱证者。

（10）达立通颗粒:清热解郁,和胃降逆,通利消滞。用于肝胃郁热所致痞满证,症见胃脘胀满、嗳气、纳差、胃中灼热、嘈杂泛酸、脘腹疼痛、口干口苦;动力障碍型功能性消化不良见上述症状者。

（11）金胃泰胶囊:行气活血,和胃止痛。用于肝胃气滞,湿热瘀阻所致的急慢性胃肠炎、胃及十二指肠溃疡等。

（12）胃康胶囊:行气健胃,化瘀止血,制酸止痛。用于气滞血瘀所致的胃脘疼痛、痛处固定、吞酸嘈杂;胃及十二指肠溃疡、慢性胃炎见上述症状者。

（13）三九胃泰颗粒:清热燥湿,行气活血,柔肝止痛。用于湿热内蕴、气滞血瘀所致的胃痛,症见脘腹隐痛、饱胀反酸、恶心呕吐、嘈杂纳减;浅表性胃炎、糜烂性胃炎、萎缩性胃炎见上述证候者。

（14）荆花胃康胶丸:理气散寒,清热化瘀。用于寒热错杂症,气滞血瘀所致的胃脘胀闷疼痛、嗳气、反酸、嘈杂、口苦;十二指肠溃疡见上述证候者。

（15）甘海胃康胶囊:健脾和胃,收敛止痛。用于脾虚气滞所致的胃及十二指肠溃疡、慢性胃炎、反流性食管炎。

4. 针灸治疗　针灸治疗对慢性胃炎的症状改善有作用,用温针配合艾灸,可有效地缓解慢性胃炎脾胃虚寒证患者的症状,提高生活质量。

针灸治疗常用取穴有足三里、中脘、胃俞、脾俞、内关等。肝胃不和加肝俞、太冲、期门;伴郁热加天枢、丰隆;脾胃虚弱者加脾俞、梁丘、气海;胃阴不足加三阴交、太溪;脾胃虚寒重者,可灸上脘、中脘、下脘、足三里;兼有恶心、呕吐、嗳气者,加上脘、内关、膈俞;痛甚加梁门、内关、公孙;消化不良者加合谷、天枢、关元、三阴交;气滞血瘀证加太冲、血海、合谷;气虚血瘀证加血海、膈俞等;兼有实证者用针刺,虚证明显者用灸法;虚实夹杂,针灸并用。

（二）西医治疗

治疗的目标是去除病因、缓解症状、改善胃黏膜组织学、提高生命质量、预防复发和并发症。

1. 生活方式干预　饮食习惯的改变和生活方式的调整是慢性胃炎治疗的重要部分,建议患者清淡饮食,避免刺激、粗糙食物,避免过多饮用咖啡、大量饮酒和长期吸烟。对于需要服用抗血小板药物、NSAID 的患者,是否停药应权衡获益和风险,酌情选择。

2. 药物治疗　应根据患者的病因、类型及临床表现进行个体化治疗。增加黏膜防御能力,促进损伤黏膜愈合是治疗基础。

（1）对因治疗:①H. pylori 阳性慢性胃炎。根除 H. pylori 有利于胃黏膜的修复,显著改善胃黏膜炎性反应,阻止或延缓胃黏膜萎缩、肠化生的发生和发展,甚至有可能部分逆转萎缩。目前推荐根除治疗方案为铋剂四联方案:质子泵抑制剂(PPI)+铋剂+2 种抗菌药物。需要注意的是,H. pylori 对克拉霉素、甲硝唑和左氧氟沙星的耐药率(包括多重耐药率)高,而对阿莫西林、四环素和呋喃唑酮的耐药率仍很低。我国多数地区为抗菌药物高耐药地区,推荐经验性铋剂四联治疗方案疗程为 14 d,除非当地的研究证实 10 d 治疗有效(根除率>90%)。②伴胆汁反流的慢性胃炎。幽门括约肌功能不全导致胆汁反流入胃,削弱或破坏胃黏膜屏障功能,治疗可应用促动力药和(或)有结合胆酸作用的胃黏膜保护剂。促动力药物如多潘立酮(10 mg/次、3 次/d)、莫沙比利(5 mg/次、3 次/d)等;铝碳酸镁(1 g/次、3~4 次/d)可以结合胆汁酸,增强胃黏膜屏障,减轻或消除胆汁反流所致胃黏膜损伤。熊去氧胆酸可以降低胆汁内的其他胆汁酸,缓解胆汁酸对细胞的毒性,对胃黏膜起保护作用。③药物相关性慢性胃炎:首先根据患者使用药物的治疗目的评估患者是否可停相关药物;对于必须长期服用的患者应进行 H. pylori 检测,阳性者应根除治疗,并根据病情或症状严重程度加强抑酸和胃黏膜保护治疗。PPI 是预防和治疗 NSAID 相关消化道损伤的首选药物,优于 H$_2$RA 和黏膜保护剂。常用的 PPI 有奥美拉唑、兰索拉唑、泮托拉唑、艾司奥美拉唑、雷贝拉唑、艾普拉唑等。应避免长期服用,并注意 PPI 的不良反应。

(2)对症治疗:以上腹部灼热感或上腹痛为主要症状者,可根据病情或症状严重程度选用 PPI 或 H$_2$RA、抗酸剂、胃黏膜保护剂。胃黏膜保护剂具有中和胃酸、保护胃黏膜等作用,有利于黏膜损伤愈合,一般分为外源性(如硫糖铝、铝碳酸镁等)和内源性(如替普瑞酮、瑞巴派特片等),其中内源性黏膜保护剂通过作用更为广泛,可增加黏膜的防御功能,是慢性胃炎治疗的基础。以上腹饱胀、嗳气、早饱、恶心等为主要表现时,可选择促动力药物如莫沙必利、伊托必利等。与进食相关的中上腹部饱胀、纳差等可应用消化酶,如米曲菌胰酶片、复方阿嗪米特肠溶片、复方消化酶等。消化酶联合促动力药效果更为明显。伴焦虑、抑郁等精神心理因素、常规治疗无效和疗效差的患者可给予抗抑郁药物或抗焦虑药物,临床上常用的药物有三环类抗抑郁药如阿米替林及选择性 5-羟色胺再摄取抑制剂如帕罗西汀等。宜从小剂量开始,注意药物的不良反应。此类药物起效慢,应向患者耐心解释,提高其依从性。如焦虑、抑郁症状比较明显,应建议患者就诊精神卫生专科。

3. 手术治疗 胆汁反流性胃炎症状重内科治疗无效的患者可采用手术治疗,常用的术式有胆总管空肠鲁氏 Y 形吻合术或胆道分流术。慢性萎缩性胃炎伴重度不典型增生或重度大肠型肠腺化生者可行胃切除手术治疗。对病灶局限、范围明确的胃癌前病变可行内镜下黏膜切除术(EMR),也可酌情分别采用微波、激光、射频、氩气刀或高频电切治疗。

【预后】

预后取决于病因。经治疗后大多数患者症状会减轻,但复发很常见。部分萎缩性胃炎可以改善或逆转;肠上皮化生通常难以逆转;轻度异型增生可以逆转,但重度者易转变为胃癌。

【健康教育】

1. 饮食控制 关于饮食行为与慢性胃炎的关系研究显示:进餐无定时、进食过快、暴饮暴食、喜食热烫食、烧烤、口味偏咸、饮酒等为慢性胃炎的危险因素。慢性胃炎患者应尽量避免服用对胃黏膜有刺激或损伤的食物(如辛辣食物、含亚硝酸盐食物等)及药物(如非甾体抗炎药等)。

2. 心理调摄 慢性胃炎患者应保持心情舒畅,避免不良情绪的刺激,必要时可向心理医师咨询。

3. 生活调摄 慢性胃炎患者应当避免长期过度劳累;在冬春季节尤需注意生活调摄。

4. 随访监测 慢性萎缩性胃炎伴有上皮内瘤变和肠上皮化生者有一定的癌变概率。有研究显示,癌前病变人群 95% 癌变所需时间:萎缩性胃炎为 11.6 年,肠上皮化生为 11.4 年,异型增生为 5.7 年,中重度肠上皮化生伴中重度异型增生为 4.5 年。《中国慢性胃炎共识意见》建议:活检有中-

重度萎缩并伴有肠化生的慢性萎缩性胃炎 1 年左右随访 1 次;不伴有肠化生或上皮内瘤变的慢性萎缩性胃炎可酌情行内镜和病理随访;伴有低级别上皮内瘤变并证明此标本并非来于癌旁者,根据内镜和临床情况缩短至每 3 个月左右随访 1 次;而高级别上皮内瘤变需立即确认,证实后行内镜下治疗或手术治疗。

第六节　功能性消化不良

消化不良是指位于上腹部的一个或一组症状,主要包括上腹部疼痛、上腹部烧灼感、餐后饱胀和早饱感,还可包括其他,如上腹部胀气、恶心、呕吐及嗳气等。功能性消化不良(functional dyspepsia,FD)是指具有慢性消化不良症状,但其临床表现不能用器质性、系统性或代谢性疾病等来解释产生症状原因的疾病。诊断前症状出现至少 6 个月,近 3 个月符合以上标准。功能性消化不良分为餐后不适综合征(postprandial distress syndrome,PDS)及上腹疼痛综合征(epigastric pain syndrome,EPS)2 个亚型,且可以重叠出现。临床表现为餐后饱胀不适、早饱感、上腹痛、上腹烧灼感。症状多起病缓慢,病程持续或反复。

根据罗马Ⅳ诊断标准对功能性消化不良亚型的划分,可将上腹痛综合征定义为中医的"胃脘痛",餐后饱胀不适综合征定义为中医的"胃痞"。

【病因病机】

(一)中医病因病机

1.病因　本病的病因较为复杂,主要为感受外邪、寒热客胃;情志不遂、思虑太过;饮食不节、烟酒无度;气血瘀滞、痰聚湿阻及脾胃虚弱等。

2.病位　本病病位在胃,与肝脾关系密切。

3.病机　本病病机为 FD 基本病机气机阻滞,脾胃运化无力。风、寒、暑、湿、燥、火六淫之邪为四时不正之气,凡人被六淫之邪所侵,即能积久成病。情志可以影响脾胃功能,所谓"思伤脾"(《素问·阴阳应象大论》),多思则气结。《类证治裁》云:"暴怒损伤,气逆而痞。"因此思结、怒逆、忧郁等情志不遂,气机逆乱亦是导致本病的主要原因之一。张仲景认为"病发于阴,而复下之,因作痞也"(《伤寒论》108 条)。金元时期李东垣《兰室秘藏·中满腹胀论》云:"脾胃久虚之人,胃中寒则生胀满,或脏寒生满病。"这些均说明平素脾胃不健,或年老体弱,中气久虚皆能导致胃纳呆钝,发为功能性消化不良。气血是人体物质代谢和生理功能的综合表现,是维持人体生命活动的重要物质基础。气血调和则百病无生。中焦脾胃之气对于血气的化生具有决定性意义。气血功能失调定会影响脾胃的升降功能而致本病。正如《伤寒论》云:"胃中不和,心下痞硬","脉浮而紧……则作痞,按之自濡,但气痞耳"。说明不论何因,只要胃气壅滞,都可发生本病。同时指出寒热错杂是本病的病机特点。叶天士对此进一步阐释为"气不舒展,阻痹脘中",或"气闭久则气结"(《临证指南医案》)。李东垣则更强调血瘀致病,谓"脾无积血不痞","杂病痞者,亦从血中来"(《兰室秘藏》),从而开创了瘀血致病的理论基础。《明医指掌》则一言以蔽之,其云:"痞者,否也,不通之意。由阴伏阳蓄,气血不远而成。"脾胃运化功能正常则水津四布,濡润全身。若脾胃失健,不能运化水湿,则酿生痰浊,壅阻中焦,使清阳不升,浊阴不降而为胀满。如李东垣在《兰室秘藏·中满腹胀论》云"脾湿有余,腹满食不化";"亦有膏粱之人,胃湿热邪于内而生胀满者"。这句话虽然讨论的是腹满证,但与功能性消化不良相同。清代叶桂所论"气郁化热,陈腐粘凝胶聚……热必生痰,气阻痰滞"(《临证指南医案》),对气滞、郁热与痰浊三者的转化关系阐述得颇为简要精辟。这与《张聿青医案》中"湿热郁阻中焦""湿热结聚,通降无权""痰湿阻闭胃口"等描述互参,更可融会其意。说明痰湿内阻、郁而化热在功能性消化不良病机中占有一定的重要性。脾胃为仓廪之官,若饥饱失常,或劳倦过度,或久病脾胃受伤,均可引起脾阳不足,中焦虚寒,或胃阴受损,失其濡养而发生功能性消化不良。李东垣《脾胃论》中指出:"内伤脾胃,百病由生",虽未直接对(虚证)病机多加阐释,但亦可领会其中之奥义。清代叶天士独具匠心,首创胃阴学说,对本病虚证的病机论述颇有建树。他认为脘腹痞满疼痛属脾不升,胃不降者固多,然"肺胃津液枯涩,因燥而不舒者"也复有之,极大地丰富了脾胃虚弱病机的内涵。

4. 病机转化 本病初起以寒凝、食积、气滞、痰湿等为主,尚属实证;邪气久羁,耗伤正气,则由实转虚,或虚实并见。病情日久郁而化热,亦可表现为寒热互见。久病入络则变生瘀阻。总之,脾虚气滞、胃失和降为功能性消化不良基本病机,贯穿于疾病的始终。病理表现多为本虚标实,虚实夹杂,以脾虚为本,气滞、血瘀、食积、痰湿等邪实为标。

(二)西医病因及发病机制

功能性消化不良的病因及发病机制存在多样性和不确定性,尚不能完全阐明。现代西方医学对功能性消不良进行了大规模的研究工作,揭示其病因及发病机制可能与以下多种因素有关。

1. 胃肠运动功能失调 胃肠运动功能失调是功能性消化不良的主要病理生理基础,40% ~66%功能性消化不良患者有胃肠运动功能异常。胃肠运动功能失调主要体现在以下几个方面:①近端胃适应性舒张功能受损,顺应性下降,导致餐后胃内食物分布异常,引起餐后饱胀、早饱等;②当有固体、液体或固液混合餐排空延迟,可引起餐后腹胀、恶心、呕吐等症状,这可能与胃电节律紊乱有关;③胃窦和小肠 MMC Ⅲ期出现次数减少、Ⅱ期运动减弱及胃十二指肠反流等。体表胃电图检测,比较功能性消化不良患者和健康者的胃肌电活动的差异,结果显示功能性消化不良患者均存在胃电节律的紊乱,其节律的紊乱主要表现为餐后胃电功率降低,以及胃的正常节律百分比下降,提示功能性消化不良患者可能存在胃肌电活动异常的情况。

2. 胃、十二指肠及小肠高敏感性 内脏高敏感性是功能性消化不良的又一主要病理生理基础。已报道的文献中有相当多的关于功能性消化不良患者的胃内脏高敏感或胃易激惹的证据。功能性消化不良患者的内脏高敏感性可能与患者存在内脏传入功能异常有联系,包括不被察觉的反射传入信号(肠胃抑制反射)和感知信号(机械性扩张),患者对胃扩张刺激产生不适感的阈值明显低于对照者,内脏高敏感可以解释患者餐后出现的上腹饱胀或疼痛、早饱、体重下降等症状。据一些研究报道,胃高敏感性与胃腔内的成分诱发消化不良症状之间有着密切的相关性,比如胃酸或十二指肠内容物等腔内物质可以诱发高敏感性,再如阿司匹林诱发消化不良症状可能与胃扩张高敏感性相关。但是,并不是所有的功能性消化不良患者都会表现出对胃扩张的高敏感性或痛觉过敏。

3. 脑-肠轴、胃肠激素失调 脑-肠轴是指外在刺激与内在信息通过神经链接与高级神经中枢相连,以影响胃肠感觉、动力和分泌等。这种链接的调节是通过胃肠激素等脑肠肽和调节因子来介导完成的。中枢神经系统可以通过自主神经系统影响肠神经系统来调节胃肠运动。目前发现的胃肠激素有 40 余种,如胆囊收缩素(CCK)、胃泌素、胃动素(MTL)、5-羟色胺(5-HT)、血管活性肠肽、P 物质、生长抑素、神经降压素等,它们由胃肠道的内分泌细胞和神经细胞分泌产生的一种小分子肽类活性物质,不仅存在于消化系统,还存在于中枢神经系统,故又称为脑肠肽,对胃肠运动功能起着相当重要的调节作用。

4. 环境饮食因素 目前对于饮食和环境因素与功能性消化不良的相关性报道不多,对其在功能性消化不良发病机制中所起的作用不甚了解。临床上功能性消化不良患者诉说其症状在进食油腻食物时加重,亦有类似的研究报道,但是并不明确此种情况是否见于消化不良的全部患者。另外需要注意的是,摄入高脂肪食物时症状加重不仅见于消化不良,在其他功能性疾病中也有相同报道。

5. 精神心理因素 已有证据表明,功能性消化不良和精神心理因素相关,并且常与精神心理疾病尤其是焦虑症并存。在日常生活中,功能性消化不良患者常常有抑郁悲观心理,容易焦虑、生气、感觉疲劳,经常伴有失眠、体重逐渐下降等。女性功能性消化不良患者的焦虑或抑郁的程度较男性更为严重;中年组和青年组的焦虑、抑郁发病率较老年组高。但目前还不能明确这些心理病理异常因素在消化不良症状群的病理生理机制中是否起关键作用,它们是否反映了功能性疾病和心理异常患者的共同的易病特征。临床实践表明心理干预治疗能明显改善功能性消化不良伴焦虑抑郁患者的临床症状,并能提高患者的生活质量。

6. 幽门螺杆菌感染和慢性胃炎 目前认为幽门螺杆菌感染是慢性活动性胃炎的主要病因,但其在功能性消化不良中的作用尚存在争议,内镜下慢性胃炎的存在不排除功能性消化不良的诊断。有少数研究表明幽门螺杆菌感染在功能性消化不良发病中的作用可能与改变上消化道动力和感觉功能有关。有一些幽门螺杆菌感染的功能性消化不良患者可以从根除幽门螺杆菌的治疗中受益,并且经过长期随访后发现,根除幽门螺杆菌确实可以在较长一段时间内仍然控制消化不良的症状,减少复发次数。亦有报道称根除幽门螺杆菌治疗后可以提高功能性消化不良患者的生活质量。由于检测幽门螺杆菌感染的方法简便实用,故已逐渐成为消化科的常规检查,又因幽门螺杆菌感染与慢性胃炎、消化性溃疡、胃癌等的发病有密切关系,故推荐对于幽门螺杆菌阳性患者均进行根除治疗,尽管有时根除治疗并不能完全缓解症状。

【临床表现】

功能性消化不良是目前临床上最常见的消化系统疾病之一,平均每年有 20% ~ 49% 的人患有消化不良症状,这个比例在世界范围内基本一致,而且近几十年来患病率没有明显变化,其中仅有小部分患者存在器质性原因,大部分患者为功能性消化不良。中青年患病率较老年人高,全球范围内除了日本以外,女性患病率高于男性。临床主要表现为慢性消化不良,症状多起病缓慢,病程持续或反复。主要症状为餐后饱胀不适、早饱感、上腹痛、上腹烧灼感、上腹胀气、过度嗳气、恶心等。症状常以 1 个为主,部分可 2 个或以上症状重叠出现,亦可与胃食管反流病或肠易激综合征的症状同时出现。部分患者的发病及反复与饮食、精神心理因素有关,该病无明显体征。

【实验室及其他检查】

1. 常规检查 下列项目应作为常规检查:血、尿、便常规,粪隐血试验,肝、肾功能,血糖,病毒性肝炎血清标志物,必要时测定相应的肿瘤标志物。

2. 器械检查 可行 CT 检查或腹部超声检查,排除器质性疾病。胸部 X 线摄片、心电图、肝胆胰 B 型超声、胃镜应作为常规检查,不愿或不适应胃镜检查者可行气钡双重造影。

3. 胃动力学检查 研究认为,胃肠道动力障碍是功能性消化不良发病的主要因素,其常用的检测手段有胃电图和胃排空检测。有研究使用同位素法进行固体胃排空检测,将放射性核素标记的药物混匀在普通的食物内,在体外连续动态照相,至今仍被认为是胃动力检查的"金标准"。近年来,出现了新的研究方法如多通道阻抗技术,利用生物组织及器官的电学特性来提取人体生理信息的无创检测技术,作为新型胃动力检测系统,能够有效提取出胃动力参数用于临床诊断。

4. 胃容纳功能和感知功能检查 胃容纳功能和感知功能的测定主要通过电子恒压器技术、影像学技术、液体负荷试验等方法。电子恒压器技术采用等张方法(即保持气囊腔内压力恒定)测定胃容积的变化监测胃张力,评估胃适应性和敏感性,是测量近端胃张力的金标准。二维超声通过测定进餐后近端胃容积的变化评价近端胃适应性,其可行性和有效性已获证实,并得到广泛应用。液体负荷试验是通过测定不同饱感(初始饱感、最大饱感)评分时水或营养液的摄入量(阈值摄入量、最大耐受量)评价近端胃适应性功能,常用的为水负荷试验和液体营养餐负荷试验。

5.心理评估　功能性消化不良患者常可伴焦虑、抑郁状态,可应用焦虑、抑郁自评量表或他评量表进行测定。

6.幽门螺杆菌检查　对经验性治疗或常规治疗无效的功能性消化不良患者可行幽门螺杆菌(Hp)检查。可行^{13}C或^{14}C呼气试验检测,以明确是否有Hp感染情况。Hp胃炎伴消化不良症状患者根除Hp后消化不良可分为3类:①症状得到长期(大于6个月)缓解;②症状无改善;③症状短时间改善后又复发。目前认为第1类患者属于Hp相关消化不良,这部分患者的Hp胃炎可以解释其消化不良症状,属于器质性消化不良;后两类患者虽然有Hp感染,但根除后症状无改善或仅有短时间改善(后者不排除根除方案中质子泵抑制剂的作用),因此,仍可视为功能性消化不良。

2005年美国胃肠病学会消化不良处理评估报告、功能性胃肠病罗马Ⅳ诊断标准均指出:在功能性消化不良治疗中已确立疗效(与安慰剂治疗相比)的方案是根除Hp治疗;对于Hp阳性患者根除治疗是最经济有效的方法。京都共识推荐根除Hp作为消化不良的一线治疗。我国《第五次全国幽门螺杆菌感染处理共识报告》指出Hp胃炎可在部分患者中伴有消化不良症状;在做出可靠的功能性消化不良诊断前,必须排除Hp相关消化不良;Hp胃炎伴消化不良症状的患者,根除Hp后可使部分患者的症状获得长期缓解,是优先选择。

【诊断与鉴别诊断】

(一)诊断

1.诊断要点　功能性消化不良诊断缺乏金指标,根据主要症状及持续的时间、出现频率,在排除器质性疾病等的基础上而确立诊断。

2.最低诊断标准　若根据罗马Ⅳ诊断标准,以下症状符合1项或多项:①餐后饱胀不适;②早饱感;③中上腹痛;④中上腹部烧灼感,且未见可解释上述症状的器质性、代谢性或系统性疾病。以上症状至少存在6个月,且近3个月符合上述罗马Ⅳ诊断标准。

3.分型诊断　根据主要症状不同可分为上腹疼痛综合征或餐后不适综合征。

上腹疼痛综合征:至少符合下列4条中的1条。①中等程度的上腹部疼痛或烧灼感,症状足以影响日常活动且每周至少1次;②疼痛为间断性;③不放射或不在腹部其他区域/胸部出现;④排便或排气后不缓解;⑤不符合胆囊或奥迪括约肌功能障碍的诊断标准。

支持诊断的条件有:①疼痛可为烧灼样,但不向胸骨后传导;②疼痛常因进食诱发或缓解,但也发生在空腹状态;③可同时存在餐后不适综合征。

餐后不适综合征:至少符合下列2条中的1条。①发生在进食平常餐量后的餐后饱胀不适,症状足以影响日常活动且每周发生数次;②早饱感使其不能完成平常餐量的进食,症状足以影响日常活动且每周发生数次。

4.附加标准　一般功能性消化不良患者无明显的体征及理化检查异常。部分患者可出现上腹部轻微的压痛。

5.特异诊断标准　排除胃肠肝胆结构的异常及代谢系统性疾病等,胃镜是主要的排除性检查之一。

(二)鉴别诊断

1.FD与慢性胃炎的鉴别　二者均可出现上腹部饱胀不适、疼痛,早饱等症状,但慢性胃炎是一个病理的概念,胃镜和胃黏膜病理检查可发现胃黏膜充血、水肿、糜烂或萎缩性改变;显微镜下可见到慢性炎症改变和(或)固有腺体减少等。

2.FD与消化性溃疡的鉴别　二者均可出现上腹部疼痛,但钡餐及胃镜检查可见明显胃和(或)

十二指肠的溃疡病灶。

3. FD与胃癌的鉴别　二者均可出现上腹部疼痛、胀满等消化不良症状,但胃镜检查胃癌患者可见隆起、溃疡或弥漫性的癌肿病灶,病理检查可见癌细胞的浸润。

4. FD与胃食管反流病的鉴别　二者均可出现消化不良伴胃灼热等消化不良症状,但功能性消化不良表现为上腹部位烧灼感,胃食管反流病则表现为胸骨后的烧灼样疼痛或不适。胃食管反流病与功能性消化不良的重叠也较为常见。

5. FD与肠易激综合征的鉴别　功能性消化不良的腹痛表现为上腹部,与进食有关。肠易激综合征的腹痛表现为下腹部,与排便有关(便前腹痛,便后缓解)。

【治疗】

(一)中医治疗

1. 中医辨证论治　本病多与感受外邪、饮食不节、情志失调、劳倦或久病、先天禀赋不足有关。其病位在胃,与肝脾关系密切。本病基本病机为脾虚气滞,胃失和降,病理特点多表现为本虚标实,虚实夹杂,以脾虚为本,气滞、食积、痰湿、血瘀等邪实为标。可单纯用中医治疗,以辨证口服汤剂为主;可进行中西医结合治疗,西药对症处理。

(1)脾虚气滞证

[主症]胃脘痞闷或胀痛,纳呆,嗳气;疲乏,便溏;舌淡苔薄白,脉细弦。

[治法]健脾和胃、理气消胀。

[方药]香砂六君子汤加减。

[药物]党参10 g、白术15 g、茯苓10 g、陈皮10 g、广木香6 g、砂仁3 g、炙甘草5 g。

加减:胸膈痞满、饱胀不适明显者,加枳壳、大腹皮、厚朴等;食欲缺乏者,加焦三仙、鸡内金、莱菔子等。

(2)肝胃不和证

[主症]胃脘胀满或疼痛,两胁胀满,每因情志不畅而发作或加重;心烦,嗳气频作,善叹息;舌淡红苔薄白,脉弦。

[治法]理气解郁,和胃降逆。

[方药]柴胡疏肝散加减。

[药物]柴胡10 g、枳壳10 g、川芎10 g、香附10 g、白芍10 g、陈皮10 g、炙甘草5 g。

加减:嗳气频作者,加半夏、旋覆花、降香等;胁肋痛甚,舌有瘀点者,加郁金、乌药等;肝郁化火,口苦舌红者,加栀子、黄芩、川楝子等;胁痛口干明显,舌红少苔者,加珍珠母、牡丹皮等。

(3)脾胃湿热证

[主症]脘腹痞满或疼痛,口干或口苦;口干不欲饮,纳呆,恶心或呕吐,小便短黄;舌红苔黄厚腻,脉滑。

[治法]清热化湿,理气和胃。

[方药]连朴饮加减。

[药物]黄连6 g、姜厚朴10 g、石菖蒲15 g、法半夏6 g、香豉15 g、焦栀子9 g、芦根30 g。

加减:上腹烧灼感明显者,加浙贝母、乌贼骨、煅瓦楞子等;胃痛明显者,加延胡索、白芷、白芍等;便秘或大便不畅者,加瓜蒌、枳实、牛膝等。

(4)脾胃虚寒证

[主症]胃脘隐痛或痞满,喜温喜按,泛吐清水;食少或纳呆,疲乏,手足不温,便溏;舌淡苔白,脉细弱。

[治法]健脾和胃,温中散寒。

［方药］黄芪建中汤加减。

［药物］黄芪15 g、桂枝9 g、白芍15 g、生姜10 g、甘草6 g。

加减：上腹痛明显者,加延胡索、荜茇、蒲黄等;脘腹胀满明显者,加枳壳、香橼、佛手等;纳呆明显者,加焦三仙、莱菔子、鸡内金等;嗳气呕吐者,加吴茱萸、生姜等;反酸明显者,加乌贼骨、浙贝母等。

（5）寒热错杂证

［主症］胃脘痞满或疼痛,遇冷加重;口干或口苦,纳呆,嘈杂,恶心或呕吐,肠鸣,便溏,舌淡苔黄,脉弦细滑。

［治法］辛开苦降,和胃消痞。

［方药］半夏泻心汤加减。

［药物］半夏9 g、黄芩9 g、黄连3 g、党参15 g、干姜9 g、炙甘草6 g、大枣15 g。

加减：口舌生疮者,加连翘、栀子、牡丹皮等;腹泻便溏者,加炒白术、草豆蔻、白扁豆等;畏寒怕冷加附子、肉桂等;痞满较重者,加枳实、佛手等。

2.针灸疗法　针灸治疗对胃肠运动具有良好的双向调节作用。体针疗法中实证常取足厥阴肝经、足阳明胃经穴位为主,以毫针刺,采用泻法;常取足三里、天枢、中脘、内关、期门、阳陵泉等。虚证常取背俞穴、任脉、足太阴脾经、足阳明胃经穴为主,毫针刺,采用补法。常用脾俞、胃俞、中脘、内关、足三里、气海等。

3.穴位贴敷　用溶剂随证调制不同中药,贴于神阙、中脘、天枢等穴位。

4.中药热熨法　将食盐、吴茱萸、麦麸等炒热,装入布袋中,热熨痛处。

5.心理治疗　心理治疗对功能性消化不良的治疗有一定帮助。《景岳全书》云。"若思郁不解致病者,非得情舒愿遂,多难取效。"叶天士亦强调让患者"怡情释怀"。心理干预治疗在消化不良防治中越来越受到重视,"生物-心理-社会"疾病治疗模式在消化不良治疗中值得推广。

（二）西医治疗

功能性消化不良为一种反复发作的功能性胃病,起病多缓慢,病程较长,呈持续性或反复发作,现代医学多从制酸药、促动力药、助消化药及根除幽门螺杆菌药物等方面进行治疗,其特点是起效快,作用明显,但长期或大量使用上述药物,部分可以引起头痛、周身不适,甚至白细胞减少、血清转氨酶增高等不良反应,并且存在停药易复发。

1.一般治疗　帮助患者认识、理解病情,指导其改善生活方式、调整饮食结构和习惯,去除可能与症状发生有关的发病因素,提高患者应对症状的能力。避免刺激性食物和药物,避免辛辣、肥腻冷硬食物、高脂饮食、咖啡、吸烟、酒和非甾体抗炎药。对早饱、餐后腹胀明显者,建议低脂肪及少食多餐。

2.药物治疗

（1）抑酸剂:质子泵抑制剂或H受体拮抗剂可作为功能性消化不良尤其是上腹疼痛综合征患者的首选经验性治疗药物。质子泵抑制剂对患者症状的改善优于安慰剂组,但对功能性消化不良症状的改善,大剂量质子泵抑制剂治疗效果不优于标准剂量。一项Meta分析结果显示,质子泵抑制剂对上腹疼痛综合征亚型的功能性消化不良患者症状有较好缓解作用。有报道,H受体拮抗剂法莫替丁可明显改善功能性消化不良患者症状。2015年日本消化病学会制订的功能性消化不良指南认为,质子泵抑制剂和H受体拮抗剂均可有效改善功能性消化不良症状,疗效相当。我国《2007年中国消化不良诊治指南》提出,H受体拮抗剂和小剂量质子泵抑制剂均可有效治疗功能性消化不良。其他一些弱碱性药也有一定的疗效,如硫糖铝、铝碳酸镁等。

（2）促胃动力药:多潘立酮为一种作用较强的多巴胺受体拮抗剂,剂量为10 mg、3次/d。莫沙必利、伊托必利等为新型促动力药。促胃肠动力药可作为功能性消化不良,尤其是餐后不适综合征的首选经验性治疗药物。我国一项前瞻性、多中心研究结果提示,伊托必利对功能性消化不良症状的缓解有明显的疗效。也有研究显示,莫沙必利对功能性消化不良的餐后不适综合征和上腹疼痛综合征亚型患者均有明显改善临床症状的作用。

（3）胃底舒张药:阿考替胺是一种新的化合物,具有松弛胃底、促胃动力的作用,对餐后不适综合征有效。其他具有潜在松弛胃底的作用的药物包括$5-HT_{1A}$受体激动剂坦度螺酮(可改善上腹痛及不适症状)和丁螺环酮可显著降低消化不良症状的严重程度,并可改善餐后饱胀、早饱等症状。但该类药物的疗效尚需在我国进一步进行临床验证。

（4）助消化药:消化酶和微生态制剂可作为治疗消化不良的辅助用药,特别是兼有化学性消化不良者。复方消化酶和益生菌制剂可改善与进餐相关的腹胀、食欲缺乏等症状。

（5）根除幽门螺杆菌治疗:对小部分有幽门螺杆菌感染的功能性消化不良患者可能有效。

（6）抗抑郁或焦虑治疗:氟西汀对伴有抑郁的功能性消化不良患者症状疗效明显优于不伴抑郁的功能性消化不良患者。对伴有抑郁、焦虑等心理因素功能性消化不良者可采用心理及如三环类药物阿米替林及5-HT/去甲肾上腺素再摄取抑制剂治疗。宜从小剂量开始,并注意药物的不良反应。建议在专科医师指导下服用。

【预后】

本功能性消化不良患者一般预后良好,但应注意随访功能性消化不良症状可反复或间断发作,影响生活质量,但一般预后良好。如果患者症状持续不缓解或者出现报警症状,应定期复查电子胃镜,排除其他器质性疾病。

【健康教育】

1.起居　注意生活调摄,起居规律,注意个人卫生,避免不洁食物,防止肠道感染。适度体育锻炼,可以选择太极拳、太极剑、气功等节奏和缓的非竞技体育项目。

2.饮食　功能性消化不良患者要重视饮食调护。有研究显示超过30%的功能性消化不良患者消化不良症状与下列食品有关:碳酸饮料、油炸食品、咖啡、牛奶、奶酪、甜食、豆类、面包及辛辣食物,提示饮食调护对于预防及治疗消化不良具有重要意义。

3.心理　保持心理健康可以预防功能性消化不良发生,减轻消化不良临床症状。避免不良刺激,避免精神过度紧张。

第七节　消化性溃疡

消化性溃疡(peptic ulcer,PU)是指在各种致病因子的作用下,黏膜发生的炎症反应与坏死性病变,病变深达黏膜肌层,常发生于与胃酸分泌有关的消化道黏膜,其中以胃、十二指肠最常见。本病可发生于任何年龄段,估计约有10%的人在其一生中患过本病。十二指肠溃疡(duodenal ulcer,DU)多见于青壮年,而胃溃疡(gastric ulcer,GU)则多见于中老年。临床上十二指肠球部溃疡多于胃溃疡,十二指肠球部溃疡与胃溃疡发生率的比值大约为3:1。不论是胃溃疡还是十二指肠球部溃疡均好发于男性。临床表现为起病缓慢,病程迁延,上腹痛具有周期性、节律性等特点,伴反酸、嗳气、上腹部局限性压痛,可有神经功能综合征,是消化系统的一种常见多发性疾病。

消化性溃疡属中医学的"胃脘痛""嘈杂""胃疡"等范畴。"胃脘痛"之名最早记载于《内经》,如

《素问·六元正纪大论》："木郁之发,民病胃脘当心而痛。"至金元时期,《兰室秘藏》首立"胃脘痛"一门,将胃脘痛的证候、病因病机和治法明确区分于心痛,使胃痛成为独立的病证。

【病因病机】

(一)中医病因病机

1.病因 本病病因可概括为饮食不节,食滞伤胃;起居不适,六淫伤中,外邪犯胃;情志内伤,忧思恼怒,肝气犯胃;脾胃虚弱,后天失养,饥饱失常等。以上因素使脾失健运,胃受纳腐熟水谷功能失常,胃失和降,不通而痛。

湿邪较易侵犯脾胃,阴虚之人易感湿热,阳虚之人易受寒湿,邪气所犯,阻滞气机,胃气不和,乃发本病;暴饮暴食,饥饱失常,损伤脾胃,运化失职,食滞不化,停滞胃脘,气机不畅,失于和降,而发胃脘痛;忧思恼怒,焦虑紧张,肝失疏泄,横逆犯胃,胃失和降,若肝郁化热,郁热耗伤胃阴,胃络失于濡润,致胃脘隐隐灼痛,若气郁日久,血行不畅,血脉凝滞,瘀血阻胃,致胃脘刺痛;素体脾胃虚弱,或劳倦内伤或久病不愈,延及脾胃,或用药不当,皆可损伤脾胃,脾胃虚弱,气虚不能运化或阳虚不能温养,致胃脘疼痛。

2.病位 PU 的病位在胃,与肝、脾二脏的功能失调密切相关。由于胃与脾以膜相连,互为表里,共主升降;脾与肝是木上乘克关系,肝主疏泄,有调畅脾胃气机功能,所以胃病可以影响脾、肝两脏,脾、肝两脏有病也可影响及胃,出现脾胃、肝胃、脾胃肝同病。因此,本病病位在胃,主要涉及肝、脾二脏。

3.病机 胃痛早期多为实证,后期常为脾胃虚弱,但往往虚实夹杂。胃痛的病理因素主要有气滞、寒凝、血瘀、热郁、湿阻。其基本病机是胃气阻滞,胃失和降,不通则痛。

胃痛的病理变化:胃痛日久,由实证转为虚证。因热而痛者,邪热伤阴,胃阴不足,则致阴虚胃痛;因寒而痛者,寒邪伤阳,脾阳不足,可成脾胃虚寒证。虚证胃痛又易受邪,如脾胃虚寒者易受寒邪;脾胃气虚又可饮食停滞,出现虚实夹杂证。此外,尚可衍生变证,如胃热炽盛,迫血妄行,或瘀血阻滞,血不循经,或脾气虚弱,不能统血,而致便血、呕血。大量出血,可致气随血脱,危及生命。若脾胃运化失职,湿浊内生,郁而化热,火热内结,腑气不通,腹痛剧烈拒按,导致大汗淋漓、四肢厥逆的厥脱危证。或日久成瘀,气机壅塞,胃失和降,胃气上逆,致呕吐反胃。若胃痛日久,痰瘀互结,壅塞胃脘,可形成噎膈。

(二)西医病因及发病机制

在导致各类胃炎的病因持续作用下,黏膜糜烂可进展为溃疡。消化性溃疡发病的机制是胃酸、胃蛋白酶的侵袭作用与黏膜的防御能力间失去平衡,胃酸和胃蛋白酶对黏膜产生自消化。消化性溃疡与其常见病因的临床关联如下。

1.Hp 感染 是消化性溃疡的主要病因。十二指肠球部溃疡患者的 Hp 感染率高达 90% ~100%,胃溃疡为 80% ~90%。同样,在 Hp 感染高的人群,消化性溃疡的患病率也较高。根除 Hp 可加速溃疡的愈合,显著降低消化性溃疡的复发。

2.药物 长期服用 NSAID、糖皮质激素、氯吡格雷、化疗药物、双膦酸盐、西罗莫司等药物的患者可以发生溃疡。NSAID 有抗炎、止痛、退热等作用,在临床上广泛使用,其对胃肠道的不良反应亦日益受到医学界重视。长期服用 NSAID 药可产生严重的消化道不良反应,NSAID 是导致胃黏膜损伤最常用的药物,有 15% ~30% 的患者可发生溃疡。其中胃溃疡发生率为 12% ~30%,十二指肠溃疡发生率为 2% ~19%。NSAID 使溃疡出血、穿孔等并发症发生的危险性增加 4 ~6 倍,而老年人中,消化性溃疡及并发症发生率和病死率均与 NSAID 有关。NSAID 溃疡发生的危险性除与所服的NSAID 种类、剂量、疗程长短有关外,还与患者年龄(>60 岁)、Hp 感染、吸烟及合并使用糖皮质激素或抗凝药、伴心血管疾病或肾病等因素有关。

3.遗传易感性 部分消化性溃疡患者有该病的家族史,提示可能的遗传易感性。正常人的胃黏膜内,大约有 10 亿壁细胞,平均每小时分泌盐酸 22 mmol,而十二指肠球部溃疡患者的壁细胞总数平均为 19 亿,每小时分泌盐酸约 42 mmol,比正常人高出 1 倍左右。但是个体之间的壁细胞数量也有很大的差异,在十二指肠球部溃疡和正常人之间存在显著的重叠现象。

4.胃酸-胃蛋白酶分泌过多 导致溃疡发病的机制复杂多样,但最终是以胃酸及胃蛋白酶对黏膜的消化引起溃疡,高负荷的酸潴留是 PU 的重要机制。胃酸由壁细胞分泌,胃酸分泌过多可能与患者壁细胞数目增多、对刺激因子高敏反应、酸分泌的负反馈调节机制减弱等相关。而胃蛋白酶在低酸环境下激活,当胃液 pH 值>4 时,其活性失效,故而无酸罕见 PU 的发生。

5.其他因素 吸烟、饮食、酒精、胃十二指肠运动异常、应激与心理因素等在消化性溃疡病的发生也起一定作用。胃溃疡病时胃窦和幽门区域的这种退行性变可使胃窦收缩失效,从而影响食糜的向前推进并可产生胆汁反流,受损的胃黏膜更易遭受酸和胃蛋白酶的破坏。根据现代的心理-社会-生物医学模式观点,消化性溃疡属于典型的心身疾病范畴之一,应激与心理因素可影响胃液的分泌。

【临床表现】

(一)消化性溃疡疼痛特点

1.长期性 由于溃疡发生后可自行愈合,但每于愈合后易复发,故常有上腹疼痛反复发作的特点。多呈钝痛、灼痛或饥饿样痛,一般较轻并能耐受,持续性剧痛常提示溃疡穿孔。

2.周期性 上腹疼痛呈反复周期性发作,为此种溃疡的特征之一,尤以十二指肠溃疡更为突出。中上腹疼痛发作可持续几天、几周或更长,继以较长时间的缓解。全年均可发作,但以春、秋季节发病者多见。

3.节律性 溃疡疼痛与饮食之间的关系具有明显的相关性和节律性。在一天中,凌晨 3 点至早餐的一段时间,胃酸分泌最低,故在此时间内很少发生疼痛。十二指肠溃疡的疼痛好在两餐之间发生,持续不减直至下餐进食或服制酸药物后缓解。一部分十二指肠溃疡患者,由于夜间的胃酸分泌较高,尤其在睡前曾进夜餐,可发生夜间疼痛。胃溃疡疼痛常在餐后 1 h 内发生,经 1~2 h 后逐渐缓解,直至下餐进食后再复出现上述节律。

4.疼痛部位 十二指肠溃疡的疼痛多出现于中上腹部,或在脐上方,或在脐上方偏右处;胃溃疡疼痛的位置也多在中上腹,但稍偏高处,或在剑突下偏左处。

(二)特殊溃疡

1.复合溃疡 指胃和十二指肠均有活动性溃疡,多见于男性,幽门梗阻发生率较高。复合溃疡中的胃溃疡较单独的胃溃疡癌变率低。

2.幽门管溃疡 餐后很快发生疼痛,早期出现呕吐,易出现幽门梗阻、出血和穿孔等并发症。

3.球后溃疡 指十二指肠降段水平段的溃疡。多位于十二指肠降段的初始部及头附近,溃疡多在后内侧壁,可穿透入胰腺。疼痛可向右上腹及背部放射。易出血,严重的反应可导致胆总管引流障碍,出现梗阻性黄疸或引发急性胰腺炎。

4.巨大溃疡 指直径>2 cm 的溃疡,常见于有 NSAID 服用史及老年患者。巨大十二指肠球部溃疡常在后壁,易发展为穿透性,周围有大的炎性团块,疼痛剧烈而顽固,多放射至背部巨大胃溃疡并不一定都是恶性的。

5.老年人溃疡 临床表现多不典型,常无症状或症状不明显,疼痛多无规律,较易出现体重减轻和贫血。胃溃疡多位于胃体上部,溃疡常较大,易误认为胃癌。由于 NSAID 在老年人使用广泛,老年人溃疡有增加的趋势。

6.儿童期溃疡 主要发生于学龄儿童,发生率低于成人。患儿腹痛多在脐周,时常出现呕吐,可能幽门十二指肠水肿和痉挛有关。随着年龄的增长,溃疡的表现与成年人相近。

7.无症状性溃疡 这些患者无腹痛或消化不良症状,常以上消化道出血、穿孔等并发症为首发症状,可见于任何年龄,以长期服用 NSAID 患者及老年人多见。

8.难治性溃疡 经正规抗溃疡治疗而溃疡仍未愈合者。可能的因素有:①病因尚未去除。如仍有 Hp 感染,继续服用 NSAID 等致溃疡药物等。②穿透性溃疡。③特殊病因,如克罗恩病、促胃液素瘤。④某些疾病或药物影响抗溃疡药物吸收或效价降低。⑤误诊,如胃或十二指肠恶性肿瘤。⑥不良诱因存在,包括吸烟、酗酒及精神应激等,处理的关键在于找准原因。

（三）并发症

1.出血 消化性溃疡是上消化道出血中最常见的病因,约占所有病因的50%。十二指肠溃疡者多于胃溃疡,而并发于球后溃疡者更为多见。当消化性溃疡侵蚀周围或深处血管,可产生不同程度的出血。轻者表现为黑便,重者出现呕血。

2.穿孔 溃疡穿透浆膜层而达游离腹腔即可致急性穿孔;如溃疡穿透与邻近器官、组织粘连,则称为穿透性溃疡或溃疡慢性穿孔。后壁穿孔或穿孔较小而只引起局限性腹膜炎时,称亚急性穿孔。亚急性或慢性穿孔所致的症状不如急性穿孔剧烈,可只引起局限性腹膜炎、肠粘连或肠梗阻征象,并于短期内即可见好转。

3.幽门梗阻 大多由十二指肠溃疡或幽门前及幽门管溃疡引起。其发生原因通常是由于溃疡周围组织的炎性充血、水肿或反射性地引起幽门痉挛,此类幽门梗阻属暂时性,可随溃疡好转而消失,内科治疗有效。反之,由溃疡愈合、瘢痕形成和瘢痕组织收缩或与周围组织粘连而阻塞幽门通道所致者,则属持久性,非经外科手术而不能自动缓解,称之器质性和外科性幽门梗阻。临床症状有:明显上腹胀痛,餐后加重,呕吐后腹痛可稍缓解,严重呕吐可导致失水,低氯、低钾性碱中毒。

4.癌变 胃溃疡癌变至今仍有争论。一般认为溃疡由良性转变为恶性的概率很低,胃溃疡癌变的发生率不过1%,十二指肠球部溃疡并不引起癌变。

【实验室及其他检查】

1.实验室检查 血常规:常有贫血改变,血红蛋白和红细胞降低,溃疡活动期粪隐血试验常呈阳性。

2.胃镜检查及胃黏膜活组织检查 是确诊消化性溃疡首选方法。其目的在于:①确定有无病变、部位及分期;②鉴别良恶性;③治疗效果的评价;④对合并出血者给予止血治疗。胃镜下所见典型的胃溃疡多见于胃角和胃窦小弯,活动期消化性溃疡一般为单个,也可多个,呈圆形或卵圆形。大多数活动性溃疡直径<10 mm,边缘光整,底部由肉芽组织构成,覆以灰黄色渗出物,周围黏膜常有炎症水肿。溃疡深者可累及胃壁肌层甚至浆膜层,累及血管时可导致出血,侵及浆膜层时引起穿孔。愈合期溃疡,可见瘢痕。十二指肠球部溃疡的形态与胃溃疡相似,多发生在球部,以紧邻幽门环的前壁或后壁多见,十二指肠球部可因反复发生溃疡,瘢痕收缩而形成假性憩室。显微镜下溃疡所致的黏膜缺损超过黏膜肌层。

3.X 线钡餐 适宜于:①了解胃的运动情况;②胃镜禁忌者;③不愿接受胃镜检查者和没有胃镜时。尽管气钡双重造影能较好地显示胃肠黏膜形态,但其效果仍逊于胃镜。溃疡的直接 X 射线征象为龛影,间接征象为胃大弯侧痉挛性切迹、十二指肠球部激惹及球部畸形等。

4.Hp 检测 有消化性溃疡病史者,无论溃疡处于活动期还是瘢痕期,均应检测 Hp。

5.粪便隐血 了解溃疡有无合并出血。

【诊断与鉴别诊断】

1.其他 引起慢性上腹痛的疾病虽然通过胃镜可以检出消化性溃疡,但部分患者在消化性溃疡愈合后症状仍不缓解,应注意是否有慢性肝胆胰疾病、慢性胃炎、功能性消化不良等与消化性溃疡曾经共存。

2.胃癌 胃镜发现胃溃疡时,应注意与癌性溃疡鉴别,典型胃癌溃疡形态多不规则,常>2 cm,边缘呈结节状,底部凹凸不平、覆污秽状苔。部分癌性胃溃疡与良性胃溃疡在胃镜下难以区别。因此,对于胃溃疡,应常规在溃疡边缘取活检。对有胃溃疡的中老年患者,当溃疡迁延不愈时,应多点活检,并在正规治疗6~8周后复查胃镜,直到溃疡完全愈合。

3.Zollinger-Ellison 综合征 当溃疡为多发或位于不典型部位、对正规抗溃疡药物疗效差、病理检查已除外胃癌时,应考虑 Zollinger-Ellison 综合征。该综合征由胃泌素瘤或促胃液素细胞增生所致,临床以高胃酸分泌,血促胃液素水平升高,多发、顽固及不典型部位消化性溃疡及腹泻为特征。胃泌素瘤是一种胃肠胰神经内分泌肿瘤,多位于胰腺和十二指肠,肿瘤病理性地分泌大量促胃液素,刺激胃酸过度分泌,致严重而顽固的溃疡,多数溃疡位于十二指肠球部和胃窦小弯侧,其余分布于食管下段、十二指肠球后及空肠等非典型部位。此外,大量酸性胃液进入小肠,脂肪酶在酸性环境中失活,脂肪不能充分分解,吸收障碍,导致腹泻,可见于约1/3 的患者,水泻5~30 次/d。胃泌素瘤通常较小,生长缓慢,但最终都将发展为恶性。恶性与良性之间的鉴别主要依据其细胞的增殖指数及有无肝或淋巴结转移。临床疑诊时,应检测血铬粒素 A 及促胃液素水平;增强 CT 有助于发现肿瘤。由于这类肿瘤具有大量生长抑素受体表达,采用长效生长抑素类似物如奥曲肽微球治疗,可以有效缓解症状,使溃疡愈合,且能抑制肿瘤生长。

4.功能性消化不良 主要为排除性诊断,本病可有上腹部不适、恶心呕吐,或者酷似消化性溃疡,内镜检查与 X 射线检查未发现明显异常。

5.胆囊炎 胆石症多见于中年女性,常呈间歇性、发作性右上腹痛,常放射到右肩胛区,可有发热、黄疸,Murphy 征可阳性。进食油腻食物常可诱发。超声检查可以做出诊断。

【治疗】

(一)中医治疗

1.中医辨证论治 本病的辨证要点首先为辨虚实寒热,在气在血,还应辨兼夹证。实者多痛剧,固定不移,拒按,脉盛;虚者多痛势徐缓,痛处不定,喜按,脉虚。一般初病在气,久病在血。治疗以理气和胃止痛为主,审证求因,辨证施治。邪盛以祛邪为急,正虚以扶正为先,虚实夹杂者,则当祛邪扶正并举。胃属六腑,治疗当以"通"为要,但"通"不仅是指"通下",还包括运用消食、理气、泄热、化瘀、养阴、温阳等不同治法,使胃腑恢复其正常生理功能。

(1)肝胃不和证

[主症]胃脘胀满或疼痛,两胁胀满,遇情志不遂加重;兼嘈杂,嗳气频繁,泛酸。舌质淡红,舌苔薄白或薄黄,脉弦。

[治法]疏肝理气,和胃止痛。

[方药]柴胡疏肝散(《景岳全书》)。

[药物]柴胡、香附、川芎、陈皮、枳壳、白芍、炙甘草、木香、麦芽。

加减:疼痛明显者,加延胡索、三七粉(冲服);嗳气明显者,加柿蒂、旋覆花、广郁金;烦躁易怒者,加牡丹皮、栀子、佛手、青皮;伴反酸者,加海螵蛸、浙贝母、瓦楞子;苔厚腻者,加厚朴、薏苡仁;胃蠕动活跃或亢进者,加芍药、甘草;兼有热象者,加蒲公英、金银花、紫花地丁;口干者,加石斛、沙参;

畏寒者,加高良姜、肉桂。

（2）脾胃虚弱（寒）证

［主症］胃脘隐痛,喜温喜按,空腹痛重,得食痛减;畏寒肢冷,倦怠乏力,泛吐清水,口淡流涎,纳呆食少,便溏腹泻,舌淡胖、边有齿痕,舌苔薄白。脉沉细或迟。

［治法］温中健脾,和胃止痛。

［方药］黄芪建中汤（《金匮要略》）。

［药物］黄芪、白芍、桂枝、炙甘草、生姜、饴糖、大枣。

加减:泛吐清水明显者,加姜半夏、陈皮、干姜;吐酸、口苦者加砂仁、藿香、黄连、吴茱萸、乌贼骨、瓦楞子;大便潜血阳性者,加炮姜炭、白及、仙鹤草;胃黏液稀薄而多,用胃苓汤;溃疡继续变浅、变小,中心覆盖白苔,周围黏膜皱襞向溃疡集中者,加黄芪、当归、白芍;胃蠕动缓慢,加枳实、白术。胃寒重者、胃痛明显者,加吴茱萸、川椒目和制附片;肠鸣腹泻者,加泽泻、猪苓;睡眠不佳者加生龙骨、生牡蛎。

（3）脾胃湿热证

［主症］脘腹痞满或疼痛,胃脘灼热,口干口苦,身重困倦,恶心呕吐,食少纳呆,小便短黄,苔黄厚腻,脉滑数。

［治法］清利湿热,和胃止痛。

［方药］连朴饮（《霍乱论》）。

［药物］黄连、厚朴、石菖蒲、半夏、淡豆豉、栀子、芦根。

加减:舌红苔黄腻者,加蒲公英、黄芩;头身困重者,加白扁豆、苍术、藿香;恶心偏重者,加橘皮、竹茹;反酸者,加瓦楞子、海螵蛸;伴恶心呕吐者,加竹茹、陈皮;大便秘结不通者,可加大黄（后下）;气滞腹胀者加厚朴、枳实;纳呆食少者,加神曲、谷芽、麦芽以消食导滞。

（4）肝胃郁热证

［主症］胃脘灼热疼痛;口干口苦。胸胁胀满,泛酸,烦躁易怒,大便秘结。舌红,苔黄,脉弦数。

［治法］清胃泻热,疏肝理气。

［方药］化肝煎（《景岳全书》）合左金丸（《丹溪心法》）。

［药物］陈皮、青皮、牡丹皮、栀子、白芍、浙贝母、泽泻、黄连、吴茱萸。

加减:口干明显者,加北沙参、麦冬;恶心者,加姜半夏、竹茹;舌苔厚腻者,加苍术;便秘者加枳实。

（5）胃阴不足证

［主症］胃脘隐痛或灼痛,舌红少苔。饥不欲食,纳呆干呕,口干,大便干燥,脉细。

［治法］养阴益胃。

［方药］益胃汤（《温病条辨》）。

［药物］生地黄、沙参、麦冬、当归、枸杞子、佛手、白芍、炙甘草、百合、玉竹。

加减:干呕者,加姜半夏、竹茹、陈皮、苍术;泛酸嘈杂似饥者,加煅瓦楞子、浙贝母;神疲乏力者,加黄芪、太子参;舌红光剥者,加玄参、天花粉;失眠者,加酸枣仁、合欢皮;溃疡呈现红色瘢痕或白色瘢痕者,用香砂六君子汤善其后;情志不畅者,加柴胡、佛手、香橼;大便臭秽不尽者,加黄芩、黄连;胃刺痛、入夜加重者加丹参、红花、降香。

（6）胃络瘀阻证

［主症］胃脘胀痛或刺痛,痛处不移;夜间痛甚,口干不欲饮,可见呕血或黑粪。舌质紫暗或有瘀点、瘀斑。脉涩。

［治法］活血化瘀,行气止痛。

［方药］失笑散（《太平惠民和剂局方》）合丹参饮（《时方歌括》）。

[药物]生蒲黄、五灵脂、丹参、檀香、砂仁。

加减:呕血、黑便者,加三七、白及、仙鹤草;畏寒重者,加炮姜、桂枝;乏力者,加黄芪、党参、白术、茯苓、甘草。泛酸者加海螵蛸、浙贝母;胃镜下见溃疡合并有出血或患者呕血或黑粪者加白及粉。

2.专药专方治疗 徐灵胎有"一病必有一主方,一方必有一主药"的论述。强调辨证论治的同时,重视有确实疗效的专病专方治疗。余荣华等运用黄芪建中汤合丹参饮加减(黄芪、党参、丹参各20 g,白术、蒲公英、茯苓各15 g,桂枝、白芍、乌药、枳实、白及各10 g,檀香、砂仁、大枣各6 g,炙甘草8 g)治疗 PU 患者,结果总有效率90.70%,明显优于西药组的80.95%;崔松涛等予自拟姜及胃宁汤(干姜、白及、党参、茯苓、白术、三七、陈皮、半夏、砂仁、川朴、延胡索、蒲黄、海螵蛸、山药、炙甘草)治疗 106 例 PU 患者,结果显示临床总有效率、Hp 根除率及胃镜下溃疡面愈合有效率分别为95.3%、80.2%及91.5%,均高于对照组的87.0%、78.0%及79.0%。

3.常用中成药

(1)气滞胃痛颗粒:疏肝理气,和胃止痛。用于肝郁气滞、胸痞胀满、胃脘疼痛。

(2)三九胃泰颗粒:清热燥湿,行气活血,柔肝止痛。用于湿热内蕴、气滞血瘀所致的胃痛,症见脘腹隐痛、饱胀反酸、恶心呕吐、嘈杂纳减;浅表性胃炎、糜烂性胃炎、萎缩性胃炎见上述证候者。

(3)胃热清胶囊:清热理气,活血止痛。用于郁热或兼有气滞血瘀所致的胃脘胀痛,有灼热感,痛势急迫,食入痛重,口干而苦,便秘易怒,舌红苔黄等症;胃及十二指肠溃疡见上述证候者。

(4)复方田七胃痛胶囊:制酸止痛,理气化瘀,温中健脾,收敛止血。用于胃酸过多、胃脘痛、胃溃疡、十二指肠球部溃疡及慢性胃炎。

(5)金胃泰胶囊:行气活血,和胃止痛。用于肝胃气滞、湿热瘀阻所致的急慢性胃肠炎、胃及十二指肠溃疡等。

(6)甘海胃康胶囊:健脾和胃,收敛止痛。用于脾虚气滞所致的胃及十二指肠溃疡、慢性胃炎、反流性食管炎。

(7)胃康胶囊:行气健胃,化瘀止血,制酸止痛。用于气滞血瘀所致的胃脘疼痛、痛处固定、吞酸嘈杂,胃及十二指肠溃疡、慢性胃炎见上述症状者。

(8)东方胃药胶囊:舒肝和胃,理气活血,清热止痛。用于肝胃不和,瘀热阻络所致的胃脘疼痛、嗳气、吞酸、嘈杂、饮食不振、烦躁易怒等,以及胃溃疡、慢性浅表性胃炎见上述证候者。

(9)胃乃安胶囊:补气健脾,活血止痛。用于脾胃气虚、瘀血阻滞所致的胃痛,症见胃脘隐痛或刺痛、纳呆食少;慢性胃炎、胃及十二指肠溃疡见上述证候者。

(10)香砂六君丸:益气健脾、和胃。用于脾虚气滞,消化不良、嗳气食少、脘腹胀满、大便溏泄。

(11)延胡索止痛片:理气、活血、止痛。用于气滞血瘀的胃痛、胁痛。

(12)健胃愈疡片:疏肝健脾、生肌止痛。用于肝郁脾虚、肝胃不和所致的胃痛,症见脘腹胀痛、嗳气吞酸、烦躁不适、腹胀便溏;消化性溃疡见上述证候者。

(13)安胃疡胶囊:补中益气,解毒生肌。用于胃及十二指肠球部溃疡。对虚寒型和气滞型患者有较好的疗效。

4.针灸疗法 针灸疗法作为中医体系的一部分,对 PU 的治疗有一定的作用,不仅能从整体调节各系统功能,亦能增强机体免疫防御能力,显著地改善症状,提高溃疡愈合质量。常用治疗方法有毫针刺法、电针法、温针法、穴位注射法、艾灸法、针药结合法等,穴位主要选用脾胃经上的五输穴、募穴、俞穴等特定穴。

根据不同症状证型选择相应的腧穴进行针灸治疗,主穴取中脘、足三里,脾胃虚寒配伍胃俞、脾俞、内关;气滞血瘀配伍胃俞、脾俞、内关、膈俞;肝郁气滞配伍胃俞、脾俞、期门;泛酸配伍胃俞、脾俞、内关、太冲等。

主穴取中脘、足三里。根据不同证型配穴：①脾胃虚寒证多配伍胃俞、脾俞、内关穴；②气滞血瘀证主要配伍胃俞、脾俞、内关、膈俞穴；③肝郁气滞证配伍胃俞、脾俞、期门穴；④肝气犯胃证配伍内关、太冲穴；⑤脾胃虚弱证配伍胃俞、脾俞；⑥胃寒证配伍胃俞、脾俞、内关、公孙穴；⑦胃阴不足证多配伍胃俞、脾俞、内关、三阴交穴；⑧痰湿壅滞证多配伍胃俞、脾俞、内关、阴陵泉、肝俞穴。根据不同症状配穴：①泛酸多配伍胃俞、脾俞、内关、太冲；②腹胀多配伍胃俞、内关、天枢、公孙；③胃痛难忍多配伍胃俞、内关、梁丘、公孙；④乏力多配伍胃俞、脾俞、内关、气海、公孙。

5. 中药穴位贴敷

（1）寒证：热敷方，取干姜、吴茱萸等调制成药膏外敷脐部或疼痛最明显处，外敷 1～2 次/d，并配合红外线照射。

（2）热证：寒敷方，取大黄、黄柏调制成药膏外敷脐部或疼痛最明显处，外敷 1～2 次/d。

（二）西医治疗

消化性溃疡治疗目标为：去除病因，控制症状，促进溃疡愈合、预防复发和避免并发症。

1. 药物治疗　消化性溃疡药物治疗经历了 H_2 受体拮抗剂、PPI 和根除 Hp 三次里程碑式的进展，使溃疡愈合率达到95%左右，相应的外科手术大幅度减少。虽然胃蛋白酶也是发病中的一个重要因素，但其需要在酸性条件下才具有酶活性。因此，抑制胃酸可同时抑制胃蛋白酶。

（1）H_2 受体拮抗剂：是治疗消化性溃疡的主要药物之一，疗效好，用药方便，价格适中，长期使用不良反应少。常用药物有法莫替丁 20 mg 每天 2 次，尼扎替丁 150 mg 每天 2 次，雷尼替丁 150 mg 每天 2 次。H_2 受体拮抗剂治疗胃溃疡和十二指肠球部溃疡的 6 周愈合率分别为 80%～95% 和 90%～95%。

（2）PPI：抑酸作用很强，可使胃内达到无酸水平。壁细胞要再泌酸，需待新的 ATP 酶产生之后，故其抑酸时间长，可达 72 h。PPI 多在 2～3 d 内控制症状，溃疡愈合率略高于 H_2 受体拮抗剂，对一些难治性溃疡的疗效优于 H_2 受体拮抗剂，治疗胃和十二指肠溃疡 4 周的愈合率分别为 80%～96% 和 90%～100%。此外 PPI 可增强抗 Hp 抗生素的杀菌作用。

（3）根除 Hp：消化性溃疡不论活动与否，都是根除 Hp 的主要指征之一，药物选用及疗程参见幽门螺杆菌感染章节。对有并发症和经常复发的消化性溃疡患者，应追踪抗 Hp 的疗效，一般应在治疗后至少 4 周复检 Hp。根除 Hp 可显著降低溃疡的复发率。由于耐药菌株的出现、抗菌药物不良反应、患者依从性差等因素，部分患者胃内的 Hp 难以根除，此时应因人而异制定多种根除 Hp 方案。

（4）保护胃黏膜：黏膜的损伤是 PU 发生的主要矛盾之一，胃黏膜保护剂有保护胃黏膜，促进组织修复和溃疡愈合的作用，可明显缓解症状，配合抑酸药治疗以促进溃疡愈合，提高愈合质量。该类药物主要通过促进碱性黏液的分泌、黏膜血流、细胞更新、表皮生长因子的合成等增强胃黏膜屏障作用。①铋剂：这类药物分子量较大，在酸性溶液中呈胶体状，与溃疡基底面的蛋白形成蛋白-铋复合物，覆于溃疡表面，阻断胃酸、胃蛋白酶对黏膜的自身消化。此外，铋剂还可通过包裹 Hp 菌体，干扰 Hp 代谢，发挥杀菌作用。铋剂止痛效果较缓慢，4～6 周愈合率与 H_2 受体拮抗剂相仿。短期治疗血铋浓度（5～14 μg/L）低于安全阈限 50 μg/L，不良反应少，常见舌苔和粪便变黑。由于肾脏为铋的主要排泄器官，故肾功能不良者忌用铋剂。②弱碱性抗酸剂：常用铝碳酸镁、磷酸铝、硫糖铝、氢氧化铝凝胶等。这些药物可中和胃酸，短暂缓解疼痛，目前更多被视为黏膜保护剂。

（5）NSAID 相关性溃疡的治疗：NSAID 相关性溃疡发生后应尽可能停用 NSAID 或减量，或换用其他制剂。

（6）消化性溃疡的维持治疗：由于消化性溃疡治愈停药后复发率甚高，并发症发生率较高，而且自然病程长达 8～10 年，因此药物维持治疗是个重要的措施。有下列 3 种方案可供选择。①正规维持治疗：适用于反复发作、症状持久不缓解、合并存在多种危险因素或伴有并发者。维持方法：西咪替丁 400 mg 或法莫替丁 20 mg,睡前一次服用,也可口服硫糖铝 1 g,每日 2 次。正规长程维持疗法的理想时间尚难确定,多数主张至少维持 1~2 年,对于老年人、预期溃疡复发可产生严重后果者,可终身维持。②间隙全剂量治疗:在患者出现严重症状复发或内镜证明溃疡复发时,可予 6~8 周全剂量治疗,据报告约有 70%以上患者可取得满意效果。这种方法简便易行,易为多数患者所接受。③按需治疗:本法系在症状复发时,给予短程治疗,症状消失后即停药。对有症状者,应用短程药物治疗,目的在于控制症状。

2. 外科治疗　大多数消化性溃疡经过内科积极治疗后,症状缓解,溃疡愈合,如能根除 Hp 感染和坚持药物维持治疗,可以防止溃疡复发。外科治疗主要适用于:①大量出血经药物、胃镜及血管介入治疗无效时;②急性穿孔、慢性穿透溃疡;③瘢痕性幽门梗阻;④胃溃疡疑有癌变。

外科手术不只是单纯切除溃疡病灶,而是通过手术永久地减少胃酸和胃蛋白酶分泌的能力。胃大部切除术和迷走神经切断术是治疗消化性溃疡最常用的两种手术方式。胃大部切除后消化道重建主要有三种术式:①Billroth-Ⅰ式吻合,即残胃直接与十二指肠吻合;②Billroth-Ⅱ式吻合,将残留胃和近端空肠吻合,十二指肠残端缝合;③胃空肠 Roux-en-Y 吻合术。术后并发症可有:术后胃出血、十二指肠残端破裂、胃肠吻合口破裂或瘘、术后梗阻、倾倒综合征、胆汁反流性胃炎、吻合口溃疡、缺铁性贫血等营养不良。

【预后】

有效的药物治疗可使溃疡愈合率达到 95%,青壮年患者消化性溃疡死亡率接近于零,老年患者主要死于严重的并发症,尤其是大出血和急性穿孔,病死率<1%。消化性溃疡是一种具有反复发作倾向的慢性病,在多数患者是预后良好的病理过程。但高龄患者一旦并发大量出血,病情常较凶险,不经恰当处理,病死率可高达 30%。球后溃疡较多发生大量出血和穿孔。消化性溃疡并发幽门梗阻、大量出血者,以后再发生幽门梗阻和大量出血的机会增加。少数胃溃疡可发生癌变。

【健康教育】

1. 情志调摄　保持乐观的情绪,避免过度劳累与紧张是预防本病复发的关键。

2. 饮食宜忌　养成有规律的生活与饮食习惯,忌暴饮暴食,饥饱不匀。胃痛持续不已者,应在一定时期内进流质或半流质饮食,少食多餐,以清淡易消化的食物为宜,忌粗糙多纤维饮食,尽量避免进食浓茶、咖啡和辛辣食物,进食宜细嚼慢咽。

3. 用药指导　慎用 NSAID、肾上腺皮质激素等药物。

第八节　幽门螺杆菌感染

幽门螺杆菌(Helicobacter pylori,Hp)是一种定植于人胃型上皮的致病菌,主要通过口-口途径和粪-口途径在人与人之间传播。Hp 感染是一种感染性疾病,全球 Hp 感染率高达 50%。Hp 感染与消化不良、胃炎、消化性溃疡和胃癌的发生密切相关。根除 Hp 感染可减轻胃黏膜炎症,促进溃疡愈合,降低胃癌发生风险。根据 Hp 感染所致的临床症状,中医将其归属于"胃脘痛""痞满""呃逆"等疾病范畴。

【病因病机】

（一）中医病因病机

1.病因

（1）感染外邪：Hp 感染属中医所述"外邪"，外邪多从皮毛、口鼻等侵入人体。咽喉为胃之门户，邪从口入侵于胃。

（2）正气不足：《素问·刺法论》有"正气存内，邪不可干"。又如《素问·评热病论篇》所言"邪之所凑，其气必虚"。当机体的正气相对虚弱时，邪气乘虚而入。情志失调、饮食不节、劳逸过度、先天禀赋不足等因素致使人体正气损伤，外邪乘虚而入，损伤脾胃。

2.病位　Hp 感染所致疾病在胃，与肝脾密切相关。

3.病机　胃居膈下，上接食管，与脾以膜相连，同在中焦，并与脾互为表里关系。外邪犯胃，胃失和降，则出现胃脘胀痛、嗳腐吞酸等症；胃气上逆，可致恶心、嗳气、呃逆等症。肝位于横膈之下，主疏泄，对脾胃运化功能有促进作用，肝失疏泄，下乘脾土，则脾气不升，胃失和降，因而出现痞满、呃逆、胃痛等症。

（二）西医病因及发病机制

1.危险因素

（1）年龄：Hp 感染与年龄有关，儿童期是 Hp 感染的高危年龄段。

（2）生活区域、生活习惯、经济条件和受教育水平：由于地理环境、生活环境及生活习惯等的不同，Hp 在不同的生活区域呈现不同的感染率。有研究表明发展中国家的 Hp 感染率为50.8%，显著高于发达国家的34.7%。经常食用腌制蔬菜、饮用不洁水源、习惯植物油烹饪、吸烟等均与 Hp 感染有关。受教育程度高的人群 Hp 感染率显著低于受教育程度低的人群。

（3）家族聚集性：Hp 感染存在着明显的家族聚集性，有研究显示父母呈阳性的家庭中子女 Hp 感染概率显著高于父母 Hp 阴性的家庭；夫妻一方 Hp 阳性，另一方的阳性率也显著增高。

2.发病机制　Hp 为革兰氏染色阴性螺旋状细菌，仅寄居于胃型上皮细胞表面，可引起胃黏膜活动性炎症，其致病机制与以下因素有关。

（1）Hp 产生的多种酶，如尿素酶及其代谢产物氨、过氧化氢酶、歧化酶、蛋白溶解酶、磷脂酶 A 等，对黏膜有破坏作用。

（2）Hp 分泌的细胞毒素，如含有细胞毒素相关基因（CagA）和空泡毒素基因（VacA）的菌株，可导致胃黏膜上皮细胞发生空泡样变性或坏死。其他细胞毒素如黏附素（AabA 和 SabA）、外膜炎性蛋白 A（OipA）和十二指肠溃疡启动因子基因 A（DupA）等均会对胃黏膜造成损害。

（3）Hp 诱导上皮细胞释放 IL-8 和 IL-12 诱发炎症反应，损伤胃黏膜。

（4）Hp 抗体可造成自身免疫性损伤。

【临床表现】

Hp 感染症状不典型，可无明显症状，部分患者可见口苦、口气秽浊、食欲缺乏、胃脘胀满或疼痛、嗳气、泛酸、恶心呕吐等。Hp 感染可导致不同结局，从无症状的慢性活动性胃炎、消化不良（约10%）、消化性溃疡（10%~15%）直至胃恶性肿瘤（约1%）。

【实验室及其他检查】

1.侵入性方法　即依赖于胃镜的检测方法，包括组织学检测、快速尿素酶试验（RUT）、Hp 培养和聚合酶链式反应(PCR)检测,后两者多用于细菌药物敏感检测。

2.非侵入性方法

(1)包括尿素呼气试验(UBT):UBT为临床首选的检测Hp感染的非侵入性诊断方法,具有Hp检测准确性相对较高、操作方便,以及不受Hp在胃内灶性分布干扰等优点。^{13}C和^{14}C-UBT的准确度无明显区别,但由于^{14}C是不稳定核素,具有放射性,不推荐用于妊娠期、哺乳期及儿童。

(2)血清学检测:常规的血清学试验检测Hp抗体IgG,其阳性不一定是现症感染,不能用于根除治疗后复查,通常用于流行病学调查。

(3)单克隆Hp粪便抗原检测(HpSA):HpSA具有很高的准确性,但目前临床可及性较差。

【诊断与鉴别诊断】

(一)诊断

临床上符合下述4项之一者即可判断为Hp现症感染:RUT阳性、组织切片染色阳性、UBT阳性或HpSA阳性。抗胃酸分泌药物、抗生素及铋剂影响包括UBT在内的部分检测方法的准确度,在检测前需停用质子泵抑制剂至少2周,铋剂、抗生素至少4周以减少假阴性。

(二)鉴别诊断

1.慢性胃炎　几乎所有Hp感染者在组织学上均存在慢性活动性胃炎,胃炎的确诊主要依赖内镜检查和胃黏膜活检组织学检查。Hp胃炎患者内镜下常表现为弥漫性红斑、点状发红、扩大/弯曲皱襞和结节样改变,结节样改变是Hp感染的特征性表现。

2.消化性溃疡　消化性溃疡主要包括胃溃疡和十二指肠溃疡,约70%的胃溃疡和90%以上的十二指肠溃疡发生与Hp有关。其诊断主要依靠内镜检查。

3.胃癌　胃癌是全球癌症相关死亡的常见病因,而Hp感染是我国胃癌最主要的可控危险因素,Hp感染根除治疗可使胃癌发生风险降低40%,内镜检查及活检是确诊胃癌的主要手段。

【治疗】

(一)中医治疗

1.辨证论治

(1)肝胃郁热证

[主症]胃脘灼痛,两胁胀闷或疼痛,心烦易怒,反酸,口干,口苦,大便干燥。舌质红,苔黄,脉弦或弦数。

[治法]清肝和胃。

[方药]化肝煎合左金丸加减。

[药物]青皮、陈皮、白芍、牡丹皮、栀子、泽泻、浙贝母、黄连、吴茱萸。

加减:反酸明显者,可加乌贼骨、瓦楞子;胸闷胁胀者,可加柴胡、郁金。

(2)脾胃湿热证

[主症]脘腹痞满或疼痛,身体困重,大便黏滞或溏滞,食少纳呆,口苦,口臭,精神困倦。舌质红,苔黄腻;脉滑或数。

[治法]清热化湿,和胃消痞。

[方药]黄连温胆汤加减。

[药物]半夏、陈皮、茯苓、枳实、竹茹、黄连、大枣、甘草。

加减:腹胀者,可加厚朴、槟榔;嗳食酸腐者,可加莱菔子、神曲、山楂。

（3）脾胃虚弱证

［主症］胃脘胀满或胃痛隐隐,餐后加重,疲倦乏力,纳呆,四肢不温,大便溏薄。舌淡或有齿印,苔薄白;脉虚弱。

［治法］益气健脾。

［方药］香砂六君子汤加减。

［药物］木香、砂仁、陈皮、半夏、党参、白术、茯苓、甘草。

加减:痞满者,可加佛手、香橼;气短、汗出者,可加炙黄芪;四肢不温者可加桂枝、当归。

（4）脾胃虚寒证

［主症］胃痛隐隐,绵绵不休,喜温喜按,劳累或受凉后发作或加重,泛吐清水,精神疲倦,四肢倦怠,腹泻或伴不消化食物。舌淡胖,边有齿痕,苔白滑;脉沉弱。

［治法］温中补虚,和里缓急。

［方药］黄芪建中汤加减。

［药物］黄芪、芍药、桂枝、生姜、大枣、饴糖、党参、白术、干姜、甘草。

加减:便溏者,可加炮姜炭、炒薏苡仁;畏寒明显者,可加炮附子。

（5）胃阴不足证

［主症］胃脘灼热疼痛,胃中嘈杂,似饥而不欲食,口干舌燥,大便干结。舌红少津或有裂纹,苔少或无,脉细或数。

［治法］养阴益胃。

［方药］一贯煎加减。

［药物］北沙参、麦冬、地黄、当归、枸杞子、川楝子。

加减:胃痛明显者,加芍药、甘草;便秘不畅者,可加瓜蒌、火麻仁。

（6）胃络瘀阻证

［主症］胃脘痞满或痛有定处;胃痛日久不愈;痛如针刺。舌质暗红或有瘀点、瘀斑;脉弦涩。

［治法］活血化瘀。

［方药］失笑散加减。

［药物］五灵脂、蒲黄、丹参、檀香、砂仁。

加减:疼痛明显者,加延胡索、郁金;气短、乏力者,可加黄芪、党参。

2. 常用药物　目前中药抗 Hp 感染的临床应用上,以中西药联合为主,在以下情况可考虑选用铋剂四联方案联合中药治疗:①在铋剂四联方案低根除率地区实施经验性治疗;②患者存在难治性幽门螺杆菌感染。此外,在铋剂过敏或无法获取、存在明显不良反应时,可考虑以某些中药替代铋剂四联方案中的铋剂。

可在治疗后序贯应用荆花胃康胶丸(160 mg、3 次/d 或 240 mg、2 次/d,疗程为 3～4 周)或半夏泻心汤,或以大黄、黄连、黄芩为主要成分的中药方剂。研究显示应用上述方剂替代铋剂可达到与铋剂四联方案相近的根除率。

（二）西医治疗

1. Hp 根除的指征　除非有抗衡因素,Hp 感染者均应考虑接受根除治疗。Hp 根除指征见表 1-4。

表 1-4　Hp 根除指征

根除指征	推荐强度
消化性溃疡（不论是否活动和有无并发症史）	强
胃黏膜相关淋巴组织淋巴瘤	强
早期胃癌接受内镜黏膜下剥离术或胃次全切除者	强
有胃癌家族史	强
计划长期服用非甾体抗炎药（包括低剂量阿司匹林）	强
Hp 胃炎	强
胃增生性息肉	强
Hp 相关性消化不良	强
长期服用 PPI	强
不明原因的缺铁性贫血	强
原发免疫性血小板减少症	强
维生素 B_{12} 缺乏	强
证实 Hp 感染（无根除治疗抗衡因素）	强

2. 治疗方案　对符合 Hp 根除指征的感染者，在实施根除治疗前，应充分评估感染者根除的获益及一般健康状况、药物治疗可能带来的不良反应，进行个体化处理。

（1）铋剂四联方案：建议幽门螺杆菌感染初次和再次根除治疗中使用铋剂四联方案，即 PPI+铋剂+2 种抗菌药物，疗程为 14 d。

铋剂四联方案中的标准剂量 PPI 包括：奥美拉唑 20 mg、艾司奥美拉唑 20 mg、雷贝拉唑 10 mg、兰索拉唑 30 mg、泮托拉唑 40 mg、艾普拉唑 5 mg，餐前 0.5 h 口服；不同铋剂的用法略有区别，如枸橼酸铋钾 220 mg，2 次/d，餐前 0.5 h 口服；铋剂四联方案中推荐的抗菌药物组合见表 1-5。

表 1-5　铋剂四联方案中推荐的抗菌药物组合

抗菌药物组合	抗菌药物 1	抗菌药物 2
组合 1	阿莫西林 1.0 g，2 次/d	克拉霉素 500 mg，2 次/d
组合 2	阿莫西林 1.0 g，2 次/d	左氧氟沙星 500 mg，1 次/d 或 200 mg，2 次/d
组合 3	四环素 500 mg，3~4 次/d	甲硝唑 400 mg，3~4 次/d
组合 4	阿莫西林 1.0 g，2 次/d	甲硝唑 400 mg，3~4 次/d
组合 5	阿莫西林 1.0 g，2 次/d	四环素 500 mg，3~4 次/d

应注意：①含四环素和甲硝唑的铋剂四联方案在某些患者中会引起明显不良反应，建议使用前与患者充分沟通。②在克拉霉素、左氧氟沙星和甲硝唑多耐药地区，或对大环内酯类、喹诺酮类和硝基咪唑类抗菌药物均有既往用药史的患者，推测可能存在难以根除的情况时，可酌情使用含呋喃唑酮的铋剂四联方案，推荐的抗菌药物组合包括阿莫西林 1.0 g，2 次/d 联合呋喃唑酮 100 mg，2 次/d；四环素 500 mg，3~4 次/d 联合呋喃唑酮 100 mg，2 次/d。

（2）高剂量双联方案：高剂量双联方案也可用于幽门螺杆菌感染初次和再次根除治疗，阿莫西林(≥3.0 g/d,如 1.0 g/次,3 次/d 或 0.75 g/次,4 次/d)联合质子泵抑制剂(proton pump inhibitor,PPI),如艾司奥美拉唑或雷贝拉唑(双倍标准剂量,2 次/d 或标准剂量,4 次/d)。

(3)药敏指导治疗:不建议在初次根除治疗中常规进行抗菌药物敏感试验,但可在补救治疗中实施抗菌药物敏感试验。

(4)联合益生菌:在肠道微生态不稳定的患者(如功能性腹泻、腹泻型肠易激综合征和长期使用抗菌药物的患者)中,建议在幽门螺杆菌感染初次和再次根除治疗中使用铋剂四联方案联合益生菌治疗。建议在根除治疗之前和期间服用含有乳杆菌的混合菌株至少 2 周。

【预后】

根除 Hp 可改善胃黏膜炎症反应,阻止或延缓胃黏膜萎缩、肠化生发生和发展,部分逆转萎缩甚至肠化生。在胃黏膜发生萎缩和(或)肠化生前根除 Hp 几乎可完全预防肠型胃癌发生,但已发生胃黏膜萎缩和(或)肠化生时根除 Hp 不足以完全消除胃癌发生风险,因此需要对这些个体进行随访,尤其是内镜随访。对于存在胃癌高风险的人群,建议根除 Hp 治疗后定期随访检测。

【健康教育】

1. 避免家庭性感染,Hp 感染主要在家庭内传播,以家庭为单位防控 Hp 感染是阻断 Hp 感染和传播的重要策略,避免导致母婴传播的不良喂食习惯,提倡分餐制及公筷制,定期消毒餐具以减少感染 Hp 机会。

2. 保持口腔健康,戒烟。

3. 改善饮食习惯,避免喝生水、吃生的食物,同时食物应多样化;不吃霉变食物;少吃熏制、腌制、富含硝酸盐和亚硝酸盐的食物,多吃新鲜食品;避免进食过于粗糙、浓烈、辛辣食物及大量长期饮酒。

4. 保持良好心理状态及充足睡眠。

第九节　胃　癌

胃癌(gastric carcinoma,GC)指原发于胃的上皮源性恶性肿瘤,是严重威胁人类健康的恶性肿瘤之一。我国胃癌发病率仅次于肺癌,居第二位,死亡率排第三位,虽早期胃癌治愈率高,但我国胃癌新发病例大多已是中晚期,5 年生存率低于 40%,目前胃癌临床诊疗存在早诊率低、肿瘤负荷大、异质性强和患者预后差等难点。中医传统无胃癌病名,多根据证候特征而论述,如《黄帝内经》:"饮食不下,膈塞不通,邪在胃脘""胃脘当心而痛,上支两胁,甚则呕吐,膈咽不通";《金匮要略》始提"胃反"之病名,"朝食暮吐,暮食朝吐,宿食不化,名曰胃反",将其归于"胃脘痛""心腹痛""胃反""伏梁""癥瘕""脾积""积聚""食痹"等范畴。

【病因病机】

(一)中医病因病机

1. 六淫邪毒　癌瘤的发生与外邪侵袭有关,人体被外邪所中,积久成疾。《灵枢·九针论》指出:"四时八风客于经络之中,为瘤病也。"胃癌患者受邪毒侵犯,气不行津运血,使痰瘀渐聚,久成胃癌。

2. 饮食不节　饮酒过度或恣食辛香燥热、熏制、腌制、油腻、霉变之品,致使脾失健运,不能运化水谷精微,气滞津停,酿湿生痰;或过食生冷制品,败伤脾胃之阳气,不能温化水饮,则水湿内生,久成湿毒,聚成胃癌。

3. 情志不遂　情志不畅引起五脏气机失调,忧思伤脾,脾伤则气结,气结则津液不能输布,聚而成痰;恼怒伤肝,肝伤则气郁,气郁则血液不能畅行,积而为瘀,痰瘀互结,壅塞腔道,阻隔胃气,发为胃癌。

4. 正气内虚　先天脾肾不足或年老体虚者,正气不足,脾胃虚弱;或素有胃痛、痞满或其他疾病久治未愈者,正气耗损,脏腑失养,功能失调,气血紊乱,而致本病。

病位在胃,但与肝、脾、肾等脏关系密切,胃与脾相表里,脾为胃行其津液,若脾失健运则酿湿生痰,阻于胃腑;胃气以降为顺,以通为用,其和降有赖于肝气之条达,肝失条达则胃失和降,气机郁滞,进而可以发展为气滞血瘀,日久形成积块;中焦脾胃有赖肾之元阴、元阳的濡养、温煦,若肾阴不足,失于濡养,胃阴不足,胃失濡润可发为胃癌,或肾阳不足,脾胃失于温煦,虚寒内生,阳气不足无以化气行水,则气滞、痰阻、瘀血变证丛生。本病初期痰气交阻、痰湿凝滞为患,以标实为主;久病则以虚实夹杂或虚证为主,虚以胃阴亏虚、脾胃虚寒和气血两虚为主,实则以痰瘀互结多见。

(二)西医病因及发病机制

1. 感染因素　Hp 是一种螺旋状和鞭毛状的革兰氏阴性杆菌,常定植于非酸性分泌的胃黏膜,如胃窦和贲门。Hp 感染与 GC 的关系非常密切,被划分为一类致癌物质,是导致胃腺癌级联反应的一种致病因子,Hp 损伤胃黏膜细胞,引起慢性炎症,继而引发多阶段的癌变过程,即慢性胃炎、萎缩性胃炎、肠化生、异型增生和胃癌。EB 病毒与多种 B 细胞和上皮细胞瘤有关,EB 病毒相关性 GC 是 GC 的一种重要类型,其发病原因与机制尚不明确。

2. 遗传因素　GC 患者常有明显的家族聚集性,一级亲属发生 GC 的风险较普通人增加 1.5 ~ 3.5 倍,CDH1 是最早发现的与家族弥散型胃癌发生相关的基因,近年来又相继发现 ATM、PALB2、BRAC1 等基因的遗传性突变与胃癌的发生相关,对于非家族弥散型胃癌的遗传因素还有待挖掘。但由于 GC 患者家族内生活环境及饮食习惯具有一定程度的类似,遗传因素是不是独立于其他发病因素仍需进一步研究。

3. 环境因素　我国胃癌发病地区差异明显,以西北地区和东南沿海地区较为集中,有研究表明这与该地区的地质分布、土壤及饮用水质等因素有关。吸烟行为是独立的胃癌危险因素,吸烟者每日吸烟数量越多,胃癌的发病风险越高,并且持续吸烟还会影响胃癌的复发率和生存率。在饮食方面,饮酒、高淀粉饮食、高盐饮食、高脂肪饮食或营养不均衡的饮食方式如缺乏维生素等行为,都与 GC 发展存在一定的联系。

【临床表现】

1. 症状　早期 GC 患者临床症状无特异性表现,可表现出类似消化不良、慢性胃炎、消化性溃疡等病的症状,包括:上腹不适、胀满或隐痛,餐后明显;食欲减退、嗳气、反酸、恶心、呕吐、黑便等。进展期胃癌除上述症状还可出现:①体重减轻、贫血、乏力。②上腹部疼痛逐渐加重且无规律,若出现腰背放射痛,提示肿瘤可能侵犯至胰腺和腹腔神经丛;若腹部疼痛突然加剧,提示可能出现肿瘤所致胃穿孔。③恶心、呕吐加剧,多由肿瘤进一步加重梗阻或引起胃功能紊乱所致;贲门部肿瘤可导致进行性加重的吞咽困难及反流;胃窦部癌引起幽门梗阻时可出现呕吐宿食等症。④出血和黑便,肿瘤累及周围血管引起消化道出血,出血量少时仅见便潜血阳性,出血量大时可见呕血及黑便。⑤其他症状如腹泻、胃癌转移所导致的副肿瘤综合征症状等。晚期患者可出现严重消瘦、贫血、水肿、发热、黄疸和恶病质表现。

2. 体征 一般 GC 尤其是早期 GC,常无明显的体征,进展期及晚期 GC 患者可出现下列体征:①上腹部深压痛,是胃癌最常见的体征,有时可伴有一定程度的腹肌紧张;②上腹部扪及肿块,胃癌女性患者若扪及可推动的肿块,应考虑 Krukenberg 瘤的可能;③肿瘤引起的胃、肠梗阻体征,幽门梗阻时可见胃型蠕动波及振水音,肠道或肠系膜的肿瘤转移灶导致部分或完全性肠梗阻可见肠鸣音亢进或消失及肠型蠕动波;④伴腹膜转移时可见液波震颤、移动性浊音等体征;⑤锁骨上淋巴结肿大,胃癌常先侵犯左侧锁骨上淋巴结;⑥直肠前窝肿物;⑦脐部肿块等。

锁骨上淋巴结肿大、腹水征、下腹部盆腔包块、脐部肿物、直肠前窝种植结节、肠梗阻等体征均提示胃癌晚期。

【实验室及其他检查】

1. 胃镜检查 胃镜检查是确诊 GC 的重要检查手段,可确定肿瘤位置,获得组织标本以行病理检查。内镜检查前须完成充分的准备,建议应用去泡剂和去黏液剂等。经口插镜后,内镜直视下从食管上端开始循腔进镜,依次观察食管、贲门、胃体、胃窦、幽门、十二指肠球部及十二指肠降部,退镜时依次从十二指肠、胃窦、胃角、胃体、胃底贲门、食管退出,依次全面观察、应用旋转镜身、屈曲镜端及倒转镜身等方法观察上消化道全部,尤其是胃壁的大弯、小弯、前壁及后壁,观察黏膜色泽、光滑度、黏液、蠕动及内腔的形状等,如发现病变则需确定病变的具体部位及范围,并详细在记录表上记录。

2. X 线气钡双重对比造影定位 诊断优于常规 CT 或 MRI,对临床医师手术方式及胃切除范围的选择有指导意义,但其诊断的敏感性及特异性尚有不足,目前多作为辅助诊断的补充检查。

3. 超声检查 因简便易行、灵活直观、无创、无辐射等特点,可作为 GC 患者的常规影像学检查。充盈胃腔之后常规超声可显示病变部位胃壁层次结构,判断浸润深度,是对胃癌 T 分期的有效补充;彩色多普勒血流成像可以观察病灶内血供;超声双重造影可在观察病灶形态特征的基础上观察病灶及周围组织的微循环灌注特点;此外超声检查可发现腹盆腔重要器官及淋巴结有无转移,颈部、锁骨上淋巴结有无转移;超声引导下肝脏、淋巴结穿刺活检有助于肿瘤的诊断及分期。

4. CT 检查 CT 检查应为首选临床分期检查,我国多层螺旋 CT 广泛普及,特别推荐胸腹盆腔联合大范围扫描。在无 CT 增强对比剂禁忌情况下均采用增强扫描,常规采用 1 mm 左右层厚连续扫描,并推荐使用多平面重建图像,有助于判断肿瘤部位、肿瘤与周围脏器(如肝脏、胰腺、膈肌、结肠等)或血管关系及区分肿瘤与局部淋巴结,提高分期信心和准确率。为更好地显示病变,推荐口服阴性对比剂(一般扫描前口服 500 ~ 800 mL 水)使胃腔充分充盈、胃壁扩张,常规采用仰卧位扫描,对于肿瘤位于胃体下部和胃窦部,可以依检查目的和患者配合情况采用特殊体位(如俯卧位、侧卧位等),建议采用多期增强扫描。CT 对进展期 GC 的敏感度为 65% ~ 90%,早期 GC 约为 50%,因而不推荐使用 CT 作为 GC 初诊的首选诊断方法,但在 GC 分期诊断中推荐为首选影像方法。

5. MRI 检查 MRI 检查推荐用于对 CT 对比剂过敏者或其他影像学检查怀疑转移者。MRI 有助于判断腹膜转移状态,必要时可酌情使用。增强 MRI 是 GC 肝转移的首选或重要补充检查,特别是注射肝特异性对比剂更有助于诊断和确定转移病灶数目、部位。腹部 MRI 检查对了解 GC 的远处转移情况与增强 CT 的准确度基本一致,对胃癌 N 分期的准确度及诊断淋巴结侵犯的敏感度较 CT 更高,MRI 多 b 值 DWI 对胃癌 N/T 分级有价值。MRI 检查能较好地显示软组织对比结果,随着 MRI 扫描技术的进步,对于进展期食管胃结合部癌,CT 平扫不能明确诊断,或肿瘤导致超声内镜无法完成时,可尝试使用 MRI。

6. PECT 检查 PECT 可辅助 GC 分期,但由于其检查费用昂贵,有辐射性,不作为 GC 的常规检查推荐,如 CT 怀疑有远处转移者可应用 PECT 评估患者全身情况。此外,目前临床认为 PECT 对于放化疗或靶向治疗的疗效评价也有一定价值,但亦不做常规推荐。在部分 GC 组织学类型中,肿瘤和正常组织的代谢之间呈负相关联系,如黏液腺癌、印戒细胞癌、低分化腺癌通常是 ^{18}F-FDG 低摄取的,故此类患者应慎重应用。

7.肿瘤标志物 GC 的血液检查以肿瘤标志物为主,广泛应用于临床诊断,肿瘤标志物的联合检测为临床医师提供了动态观察肿瘤发生发展及临床疗效评价和患者预后的依据,提高了检出率和鉴别诊断准确度。推荐 GC 常规肿瘤标志物检查是 CA72-4、癌胚抗原(CEA)及 CA19-9,可在部分患者中进一步检测甲胎蛋白(AFP)和 CA125,CA125 主要针对考虑 GC 腹膜转移患者,甲胎蛋白(AFP)对于特殊病理类型的 GC,具有一定的诊断和预后价值。CA242 和肿瘤特异性生长因子(TSGF)、胃蛋白酶原 PG Ⅰ 和 PG Ⅱ 的敏感性、特异性尚有待研究。

8.超声内镜 超声内镜(endoscopic ultrasound,EUS)被认为是胃肠道肿瘤局部分期的最精确方法,对胃癌 T 分期(特别是早期癌)和 N 分期的意义不亚于甚至超过 CT 检查,常用以区分黏膜层和黏膜下层病灶,动态观察肿瘤与邻近脏器的关系,并可通过 EUS 引导行淋巴结穿刺活检,从而明显提高局部 T、N 分期准确率。EUS 结果的准确性取决于操作者的能力水平,对拟施行内镜下黏膜切除术(endoscopic mucosal resection,EMR)或内镜下黏膜剥离术(endoscopicsubmucosal dissection,ESD)等内镜下治疗者必须进行此项检查。

【诊断与鉴别诊断】

(一)诊断

GC 诊断分为定性诊断、定位诊断和分期诊断,定性诊断主要是确定肿瘤的性质,定位诊断主要是确定肿瘤的位置和范围,分期诊断主要是判断肿瘤严重程度,诊断依据包括症状体征、实验室检查、胃镜检查及活组织检查、X 线检查、CT 检查等。定性诊断主要靠胃镜检查及活组织检查,通过胃镜下取病变组织化验,以确定肿瘤性质,定位诊断及分期诊断在胃镜基础上结合胸腹部增强 CT 等检查,胸部 CT 可以帮助判断有没有肺转移,腹部 CT 可以帮助判断肿瘤的位置、大小、有无其他腹腔脏器转移等。

GC 分期初步分为早期 GC 和进展期 GC,早期 GC 局限于黏膜或黏膜下层,无论是否有淋巴结转移,进展期 GC 则浸润至肌层或更深,进一步分期标准为 TNM 分期。

1.原发肿瘤(T)

TX:主要(原发)肿瘤无法评估。

T0:没有发现主要肿瘤的迹象。

Tis:癌细胞局限于黏膜上皮层,并没有生长到更深层组织,这一阶段又称为原位癌。

T1a 期:癌细胞浸润至固有层或黏膜肌层。

T1b 期:癌细胞浸润至固有层和黏膜肌层并长入黏膜下层。

T2:癌细胞浸润至肌层。

T3:癌细胞浸润至浆膜层。

T4a:癌细胞突破浆膜层,但没有侵犯附近的任何组织或器官。

T4b:癌细胞不仅突破浆膜层且扩散到了附近的组织或器官(脾、肠、胰腺、肾脏等或其他结构如大血管)。

2.区域淋巴结(N)

NX:附近(区域)淋巴结无法评估。

N0:未扩散到附近的淋巴结。

N1:癌症已经扩散到附近 1~2 个淋巴结。

N2:癌症已经扩散到附近 3~6 个淋巴结。

N3:癌症已经扩散到附近 7 个或更多淋巴结。

N3a:癌细胞已经扩散到附近 7~15 个淋巴结。

N3b:癌细胞已经扩散到附近 16 个或更多淋巴结。

3. 远处转移(M)

M0:无远处转移。

M1:有远处转移。

根据以上 T、N、M 的评估结果组合,临床将 GC 分为 Ⅰ、Ⅱ、Ⅲ、Ⅳ 4 期,该分期有助于判断患者预后(治愈的机会和存活时间),了解治疗方式的疗效和成果,对治疗的效果进行预测,选择合适的治疗方法,比较同一种癌症病情的轻重:

0 期:TisN0M0

Ⅰ A 期:T1N0M0

Ⅰ B 期:T1N1M0、T2N0M0

Ⅱ A 期:T1N2M0、T2N1M0、T3N0M0

Ⅱ B 期:T1N3M0、T2N2M0、T3N1M0、T4aN0M0

Ⅲ A 期:T2N3M0、T3N2M0、T4aN1M0

Ⅲ B 期:T3N3M0、T4aN2M0、T4bN0M0、T4bN1M0

Ⅲ C 期:T4aN3M0、T4bN2M0、T4bN3M0

Ⅳ期:任何 T 任何 N 与 M1

(二)鉴别诊断

1. 与胃良性溃疡鉴别　胃良性溃疡一般病程较长,曾有典型溃疡疼痛反复发作史,抗酸剂治疗有效,多不伴有食欲减退。除非合并出血、幽门梗阻等严重的合并症,多无明显体征,不会出现近期明显消瘦、贫血、腹部肿块甚至左锁骨上窝淋巴结肿大等。更为重要的是 X 线钡餐和胃镜检查,良性溃疡直径常小于 2.5 cm,圆形或椭圆形龛影,边缘整齐,蠕动波可通过病灶;胃镜下可见黏膜基底平坦,有白色或黄白苔覆盖,周围黏膜水肿、充血、黏膜皱襞向溃疡集中。

2. 与胃淋巴瘤鉴别　胃淋巴瘤占胃恶性肿瘤的 2%~7%。95% 以上的胃原发恶性淋巴瘤为非霍奇金淋巴瘤,常广泛浸润胃壁,形成一大片浅溃疡。以上腹部不适、胃肠道出血及腹部肿块为主要临床表现。

3. 与胃肠道间质瘤鉴别　间叶源性肿瘤约占胃肿瘤的 3%,肿瘤膨胀性生长,可向黏膜下或浆膜下浸润形成球形或分叶状的肿块。瘤体小症状不明显,可有上腹不适或类似溃疡病的消化道症状,瘤体较大时可扪及腹部肿块,常有上消化道出血的表现。

4. 与胃神经内分泌肿瘤鉴别　神经内分泌肿瘤是一组起源于肽能神经元和神经内分泌细胞的具有异质性的肿瘤,所有神经内分泌肿瘤均具有恶性潜能。这类肿瘤的特点是能储存和分泌不同的肽和神经胺。其诊断以组织学活检病理为金标准,常规的 HE 染色不足以充分诊断本病,目前免疫组织化学染色方法中突触素蛋白和嗜铬粒蛋白 A 染色为诊断本病的必检项目,并需根据核分裂象等对本病进行分级。

5. 与胃良性肿瘤鉴别　胃良性肿瘤占全部胃肿瘤的 2% 左右,按组织来源可分为上皮细胞瘤和间叶组织瘤,前者常见为胃腺瘤,后者以平滑肌瘤常见。一般体积较小,发展较慢,胃窦和胃体多见,常无明显临床表现,X 线钡餐为圆形或椭圆形的充盈缺损。

【治疗】

（一）中医治疗

辨证要点：辨证候虚实。胃癌早期，多见痰气交阻、痰湿凝结之证，以邪实为主；中晚期则多见胃阴亏虚、脾胃虚寒、气血两虚等本虚标实而以正虚为主之证。辨胃气的有无。食欲尚可、舌苔正常、面色荣润、脉搏从容和缓是有胃气之象，病情尚浅，预后较好；反之，则胃气衰败，病情重，预后不良。

1. 中医辨证论治

（1）肝气犯胃证

[主症]胃脘满闷作胀或痛，窜及两胁，呃逆嗳气，吞酸嘈杂，胃纳减退，情志不遂，舌淡红或暗红，苔薄白或薄黄，脉沉或弦。

[治法]疏肝理气，和胃降逆。

[方药]柴胡疏肝散。

[药物]陈皮、柴胡、川芎、香附、枳壳、芍药、甘草。

加减：若闷胀疼痛重者，可加厚朴、郁金；若呕吐痰涎者，可加半夏、旋覆花。

（2）痰湿凝滞证

[主症]胃脘满闷，面黄虚胖，呕吐痰涎，腹胀便溏，痰核累累，舌淡滑，苔滑腻，脉滑。

[治法]健脾燥湿，化痰散结。

[方药]二陈汤。

[药物]半夏、橘红、白茯苓、甘草。

加减：若腹胀便溏重者，可加猪苓、泽泻、苍术。

（3）瘀血内结证

[主症]胃脘刺痛而拒按，痛有定处，或者可扪及腹内积块，腹满不食，或呕吐物如赤豆汁样，或黑便如柏油样，或左颈窝有痰核，形体日渐消瘦，舌质紫黯或有瘀点，脉涩。

[治法]活血化瘀，行气止痛。

[方药]失笑散或膈下逐瘀汤加减。

[药物]五灵脂、蒲黄、当归、川芎、桃仁、丹皮、赤芍、乌药、延胡索、甘草、香附、红花、枳壳。

加减：出血重者，可配伍白及、仙鹤草、地榆、槐花；痰核明显者，加海藻、瓜蒌。

（4）胃热伤阴证

[主症]胃脘部灼热，口干欲饮，胃脘嘈杂，食后剧痛，进食时可有吞咽哽噎难下，甚至食后即吐，纳差，五心烦热，大便干燥，形体消瘦，舌红少苔，或舌黄少津，脉细数。

[治法]清热养阴，益胃生津。

[方药]玉女煎。

[药物]石膏、熟地黄、知母、麦冬、牛膝。

加减：若大便干结难解，加火麻仁、郁李仁润肠通便。

（5）脾胃虚寒证

[主症]胃脘隐痛，喜温喜按，腹部可触及积块，朝食暮吐，或暮食朝吐，宿食不化，泛吐清涎，面色㿠白，肢冷神疲，面部、四肢浮肿，便溏，大便可呈柏油样，舌淡而胖，苔白滑润，脉沉缓。

[治法]温中散寒，健脾和胃。

[方药]理中汤。

[药物]人参、干姜、甘草、白术。

加减:若肢冷、呕吐、便溏等虚寒症状明显者,可加肉桂、附子;若全身浮肿者,可合真武汤;若见便血者,可合黄土汤。

(6)气血两亏证

[主症]胃脘疼痛绵绵,全身乏力,心悸气短,头晕目眩,面色无华,虚烦不眠,自汗盗汗,面浮肢肿,或可扪及腹部积块,或见便血,纳差,舌淡苔白,脉沉细无力。

[治法]益气养血。

[方药]十全大补汤。

[药物]人参、肉桂、川芎、熟地黄、茯苓、白术、炙甘草、黄芪、当归、白芍。

加减:若心悸不寐重者加远志、炒酸枣仁;若大便稀薄者,加白扁豆、肉豆蔻;若有水肿者,加桂枝、补骨脂。

2.常用中成药

(1)平消片:主要药物有马钱子、枳壳、郁金、干漆、五灵脂、白矾、火硝、仙鹤草,功效为活血行气,散结消痰,扶助正气。

(2)复方天仙胶囊:由天花粉、威灵仙、人参、黄芪、乳香等组成,功效为清热解毒,活血化瘀,散结止痛,用于瘀毒内结型胃癌。

(3)抗癌平丸:主要组成为珍珠菜、藤梨根、香茶菜、肿节风、蛇莓、半枝莲、兰香草、白花蛇舌草、石上柏、蟾酥,功效为清热解毒,散瘀止痛,用于热毒瘀结型胃癌。

(4)复方万年青胶囊:主要组成有虎眼万年青、半支莲、虎杖、郁金、白花蛇舌草、人参、丹参、黄芪、全蝎、蜈蚣,功效为解毒化瘀,扶正固本,用于瘀毒内结,正气不足型胃癌。

3.针灸疗法　针灸疗法多从调节脾、胃功能取穴论治,可选择胃俞、脾俞、足三里、条口、丰隆、上巨虚、下巨虚等穴,运用针刺补泻手法、温和灸、回旋灸等手法缓解临床消化系统症状,伴呕吐者可配伍内关、中脘等,胃脘疼痛明显者,可配伍合谷、膈俞。

4.穴位敷贴法　穴位敷贴法是常用中医外治法,使用简便,安全无痛,选穴常用神阙、足三里、天枢、中脘等,常用敷贴药物有大黄、芒硝、五磨脐贴等。

5.穴位注射法　穴位注射法是将中药提取物、维生素、西药等通过穴位注射到体内的一种防治疾病的方法,其通过针刺对穴位的刺激和药物的靶向作用,达到疗效,足三里是穴位注射的常用穴,常用的注射液有维生素K、新斯的明、复方苦参注射液等。

(二)西医治疗

1.治疗原则　综合治疗是总的指导原则,即根据肿瘤病理学类型及临床分期,结合患者一般状况和器官功能状态,采取多学科综合治疗(multidisciplinary team, MDT)模式(包括胃肠外科、消化内科、肿瘤内科、内镜中心、放疗科、介入科、影像科、康复科、营养科等),计划性地合理做出手术、化疗、放疗或生物靶向等治疗方案,从而最大程度地抑制甚至根除肿瘤,达到延长患者生命周期,改善生活质量的目的。

2.治疗方式　目前临床针对无淋巴结转移证据的早期胃癌,主张根据肿瘤侵犯深度,酌情考虑内镜下治疗或手术治疗,术后无须辅助放疗或化疗。针对胃癌局部表现进展期或早期胃癌伴有淋巴结转移者,应当采取以手术为主的综合治疗,根据肿瘤浸润深度和淋巴结转移部位、数目等情况,酌情选择直接行根治性手术或术前先行放疗、辅助化疗控制肿瘤发展,再行根治性手术,对于成功实施根治性手术的局部进展期胃癌患者,要求根据术后病理检查结果选择辅助治疗方案,如辅助化疗,必要时可考虑辅助化疗与放疗结合。术后复发性胃癌及胃癌伴远处转移的患者,建议采取以药物治疗为主的综合治疗方案,必要时给予姑息性手术、放射治疗、介入治疗、射频治疗等局部治疗,并同时积极给予止痛、支架置入、营养支持等最佳的对症支持治疗。

(1)早期胃癌的内镜治疗:早期胃癌的治疗方法包括内镜下切除和外科手术。与传统外科手术相比,内镜下手术治疗具有创伤小、并发症少、恢复快、费用低等优点,且与外科手术治疗疗效相当,5年生存率均可超过90%,因此国际多项指南共识均推荐内镜下切除为早期胃癌的首选治疗方式。

早期胃癌内镜下切除术主要包括内镜下黏膜切除术(endoscopic mucosal resetion,EMR)和内镜下黏膜剥离术(endoscopic submucosal dissection,ESD)。EMR指内镜下将黏膜病灶整块或分块切除,常用于胃肠道表浅肿瘤诊断和治疗,目前尚缺乏足够的证据评价EMR对早期胃癌的疗效,因此不推荐使用EMR治疗早期胃癌,ESD是在EMR基础上发展起来的新技术,主要根据肿瘤部位、大小、浸润深度,选择使用特殊电切刀如IT刀、Dua刀、Hook刀等,在内镜下逐渐分离黏膜层与固有肌层之间的组织,最后将病变黏膜层及黏膜下层完整剥离,达到肿瘤切除的效果,目前推荐ESD作为早期胃癌内镜下治疗的标准手术方式。

早期胃癌行ESD手术治疗须注意是否有以下禁忌证:①明确淋巴结转移的早期胃癌;②癌症侵犯固有肌层;③患者存在凝血功能障碍。另外,抬举征阴性是ESD手术的相对禁忌证,因为在病灶基底部的黏膜下层注射盐水后局部不能形成隆起,则提示可能病灶基底部的黏膜下层与肌层之间已有粘连,此时行ESD治疗发生穿孔的危险性较高。

(2)外科手术:对于无法行内镜下治疗的胃癌患者,外科手术切除是主要治疗手段,这也是目前可能治愈胃癌的唯一方法。胃癌手术分为根治性手术和非根治性手术两大类,根治性手术要求完整切除原发病灶,并且彻底清扫区域淋巴结,主要包括标准手术、改良手术和扩大手术;非根治性手术主要以缓解症状为目的,主要包括姑息手术和减瘤手术。

根治性手术:改良手术主要针对分期较早的肿瘤,要求切除部分胃或全胃,同时进行D1(包括切除胃大、小网膜及其包含在贲门左右、胃大、小弯及胃右动脉旁的幽门上、幽门下淋巴结及胃左动脉旁淋巴结)或D1+淋巴结清扫。标准手术是以根治胃癌为目的,要求必须切除2/3以上的胃,并且进行D2淋巴结清扫(在D1的基础上,再清扫腹腔干、肝总动脉、脾动脉和肝十二指肠韧带的淋巴结)。扩大手术包括联合脏器切除或(和)D2以上淋巴结清扫的扩大手术。

非根治性手术:姑息手术主要针对出现肿瘤并发症的患者,如出血、梗阻等,主要的手术方式包括胃姑息性切除、胃空肠吻合短路手术和空肠营养管置入术等。减瘤手术主要针对存在不可切除的肝转移或者腹膜转移等无法治愈的胃癌,目前不推荐开展。

(3)化学药物治疗:化学药物治疗主要是为了缓解肿瘤导致的临床症状,改善患者生活质量,延长生存期,适用于全身状况良好、主要脏器功能基本正常的无法切除、术后复发转移或姑息性切除术后的患者,临床开展化疗应当严格掌握临床适应证,排除禁忌证,并在肿瘤内科医师的指导下施行,治疗前应当充分考虑患者的疾病分期、年龄、体力状况、治疗风险、生活质量及患者意愿等,避免治疗过度或治疗不足,治疗中及时评估化疗疗效,密切监测及防治不良反应,并酌情调整药物和(或)剂量。临床常用的化疗药物包括:5-氟尿嘧啶(5-FU)、卡培他滨、替吉奥、顺铂、奥沙利铂、紫杉醇、多西他赛、白蛋白紫杉醇、伊立替康、表阿霉素等;靶向治疗药物包括曲妥珠单抗、阿帕替尼。化疗方案主要是2药联合或3药联合方案:2药方案包括5-FU/亚叶酸钙(LV)+顺铂(FP)、卡培他滨+顺铂(XP)、替吉奥+顺铂(SP)、5-FU+奥沙利铂(FOLFOX)、卡培他滨+奥沙利铂(XELOX)、替吉奥+奥沙利铂(SOX)、卡培他滨+紫杉醇、卡培他滨+多西他赛、5-FU+伊立替康(FOLFIRI)等。

(4)放射治疗:放射治疗是恶性肿瘤的重要治疗手段之一,胃癌术后局部区域复发和远处转移风险很高,因此往往要求临床将手术、化疗、放疗、分子靶向治疗等方式结合,综合制订出合理的治疗方案,才可使患者最大获益。放疗适用于以下情况的胃癌患者:①一般情况好,KPS评分≥70分或ECOG评分0~2分;②局部晚期胃癌的术前放疗;③不可手术切除的胃癌;④拒绝接受手术治疗或因内科疾病原因不能耐受手术治疗的胃癌;⑤术后辅助放疗无远处转移;⑥局部区域复发的胃癌;⑦晚期胃癌的减症放疗。

【预后】

胃癌发生发展是一个复杂的生物学过程,其预后取决于癌肿的部位与范围、组织类型、浸润胃壁的深度、转移情况、手术方式等因素,目前达成共识最能反映胃癌预后的是 TNM 分期,日本胃癌研究会数据表明,按照国际标准 5 年生存率评价不同分期胃癌预后,分别为 Ⅰa 期是 93% ~96%,Ⅰb 期是 85% ~87%;Ⅱa 期是 60% ~68%,Ⅱb 期是 50% ~60%;Ⅲa 期是 44% ~50%,Ⅲb 期是 24% ~31%;Ⅳ期已是终晚期胃癌,5 年生存率仅为 8% ~17%。因此临床患者 TNM 分期越早,生存率越高,预后越好;分期越晚,生存率越低,预后越差。另外,肿瘤的起源生长是其生物学行为的一种表现,分化类型越高,异型性越低的胃癌预后越好,分化类型越低,异型性越高的胃癌预后越差。

【健康教育】

1. 术后监测 胃癌术后的胃镜随访主要目的是及时发现新生肿瘤或原发肿瘤复发,胃镜下可观察术后残胃及吻合口情况,必要时可取局部组织活检以判断肿瘤复发情况。术后患者胃镜检查的监测时间应遵循术后第 1 年内完成一次胃镜检查,并于胃镜检查时行病理活检,若活检结果发现有高级别不典型增生或者胃癌复发证据,则需于 1 年内再次复查,对于胃镜及病理结果未见异常者,建议规律每年进行 1 次胃镜检查。此外,胃癌术后患者还应定期进行血常规等血液学检查,全胃切除或大部分胃切除会影响人体对维生素 B_{12} 和叶酸的吸收利用,继而出现巨幼红细胞贫血,应根据化验结果适当补充维生素 B_{12} 和叶酸。

2. 体重管理 胃癌患者都应保持自己的体重在一个健康范围内波动,如果是胃癌术后患者,更应定期监测体重,临床鼓励患者少食多餐,必要时转诊至营养科或营养部门进行个体化营养方案指导,关注并积极评估处理引起体重减轻的医疗和(或)心理社会因素。

3. 饮食管理 重视植物来源的健康饮食,食物要保鲜,节制盐腌或烟熏食物,多食新鲜蔬菜、水果及奶制品,增加食物中蛋白质含量,可根据治疗后遗症按需调整饮食结构。

4. 生活管理 采取健康的生活方式,适当参与体力活动,尽量每日进行至少 30 min 的中等强度运动。

5. 其他 限制饮酒、建议戒烟。

第十节 胃下垂

胃下垂是指站立位时,胃小弯弧线最低点降至髂嵴连线以下,是常见的脏器下垂疾病之一,多见于瘦长体型、久病体弱、经产妇与腹部手术者。随着生活节奏的加快、工作压力的增加及饮食结构的改变,其发病率逐年上升。临床表现为脘腹胀满、嗳气、恶心呕吐、纳差、消瘦等,严重影响日常生活。胃下垂根据临床症状,可分为胃型和肠型,胃型主要表现为饭后胃脘胀满甚至疼痛不适,可见脐周鼓起,叩诊振水音或鼓音,鼓起部分会自行消失;肠型主要表现为便秘和餐后腹痛。也有胃型和肠型并存的病例。

有关胃下垂的记载最早源于《灵枢·本藏》:"脾应肉,肉䐃坚大者胃厚,肉䐃么者胃薄。肉䐃小而么者胃不坚;肉䐃不称身者胃下,胃下者,下脘约不利。肉䐃不坚者,胃缓。"根据其临床表现特征而归属于"胃缓""胃下""胃脘痛""痞满""呕吐""腹胀"等范畴。

【病因病机】

（一）中医病因病机

1.病因　本病的病因复杂,成因为脾气不升,外感或误治,其发病多与禀赋薄弱、饮食失调、过度劳累、七情内伤等有关。

2.病位　在胃,与脾、肝、肺、肾、心等脏腑功能失调密切相关。

3.病机　脾虚胃滞为核心病机,其中脾虚为本,胃滞为标。病性以虚证为多,或虚实夹杂;本虚表现为脾胃虚弱,中气下陷,胃体失于固托;标实则表现为脘腹坠胀,脾运失职,水谷津液输布失司,聚而为饮成痰,阻遏气机。脾虚则气血不足,肌肉不丰,日久则形神失养;胃滞则通降失调,水谷积滞,化湿热,成痰饮。《金匮要略》曰:"凡饮食滋味以养于生,食之有妨,反能有害……若得宜则益体,害则成疾,以此致危。"脾胃升降相因、纳运相合、共司水谷运化,维持内脏位置的恒定。饮食不节,损伤脾胃,致脾胃运化不及,气机升降失调,出现胃下垂。本病初病在经,久病入络;病理因素为食滞、饮停、气滞和血瘀。

（二）西医病因及发病机制

引起胃下垂的原因有先天和后天两种。患者后天长期劳累,大脑过度疲劳,强烈的神经刺激和情绪波动不断作用于大脑皮质,使其中枢功能失调,导致自主神经功能紊乱,胃紧张力减弱,蠕动缓慢,功能减退,少数患者因胃肠蠕动功能亢进,食物在胃内停留时间较短,营养物质不易被吸收,可见日益消瘦,同时易见其他脏器下垂。胃下垂的发病因素可概括为肌源性、神经源性、激素变化、代谢性因素和其他相关因素5种。肌源性由ICCS细胞数量的改变、平滑肌细胞结构的破坏、胃肠道连接处的收缩活动改变等原因引起。

胃下垂的发病机制多为膈肌悬吊力减弱,腹肌松弛,腹内脏器韧带松弛功能减退,腹内压下降,胃张力降低,导致胃位置降低形成无张力型胃,进而出现站立时胃下缘达盆腔,胃小弯最低点低于髂嵴连线水平。

【临床表现】

主要表现为餐后腹胀,站立位加重,平卧后可减轻,恶心、嗳气,时有胃痛,但无周期性和节律性,其疼痛程度亦变化较大,可有便秘或腹泻。部分患者可伴站立性晕厥、眩晕、乏力、心悸等症状。轻度的胃下垂多无症状。多发生于瘦长体型、经产妇及患消耗性疾病进行性消瘦者等,无明显症状;重者可有上腹部不适,多发生在餐后,站立及劳累后加重,易有饱胀、厌食、恶心、嗳气及便秘等症状,亦可伴有站立性晕厥、眩晕、乏力、心悸等其他内脏下垂的症状;以双手托扶下腹部往上则上腹坠胀减轻。也可同时伴有肝、右肾、结肠、子宫等下垂的表现。

【实验室及其他检查】

1.X线钡餐造影检查　立位时可见胃体明显下降、向左移位,胃小弯角切迹低于髂嵴连线水平,胃蠕动减弱或见有不规则的微弱蠕动收缩波。根据站立位胃角切迹与两侧髂嵴连线的位置,将胃下垂分为三度。轻度:角切迹的位置低于髂嵴连线下 1.0 ~ 5.0 cm。中度:角切迹的位置位于髂嵴连线下 5.1 ~ 10.0 cm。重度:角切迹的位置低于髂嵴连线下 10.1 cm 以上。

2.超声检查　口服胃造影剂可见充盈扩张的胃腔无回声区,站立位时位置降低,胃小弯低于脐水平。轻度胃下垂者在脐水平以下 5 cm 以内,中度胃下垂者胃小弯在脐水平下 5 ~ 8 cm,重度胃下垂者大于 8 cm。

3.其他检查 内镜检查有助于鉴别功能性和器质性消化系统疾病;胃排空功能测定、体表胃电图、胃腔内压力测定等有助于明确是否存在胃运动功能障碍;心电图有助于排除心血管疾病等。

【诊断与鉴别诊断】

(一)诊断

1.症状 轻度胃下垂多无明显症状。中度以上胃下垂患者则可表现为不同程度的上腹部饱胀感,食后尤甚,并可见嗳气、厌食、便秘、腹痛等症状。腹胀可于餐后、站立过久和劳累后加重,平卧时减轻。此外患者常有消瘦、乏力、低血压、心悸和眩晕等表现。

2.体征 肋下角常<90°。由于胃下垂,站立时上腹部常可触及较明显的腹主动脉搏动。部分患者可有上腹部轻压痛,压痛点不固定。冲击触诊或快速变换体位时可听到脐下振水声。部分瘦长体型患者可触及下垂的肝、脾、肾等脏器。

结合 X 线钡餐造影或超声检查结果可明确胃下垂程度,进而确诊。

(二)鉴别诊断

1.与功能性消化不良鉴别 功能性消化不良是指位于上腹部的一个或一组症状,主要包括上腹部疼痛、上腹部烧灼感、餐后饱胀和早饱感,还可包括其他症状,如上腹部胀气、恶心、呕吐及嗳气等。功能性消化不良是指具有慢性消化不良症状,但其临床表现不能用器质性、系统性或代谢性疾病等来解释。罗马Ⅳ诊断标准将其分为上腹痛综合征和餐后不适综合征。诊断标准如下。①符合以下标准中的一项或多项:餐后饱胀不适;早饱感;上腹痛;上腹部烧灼感;②无可以解释上述症状的结构性疾病的证据(包括胃镜检查等),必须满足餐后不适或上腹痛综合征的诊断标准。

上腹痛综合征,必须满足以下至少一项:①上腹痛(严重到足以影响日常活动);②上腹部烧灼感(严重到足以影响日常活动),症状发作至少每周 1 d。

餐后不适综合征,必须满足以下至少一项:①餐后饱胀不适(严重到足以影响日常活动);②早饱感(严重到足以影响日常活动),症状发作至少每周 3 d。以上诊断前症状出现至少 6 个月,近3 个月符合诊断标准。

2.与慢性胃炎鉴别 慢性胃炎是胃黏膜的慢性炎症反应,多数慢性胃炎患者可无明显临床症状,有症状者主要表现为非特异性消化不良,如上腹部不适、饱胀、疼痛、食欲缺乏、嗳气、反酸等,部分还可有健忘、焦虑、抑郁等精神心理症状。确诊主要依赖于内镜与病理检查,尤以后者的价值更大。对慢性胃炎的诊断应尽可能地明确病因,特殊类型胃炎的内镜诊断必须结合病因和病理。

临床表现与本病有类似症状,如均可有慢性腹痛与不适感、腹胀、恶心、嗳气,通过内镜检查和X 射线钡餐造影不难鉴别。

3.与胃癌鉴别 胃癌是起源于胃黏膜上皮的恶性肿瘤。约半数的早期胃癌患者可无任何症状和体征,部分表现为早饱、纳差、上腹痛及消瘦等症。胃癌的诊断主要依赖于内镜检查加活组织检查,进而可与本病相鉴别。

4.与糖尿病胃轻瘫鉴别 糖尿病胃轻瘫(DGP)是糖尿病患者常见并发症之一,临床上主要出现厌食、恶心、早饱、呕吐、腹胀等症状。诊断标准:①糖尿病病史;②存在持续性嗳气、早饱、饱胀、腹痛、厌食、恶心、呕吐等临床症状;③胃镜和 X 线钡餐造影检查排除机械性梗阻、胃下垂;④同位素标记试验、胃排空试验、实时 B 超、胃压测定术、胃电图(EGG)描记技术提示胃排空延迟。部分 DGP患者可无临床症状,如果检查证实有胃排空延迟,且排除上消化道、肝胆胰等器质性病变和影响胃肠动力药物的因素,DGP 诊断便可成立。

【治疗】

（一）中医治疗

1.中医辨证论治

（1）脾虚气陷证

[主症]脘腹重坠作胀，食后、站立或劳累后加重，不思饮食，面色萎黄，精神倦怠，舌淡，有齿痕，苔薄白，脉细或濡。

[治法]健脾益气，升阳举陷。

[方药]补中益气汤（《内外伤辨惑论》）加减。

[药物]黄芪、炙甘草、人参、当归、橘皮、升麻、柴胡、白术等。

加减：脘腹胀满者，加木香、佛手、香橼以行气消胀；大便溏薄者，加山药、白扁豆、莲子以益气健脾；恶心呕吐者，加旋覆代赭汤以降逆止呕；有寒象者，加附子（先煎）、肉桂以温中散寒。

（2）胃阴不足证

[主症]脘腹痞满，隐隐坠胀疼痛，舌质红或有裂纹，少津少苔，饥不欲食，口干咽燥，纳呆消瘦，烦渴喜饮，大便干结，脉细或细数。

[治法]滋阴润燥，养阴益胃。

[方药]益胃汤（《温病条辨》）加减。

[药物]北沙参、麦冬、生地黄、玉竹等。

加减：兼气滞者，加枳壳以行气；气虚，加党参、黄芪以补气；兼血瘀者，加桃仁、红花以活血；兼肠燥便秘者，加郁李仁、火麻仁以润肠。

（3）脾肾阳虚证

[主症]脘腹坠胀冷痛，喜温喜按，遇冷或劳累后加重，畏寒肢冷，得温痛减，食后腹胀，倦怠乏力，食欲缺乏，大便溏薄，或完谷不化，腰膝冷痛，舌淡，边有齿痕，苔薄白，脉沉细或迟。

[治法]温阳散寒，补益脾肾。

[方药]附子理中汤（《三因极一病证方论》）加减，补中益气汤（《内外伤辨惑论》）合附子理中汤（《三因极一病证方论》）加减。

[药物]附子理中：炮附子（先下）、人参、干姜、白术、炙甘草等。补中益气汤合附子理中汤：黄芪、炙甘草、人参、当归、橘皮、升麻、柴胡、白术、干姜、炮附子（先下）等。

加减：兼食滞者，加麦芽、谷芽、神曲、莱菔子健脾消食；血瘀者，加莪术、丹参、桃仁、赤芍、蒲黄活血化瘀。

（4）脾虚饮停证

[主症]脘腹坠胀不舒，胃内振水声或水在肠间辘辘有声，呕吐清水痰涎，头晕目眩，心悸气短，舌淡胖有齿痕，苔白滑，脉弦滑或弦细。

[治法]健脾和胃，温化痰饮。

[方药]小半夏汤合苓桂术甘汤加减（《金匮要略》）。

[药物]茯苓、桂枝、白术、姜半夏、生姜、炙甘草等。

加减：脾虚甚者，加党参、山药以健脾；血虚者，加当归、熟地黄以补血。

2.常用中成药

（1）补中益气丸（丸剂、合剂、颗粒）：补中益气，升阳举陷。用于脾胃虚弱、中气下陷所致的体倦乏力、食少腹胀、便溏久泻、肛门下坠。

（2）阴虚胃痛颗粒：养阴益胃，缓中止痛。用于胃阴不足引起的胃脘隐隐灼痛，口干舌燥，纳呆,干呕;慢性胃炎、消化性溃疡见上述症状者。

（3）胃乐宁片:养阴和胃。用于胃脘疼痛,痞满,腹胀。

（4）养胃舒胶囊/颗粒:滋阴养胃。用于胃脘灼热,隐隐作痛;慢性胃炎见上述症状者。

（5）附子理中丸:温中健脾。用于脾胃虚寒,脘腹冷痛,呕吐泄泻,手足不温。

3.中医外治

（1）针灸治疗:针灸是治疗胃下垂的可选治法。针刺的常用穴有中脘、气海、百会、胃俞、脾俞、足三里、关元、梁门、天枢。灸法常用穴有百会、足三里、关元、脾俞、胃俞、中脘。纳差、恶心、泛酸者配内关;腹胀者配脾俞、胃俞;腹部下坠或伴有腹泻者配百会;失眠者配神门、三阴交;阳虚者加灸。

（2）推拿治疗:腹部操作在腹部。取穴:中脘、鸠尾、天枢、气海、关元。主要手法:揉、一指禅推法、托、振、摩法等手法。背部操作在背部肩胛部、胁肋部。取穴:肝俞、脾俞、胃俞、气海俞、关元俞。主要手法:一指禅推法及按、揉、插等手法。

（二）西医治疗

目前,西医对于胃下垂的治疗主要采用促胃动力药物、放置胃托、胃大部切除手术等方案,但疗效欠佳。对于胃下垂患者,若有腹胀、饱腹感症状的患者,可通过吗丁啉或莫沙必利,缓解腹部压力,促进胃部消化,对于这类药品应饭后食用,尽量避免饭前食用,增加胃部负担。如患有胃下垂较为严重者,依靠简单的药物治疗不足以缓和胃下垂的症状,可通过手术治疗法,这种方法一般更适合于急性胃下垂患者。因手术为有创性治疗手段,不良反应较多,很难被患者接受。

【预后】

本病一般预后较好,个别患者因体质、慢性疾病影响及治疗不及时可发生胃扩张、胃扭转等。故预防胃下垂的并发症,需及时、规范、有效地治疗,控制病情的进一步发展。

【健康教育】

1.饮食　饮食有节,忌过饥过饱、偏嗜五味,宜少食多餐,进食富有营养、细软、易消化食物,忌冷硬、辛辣刺激等食物;注意营养均衡,糖、脂肪、蛋白质三大营养物质合理选择,脂类食物可少食用,而蛋白质食物略增加,如鸡肉、鱼肉、瘦猪肉、半熟鸡蛋、牛奶、豆腐、豆奶等;用餐速度要缓慢,细嚼慢咽以利消化吸收,饭后可作 30～60 min 平卧休息,避免食后劳作。生活起居应保持乐观心态,避免不良情绪。加强体育锻炼,运动量从小开始,逐渐加大,不可过度,持之以恒,坚持不懈,忌剧烈运动及重体力劳作。

2.生活起居　保持乐观心态,避免不良情绪。加强体育锻炼,运动量从小开始,逐渐加大,不可过度,持之以恒,坚持不懈,忌剧烈运动及重体力劳作。

3.锻炼方式　全身锻炼如保健体操、太极拳、八段锦、五禽戏、散步、游泳等。腹肌锻炼仰卧,双腿伸直抬高,放下,反复进行数次,稍休息再重复做数次,或仰卧起坐。也可以模拟蹬自行车的动作,或做下蹲动作。腹式呼吸吸气时让腹部凸起,吐气时压缩腹部使之凹入的呼吸法,每日 1 次,每次 10～20 min。

第二章　肝脏疾病

第一节　慢性乙型病毒性肝炎

乙型病毒性肝炎(viral hepatitis type B)是由乙型肝炎病毒(hepatitis Bvirus,HBV)引起的,主要通过血液途径传播的肝脏疾病,又简称乙型肝炎。由于受病毒因素(入侵 HBV 量的多少、HBV 复制能力的高低、是否为免疫逃逸株等)、宿主因素(受染时的年龄、易感或拮抗基因多态性、对 HBV 免疫力等)、环境因素(酗酒、合并 HCV 或 HIV 感染等)影响,HBV 感染后可出现不同的结局或临床类型。慢性乙型病毒性肝炎(chronic hepatitis B,CHB)是慢性肝炎之中的一种。CHB 发病率较高,流行较广,全世界大约 5% 的居民罹患 CHB。CHB 是肝硬化和肝细胞癌最常见的致病因素。在全世界 CHB 位于死亡原因的第 9 位,紧接慢性肺病之后,但远列于艾滋病之前。

慢性乙型病毒性肝炎是现代医学病名,中医无相应的病名,根据其发病后期胸闷胀痛、伴乏力、厌食、恶心、呕吐、口干口苦等临床症状,可属于"肝着""鼓胀""黄疸""胁痛"等范畴。

【病因病机】

(一)中医病因病机

1.病因　本病病因较为复杂和广泛,主要有内外二因,从外因来说,是以湿热疫毒之邪内侵。从内因来说,主要责之于肝胆脾胃功能失调,当人体正气不足无力抗邪时发病,常因外感、情志、饮食、劳倦而诱发。

2.病位　病位主要在肝,常涉及脾、肾两脏及胆、胃、三焦等腑。

3.病机　湿热疫毒之邪侵袭,内蕴中焦,湿郁热蒸,阻碍气机,气滞血瘀,留滞不行而得。气机失畅,肝胆经失于疏泄,则可见胸胁痞闷不舒,胁胀痛。湿热蕴结,熏蒸肝胆,以致肝失疏泄,胆汁外溢而发黄。湿热疫毒内侵日久,隐伏血分,耗气伤血,正气虚弱则可以出现腰酸腿软,头晕耳鸣,遗精阳痿,月经不调等肝肾不足、脾肾阳虚等证。病性属本虚标实,虚实夹杂。本病初期病理性质以实为主,后期则表现为虚实夹杂之证。其中外感湿热、寒湿和疫毒内侵为首要因素,肝胆脾胃功能失调是内在条件。

由于本病的病因、病机、病位、病性复杂多变,病情交错难愈,故应辨明"湿、热、瘀、毒之邪实与肝、脾、肾之正虚"两者之间的关系。由于慢性乙型肝炎可以迁延数年甚或数十年,治疗时应注意以人为本,正确处理扶正与祛邪,重点调整阴阳、气血、脏腑功能平衡。

(二)西医病因及发病机制

1.流行病学　HBV 感染呈世界性流行,但不同地区 HBV 感染的流行强度差异很大。2019 年全球一般人群 HBsAg 流行率为 3.8%,约有 150 万新发 HBV 感染者,2.96 亿慢性感染者,82 万人死于 HBV 感染所致的肝衰竭、肝硬化或肝细胞癌等相关疾病。受到 HBV 感染发生年龄等因素的影响,不同地区 HBV 感染的流行强度差异较大。

2014 年中国疾病预防控制中心(Center for Disease Control,CDC)调查结果显示,我国 1~29 岁人群的 HBsAg 阳性率为 2.94%,5 岁以下儿童为 0.32%。根据 Polaris 国际流行病学合作组织推算,2016 年我国一般人群 HBsAg 流行率为 6.1%,慢性 HBV 感染者为 8 600 万例。

2.传染源　HBV 携带者和乙型肝炎患者是主要的传染源。由于 HBV 慢性携带者人数众多,多无症状,活动范围大,因是乙型肝炎最重要的传染源。急性患者从潜伏期至发病后 66~144 d,其血液内都具有传染性。由于急性患者传染期短,作为传染源的意义不如慢性肝炎患者和病毒携带者大。根据各国人群中乙型肝炎的检测结果,估计全世界有 3.5 亿~4 亿慢性 HBV 感染者,构成了重要传染源。

3.传播途径　HBV 主要通过血液、母婴、性接触和密切生活接触等途径传播。在 HBV 感染者的血液、唾液、精液、阴道分泌物、乳汁、泪液及尿液中均可检出 HBV。

(1)母婴传播:HBsAg 和 HBeAg 双阳性或仅有 HBsAg 阳性的母亲所生婴儿。如不接种乙肝疫苗,将分别有 90%~95% 及 25%~40% 成为慢性 HBsAg 携带者,这些婴儿多数是在产时和产后被母亲体内的 HBV 所感染。部分婴儿在宫内即受到 HBV 感染,感染率为 5%~10%。宫内感染是乙肝疫苗不能阻断母婴传播的最主要原因。围生(产)期传播是母婴传播的主要方式,多为在分娩时接触 HBV 阳性母亲的血液和体液传播。国内的慢性 HBsAg 携带者中约 40% 是通过母婴传播所致。

(2)医源性传播:如使用未经严格消毒的、被 HBV 污染的医疗器械、注射器、采血针、针灸针、内镜等侵入性诊疗操作和手术,以及静脉内滥用毒品等均可引起 HBV 的传播。其他如修足、文身、扎耳环孔、医务人员工作中的意外暴露、共用剃须刀和牙刷等也可传播。

(3)输血传播:输入被 HBV 污染的血液或血制品可引起输血后乙型肝炎。近年来,由于对献血员进行了严格筛选,输血后乙型肝炎的发生率已明显降低。

(4)生活密切接触传播:HBV 感染患者可以通过日常生活密切接触传给家庭成员,造成 HBV 感染的家庭聚集现象。

(5)性传播:HBV 可以经性接触传播。日常工作或生活接触,如同一办公室工作(包括共用计算机等办公用品)、握手、拥抱、同住一宿舍、同一餐厅用餐和共用厕所等无血液暴露的接触,一般不会传染 HBV。经吸血昆虫(蚊、臭虫等)传播也未被证实。

4.人群易感性　人群对 HBV 普遍易感,较多发生于 20~40 岁的青壮年。新生儿、HBsAg 阳性者的家庭成员、经常接触乙型肝炎患者的医务人员等是重要的易感人群。HBsAg 携带者与首次感染时年龄、感染机会、免疫状况等因素有一定关系。感染年龄越早,越容易形成慢性携带状况。人群中抗-HBs 阳性率高的地区,常是本病高流行区。在这些地区,由于大多数人群感染过 HBV 而获得了免疫力,故临床上典型的急性乙型肝炎病例较少,无黄疸型慢性肝炎的比例往往很高,HBsAg 携带者亦多见。反之,在抗-HBs 阳性率低的人群中,由于易感者比例较大,容易造成本病暴发流行。

5.发病机制　人体受到 HBV 感染后,可出现不同结局,其机制尚未完全清楚,主要由病毒和宿主之间的相互作用所决定。目前认为 HBV 本身不引起明显的肝细胞损害。肝细胞损害主要由免疫病理引起,即机体的免疫反应在清除 HBV 的过程中造成肝细胞的损害,包括细胞介导的免疫病理损伤、体液免疫所致的免疫损伤和自身免疫所致的损伤等多种病理机制。

6.病理改变　慢性乙型病毒性肝炎具有慢性病毒性肝炎的基本组织病理学病变,如屑样坏死、融合性坏死,门管区周围或间隔周围肝细胞出现嗜酸瘤细胞变化,随病情变化出现门管区和小叶内纤维化,继而发展成肝硬化。除此之外,慢性乙型肝炎还可出现毛玻璃样肝细胞,散在分布于肝小叶中,这是由于乙型肝炎病毒引起肝细胞的滑面内质网增生所致,光镜下表现为肝细胞的胞质中出现嗜酸性颗粒,免疫组织化学显示 50%~75% 病例 HBsAg 阳性;慢性乙型肝炎门管区炎症,浸润的细胞主要为淋巴细胞,少数为浆细胞和巨噬细胞,炎症细胞聚集引起门管区扩大,并可破坏界板引起界面炎;免疫组化显示,HBsAg 的免疫表型细胞质弥漫型和胞膜型;HBcAg 有核型和浆膜型,HBcAg 在核内表达的程度及 HBsAg 表达强阳性提示肝细胞存在 HBV 乙型肝炎病毒高活跃复制。

【临床表现】

慢性乙型病毒性肝炎是慢性肝炎中的一种。临床上慢性肝炎患者既可以无任何症状,也可以出现重症肝炎患者的所有表现。从生化检查方面讲,慢性肝炎患者的转氨酶含量表现为中度或显著增高,球蛋白一般增高。血清胆红素含量轻度或显著增高。组织学上,慢性肝炎患者的炎症活动轻重不一,但各种原因所致慢性肝炎的肝脏活检组织学表现相似。

CHB 的临床表现、病程和后果不尽相同。青壮年男性居多,起病缓慢而隐匿,多无明显 AHB 病史,常在婴幼儿时期感染引起,少数急性起病而持久不愈。CHB 虽倾向于隐匿,症状、体征轻微,但具有 HBV 感染的血清学和生化证据,以及持续低水平的肝细胞损伤。

CHB 呈进行性,25% ~40% 患者进展为肝硬化,但可能需要数年或数十年。许多患者最终进入持续缓慢状态,通常伴 HBeAg 和 HBV DNA 的清除和转氨酶的复常。部分患者 HBsAg 也被清除,感染似乎彻底消退。半数以上无并发症患者无肝病症状。最常见的症状是疲乏,一般为轻度和间歇性的。但会为劳累或剧烈运动而恶化,少见的症状包括恶心、食欲差、腹痛、体重减轻和深色尿。所有症状都有因劳累而加重的倾向。免疫复合物沉积症状,如肌痛、关节痛和一过性皮疹也常见,而且常见于女性。症状与肝病的活动性和转氨酶活性的相关性差。

CHB 无并发症患者的体征少,部分患者有肝区触痛和蜘蛛痣,较严重患者出现肝脾大,肝硬化时脾大、消耗、水肿、腹水、肝性脑病和肝掌可变得明显。

【实验室及其他检查】

1. HBV 血清学检测　传统 HBV 血清学标志物包括 HBsAg、抗-HBs、HBeAg、抗-HBe、抗-HBc 和抗-HBc IgM。血清 HBsAg 可由 cccDNA 转录为 mRNA 翻译产生,也可由整合人宿主基因组的 HBV DNA 序列转录翻译而来,HBsAg 阳性表示 HBV 感染。抗-HBs 为保护性抗体,阳性表示具备 HBV 免疫力,见于乙型肝炎康复期及接种乙型肝炎疫苗者;抗-HBc IgM 阳性多见于急性乙型肝炎,慢性 HBV 感染急性发作多表现为低水平阳性;抗-HBc 总抗体主要是抗-HBc IgG,只要感染过 HBV,不论病毒是否被清除,此抗体多为阳性。近年来,HBsAg 定量检测已在临床中被广泛应用,其水平可反映疾病分期与疾病进展风险,也可用于指导重组人干扰素和聚乙二醇干扰素 - α (peginterferon-α,Peg-IFN-α)治疗。

2. HBV 病毒学检测

(1)HBV DNA 定量:主要用于评估 HBV 感染者病毒复制水平,是抗病毒治疗适应证选择及疗效判断的重要指标。随着检测试剂灵敏度的提高,对筛查出的 HBsAg 阳性者,以及已经开始抗病毒治疗的 CHB 患者,有助于检出低病毒载量的患者,以便尽早开始抗病毒治疗或及时调整治疗方案。

(2)HBV 基因分型:目前可鉴定出至少 9 种,检测 HBV 基因型有助于预测干扰素疗效,判断疾病预后。

(3)耐药突变株检测:HBV 是一个高变异的病毒,以在慢性持续性感染过程中自然变异,也可因抗病毒药物治疗诱导病毒变异,均可导致对抗病毒药物敏感性下降。及时进行耐药突变株检测有助于临床医师判断耐药发生并尽早调整治疗方案。

3. HBV 新型标志物检测

(1)HBV RNA 定量:与肝细胞内 cccDNA 转录活性有关。是否可以作为替代指标反映核苷类似物（NAs）治疗中（病毒学抑制）或 HBsAg 消失后肝内病毒的转录活性仍有待探索。

（2）乙型肝炎病毒核心相关抗原（hepatitis B core-related antigen，HBcrAg）：是一种包含 HBcAg、HBeAg、p22 蛋白质的复合标志物，与肝细胞内 cccDNA 转录活性有关，在区分疾病分期、预测 Peg-IFN-α 和 NAs 抗病毒疗效，以及停药后复发，预测 HCC 发生风险等方面均在继续探索中。

（3）抗-HBc 定量：有研究显示，在未经治疗慢性 HBV 感染的患者中，ALT 正常或<80 IU/L 者肝组织炎症程度和抗-HBc 定量水平呈显著正相关；治疗后抗-HBc 定量水平的下降与肝组织炎症程度减轻同步变化。抗-HBc 定量水平和肝组织纤维化程度呈正相关。此外，有研究讨论了其在区分疾病分期、预测 Peg-IFN-α 和 NAs 抗病毒疗效、停药后复发、预测慢加急性肝衰竭（acute-on-chronic liver failure，ACLF）临床预后等方面的应用。

4. 血清生物化学检查

（1）ALT 和 AST：可在一定程度上反映肝细胞损伤程度，对于长期病毒抑制但仍有 ALT 升高者，应进一步分析其原因。

（2）总胆红素：与胆红素生成、摄取、代谢和排泄有关，升高的主要原因为肝细胞损伤、肝内外胆管阻塞、胆红素代谢异常和溶血。肝衰竭患者总胆红素可>171 μmol/L 或每天上升>17.1 μmol/L，应注意鉴别其他原因所致胆红素异常。

（3）血清白蛋白：反映肝脏合成功能，肝硬化和肝衰竭患者可有血清白蛋白水平下降。白蛋白水平同时也受到营养状况等的影响。

（4）PT、PTA 和 INR：反映肝脏凝血因子合成功能，对判断疾病进展及预后有重要价值。

（5）血清 γ-GT（γ-glutamylansferase，GGT）：正常人血清中 γ-GT 主要来自肝脏，酒精性肝病、药物性肝病、胆管炎合并肝内外胆汁淤积时可显著升高。

（6）血清碱性磷酸酶（alkaline phosphatase，ALP）：缺乏肝脏特异性，胆汁淤积刺激 ALP 合成，其升高的肝源性需通过 γ-GT 或 ALP 同工酶水平升高加以确认。临床上常借助 ALP 的动态观察来判断病情发展、预后和疗效评估。

（7）甲胎蛋白（alpha fetoprotein，AFP）及其异质体 L3：是诊断 HCC 的重要指标。应注意甲胎蛋白升高的幅度、动态变化，以及其与 ALT 和 AST 的消长关系，并结合临床表现和肝脏影像学检查结果进行综合分析。

（8）维生素 K 缺乏或拮抗剂-Ⅱ诱导蛋白（protein induced by vitamin K absence or antagonist-Ⅱ，PIVKA-Ⅱ）：又名脱 γ 羧基凝血酶原（des-γ-carboxy prothrombin，DCP），是诊断肝癌的另一个重要指标，可与甲胎蛋白互为补充。

5. 肝纤维化无创检查技术

（1）血清学标志物

1）AST 和血小板比率指数（aspartate aminotransferase to platelet ratio index，APRI）评分：APRI 临床较易获取，具有简单、实用等优点，但研究提示，该指数用于评估 HBV 相关肝纤维化程度的准确性较低。

2）肝纤维化 4 因子指数（fibrosis 4 score，FIB-4）：是基于慢性 HCV 感染者数据研发的，用于评估 HCV 相关肝纤维化程度的指标。FIB-4 同样具有简单、实用等优点，但其动态变化不能准确反应 CHB 患者抗病毒治疗后的肝纤维化逆转情况以及临床结局。

3）其他指标：细胞外基质成分、GGT-血小板比值、红细胞体积分布宽度-血小板比值、血清高尔基体蛋白 73（golgi glycoprotein，GP73）等，但以上指标均缺乏可供临床应用的统一诊断界值。

（2）肝脏硬度值测定（liver stiffness measurements，LSM）：主要包括基于超声技术的瞬时弹性成像（transientelastography，TE）、点剪切波弹性成像（point shearwave elastography，p-SWE）和二维剪切波弹性成像（2D shear wave elastography，2D-SWE），以及磁共振弹性成像（magnetic resonance elastography,MRE）。MRE 可更全面地评估肝纤维化程度,但由于其需要特殊人员、设备、价格较高,临床未常规开展。TE 应用最为广泛,能够比较准确地识别进展期肝纤维化和早期肝硬化但测定值受肝脏炎症坏死、胆汁淤积和重度脂肪变等多种因素影响,TE 结果判读需结合患者 ALT 及胆红素水平等指标。TE 用于 CHB 肝纤维化分期诊断可参考《瞬时弹性成像技术诊断肝纤维化专家共识（2018 年更新版）》。TE 结果的动态变化能否反映 CHB 患者抗病毒治疗后的纤维化逆转和临床结局仍需更多研究证实。此外,抗病毒治疗后 TE 的诊断界值与治疗前有所不同,目前尚缺乏统一标准。

近年来,TE 测定的脾脏硬度值（spleen stiffness measurements,SSM）被认为可以用来除外（<21 kPa）或诊断（>50 kPa）临床显著门静脉高压。在达到病毒学抑制的乙型肝炎肝硬化患者中,LSM<20 kPa、血小板计数>150×10^9/L 且 SSM ≤46 kPa 可除外高风险食管静脉曲张,免去胃镜筛查。

6. 腹部超声检查　腹部超声检查无创、价廉、实时显像,便于反复进行,为最常用的肝脏影像学检查方法。可以观察肝脏和脾脏的大小、外形、实质回声,并能测定门静脉、脾静脉和肝静脉内径及血流情况,以及有无腹水及其严重程度,从而判断有无肝硬化及门静脉高压;能有效发现肝内占位性病变,对于监测和发现早期 HCC 至关重要。超声造影能更好地鉴别占位病变的性质。其局限性是图像质量和检查结果易受设备性能、患者胃肠道内气体和操作者技术水平等因素影响。

7. 计算机断层扫描　计算机断层扫描（computed tomography,CT）主要用于观察肝脏形态,了解有无肝硬化,发现占位性病变并鉴别其性质;动态增强多期 CT 扫描对于 HCC 的诊断具有较高的灵敏度和特异度。

8. 磁共振成像　磁共振成像（magnetic resonance image,MRI）无放射性辐射,组织分辨率高,多方位、多序列成像,是非常有效的肝脏影像学检查。一般认为,动态增强多期 MR 扫描及肝脏细胞特异性增强剂显像对鉴别良、恶性肝内占位性病变的能力优于增强 CT。

9. 病理学诊断　慢性 HBV 感染者肝组织检查的主要目的是评价肝脏炎症坏死及纤维化程度、明确有无肝硬化并排除其他肝脏疾病,从而为确定诊断、判断预后、启动治疗和监测疗效提供客观依据。

CHB 的主要病理学特点是肝脏汇管区及其周围不同程度的炎症坏死和纤维化。汇管区浸润的炎症细胞以淋巴细胞为主,也可有少数浆细胞和巨噬细胞;炎症细胞聚集常引起界板破坏而形成界面炎（旧称碎屑样坏死）。小叶内有肝细胞变性、坏死（包括点灶、桥接、融合性坏死）和凋亡,并可见磨玻璃样肝细胞及凋亡肝细胞形成的凋亡小体,且随炎症病变活动而愈加显著。慢性肝脏炎症坏死可引起细胞外基质特别是胶原的过度沉积即纤维化,表现为不同程度的汇管区纤维性扩大、纤维间隔形成,Masson 三色染色及网状纤维染色有助于判断肝纤维化程度及肝小叶结构。在弥漫性肝纤维化的基础上,一旦肝细胞结节性再生形成假小叶,即称为肝硬化。另外,免疫组织化学染色可检测肝组织内 HBsAg 和 HBcAg 的表达;核酸原位杂交法或 PCR 法可检测组织内 HBV DNA 或 cccDNA。

【诊断与鉴别诊断】

（一）诊断

根据慢性 HBV 感染者的血清学、病毒学、生物化学、影像学、病理学和其他辅助检查结果,在临床上可分为以下几种诊断。

1. 慢性 HBV 携带状态　患者处于免疫耐受期,患者年龄较轻,HBV DNA 定量水平（通常>2×10^7 IU/mL）较高,血清 HBsAg 水平（通常>1×10^4 IU/mL）较高、HBeAg 阳性,但血清 ALT 和 AST 持续正常(1年内连续随访3次,每次至少间隔3个月),肝脏组织病理学检查无明显炎症坏死或纤维化。在未行组织病理学检查的情况下,应结合年龄、病毒水平、HBsAg水平、肝纤维化无创检查和影像学检查等综合判定。

2.HBeAg阳性CHB　患者血清HBsAg阳性,HBeAg阳性,HBV DNA阳性,ALT持续或反复异常或肝组织学检查有明显炎症坏死和(或)肝纤维化。

3.非活动性HBsAg携带状态　患者为血清HBsAg阳性、HBeAg阴性、抗-HBe阳性,HBV DNA阴性(未检出),HBsAg<$1×10^3$ IU/mL,ALT和AST持续正常(1年内连续随访3次以上,每次至少间隔3个月),影像学检查无肝硬化征象,肝组织检查显示组织活动指数(histological activity index,HAI)评分<4或根据其他半定量计分系统判定病变轻微。

4.HBeAg阴性CHB　患者血清HBsAg阳性、HBeAg持续阴性,多同时伴有抗-HBe阳性、HBV DNA阳性、ALT持续或反复异常或肝组织学有明显炎症坏死和(或)纤维化。

5.隐匿性HBV感染　表现为血清HBsAg阴性,但血清和(或)肝组织中HBV DNA阳性。在隐匿性HBV感染(occult hepatitis B virus infection,OBI)患者中,80%可有血清抗-HBs、抗-HBe和(或)抗-HBc阳性,称为血清阳性OBI;但有1%~20%的OBI患者所有血清学指标均为阴性,故称为血清阴性OBI。其发生机制尚未完全阐明,一种可能是显性(急性或慢性)HBV感染HBsAg消失,通常其血清或肝组织HBV DNA水平很低,无明显肝组织损伤;另一种是HBVs区基因变异,导致HBsAg不能被现有商品化试剂盒检测到,其血清HBV DNA水平通常较高,可能伴有明显肝脏组织病理学改变。此类患者可通过输血或器官移植将HBV传播给受者,其自身在免疫抑制状态下可发生HBV再激活。

6.乙型肝炎肝硬化　乙型肝炎肝硬化的诊断应符合病理学诊断或临床诊断。

(二)鉴别诊断

CHB主要与其他原因引起的肝炎鉴别。

1.与其他病毒引起的肝炎鉴别　EB病毒和巨细胞病毒都可引起肝炎,但一般不称为病毒性肝炎。鉴别应根据原发病的临床特点和血清学检查结果。

2.与感染中毒性肝炎鉴别　细菌、立克次体、钩端螺旋体感染都可引起肝大、黄疸及肝功能异常。应根据发病的临床特点和实验室检查加以鉴别。

3.与酒精性肝炎鉴别　长期嗜酒可导致慢性肝炎、肝硬化,可根据个人史和血清学检查加以鉴别。

4.与药物性肝炎鉴别　有用过能引起肝损害药物的病史。如为中毒性药物,肝损害程度常与药物剂量有关;如为变态反应性药物,多同时伴有发热、皮疹、关节痛、嗜酸粒细胞增多等变态反应表现。初次用药至出肝损害之间有一段潜伏期,再次暴露于同一药物时则肝损害迅速发生。

5.与自身免疫性肝病鉴别　包括自身免疫性肝炎、原发性胆汁性肝硬化、硬化性胆管炎。患者血清ALP、γ-GT常常异常升高,血清中可出现抗核抗体、抗线粒体抗体等多种自身抗体,有时需肝穿刺行组织病理检查才能明确诊断。

6.与肝豆状核变性(Wilson病)鉴别　血清铜及铜蓝蛋白降低,眼角膜边缘可检出凯-弗环(Kayser-Fleischoring)。

7.其他　脂肪肝、寄生虫病(如血吸虫病、华支睾吸虫病)等亦可引起肝功能异常,需注意相鉴别。

【治疗】

最大限度地长期抑制HBV复制,减轻肝细胞炎症坏死及肝脏纤维组织增生,延缓和减少肝功能衰竭、肝硬化失代偿、HCC 和其他并发症的发生,改善患者生活质量,延长其生存时间。对于部分适合条件的患者,应追求临床治愈。临床治愈(或功能性治愈)停止治疗后仍保持 HBsAg 阴性(伴或不伴抗-HBs 出现)、HBV DNA 检测不到、肝脏生物化学指标正常、肝脏组织病变改善。但因患者肝细胞核内 cccDNA 未被清除,因此存在 HBV 再激活和发生 HCC 的风险。

(一)中医治疗

1.中医辨证论治　慢性乙型肝炎最常见的中医证型是肝胆湿热证、肝郁脾虚证、肝肾阴虚证、瘀血阻络证、脾肾阳虚证。但临床需注意兼证或合证,上述证型如出现兼杂,可根据临床表现辨证为复合证型。

(1)肝胆湿热证

[主症]胁肋胀痛,纳呆呕恶,厌油腻,口黏口苦,大便黏滞秽臭,尿黄,或身目发黄。舌苔黄腻,脉弦数或弦滑数。

[治法]清热利湿。

[方药]茵陈蒿汤(《伤寒论》)或甘露消毒丹(《温热经纬》)。

[药物]茵陈、栀子、大黄、滑石、黄芩、石菖蒲、虎杖、连翘、川贝母、藿香。

加减:口苦而黏,小便黄赤者,加车前草、金钱草;齿龈红肿鼻衄者,加青黛、小蓟、黄芩炭等。

(2)肝郁脾虚证

[主症]胁肋胀痛,情志抑郁,纳呆食少,脘痞腹胀,身倦乏力,面色萎黄,大便溏泻。舌质淡有齿痕,苔白,脉沉弦。

[治法]疏肝健脾。

[方药]逍遥散(《太平惠民和剂局方》)。

[药物]北柴胡、当归、白芍、白术、茯苓、薄荷、甘草。

加减:胁痛明显者,加川芎、香附、延胡索等;疲乏无力、肢倦嗜睡者加党参、山药、黄芪等。

(3)肝肾阴虚证

[主症]胁肋隐痛,遇劳加重,腰膝酸软,两目干涩,口燥咽干,失眠多梦,或五心烦热。舌红或有裂纹,少苔或无苔,脉细数。

[治法]滋补肝肾。

[方药]一贯煎(《续名医类案》)。

[药物]当归、北沙参、麦冬、生地、枸杞子、玄参、石斛、女贞子。

加减:眩晕耳鸣者,加天麻、钩藤、磁石等;腰膝酸软者,加桑寄生、怀牛膝等。

(4)瘀血阻络证

[主症]两胁刺痛,胁下痞块,面色晦暗,或见赤缕红丝,口干不欲饮。舌质紫暗或有瘀斑瘀点,脉沉细涩。

[治法]活血通络。

[方药]膈下逐瘀汤(《医林改错》)。

[药物]当归、桃仁、红花、川芎、赤芍、丹参、泽兰。

加减:伴口干舌燥、舌红少苔者,加生地黄、女贞子、麦冬等;痛经,经水有血块者,加鸡血藤、乌药等。

(5)脾肾阳虚证

[主症]胁肋隐痛,畏寒肢冷,面色无华,腰膝酸软,食少脘痞,腹胀便溏,或伴下肢浮肿。舌质暗淡,有齿痕,苔白滑,脉沉细无力。

[治法]温补脾肾。

[方药]附子理中汤(《良朋汇集》)合金匮肾气丸(《金匮要略》)。

[药物]党参、白术、制附子、桂枝、干姜、菟丝子、肉苁蓉。

加减:畏寒、四肢不温者,加巴戟天、仙茅等;体倦乏力、自汗者,加黄芪、黄精等。

2.常用中成药

(1)叶下珠胶囊:清热解毒,祛湿利胆,可用于肝胆湿热所致的胁痛、腹胀、纳差、恶心、便溏等慢性肝炎患者。

(2)苦参素胶囊:清热燥湿,可用于肝胆湿热型慢性乙型肝炎。

(3)乙肝清热解毒冲剂(颗粒、胶囊):清肝利胆,解毒除瘟,可用于肝胆湿热型急慢性病毒性乙型肝炎初期或活动期或乙型肝炎病毒携带者。

(4)当飞利肝宁胶囊:清利湿热,益肝退黄,可用于湿热郁蒸所致的黄疸可见面黄或目黄口苦尿黄,纳少乏力,急慢性肝炎见上述证候者。

(5)肝炎灵注射液:保肝降酶退黄可适用于肝胆湿热型慢性乙型肝炎者。

(6)鸡骨草胶囊:疏肝利胆,清热解毒,可用于急、慢性肝炎和胆囊炎属肝胆湿热证者。

(7)八宝丹:清利湿热,活血解毒,祛黄止痛,适用于湿热蕴结所致发热、黄疸、小便黄赤、恶心呕吐、纳呆、胁痛腹胀、舌苔黄腻、厚腻干白或湿热下注所致尿道灼热刺痛/小腹胀痛,以及病毒性肝炎见有上述证候者。

(8)熊胆胶囊:清热、平肝、明目。治疗黄疸型慢性乙型肝炎患者,具有保肝利胆功效,减轻患者黄疸症状。

(9)肝苏颗粒:降酶,保肝,退黄,健脾,用于慢性乙型肝炎活动期和急性病毒性肝炎者。

(10)九味肝泰胶囊:化瘀通络,疏肝健脾,可用于肝郁脾虚、气滞血瘀所致的胁肋胀痛或刺痛、抑郁烦闷、食欲缺乏、食后腹胀、大便不调或胁下痞块等。

(11)逍遥丸:疏肝健脾,养血调经,用于肝郁脾虚所致的郁闷不舒、胸胁胀痛、头晕目眩、食欲减退、月经不调等。

(12)六味地黄丸:滋阴补肾,用于肾阴亏、头晕耳鸣、腰膝酸软、骨蒸潮热、盗汗遗精、消渴等。

(13)杞菊地黄丸:滋肾养肝,用于肝肾阴亏、眩晕耳鸣、羞明畏光、迎风流泪、视物昏花。适用于肝肾阴虚型慢性乙型肝炎,具有较好乙肝病毒和抗肝纤维化作用。

(14)鳖甲煎丸:活血化瘀、软坚散结,用于胁下癥块者。对气滞血瘀型慢性乙型肝炎及其肝硬化的胁肋胀痛或刺痛效果较好,有较好的抗肝纤维化作用。

(15)大黄䗪虫丸:适用于瘀血阻络型慢性乙型肝炎及其肝硬化,有较好的抗肝纤维化作用。

(16)金匮肾气丸:温补肾阳、化气行水,用于肾虚水肿、腰膝酸软、小便不利、畏寒肢冷。有较好抗 HBV 作用。

3.针刺疗法 常用穴:合谷、外关、足三里、阳陵泉、阴陵泉、中封等。操作方法:每次取穴 3~4 个,用提插补泻法,先泻后补,每次留针时间为 20~30 min,隔 10 min 提插捻转 1 次,每日 1 次,2 周 1 个疗程,可采用电刺激。针灸可提高机体免疫状态,改善肝功能。

4.耳穴压豆疗法 常用穴:肝、胆、脾、胃、神门等。操作方法:一般采用针刺或用王不留行籽常规消毒后用胶布将王不留行籽固定于耳穴上,每日按 4~6 遍,每次每穴按压 1 min。注意事项:每次贴压单侧耳穴,3 d/次,两侧交替使用。换贴 10 次为 1 个疗程,一般治疗 3~5 个疗程。

5.穴位贴敷 肝舒贴敷贴肝区、肝俞、足三里,治疗慢性乙型肝炎胁肋隐痛。

6.穴位注射 黄芪注射液 2 mL,隔日 1 次,足三里穴注射,每周 2 次,疗程均为 1 个月,共 3 个疗程。在中医辨证论治内服药的基础上加用此疗法。可改善乏力、纳差、腹胀、睡眠等临床症状,可促进 HBV DNA 水平下降。

7. 名医特色治疗

(1)阎艳丽教授诊治慢乙肝积累了大量经验,认为治疗慢性乙肝宜权衡虚实、整体调节、令肝气调达,自创和肝汤,以肝气疏、气血调、肝肾功能调、脾胃健、毒邪去为主要治疗原则,以郁金、柴胡、白芍、白术、丹参、女贞子、虎杖等药物为主,在改善症状及抗纤维化、恢复肝功能等方面取得满意效果。

(2)全国名医田玉美教授根据临床经验总结慢乙肝治则(清、运、疏、化、补)而组成的经验方肝炎Ⅰ号,遵循首重辨证论治、宗《金匮要略》之旨、黄疸从血分论治,标本兼顾,重在补肝健脾,取得了良效。

(3)安徽省名中医施卫东教授对于症见复合肝郁脾虚的CHB患者,结合临床年用药经验,自拟经验方香郁白术散。药物组成:香附10~15 g、郁金10~15 g、炒白术10~20 g、茯苓10~15 g、泽兰10~15 g、甘草6 g。对于肝郁明显见情绪不舒、善太息的患者,加柴胡、白芍、陈皮等;对于脾虚明显见腹胀纳差的患者,加生麦芽、鸡内金等;对于脾虚见腹泻的患者,加薏苡仁、木香、黄连等;患者症兼反酸者,加乌贼骨、浙贝等;兼情绪烦躁者,加栀子、淡豆豉等;兼夜寐不佳者,加茯神等;兼黄疸者,加茵陈、垂盆草等;兼舌暗皮肤有瘀点、瘀斑者,加丹参等。

(4)吕文良教授认为乙肝病毒属于疫毒之邪,疫邪入侵后伏恋不去,伤及肝体,损及肝用,蕴结难解,易变生他证;同时提出肝郁血滞是乙肝相关性肝病的发病之源,脾土虚弱是肝病进展之根,日久及肾,致气血水不利;治疗主张首重益气,倡"健脾为本",同时引进药理和分阶段用药的理念,验之临床收效满意。

(5)四川省名中医江永苏主任医师认为慢性乙肝病位主要在肝、脾、胃、肾密切相关,基本病机演变离不开肝郁脾虚、水饮瘀阻、肝肾不足,在疾病发展的不同阶段,病机侧重点不同。肝郁脾虚是慢性乙肝的病理基础,治疗当以理气健脾,疏肝解郁为主,方选小柴胡汤合逍遥丸加减;水饮瘀阻是慢性乙肝疾病加重的病理表现,治疗当以活血化瘀,利水逐饮为主,方选黄芪五苓散、真武汤及鳖甲煎丸联合加减;肝肾不足是慢性乙肝终末期的病理因素,治疗当以补益肝肾、温阳利水为主,方选金匮肾气丸加减。

(6)陈国良教授治疗肝病的临床经验有以下3个方面。①治疗慢性乙型肝炎重视辨病与辨证相结合,肝肾阴虚型及瘀血阻络型的患者必须在中药辨证论治的同时配合西药抗乙肝病毒治疗。②治疗肝纤维化的原则为扶正祛邪,采用解毒、补虚、活血法,创立了抗纤维化的基础方七味化纤汤,临床疗效显著。③治疗肝衰竭早期,采用清热解毒凉血法,多途径给药,内服清热解毒凉血方,配合其创立的蔓蒌合剂保留灌肠,可以有效地提高患者的生存率,降低严重并发症的发生率。

(7)国医大师李佃贵教授,在治疗慢性乙型肝炎方面取得了显著成效,依据"伏邪"理论,提出浊毒化瘀入络是乙型肝炎的核心病机,认为"浊毒内伏"是乙型肝炎发病的始动因子,依病情发展和转归分为浊毒中阻期、浊毒入络期及浊毒伤阴期。在治疗方面以化浊解毒贯穿治疗全过程,根据乙肝病毒感染初、中、末期加以疏肝理气、活血通络、滋养肝肾治疗法则,确立了化浊解毒,疏肝理气、化浊解毒,活血通络、化浊解毒、滋养肝肾三大基本法则,用于临床,疗效显著。

(二)西医治疗

1. 抗病毒治疗适应证　依据血清HBV DNA、ALT水平和肝脏疾病严重程度,同时需结合年龄、家族史和伴随疾病等因素,综合评估患者疾病进展风险,决定是否需要启动抗病毒治疗。

(1)血清HBV DNA阳性、ALT持续异常(>ULN)且排除其他原因所致者,建议抗病毒治疗。

(2)对于血清HBV DNA阳性的代偿期乙型肝炎肝硬化患者和HBsAg阳性失代偿期乙型肝炎肝硬化患者,建议抗病毒治疗。

(3)血清HBV DNA阳性、ALT正常,有下列情况之一者建议抗病毒治疗肝。①组织学检查提示明显炎症和(或)纤维化;②有乙型肝炎肝硬化或乙型肝炎肝癌家族史且年龄>30岁;③ALT持续正常、年龄>30岁者,建议肝纤维化无创诊断技术检查或肝组织学检查,存在明显肝脏炎症或纤维化;④HBV相关肝外表现(如HBV相关性肾小球肾炎等)。

2.核苷类似物NAs治疗

(1)核苷类似物(NAs):①恩替卡韦(entecavir,ETV)。采用ETV治疗可强效抑制病毒复制,改善肝脏炎症,安全性较好,长期治疗可改善乙型肝炎肝硬化患者的组织学病变,显著降低肝硬化并发症和HCC的发生率,降低肝脏相关和全因病死率。②富马酸替诺福韦酯(tenofovir disoproxil fumarate,TDF)。TDF治疗可强效抑制病毒复制,耐药发生率低。③富马酸丙酚替诺福韦(tenofovir alafenamide fumarate,TAF)。TAF的治疗对肝脏具有更好的靶向性,从而大幅改善了对肾脏和骨骼的安全性,进一步增加了患者长期用药的安全系数,TAF用量更小、安全性得到提升。④其他药物。替比夫定(telbivudine,LdT)可改善eGFR。LdT在阻断母婴传播中具有良好的效果和安全性。

(2)NAs的选择:①初治患者应首选强效低耐药物(ETV、TDF、TAF)治疗。不建议ADV和LAM用于HBV感染者的抗病毒治疗。②正在应用非首选药物治疗的患者,建议换用强效低耐药药物,以进一步降低耐药风险。应用ADV者,建议换用ETV、TDF或TAF;应用LAM或LdT者,建议换用TDF、TAF或ETV;曾有LAM或LdT耐药者,换用TDF或TAF;曾有ADV耐药者换用ETV、TDF或TAF;联合ADV和LAM/LdT治疗者,换用TDF或TAF。

(3)NAs耐药的预防和处理:①初始治疗强调选择强效低耐药药物,推荐ETV、TDF、TAF。②治疗中定期检测HBV DNA定量,以便及时发现病毒学突破,并尽早给予挽救治疗。③对于NAs发生耐药者,改用干扰素-α类联合治疗的应答率较低。

(4)NAs治疗的监测:

1)治疗前相关指标基线检测。①生物化学指标主要有ALT、AST、胆红素、白蛋白等;②病毒学和血清学标志物主要有HBV DNA定量和HBsAg、HBeAg、抗-HBe;③根据病情需要,检测血常规、血清肌酐水平、血磷水平、肾小管功能等;④肝脏无创纤维化检测如肝脏硬度值测定;⑤当ETV和TDF用于肌酐清除率<50 mL/min患者时,均需调整剂量,TAF用于肌酐清除率<15 mL/min且未接受透析的患者时,无推荐剂量,其余情况均无需调整剂量。

2)密切关注患者治疗依从性问题。包括用药剂量、使用方法、是否有漏用药物或自行停药等情况,确保患者已经了解随意停药可能导致的风险,提高患者依从性。

3)少见或罕见不良反应的预防和处理。NAs总体安全性和耐受性良好,但在临床应用中仍有少见、罕见严重不良反应的发生,如肾功能不全(服用TDF、ADV)、低磷性骨病(服用TDF、ADV)、肌炎/横纹肌溶解(服用LdT)、乳酸酸中毒等(服用ETV、LdT),应引起关注。建议治疗前仔细询问相关病史,以降低风险。对治疗中出现血肌酐、肌酸激酶或乳酸脱氢酶水平明显升高,并伴相应临床表现如全身情况变差、肌痛、肌无力、骨痛等症状的患者,应密切观察,一旦确诊为肾功能不全、肌炎、横纹肌溶解、乳酸酸中毒等,应及时停药或改用其他药物,同时给予积极的相应治疗干预。

4)耐药监测及处理。随着强效低耐药药物的应用,NAs长期治疗出现耐药发生率大幅降低。

3.干扰素-α治疗　我国已批准Peg-IFN-α和普通干扰素-α用于CHB治疗。①干扰素的不良反应:流感样综合征、骨髓抑制、精神异常、自身免疫病:视网膜病变、间质性肺炎、听力下降、肾脏损伤、心血管并发症等。②绝对禁忌证:妊娠或短期内有妊娠计划、精神病史(具有精神分裂症或严重抑郁症等病史)、未能控制的癫痫、失代偿期肝硬化、未控制的自身免疫病,严重感染、视网膜疾病、心力衰竭、慢性阻塞性肺疾病等基础疾病。③相对禁忌证:甲状腺疾病,既往抑郁症史,未控制的糖尿病、高血压、心脏病。

4.其他治疗　抗HBV治疗可降低HBV相关并发症的发生率,降低HBV相关HCC的发生率,提高患者生存率,是慢性HBV感染者最重要的治疗措施。此外,还有抗炎、抗氧化、保肝、抗纤维化、调节免疫等治疗。

5.特殊人群抗病毒治疗的推荐意见

（1）应答不佳患者：①CHB 患者。采用 ETV、TDF 或 TAF 治疗 48 周，若 HBV DNA > 2×10^3 IU/mL，排除依从性和检测误差后，可调整 NAs 治疗方案（采用 ETV 者换用 TDF 或 TAF，采用 TDF 或 TAF 者换用 ETV，或两种药物联合使用）。也可以联合 Peg-IFN-α 治疗。②乙型肝炎肝硬化患者。采用 ETV、TDF 或 TAF 治疗 24 周，若 HBV DNA > 2×10^3 IU/mL，排除依从性和检测误差后，建议调整 NAs 治疗方案（采用 ETV 者可改用 TDF 或 TAF，采用 TDF 或 TAF 者可改用 ETV），或两种药物联合使用（ETV 联用 TDF 或 TAF）。

（2）应用化学治疗和免疫抑制剂治疗的患者：慢性 HBV 感染者接受肿瘤化学治疗或免疫抑制剂治疗有可能导致 HBV 再激活，重者可导致肝衰竭甚至死亡。20% ~ 50% 的 HBsAg 阳性、抗-HBc 阳性肿瘤患者，8% ~ 18% 的 HBsAg 阴性、抗-HBc 阳性肿瘤患者，在抗肿瘤治疗后发生 HBV 再激活。预防性抗病毒治疗可以明显降低乙型肝炎再激活发生率。建议选用强效低耐药的 ETV、TDF 或 TAF 治疗。

所有接受化学治疗或免疫抑制剂治疗的患者，起始治疗前应常规筛查 HBsAg、抗-HBc。HBsAg 阳性者应尽早在开始使用免疫抑制剂及化学治疗药物之前（通常为 1 周）或最迟与之同时应用 NAs 抗病毒治疗。

HBsAg 阴性、抗-HBc 阳性患者，若 HBV DNA 阳性，也需要进行预防性抗病毒治疗；如果 HBV DNA 阴性，可每 1 ~ 3 个月监测 ALT 水平、HBV DNA 和 HBsAg，一旦 HBV DNA 或 HBsAg 转为阳性，应立即启动抗病毒治疗。HBsAg 阴性、抗-HBc 阳性者，若使用 B 细胞单克隆抗体或进行造血干细胞移植，HBV 再激活风险高，建议预防性使用抗病毒药物治疗。应用化学治疗和免疫抑制剂的 CHB 或肝硬化患者，NAs 抗病毒的疗程、随访监测和停药原则与普通 CHB 或肝硬化患者相同。处于免疫耐受和免疫控制状态的慢性 HBV 感染患者，或 HBsAg 阴性、抗 HBc 阳性、需要采用 NAs 预防治疗的患者，在化学治疗和免疫抑制剂治疗结束后，应继续 ETV、TDF 或 TAF 治疗 6 ~ 12 个月。对于应用 B 细胞单克隆抗体或进行造血干细胞移植患者，在免疫抑制治疗结束至少 18 个月后方可考虑停用 NAs。NAs 停用后可能会出现 HBV 复发，甚至病情恶化，应随访 12 个月，其间每 1 ~ 3 个月监测 HBV DNA。

（3）妊娠相关情况处理：育龄期及准备妊娠女性均应筛查 HBsAg，对于 HBsAg 阳性者需要检测 HBV DNA。①对于抗病毒治疗适应证的患者，可在妊娠前应用 Peg-IFN-α 治疗，以期在妊娠前 6 个月完成治疗。在治疗期间应采取可靠的避孕措施。若不适合应用 Peg-IFN-α 或治疗失败，可采用 TDF 抗病毒治疗。②对于妊娠期间首次诊断 CHB 的患者，其治疗适应证同普通 CHB 患者，可使用 TDF 抗病毒治疗。③妊娠前或妊娠期间开始服用抗病毒药物的 CHB 孕产妇，产后应继续抗病毒治疗，并根据病毒学应答情况，决定是继续原治疗方案，还是换用其他 NAs 或 Peg-IFN-α 继续治疗。④抗病毒治疗期间意外妊娠的患者，若正在服用 TDF，建议继续妊娠；若正在服用 ETV，可不终止妊娠，建议更换为 TDF 继续治疗；若正在接受干扰素-α 治疗，建议向孕妇和家属充分告知风险，由其决定是否继续妊娠，若决定继续妊娠则要换用 TDF 治疗。

血清 HBV DNA 高水平是母婴传播的高危因素，妊娠中后期如果 HBV DNA 定量 > 2×10^5 IU/mL，建议在与患者充分沟通，在其知情同意的基础上，于妊娠第 24 ~ 28 周开始抗病毒治疗，应用 TDF 或 LdT。应用 TDF 时，母乳喂养不是禁忌证。

免疫耐受期口服 NAs 的孕妇，可于产后即刻或服用 1 ~ 3 个月后停药。停药后 17.2% ~ 62% 的患者可能发生肝炎活动，且多发生在 24 周内，应加强产后监测。可于产后 4 ~ 6 周时复查肝脏生物化学指标及 HBV DNA，如肝脏生物化学指标正常，则每 3 个月复查 1 次至产后 6 个月，如果乙型肝炎活动，建议抗病毒治疗。

男性患者抗病毒治疗相关生育问题:应用干扰素-α 治疗的男性患者,应在停药后 6 个月方可考虑生育;应用 NAs 抗病毒治疗的男性患者,目前尚无证据表明 NAs 治疗对精子的不良影响,可在与患者充分沟通的前提下考虑生育。

(4)儿童患者:对于活动性 CHB 或肝硬化患儿,应及时抗病毒治疗。儿童 CHB 患者抗病毒治疗可明显抑制 HBV DNA 复制,增加 ALT 复常率及 HBeAg 血清学转换率。但需考虑长期治疗的安全性及耐药性问题。

【预后】

随着 α 干扰素和核苷类似物的广泛应用,肝移植的开展、早期肝癌诊断率的提高,慢性乙型肝炎的预后得到了显著改善。重型肝炎患者预后较差,急性及亚急性重型肝炎的病死率约为 50%。而慢性重型肝炎病死率较高,在 70% 以上。

1.慢性 HBV 感染者的监测和随访管理 慢性 HBV 携带状态因处于免疫耐受期,患者肝内无炎症活动或仅有轻微炎症,且此期患者抗病毒治疗效果欠佳,所以目前不推荐进行抗病毒治疗。但需要强调,一部分免疫耐受期患者可能会进入免疫清除期而出现肝炎活动。非活动性 HBsAg 携带状态处于免疫控制期,但仍有发展成 HBeAg 阴性 CHB 的可能,且长期随访仍有发生 HCC 的风险。

因此,慢性 HBV 携带状态和非活动 HBsAg 携带状态的患者均建议每 6~12 个月进行血常规、生物化学、病毒学、甲胎蛋白、腹部超声和肝纤维化无创诊断技术等检查,必要时进行肝活组织检查,若符合抗病毒治疗指征,及时启动治疗。

2.抗病毒治疗过程中的定期监测 抗病毒治疗过程中的定期监测是为了监测抗病毒治疗的疗效、用药依从性,以及耐药情况和不良反应。

(1)应用 Peg-IFN-α 的患者:血常规检查(治疗第 1 个月每 1~2 周 1 次,稳定后每月 1 次),肝脏生物化学检查(每月 1 次),甲状腺功能和血糖值检测(每 3 个月 1 次),HBV DNA、HBsAg、HBeAg 和抗-HBe 定量检测(每 3 个月 1 次),肝脏硬度值测定(每 6 个月 1 次),腹部超声检查和甲胎蛋白检测等(无肝硬化者每 6 个月 1 次,肝硬化者每 3 个月 1 次),必要时做增 CT 或增强 MRI 以早期发现 HCC。

(2)应用 NAs 的患者:血常规、肝脏生物化学指标、HBV DNA 定量和 HBV 血清学标志物、肝脏硬度值测定等,每 3~6 个月检测 1 次;腹部超声检查和甲胎蛋白等(无肝硬化者每 6 个月 1 次,肝硬化者每 3 个月 1 次);必要时做增强 CT 或增强 MRI 以早期发现 HCC。采用 TDF 者,每 6~12 个月检测 1 次血磷水平、肾功能,有条件者可监测肾小管早期损伤指标。

(3)抗病毒治疗结束后的随访:治疗结束后对停药患者进行密切随访的目的为评估抗病毒治疗的长期疗效、监测疾病进展以及 HCC 的发生。因此,不论患者在抗病毒治疗过程中是否获得应答,在停药后前 3 个月内应每月检测 1 次肝脏生物化学指标、HBV 血清学标志物和 HBV DNA 定量;之后每 3 个月检测 1 次,1 年后每 6 个月检测 1 次。无肝硬化的患者需每 6 个月行 1 次腹部超声检查和甲胎蛋白检测等,肝硬化患者需每 3 个月检测 1 次,必要时做增强 CT 或增强 MRI 以早期发现 HCC。

【健康教育】

1.情志调摄 由于疾病带来的不适、对工作和生活的影响、经济方面的压力,加之社会上存在对慢性肝炎的歧视现象,慢性肝炎患者的心理问题十分常见,需要积极引导和疏导。

2.饮食宜忌 ①营养素组成合理,营养均衡,要有利于肝脏细胞的再生和修复,不能增加肝脏负担;②摄入量合适,既要满足身体的需要,又不能营养过度;③注意食物的软硬程度,消化的难易程度;④营养要个体化,要根据不同体质和疾病阶段进行调整;⑤禁忌食用对肝脏有毒性的食物。

3.用药指导 避免减少使用损伤肝脏的药物,如大环内酯类抗生素、磺胺类抗生素等。

4.起居调摄 合理规划睡眠时间、锻炼时间、运动方式、运动量等。

【预防】

1.管理传染源 对首次确定的 HBsAg 阳性者,如符合传染病报告标准的,应按规定向当地 CDC 报告,并建议对其家庭成员进行血清 HBsAg、抗-HBs 和抗-HBc 检测,对易感者接种乙型肝炎疫苗。应该在不涉及入托、入学、入职的健康体格检查和医疗活动中,积极检测 HBV 感染标志物,以达到早期诊断、早期治疗、降低疾病危害。慢性 HBV 感染者应避免与他人共用牙具、剃须刀、注射器及取血针等,禁止献血、捐献器官和捐献精子等,并定期接受医学随访;其家庭成员或性伴侣应尽早接种乙型肝炎疫苗。

2.切断传播途径 大力推广安全注射(包括取血针和针灸针等针具),并严格遵循医院感染管理中的标准预防原则。服务行业所用的理发、刮脸、修脚、穿刺和文身等器具应严格消毒。若性伴侣是 HBsAg 阳性者,应接种乙型肝炎疫苗或采用安全套;在性伴侣的健康状况不明时,应使用安全套,以预防 HBV 和其他血源性或性传播疾病。对 HBsAg 阳性的孕妇,应尽量避免羊膜腔穿刺,以保证胎盘的完整性,减少新生儿暴露于母血的机会。

3.保护易感人群 接种乙型肝炎疫苗是预防 HBV 感染最有效的方法。乙型肝炎疫苗的接种对象主要是新生儿,其次为婴幼儿、15 岁以下未免疫人群和成年高危人群 15 岁以下未免疫人群和成年高危人群。

乙型肝炎疫苗全程需接种 3 剂,按照 0、1、6 月的程序,即接种第 1 剂疫苗后,在第 1 个月和第 6 个月时注射第 2 剂和第 3 剂。接种乙型肝炎疫苗越早越好。对 3 剂免疫程序无应答者,可再接种 1 剂 60 μg 或 3 剂 20 μg 乙型肝炎疫苗,并于完成第 2 次接种程序后 1～2 个月时检测血清抗-HBs,如仍无应答,可再接种 1 剂 60 μg 重组酵母乙型肝炎疫苗。

4.意外暴露于 HBV 者可按照以下方法处理 ①在伤口周围轻轻挤压,排出伤口中的血液,再对伤口用等渗盐水冲洗,然后用消毒液处理。②应立即检测 HBsAg、HBV DNA,3～6 个月后复查。③如接种过乙型肝炎疫苗并有应答者,且已知抗-HBs 阳性(抗-HBs≥10 mIU/mL)者,可不再注射乙肝免疫球蛋白或乙型肝炎疫苗。如未接种过乙型肝炎疫苗,或虽接种过乙型肝炎疫苗,但抗-HBs <10 mIU/mL 或抗-HBs 水平不详者,应立即注射乙肝免疫球蛋白 200～400 IU,同时在不同部位接种 1 剂乙型肝炎疫苗(2 μg),于 1 个月和 6 个月后分别接种第 2 剂和第 3 剂乙型肝炎疫苗(20 μg)。

第二节 非酒精性脂肪性肝病

非酒精性脂肪性肝病(non-alcoholic fatty liver disease,NAFLD)是指除外酒精和其他明确的损肝因素所致的,与胰岛素抵抗和遗传易感密切相关的代谢应激性肝损伤,病变主体在肝小叶,以弥漫性肝细胞大泡性脂肪变性和脂肪贮积为病理特征的临床病理综合征,包括非酒精性单纯性脂肪肝、非酒精性脂肪性肝炎(non-alcoholic steatohepatitis,NASH)及其相关肝硬化。

本病是临床常见病和多发病,其发病率及检出率逐年增加,据文献报道,普通成人 NAFLD 患病率达 20%～33%。根据目前的趋势,其仍有上升的趋势。有研究显示 NAFLD 中近 50% 的患者可能为非酒精性脂肪性肝炎(non-alcoholic steatohepatitis,NASH),单纯性脂肪肝随访 10～20 年后肝硬化的发生率为 0.6%～3.0%,而 NASH 随访 10～15 年发展为肝硬化的概率却高达 15%～25%。高脂肪、高热量的膳食结构、多坐少动的生活方式、胰岛素抵抗为主的代谢综合征的重要组分(肥胖、血脂紊乱、糖尿病、高血压)是 NAFLD 危险因素。

中医学多从症状、病因病机等方面命名,将其归属于"肝癖""胁痛""痞满""肝胀""肝痞""肝着""积聚""痰证""痰浊""湿阻""瘀证""肥气""积证"等范畴。国家中医药管理局"十一五"中医肝病协作组将 NAFLD 的中医病名确定为"肝癖"。

【病因病机】

(一)中医病因病机

1. 病因　饮食不节、劳逸失度、情志失调、久病体虚、禀赋不足是本病的主要诱因。①暴饮暴食:喜食肥甘或酒酪之品,胃纳过盛,超过运化能力,以致痰饮湿浊内停,积于肝内,肥气积盛,酿成此疾。②情志失调:七情所伤,气机不畅,津液的生成、分布和排泄都需要气的推动作用,湿邪内蕴,气郁湿阻,正常脂肥之气转运失畅,积而发病。③脏腑虚衰:不论外感风寒湿邪,内伤饮食,房室不节,都可损伤正气,引起脏腑功能失调。脾虚水湿运化失司,水湿内生,气机不畅,痰湿瘀血均可内停于肝而发病。

2. 病机　肝体阴而用阳,在病理情况下,肝体受损,肝用无能,则无法疏泄调达,产生痰浊、血瘀等病理产物,进而发展为浊毒之邪蕴于体内,损害肝体,形成恶性循环。饮食中的饮属于人体中的正常津液,在人体之内化生、转运、输布依赖脾胃功能的正常运行,如果本身脾胃虚弱,或摄入过多,脾胃不能正常运行,其精微物质输布异常,反化为水湿、痰饮,久为浊邪,再而成瘀生热。此外,饮食中的食为精微物质,如果不能很好地通过脾胃运化,则成为浊邪,日久生热生瘀。各种原因产生的痰、湿、浊、瘀、热蕴结肝体,导致本病的发生。脾肾亏虚,脾虚运化无力,肾虚气化不利,而致水湿停聚,进而生痰,痰湿内蕴,继而生热生瘀,而致痰、热、瘀、浊、湿纠结,继而伤肝。

随着病情演变,本病可出现虚实、气血的病机转化。脾气虚弱,脾失健运,易为饮食所伤,酿生湿热之邪,由虚转实;而湿邪内蕴,情志不畅,或劳逸失度,损伤脾胃,则由实转虚,虚中夹实。病变初起者,以气机不畅为主;随着疾病的进展,脾虚则湿浊内停;湿邪日久,郁而化热,而出现湿热内蕴;久病及肾,气化失司,痰浊不化,阻滞气机,气滞血瘀,瘀血内停,阻滞脉络,痰瘀互结于肝脏;脾虚失运、肾失气化、肝失疏泄,多重病理因素相互搏结,最终导致本病的发生。

(二)西医病因及发病机制

目前 NAFLD 发病机制尚未完全明确,结合目前的研究进展,NAFLD 是由多种原因造成的在肝脏细胞沉积,与患者肥胖、糖尿病、高脂血症、胰岛素抵抗、代谢综合征、遗传及环境因素等有关。Day 和 James 在 1998 年提出的"二次打击"学说,即:胰岛素抵抗、肝细胞内脂质过度沉积、甘油三酯增多为第一次打击;代谢紊乱、氧化应激及脂质过氧化反应为第二次打击;"初次打击"是指通过胰岛素抵抗引起肝细胞内甘油三酯的蓄积、肝细胞脂肪变,导致肝细胞对炎症因子等各类损伤的防御力下降。一旦脂肪变性形成后便会出现"二次打击",肝脏经过脂质过氧化、内质网应激和线粒体功能损伤后,最终导致肝细胞发生炎症、坏死甚至纤维化。但随着人们的进一步研究发现"二次打击"学说尚不足以完全解释 NAFLD 发病的全部机制,而"多重打击"学说因此也逐渐被越来越多的学者所认可,其包括胰岛素抵抗、氧化应激、炎症反应、脂质过氧化、肠道菌群失调、脂肪因子、遗传易感性和表观遗传学等。

1. 胰岛素抵抗　胰岛素抵抗是 NAFLD 发生发展的中心环节,贯穿 NAFLD 发病的始终,胰岛素抵抗(IR)可导致血清游离脂肪酸(FFA)升高,肝脏因此会摄取更多的 FFA,肝内脂肪酸的氧化利用与此同时也会减少,脂化作用增强,甘油三酯增多,造成脂质代谢的紊乱,过多的脂肪堆积在肝细胞内,从而促使脂肪肝的形成。同时肝脏本身也可以发生"选择性肝脏胰岛素抵抗",即肝脏的糖代谢对胰岛素无反应,但肝脏脂肪生成持续不减,促使肝内脂肪堆积。当过多脂肪酸储存在肝脏时,便会诱发肝脏内线粒体功能和超微结构发生相应的变化,线粒体内呼吸链复合物的活性会下降,大量的活性氧自由基会因此聚集,使机体内的脂质过氧化增强,线粒体 DNA、呼吸链多肽会遭到破坏,核因子 κB(NF-κB)及肿瘤坏死因子开始出现,导致肝脏出现炎症、坏死和纤维化的变化。TNF-α 过多的释放也会反过来通过抑制胰岛素信号通路来实现胰岛素抵抗,因此二者可相互影响,形成恶性循环。

2. 氧化应激、炎症反应、脂质过氧化 氧化应激是 NAFLD 发生发展的关键,血清游离脂肪酸(free fatty acid,FAA)在机体出现高血脂的状态下会被大量的氧化,诱导产生大量的活性氧自由基(reactive oxygen species,ROS),引起氧化应激反应,并通过多种途径使机体的抗氧化能力减弱,造成组织和细胞的损伤。当 ROS 大量出现时,线粒体便会遭到破坏,其线粒体结构、DNA 碱基对均变为异常,而造成组织细胞坏死,在这一过程同时会造成脂质代谢异常和 ROS 的大量释放,最终生成恶性循环。在脂质过氧化的过程中还会产生许多具有反应活性及细胞毒性的中间产物,这些中间产物作用于细胞最终引起细胞死亡、坏死、炎症反应而破坏肝实质。丙二醛(malonaldehyde,MDA)是其中的一种,它是不饱和脂肪酸在活性氧族的攻击下形成的产物,其能够刺激机体产生抗体介导的免疫损伤,同时 MDA 能使各种蛋白质发生交联,从而形成 Mallory 小体,在炎症反应中发挥着关键作用,而线粒体超氧化物歧化酶(superoxide dismutase,SOD)和谷胱甘肽过氧化物酶(glutathione peroxidase,GSH-Px)作为机体的抗氧化因子,在机体的抗氧化过程中起到了很重要的作用,其可以降低脂质过氧化过程中所产生的过多的 MDA,从而保护机体细胞内环境的稳定。同时 SOD 作为一种抗氧化因子,不但可以使 ROS 维持在一定的范围内,还可以阻断 ROS 的反应,抑制脂质的过氧化,从而减少细胞的损伤;GSH-Px 也可以减少羟自由基和单线态氧的产生,SOD、GSH-PX、MDA 三者氧化应激过程中相互影响,研究结果发现当 SOD、GSH-PX 水平升高时,氧化产物 MDA 便会降低,从而减低氧化应激反应。

3. 肠道菌群失调 肝脏与肠道之间在解剖与功能上有着密切的联系,早在 1998 年"肠-肝轴"这一概念就被 Marshall 提出,随着人们对肠道微生态的进一步研究,逐渐认识到 NASH 的发生发展与肠道菌群的失调也有着密切的联系。研究表明 NASH 患者存在肠道菌群失调、革兰氏阴性杆菌过度生长的现象,肠道菌群的失调会诱发肝脏氧化应激,造成肝损伤和纤维化,导致 NASH 的发生。肠道菌群的失调会引起肠黏膜屏障的障碍及能量代谢发生紊乱,致病菌及其代谢所产生的内毒素会通过肠-肝轴而进入肝脏,从而导致 NAFLD 的加重。同时肠道菌群失调还可以提高食物能量的摄取,促进脂肪组织的分解,产生更多的游离脂肪酸,进一步导致脂质堆积在肝脏内,而加重 NAFLD 的发生与发展。因此,NAFLD 的发病与肠道菌群失调也有着密切的联系。

4. 遗传易感性 目前发现 Patatin 样磷脂结构域蛋白质 3(patatin-like phospholipase domain-containing protein 3,PNPLA3)、跨膜蛋白 6 超家族成员 2(transmembrane 6 superfamily member 2,TM6SF2)、葡萄糖激酶调节蛋白(glucokinase regulator protein,GCKR)等多态性基因与 NAFLD 的发病进展和严重程度相关性最高。研究表明 PNPLA3 基因型(rs738409,I148M)与肝脂质含量和 NAFLD 严重程度呈正相关。沉默小鼠的 TM6SF2 基因表明缺乏 TM6SF2 会加重肝脂肪变性和肝损伤。NAFLD 患者 GCKR 基因 rs780094(C>T)多态性与肝纤维化的严重程度和血清高水平的 TG 密切相关。研究发现 miR-29a 在 NAFLD 中表达上调,可以负调控沉默信息调节因子 2 相关酶类 1 的表达,促进脂质沉积于肝细胞,提示 miR-29a 可能对 NAFLD 的检测及治疗具有潜在价值。

【临床表现】

1. 症状 NAFLD 尤其是非酒精性单纯性脂肪肝患者通常无显著症状,部分 NAFL 和 NASH 可出现一些非特异性症状,包括全身乏力、腹部胀满、肝区隐痛、右上腹不适或胀满感、食欲减退以及其他消化道症状。部分 NASH 相关肝硬化患者发生肝衰竭、食道胃底静脉曲张破裂及肝细胞癌并出现相应的症状。

2. 体征 肝大时 NAFLD 的常见体征可有轻度黄疸。肝硬化的常见体征包括肝掌、蜘蛛痣、黄疸、腹壁静脉曲张、脾大、腹水及下肢水肿等。

3. 肝外表现 NAFLD 常有肝外的临床表现,如肥胖或体重超重、腰围增加、2 型糖尿病及心血管疾病等相应的症状和体征。

【实验室及其他检查】

1. 腹部超声 腹部超声是诊断非酒精性脂肪性肝病的首选检查。腹部超声检查可大致判断肝内脂肪浸润的有无及其在肝内的分布类型,但腹部超声检查对肝内脂肪浸润程度的判断仍不够精确,并且难以识别肝内炎症和纤维化的程度。腹部超声具备 3 项表现中的任意 2 项者即可诊断弥漫性脂肪肝:①肝脏近场回声弥漫性增强(明亮肝),回声强于肾脏;②肝内管道结构显示不清;③肝脏远场回声逐渐衰减。

2. 腹部 CT 腹部 CT 肝脏密度普遍降低,肝/脾 CT 比值<1.0 可诊断为脂肪肝。其中,肝/脾 CT 比值 0.7~1.0 者为轻度脂肪肝;0.5~0.7 为中度脂肪肝;≤0.5 者为重度脂肪肝。腹部 CT 平扫虽敏感性不如 B 超,但对局灶性脂肪肝具有更高的诊断价值,根据肝脾 CT 比值可用于诊断和评估疗效,不宜频繁应用。

3. 腹部 MRI 基于磁共振的特殊技术是诊断脂肪肝最准确的影像学方法,其诊断脂肪肝准确性优于 B 超和 CT,能检测出 5% 以上的肝细胞脂肪变性。但 MRI 费用昂贵,不宜作为脂肪肝的常规诊断方法,主要用于科研。

4. 瞬时弹性成像技术检测 瞬时弹性成像技术检测受控衰减参数(CAP)无创定量诊断脂肪肝,利用该原理的设备包括 Fi-broscan 和 Fi-brotouch 等。以 Fi-broscan 设备为例,其可对肝脏脂肪含量及硬度进行测量。正常肝脏:CAP<238 db/m,对应脂肪含量等级≤10%。轻度脂肪肝:238 db/m<CAP<259 db/m,对应脂肪含量等级 11%~33%。中度脂肪肝:259 db/m<CAP<292 db/m,对应脂肪含量等级 34%~66%。重度脂肪肝:CAP>292 db/m,对应脂肪含量等级≥67%。

5. 肝活检组织学检查 肝活检组织学检查(简称肝活检)是目前本病诊断及其分型和分期最可靠的手段,可准确判断肝组织脂肪变、炎症和纤维化程度。NAFLD 的肝组织学改变主要分为 3 个病理阶段,即非酒精性单纯性脂肪肝、NASH 及其相关肝硬化。病理特征为肝腺泡 3 区大泡性或以大泡为主的混合性肝细胞脂肪变,可伴有肝细胞气球样变、小叶内炎症细胞浸润、窦周纤维化。NAFLD 活动度积分(NAFLD activity score,NAS)可判断肝组织脂肪变,NAS<3 分可排除 NASH,NAS>4 分可判断 NASH,介于两者之间者有 NASH 可能。不伴有小叶内炎症、气球样变和肝纤维化但肝脂肪变>33% 者为 NAFLD,如肝脂肪变<33% 为肝细胞脂肪变。肝纤维化检查有助于诊断肝硬化。且在肝纤维化进展时,肝细胞脂肪变和炎症可减轻。

6. 实验室检查 血液实验室检查对于判断脂肪肝的病因、可能的病理阶段及其预后有一定的参考价值。包括肝功能、血脂、空腹和餐后 2 h 血糖、糖化血红蛋白等指标。体重指数[BMI = 体重(kg)/身高(m)平方,正常范围 18.5~24.0 kg/m²]与本病发病密切相关。

【诊断与鉴别诊断】

(一)诊断

该病的明确诊断应建立在患者临床表现、血液检查、相关影像学检查、病理组织学改变及排除酒精性脂肪肝及其他特定肝病的基础上。

根据中华医学会肝脏病学分会脂肪肝和酒精性肝病学组修订的《非酒精性脂肪性肝病诊疗指南》制定了 NAFLD 的临床诊断标准,明确 NAFLD 诊断需符合以下 3 项:①无饮酒史或饮酒折合酒精量男性<140 g/周,女性<70 g/周;②除外病毒性肝炎、药物性肝病、肝豆状核变性、自身免疫性肝病等可导致脂肪肝的特定疾病;③肝活检组织学改变符合脂肪性肝病的病理学诊断标准。鉴于肝组织学诊断难以获得,NAFLD 可定义为:①肝脏影像学的表现符合弥漫性脂肪肝的诊断标准且无其他原因可供解释;②有代谢综合征相关组分的患者出现不明原因的血清丙氨酸氨基转移酶(ALT)和(或)门冬氨酸氨基转移酶、谷氨酰转肽酶持续增高半年以上,减肥和改善胰岛素抵抗后,异常酶谱和影像学脂肪肝改善甚至恢复正常者可明确 NAFLD 的诊断。

(二)鉴别诊断

1.与酒精性肝病鉴别 酒精性肝病有长期饮酒史(一般超过 5 年),折合酒精量男性>40 g/d,女性>20 g/d,或 2 周内有大量饮酒史,折合酒精量>80 g/d 时,考虑酒精性肝病,但需排除隐匿性的酗酒史,尤其是老年男性患者。实验室检查 AST/ALT>2,酒精性肝病常见组织学表现如 Mallyory 小体、胆管增生、巨大线粒体等在 NAFLD 中常不明显。

2.与病毒性肝炎鉴别 病毒性肝炎是肝生化检查异常的常见原因,肝脂肪变在慢性丙型病毒性肝炎感染基因 3 型患者中常见,相应病毒检测可助诊断。但对于慢性乙型病毒性肝炎及非基因 3 型慢性丙型病毒性肝炎感染的脂肪肝患者,如无过量饮酒史,则通常属于 NAFLD 而非病毒性脂肪肝。

3.与自身免疫性肝炎鉴别 自身免疫性肝炎好发于女性,自身免疫性抗体(+),结合病史和实验室检查可进行鉴别。

4.与药物性肝炎鉴别 类固醇、布洛芬、甲氨蝶呤、非甾体类药及化疗药都可导致大泡性脂肪变;四环素、丙戊酸、核苷及核苷类似物等可导致小泡性脂肪变;胺碘酮、硝苯地平、他莫昔芬等可能引起 NASH。中药(包括中药饮片及中成药)及保健品导致的肝损伤不可忽视。药物性肝炎发病前 1~2 周有药物使用史,停药后数周肝功能逐渐回复正常,再次使用此药肝功能再度异常。因果关系评估量表可助于药物性肝损伤的诊断。

【治疗】

(一)中医治疗

1.中医辨证论治

(1)湿浊内停证

[主症]右胁肋胀满。舌淡红,苔白腻,脉弦滑。

[次症]形体肥胖,周身困重,倦怠,胸脘痞闷,头晕,恶心。

[治法]祛湿化浊。

[方药]胃苓汤(《丹溪心法》)。

[药物]苍术、陈皮、厚朴、甘草、泽泻、猪苓、赤茯苓、白术、肉桂。

加减:形体肥胖、周身困重等湿浊明显者,加绞股蓝、焦山楂;胸脘痞闷者,加藿香、佩兰。

（2）肝郁脾虚证

[主症]右胁肋胀满或走窜作痛,每因烦恼郁怒诱发。舌淡边有齿痕,苔薄白或腻。脉弦或弦细。

[次症]腹胀,便溏,腹痛欲泻,乏力,胸闷,善太息。

[治法]疏肝健脾。

[方药]逍遥散(《太平惠民和剂局方》)。

[药物]当归、白芍、柴胡、茯苓、白术、炙甘草、生姜、薄荷。

加减:腹胀明显者,加枳壳、大腹皮;乏力气短者,加黄芪、党参。

（3）湿热蕴结证

[主症]右胁肋胀痛。舌质红,苔黄腻,脉濡数或滑数。

[次症]恶心,呕吐,黄疸,胸脘痞满,周身困重,纳呆。

[治法]清热化湿。

[方药]三仁汤(《温病条辨》)合茵陈五苓散(《金匮要略》)。

[药物]苦杏仁、滑石、通草、白蔻仁、竹叶、厚朴、薏苡仁、半夏、茵陈、茯苓、泽泻、猪苓、桂枝、白术。

加减:恶心呕吐者,加枳实、姜半夏、竹茹;黄疸明显者,加虎杖;胸脘痞满、周身困重等湿邪较重者,加车前草、通草、苍术。

（4）痰瘀互结证

[主症]右胁下痞块或右胁肋刺痛。舌淡暗有瘀斑,苔腻,脉弦滑或涩。

[次症]纳呆,胸脘痞闷,面色晦暗。

[治法]活血化瘀,祛痰散结。

[方药]膈下逐瘀汤(《医林改错》)合二陈汤(《太平惠民和剂局方》)。

[药物]桃仁、牡丹皮、赤芍、乌药、延胡索、炙甘草、川芎、当归、五灵脂、红花、枳壳、香附、陈皮、半夏、茯苓、乌梅、生姜。

加减:右胁肋刺痛者,加川楝子;面色晦暗等瘀血明显者,加莪术、郁金。

（5）脾肾两虚证

[主症]胁下隐痛。舌淡,苔白,脉沉弱。

[次症]乏力,腰膝酸软,夜尿频多,大便溏泄。

[治法]补益脾肾。

[方药]四君子汤(《太平惠民和剂局方》)合金匮肾气丸(《金匮要略》)。

[药物]桃仁、牡丹皮、赤芍、乌药、延胡索、炙甘草、川芎、当归、五灵脂、红人参、茯苓、白术、炙甘草、熟地黄、山萸肉、山药、茯苓、泽泻、牡丹皮。

加减:腰膝酸软、头晕乏力者,加黄芪、续断、杜仲;畏寒肢冷者,加附子、肉桂;夜尿频多者,加金樱子、海螵蛸;大便溏泄者,加炒扁豆、炒薏苡仁。

证候诊断:主症 1 项+次症 2 项,参考舌脉,即可诊断。

2.常用中成药

（1）当飞利肝宁胶囊:清利湿热,益肝退黄。适用于非酒精性单纯性脂肪肝湿热内蕴证。

（2）化滞柔肝颗粒:清热利湿,化浊解毒,祛瘀柔肝。适用于非酒精性单纯性脂肪肝湿热中阻证。

（3）壳脂胶囊:消化湿浊,活血散结,补益肝肾。适用于非酒精性脂肪肝湿浊内蕴、气滞血瘀或兼有肝肾不足郁热证。

（4）血脂康胶囊:化浊降脂,活血化瘀,健脾消食。适用于痰阻血瘀所致的高脂血症。

（5）逍遥丸：疏肝健脾，养血调经。适用于肝郁脾虚证。

（6）护肝片：疏肝理气，健脾消食，降低转氨酶。适用于慢性肝炎及早期肝硬化治疗。

（7）绞股蓝总苷片：养心健脾，益气和血，除痰化瘀，降血脂。适用于心脾气虚、痰阻血瘀证。

（8）茵栀黄颗粒：清热解毒，利湿退黄。适用于湿热内蕴证急性发作、慢性肝炎所致 ALT 升高。

（9）水飞蓟宾胶囊：清热利湿，疏肝利胆。适用于急慢性肝炎、脂肪肝患者肝功能异常的恢复。

（10）复方益肝灵：益肝滋肾，解毒祛湿。适用于肝肾阴虚、湿毒未清证，慢性肝炎氨基转移酶升高者。

（11）强肝胶囊：具有清热利湿、补脾养血、益气解郁作用；适用于脾虚气滞、湿热内阻证。

（12）安络化纤丸：能健脾养肝，凉血活血，软坚散结；对痰湿内蕴、气滞血瘀型的脂肪肝也有好的疗效。

（13）利肝隆颗粒：能够疏肝解郁，清热解毒；适用于湿热蕴结证。

（14）六味五灵片：能滋肾养肝，活血解毒，适用于治疗痰瘀互结证氨基转移酶升高。

（15）大黄蛰虫丸：能够活血祛瘀，通经消症痕；适用于痰瘀互结证。

（16）扶正化瘀胶囊：能够活血祛瘀，益精养肝；适用于脂肪性肝纤维化属瘀血阻络、肝肾不足证。

（17）鳖甲煎丸：能够活血化瘀、软坚散结；适用于痰瘀互结证。

3.中医外治

（1）针灸疗法：针灸是治疗 NAFLD 的非药物疗法之一。常用穴位：丰隆、足三里、三阴交、阳陵泉、内关、肝俞、足三里、丰隆、关元、合谷、肾俞，以 1.5 寸毫针刺入。穴位加减：肝郁气滞者，加太冲、行间，用泻法；痰湿困脾者，加公孙、商丘，用泻法；瘀血内阻者，加血海、地机，用泻法；肝肾两虚者，加太溪、照海、复溜，用补法。每次留针 30 min，每周 3 次，治疗 3~6 个月。

（2）腹部推拿疗法：选取中脘、关元、水分、天枢穴，可采用点按、按揉方法轻柔、缓慢按摩，每天 1 次，每次 20~30 min，30 d 为一个疗程。

（3）穴位埋线疗法：穴位埋线疗法是在针灸经络理论的指导下，将医用可吸收外科缝线埋入相应穴位，经过多种因素持久地刺激穴位，是治疗疾病的一种临床常用方法。主穴：中脘、天枢（双侧）、足三里（双侧）、肝俞（双侧）、脾俞（双侧）。根据辨证分型选择配穴，湿浊内停证：丰隆（双侧）、阴陵泉（双侧）、关元；肝郁脾虚证：大横（双侧）、阳陵泉（双侧）、胆俞（双侧）；湿热蕴结证：曲池（双侧）、阴陵泉（双侧）、丰隆（双侧）；痰瘀互结证：血海（双侧）、膈俞（双侧）、丰隆（双侧）。15 d 埋线 1 次，6 次为一个疗程。

（4）红光治疗及电子生物反馈疗法：运用生物反馈技术，通过电磁波纠正肝脏紊乱的生物信息及能量传递，增加肝脏单位血流量，红细胞变形能力及氧交换能力，有效改善肝脏微循环，恢复肝脏免疫诱导因子的产生，促进药物吸收利用，从而促进肝病患者的康复。

（二）西医治疗

肥胖、高血压、糖尿病和高脂血症为 NAFLD 发病的危险因素，减轻体重，维持正常血脂和血糖水平是防治 NAFLD 的关键措施。NAFLD 治疗的目标为减少肝脏脂肪沉积，改善胰岛素抵抗，减轻因"附加打击"而导致炎症和肝纤维化，从而改善患者生活质量、防治或延缓代谢综合征及其相关终末期器官病变；减少或防止肝硬化、肝癌及其并发症的发生。

1.改变生活方式

（1）限制热量的摄入，推荐中等程度的热量限制，肥胖承认每日热量摄入减少 500~1 000 kcal （1 kcal=4.2 kJ）。

（2）改变饮食组分，建议低糖低脂饮食，减少蔗糖、饱和脂肪和反式脂肪的摄入，增加膳食纤维含量。

（3）适量运动：中等量有氧运动可增加骨骼肌胰岛素敏感性，减少内脏脂肪，建议每周4次以上，累计锻炼时间至少150 min。

（4）建议患者戒烟限酒，改变久坐等不良行为方式。

（5）积极预防和控制高血压、代谢综合征等并发病。

（6）控制体重。

2.药物疗法

（1）改善胰岛素抵抗，纠正代谢紊乱：根据临床需要，可采用相关药物治疗代谢危险因素及其合并症，使用血管紧张素受体阻滞剂、噻唑烷二酮类、双胍类、胰高糖素样肽1（利拉鲁肽）及其他胰岛素增敏剂新药等，以及他汀和贝特类等药物，以降低血压和防治糖脂代谢紊乱及动脉硬化。用药期间需注意疗程和观察药物不良反应等。

（2）保肝抗炎药物防治肝炎和肝纤维化：在基础治疗的前提下，保肝抗炎药物作为辅助治疗，主要用于以下情况。①伴有肝功能生化异常或肝组织学有炎症损伤的NASH患者；②临床特征、实验室改变以及影像学检查等提示可能存在明显肝损伤和（或）进展性肝纤维化者，如合并血清转氨酶增高、代谢综合征的NAFLD患者；③合并药物性肝损伤者；④合并嗜肝病毒现症感染或其他肝病者。

常用的药物有：①护肝降酶类。主要作用为保护肝功能和降低肝损害，如水飞蓟宾，其具有抗氧化自由基，稳定肝细胞膜的作用，减轻肝脂肪变，降低ALT；硫普罗宁是一种硫基类药物，能促进肝细胞的再生和修复，减少甘油三酯堆积，降低转氨酶；熊去氧胆酸能促进内源性胆汁酸分泌和排出并抑制其重吸收，拮抗疏水性胆汁酸的细胞毒作用，保护肝细胞膜，其他有双环醇和还原型谷胱甘肽等。②抗脂质氧化类。磷脂是肝窦内皮和肝细胞的膜稳定剂，主要作用为抗脂质过氧化，激活脂解酶系统，如多烯磷脂酰胆碱，能激活脂解酶活性，降低LDL-C/HDL-C比值，改善肝脏脂质代谢功能；维生素A、维生素C、维生素E以及胡萝卜素、硒、乙酰半胱氨酸、甜菜碱等，可缓解脂质过氧化引起的肝组织损害。临床可合理选用上述1～2种药物，疗程通常需要6～12个月。

（3）如果改变生活方式6～12个月，体重未能降低5%，在充分考虑疗效和不良反应的情况下可选二甲双胍、奥利司他等药物进行二级干预。

3.手术疗法　一般建议BMI>40 kg/m²或BMI在35～40 kg/m²并患有减轻体重就可改善病情的疾病如糖尿病、睡眠呼吸暂停综合征的肥胖患者可以考虑手术治疗，除非存在肝功能衰竭、中重度食管胃静脉曲张。

对于BMI超过50 kg/m²肥胖患者建议可以把减肥手术作为一线选择。减肥手术后的体重减轻不仅对代谢综合征组分包括改善胰岛素敏感性、血脂以及降低长期死亡率有利，也有利于肝脏组织学包括脂肪变性、脂肪性肝炎以及纤维化的改善。

4.减少附加打击以免加重肝脏损害　NAFLD特别是NASH患者应避免体重急剧下降，禁用极低热量饮食和空-回肠短路手术减肥，避免小肠细菌过度生长，避免接触肝毒物质，慎重使用可能有肝毒性的中西药物和保健品，严禁过量饮酒。

5.预防并积极干预肝硬化的并发症　根据临床需要，采取相关措施防治肝硬化门静脉高压和肝功能衰竭的并发症具有重要的临床意义。NASH并肝功能衰竭、失代偿期肝硬化及NAFLD并发肝细胞癌患者可考虑肝移植手术治疗。肝移植术前应全面评估代谢危险因素及其合并症，术后仍需加强代谢综合征组分的治疗，以减少NAFLD复发和提高患者的生存率。

【预后】

NAFLD在普通成人中的发病率介于6.3%～45%，多数预后良好，10%～30% NAFLD可发展为 NASH,而 NASH 相对易于向肝纤维化、肝硬化发展。NASH 进展为肝硬化的发生率约为 15%，NASH 进展为肝癌的发病率约为 3%。NAFLD 虽多数预后良好，但应积极避免危险因素和定期复查、随访，出现肝纤维化时应积极抗纤维化治疗。出现肝硬化，需积极预防和处理并发症。

【健康教育】

1. 首先需改变不良生活方式和行为　戒酒；严格限制过多热量的摄入，改变高脂肪、高热量的膳食结构，建立以高蛋白、高维生素、足量纤维及低糖低脂的饮食结构；改变多坐少动的生活方式，加强锻炼，以中等量有氧运动为主，比如跑步、游泳等。改掉生活懒散、经常熬夜等习惯。

2. 舒畅情绪　保持心情舒畅，情绪稳定。

3. 控制相关病症　积极控制代谢综合征，积极治疗糖尿病、高血压病等疾病。

4. 避免肝损害　减少附加打击以免加重肝脏损害。避免体重急剧下降，避免接触肝毒性物质，严禁过量饮酒，慎重使用可能造成肝损害的药物和食物。

5. 积极控制并发症　在肝硬化阶段，积极处理并发症，严禁饮酒。

第三节　酒精性肝病

酒精性肝病(alcoholic liver disease,ALD)是由于长期大量饮酒导致的肝脏疾病。ALD 包括无症状的早期肝脏改变如脂肪肝或脂肪变性、脂肪性肝炎；晚期 ALD 包括酒精性肝炎、肝硬化和饮酒导致的肝细胞癌。严重酗酒时可诱发广泛肝细胞坏死，甚至肝功能衰竭。临床症状为非特异性，可无症状，或有右上腹胀痛、食欲缺乏、乏力、体重减轻、黄疸等；随着病情加重，可有神经精神症状、蜘蛛痣、肝掌等表现。酒精性肝病已成为我国主要的慢性肝病之一，严重危害人民健康。

酒精性肝病是现代医学病名，中医无相应的病名，根据其主要临床表现心中懊恼、恶心呕吐、四肢少力、胁肋疼痛、身目发黄、腹中如水声、精神恍惚失常等症状，可归属于中医学"酒风""酒疸""酒癖""伤酒""酒积""酒臌(酒鼓)"等范畴。

【病因病机】

(一)中医病因病机

1. 病因　嗜酒无度为本病发病的根本原因，先天禀赋不足、脾胃虚弱为发病的基础。饮食劳倦、情志内伤、邪毒滞留是酒精性肝病发生发展的重要因素。

2. 病位　在肝，与胃、脾、肾等脏腑功能失调密切相关。

3. 病机　中医学认为，酒为湿热有毒之品，性温，味甘、苦、辛，入心、肺、肝、胃经，易生湿热，若暴饮过度，可扰乱气血，使阴阳失调，产生一系列疾病。《黄帝内经》曰："酒者，水谷之精，熟谷之液也。其气剽悍，其入于胃中，则胃胀，气上逆，满于胸中，肝浮胆横。"长期嗜酒无度造成酒毒湿热之邪内蕴，酒毒伤人，脾胃首当其冲，酒毒湿热之邪壅塞中焦，则心中懊侬而热；酒毒湿热伤脾，脾失健运，化源不足，则现面黄肌瘦，精神困倦，四肢少力；横逆肝胆，胆汁外溢，则身目发黄；下注大肠则发为泄泻，熏蒸肠道，腑气郁阻，气血凝滞，脉络受损，化为脓血，则成痢疾；上扰心神则恍惚失常。酒毒湿热蕴而不化，聚湿生痰，痰阻气机，气机失调，肝气不畅则心腹胀满、胸膈痞闷。《血证论》曰："运血者，即是气。"气滞则血运不畅，导致瘀血内停，气、血、痰互结于胁下则见胁肋疼痛；胃气上逆则见恶心呕吐、吞酸。病情日久，伤及脾阳，脾阳虚，清阳不升则见头目昏晕；正气亏耗，肝、脾、肾三脏失调，三焦气化不利，津液输布失常，可见小便不利；气、血、水互结于腹中，则见腹中如水声。

4.病机转化　初期病位主要在脾胃,以湿热之邪为主;中期病及肝胆,湿毒痰瘀互结不散,病情缠绵胶着;后期则肝脾肾俱病,正气亏虚,邪气犹存,成虚实夹杂之证。本病首辨疾病阶段,次辨虚实。初期多属实属热,以湿热、痰湿、肝郁多见;中期邪气渐盛,正气渐衰,虚实夹杂,以气滞血瘀、痰瘀互结多见;末期正气已衰,正虚邪恋,本虚标实,以肝肾不足、气血水互结多见。

(二)西医病因及发病机制

ALD致病因素单一,但机制复杂,涉及脂肪变、炎症、纤维化及癌变多个环节,是易感基因、肠道微生态、氧化应激损伤、免疫损伤与程序性细胞死亡等多方面因素共同作用的结果。

1.酒精及其代谢产物对肝脏的损伤　酒精通过胃肠道被血液循环吸收,被吸收的酒精95%以上由肝脏代谢,少量直接通过肺、尿、汗液排泄,所以酒精代谢是ALD主要原因。有3条途径参与了酒精代谢为乙醛的过程,分别是酒精脱氢酶(alcohol dehydrogenase,ADH)代谢途径、内质网微粒体及过氧化氢酶代谢途径。乙醛脱氢酶(acetaldehydedehydrogenase,ALDH)再将乙醛代谢为乙酸,最终生成的产物是水和二氧化碳。如果酒精的摄取量超过人体代谢能力的话,会对肝脏产生损伤。酒精对肝细胞损伤作用的早期研究结果表明,酒精可以直接损伤肝细胞及其细胞器,而且在代谢过程中可以改变细胞的氧化还原状态,影响葡萄糖的合成、脂质的代谢以及蛋白质的分泌。

长期酒精的摄取:通过降低ALDH活性使乙醛储存在体内,乙醛可对肝细胞直接造成损伤,这一过程通过损伤肝细胞的微管及线粒体来完成。除了上述显著的肝毒性,乙醛还具有高度反应性,从而损伤肝细胞并引起炎症和纤维化。乙醛可以与蛋白质和DNA形成各种加合物从而影响蛋白质功能,抑制酶活性及DNA修复蛋白功能,通过脂质过氧化反应及破坏线粒体从而损伤肝细胞;加合物在体内成为抗原从而使机体发生免疫反应,促进炎症、坏死及纤维组织增生;乙醛还可以通过促进星状细胞的活化,刺激胶原蛋白的合成使纤维组织增生。

酒精的代谢物乙酸的作用:乙酸虽然没有直接肝毒性,但可间接通过调节基因启动子的组蛋白乙酰化来促进炎症因子生成引发炎症。

2.氧化应激和脂质过氧化　氧化应激与脂质过氧化在ALD发生发展中起着显著作用。酒精在肝脏经细胞色素P4502E1(CYP2E1)代谢途径中产生的活性氧自由基(reactiveoxygenspecies,ROS),可破坏肝细胞的功能和完整性。最近研究表明,ROS的来源除上述P4502E1外,还原型烟酰胺腺嘌呤二核苷酸磷酸氧化酶也起着生成ROS的重要角色。超过机体清除能力的话,会引起肝脏的氧化应激,氧化应激会引起一连串的级联反应,使肝脏更加受损。在正常情况下,细胞中有过氧化氢酶等及进餐后摄取的维生素E、维生素C等抗氧化剂,可以去除ROS。长期摄入酒精会引起食物来源的抗氧化剂吸收不良,同时增加CYP2E1的表达从而使ROS增多。而ROS的形成和抗氧化剂活性降低产生的氧化应激加重肝线粒体和功能损伤。

长期大量饮酒时机体内平衡紊乱,在氧化应激基础上会发生脂质过氧化,从而通过改变细胞膜的流动性及通透性等改变与膜结合的酶、受体的功能。蛋白质及基因的结构和功能也会受其影响。氧化应激和脂质过氧化产物丙二醛均可使核因子κB(nuclear factor kappa B,NF-κB)活化,NF-κB与环氧合酶2启动子结合,促进花生四烯酸代谢反应,使肝细胞发生炎症反应。丙二醛还可以引起低密度脂蛋白横向交联,从而使肝脏酒精性脂肪变。

3.内质网应激及硝化应激　内质网应激(endoplasmicreticulun stress,ERS)是由各种因素刺激所引起的,钙离子稳定状态紊乱,导致ER管腔内堆积着折叠错误或未折叠的蛋白。未折叠蛋白反应(unfloded protein response,UPR)是体内一种保护机制,通过分子伴侣促进蛋白质正常折叠,恢复内质网正常生理状态。非应激时,内质网的跨膜感受蛋白与葡萄糖调节蛋白分子伴侣结合并无活性。应激时,未折叠蛋白与跨膜感受蛋白竞争性结合GPR78,使跨膜感受蛋白解离并激活从而促进蛋白水解。ERS初期UPR可上调内质网分子伴侣,但长时间的刺激,UPR无法缓解,启动细胞凋亡程序促进细胞死亡。酒精可干扰钙稳态从而诱导 ERS,引起肝细胞氧化应激和炎症。ERS 一方面可能激活固醇调节级联反应,促进脂质合成甚至发展为肝炎。另一方面过度而持久的 ERS 启动凋亡基因通过下调抗凋亡蛋白 Bcl-2 表达及促使氧自由基产生可启动细胞凋亡程序,对肝细胞甚至机体产生严重损伤。而同型半胱氨酸、氧化应激和乙醛加合物均可诱发 ERS 的产生。硝化应激是大量的一氧化氮在氧化应激状态下形成大量活性氮分子,可使蛋白质酪氨酸残基、核酸等硝基化,从而损害肝细胞甚至发生凋亡。酒精诱导的硝化应激除通过硝化酪氨酸外,还通过诱导型一氧化氮合酶的活化与表达的增强直接损伤肝细胞。

4. 铁沉积 铁不仅在蛋白质、酶生成和反应中起辅助作用,还具有氧化还原状态的能力,在基因合成、氧转运和线粒体呼吸中起着显著作用。研究表明肝脏中铁的沉积与 ALD 有关,超过 30% 的 ALD 患者患有铁代谢紊乱。但目前还不确定酒精的作用是不是造成这种超载的原因。有研究表明酒精通过直接作用于铁调素而不是调节铁来下调铁调素的表达,并且铁调素在肝脏中的表达抑制了铁从饮食中的吸收和铁从其储存中的释放。铁参与了 ALD 中脂肪代谢及氧化应激、炎症、纤维化等过程。铁积累也可能在激活库普弗细胞释放促炎细胞因子方面起作用,铁通过 ADAM 金属肽酶域 17 诱导,活化巨噬细胞及增加可溶性 CD163 分子、TNF-α 引发炎症。铁还利于细胞因子和其他纤维化或肝毒性介质的合成,铁毒性的内质网应激和自噬受损在肝纤维化发病机制中有潜在关键作用。

5. 肠源性内毒素血症 酒精可造成细菌超载,一方面是因为酒精可通过降低肠动力以利于肠腔内细菌的增殖;另一方面是酒精引起胆汁分泌减少,从而影响胆汁酸对肠道抗菌作用的调节。同时库普弗细胞功能失调导致解毒功能下降,肝脏损伤进一步增加。酒精还通过破坏肠道紧密连接的完整性来增加肠道渗透性:一方面,其产物乙醛使参与紧密连接的酪氨酸发生磷酸化;另一方面,酒精使微管蛋白与肠道中核转录因子结合激活非特异性蛋白酶 C 增加了细胞通透性。ALD 相关的锌缺乏也可破坏肠道紧密连接完整性。细菌超载和肠道通透性增加会导致门静脉循环和肝脏中细菌脂多糖(lipase,LPS)水平升高,进而诱导炎症因子生成,引发炎症。

6. 表观遗传学 miRNA 表观遗传除了包括组蛋白修饰(如乙酰化、磷酸化)还包括 DNA 的低甲基化和微小核糖核酸(miRNAs)的改变。酒精引起的表观遗传学变化会导致肝细胞和免疫细胞功能失调。表观遗传机制在肝癌的发展中也起着广泛的作用,有助于正常肝细胞转化为祖细胞和干细胞。酒精可使组蛋白 H3 乙酰化来调节相关蛋白引起脂肪代谢异常。乙酸上调巨噬细胞中组蛋白乙酰化,加剧炎症反应。酒精通过降低肝脏 S-腺苷甲硫氨酸及组蛋白的甲基化,上调内质网应激和肝损伤的基因表达。miRNAs 是控制细胞生长、分化和凋亡相关的基因表达非编码的小 RNA,被认为与肝病尤其是癌症的发病机制有关,在 ALD 中,特异性 miRNAs 的表达增加了。血浆 miRNA-155 水平与酒精引起的肝脏炎症相关。miR-122 是一种丰富的调节脂质代谢的 miRNA。长期饮酒可以直接抑制 miR-122 的转录,miR-122 受抑制加速酒精诱导的肝损伤、脂肪变性、炎症和纤维化。酒精摄入还可上调肠上皮细胞中的 miRNA-212,增加肠道通透性促进炎症发生。酒精可上调 miRNA-217,通过抑制腺苷酸活化蛋白激酶(adenosine monophosphate activated proteinkinase,AMPK)和 SIRT1 途径诱导脂质合成并减少肝脏中的脂肪酸氧化。

7. 细胞凋亡、坏死、自噬、焦亡 细胞凋亡在 ALD 早期的作用尚不清楚,但细胞凋亡引起的肝细胞严重死亡是酒精性肝炎的一个显著特征。酒精诱导肝细胞凋亡的机制包括线粒体、内质网的凋亡途径等。

坏死是一种新形式的受调控的细胞死亡模式,它与凋亡共享一些相同的细胞内信号机制,在 caspase-8 活性低时,细胞死亡从凋亡转变为坏死。坏死性细胞死亡具有免疫原性,并通过激活先天免疫细胞或促进其他类型的细胞死亡(如焦亡)来促进过度炎症和细胞死亡。

自噬与 ALD 的进展有关,当乙醛、活性氧、脂肪酸乙酯和磷脂酰肌醇增加时,肝细胞可诱导线粒体自噬蛋白介导的有丝分裂和脂噬等自噬途径。自噬受急性和慢性酒精暴露的差异调节。自噬维持肝脏内环境稳定,保护肝脏免受急性酒精刺激引起的酒精损伤,用于去除未折叠的蛋白质和蛋白质,然而在慢性酒精暴露后,自噬通过多种机制被抑制。首先,慢性酒精消耗抑制 mTOR 激活,从而导致自噬启动的抑制。其次,慢性酒精增加溶酶体的酸碱度并损害溶酶体酶的运输。

内毒素是激活焦亡经典、非经典通路的最初信号。在经典途径发挥主要作用的是核苷酸结合寡聚化结构域样受体 3(NACHT-LRR-PYD-containing proteins,NLRP3)。内毒素与 CD14 结合依靠 NF-κB 激活 NLRP3。而 NLRP3 缺乏可改善肝脏脂肪变性和慢性酒精损伤。

【临床表现】

1. 酒精性脂肪肝 轻度酒精性脂肪肝大多无症状或症状轻微。中重度则类似慢性肝炎的表现:轻度乏力、食欲缺乏、右上腹隐痛、腹泻等。33% 患者可有肝大,但表面光滑,偶有触痛。

2. 酒精性肝炎 常有大量饮酒史后出现明显消化道症状:食欲减退、腹胀、恶心、呕吐、乏力、消瘦、肝区疼痛、腹泻等。少数有精神症状,严重者可并发急性肝衰竭,体征以黄疸、肝大和肝区疼痛为特点。

3. 酒精性肝硬化 在肝功能代偿期,其临床表现与酒精性肝炎和一般慢性肝病相同,部分患者早期可无症状。但常有明显的酒精性容貌,有倦怠、乏力、食欲缺乏等临床表现,以及蜘蛛痣、肝掌、手颤、牙龈出血和鼻出血等体征。在肝功能失代偿期,可有门静脉高压症、脾大、水肿、凝血功能障碍、出血倾向、黄疸、食管胃底静脉曲张等。

【实验室及其他检查】

1. 超声显像诊断 具备以下 3 项腹部超声表现中的 2 项者为弥漫性脂肪肝:①肝近场回声弥漫性增强,回声强于肾脏;②肝远场回声逐渐衰减;③肝内管道结构显示不清。超声是目前最常用的酒精性脂肪肝诊断方法,具有无辐射、无创伤、价格低廉等优点,可作为首选;然而超声无法敏感识别 30% 以下的肝脏脂肪变,存在操作者和仪器依赖性,不能区分单纯性脂肪肝与脂肪性肝炎。

2. 瞬时弹性成像诊断 能通过 1 次检测同时得到肝硬度和肝脂肪变程度 2 个指标。受控衰减参数(CAP)测定系统诊断肝脂肪变的灵敏度很高,可检出仅有 5% 的肝脂肪变性,特异性高、稳定性好,且 CAP 诊断不同程度肝脂肪变的阈值不受慢性肝病病因的影响。瞬时弹性成像用于酒精性肝病进展期肝纤维化及肝硬化,肝硬度(LSM)临界值分别为 12.96 kPa 及 22.7 kPa。定期瞬时弹性成像监测,有利于患者预后评估。故在设备且经济条件允许的情况下,推荐瞬时弹性成像或 Fibro Test 作为无创肝纤维化评估的首选检测。它的主要不足是无法对有腹水及病态肥胖者进行准确检测,操作经验不足也会限制其应用。

3. CT 诊断 弥漫性肝密度降低,肝脏与脾脏的 CT 值之比≤1。弥漫性肝密度降低,肝/脾 CT 比值≤1.0 但>0.7 者为轻度,肝/脾 CT 比值≤0.7 但>0.5 者为中度,肝/脾 CT 比值≤0.5 者为重度。CT 可以对肝脏进行整体评估,鉴别肝癌或局部脂肪沉积,但是 CT 存在辐射且很难评估肝脏纤维化。

4. MRI 诊断 磁共振波谱分析、双回波同相位和反相位肝 MRI 可以定量评估酒精性肝病肝脂肪变程度。磁共振弹性成像(MRE)用来诊断肝纤维化的界值为 2.93 kPa,预测的敏感度为 98%、特异度为 99%。MRE 尤其是 ^{1}H 磁共振质谱成像,可以无创、定量评价肝脏脂肪含量,完整评估肝实质的病变,且不受肥胖、腹水的影响。缺点:其他原因如炎症、脂肪变、血管充血、胆汁淤积、门静脉高压等亦可导致肝硬度增加,从而使 MRE 评估纤维化受到干扰。此外,检查费用昂贵、设备要求高等,使 MRE 的普及程度不及瞬时弹性成像。

ALD 的病理学诊断需要肝活检。由于肝活检为有创性检查,因此不推荐对于所有怀疑 ALD 的患者实施肝活检。在常规临床实践中,对于 ALD 的进展形式如严重的肝炎需要特殊治疗(如泼尼松)的患者及有其他怀疑促进肝病进展的危险因素的患者是肝活检的指征。对肝脏病理的评估可更好地预测患者的预后。

【诊断与鉴别诊断】

(一)诊断

酒精性肝病无特异性临床诊断方法,长期饮酒史的仔细询问非常重要,符合下述第 1 项者,排除其他原因的肝病,同时具有下述第 3、4 项者,可诊断为酒精性肝病;符合下述第 1、3、4 项,同时有病毒性肝炎现症感染证据者,可诊断为酒精性肝病伴病毒性肝炎。

1. 有长期饮酒史,一般超过 5 年,折合酒精量男性≥40 g/d,女性≥20 g/d;或 2 周内有大量饮酒史,折合酒精量>80 g/d。但应注意性别、遗传易感性等因素的影响。酒精量(g)换算公式 = 饮酒量(mL)×酒精含量(%)×0.8。

使用障碍筛查量表(AUDIT)、密歇根酒精依赖筛查量表(MAST)、CAGE 问卷等量表可以用来筛选酒精滥用和酒精依赖。

2. 临床症状为非特异性,可无症状,或有右上腹胀痛、食欲缺乏、乏力、体重减轻、黄疸等;随着病情加重,可有神经精神症状、蜘蛛痣、肝掌等表现。

3. 血清 AST、ALT、GGT、TBil、PT、平均红细胞容积(MCV)和缺糖转铁蛋白(CDT)等指标升高。其中 AST/ALT>2、GGT 升高、MCV 升高为酒精性肝病的特点,而 CDT 测定虽然较特异但临床未常规开展。禁酒后这些指标可明显下降,通常 4 周内基本恢复正常(但 GGT 恢复较慢),有助于诊断。

4. 肝脏 B 型超声、CT、MRI 或瞬时弹性成像检查有典型表现。

5. 排除嗜肝病毒现症感染、药物和中毒性肝损伤、自身免疫性肝病等。

符合酒精性肝病临床诊断标准者,其临床分型诊断如下。

(1)轻症酒精性肝病:肝生物化学指标、影像学和组织病理学检查结果基本正常或轻微异常。

(2)酒精性脂肪肝:影像学诊断符合脂肪肝标准,血清 ALT、AST 或 GGT 可轻微异常。

(3)酒精性肝炎:是短期内肝细胞大量坏死引起的一组临床病理综合征,可发生于有或无肝硬化的基础上,主要表现为血清 ALT、AST 或 GGT 升高,可有血清 TBil 增高,可伴有发热、外周血中性粒细胞升高。重症酒精性肝炎是指酒精性肝炎患者出现肝功能衰竭的表现,如黄疸、凝血机制障碍、肝性脑病、急性肾功能衰竭、上消化道出血等,常伴有内毒素血症。

(4)酒精性肝纤维化:临床症状、体征、常规超声显像和 CT 检查常无特征性改变。未做肝活组织检查时,应结合饮酒史、瞬时弹性成像或 MRI、血清纤维化标志物(透明质酸、Ⅲ型胶原、Ⅳ型胶原、层粘连蛋白)、GGT、AST/ALT、AST/PLT、胆固醇、载脂蛋白–Al、TBil、α2 巨球蛋白、铁蛋白、稳态模式胰岛素抵抗等改变,综合评估,做出诊断。

(5)酒精性肝硬化:有肝硬化的临床表现和血清生物化学指标、瞬时弹性成像及影像学的改变。

(二)鉴别诊断

1. 与肥胖、药物性脂肪肝等鉴别　结合饮酒史、药物服用史可鉴别。

2. 与病毒性肝炎鉴别　根据患者的长期大量饮酒史,ALD 诊断不难。结合饮酒史、流行病学史以及实验室检查指标,ASH 患者即使肝损伤严重,ALT 可正常或仅轻微升高,由于血清 ALT 水平低于 AST 水平,故 AST/ALT>1,通常比值为 2～5,与急性病毒性肝炎所见 ALT/AST>1 不同。明确有无酒精所致肝损伤及肝损伤的程度,肝活组织检查最有帮助。肝组织学检查可以发现早期损伤、肝纤维化程度及有无向肝硬化发展倾向等。通过免疫组化检测,还可以与病毒性肝炎鉴别。

3. 与肝癌鉴别 可查甲胎蛋白(AFP)或 B 超、CT 等。

【治疗】

(一)中医治疗

1. 中医辨证论治

(1)肝郁脾虚证

[治法]疏肝理气,健脾化湿。

[主症]胁肋胀痛,心情抑郁不舒,乏力,纳差,脘腹痞闷,便溏,舌淡红,苔薄,脉弦细或沉细。

[方药]柴苓汤加减。

[药物]柴胡、黄芩、半夏、甘草、赤茯苓、猪苓、泽泻、赤芍、枳壳、厚朴。

加减:兼见恶心呕吐者,加白豆蔻、枳椇子;胁肋胀痛甚者,加青皮、木香、延胡索;气虚乏力明显,纳差日久者,加白术;苔腻便溏者,加薏苡仁。

(2)痰湿内阻证

[治法]健脾利湿,化痰散结。

[主症]胁肋隐痛,脘腹闷,口黏纳差,困倦乏力,头晕恶心,便溏不爽,形体肥胖,舌淡红胖大,苔白腻,脉濡缓。

[方药]二陈汤合三仁汤加减。

[药物]半夏、陈皮、茯苓、甘草、苦杏仁、薏苡仁、白豆蔻、厚朴、滑石、通草。

加减:恶心呕吐甚者,加白豆蔻、枳椇子;呕吐较甚,且痰涎较多者,加海蛤粉。

(3)湿热内蕴证

[治法]清热利湿,化痰散结。

[主症]脘腹痞闷,胁肋胀痛,恶心欲吐,便秘或秽而不爽,困倦乏力,小便黄,口干,口苦,舌红,苔黄腻,脉弦滑。

[方药]黄连温胆汤合三仁汤加减。

[药物]苦杏仁、薏苡仁、白豆蔻、厚朴、滑石、通草、半夏、黄连、竹茹、枳实、陈皮、甘草、生姜、茯苓。

加减:若兼见发热,黄疸者、加茵陈、黄柏;呕吐者,加枳椇子;呕吐较甚,且痰涎较多者,加海蛤粉。

(4)痰瘀互结证

[治法]健脾化痰,活血化瘀。

[主症]胁肋刺痛,乏力,纳差口黏,脘腹痞闷,胁下痞块,便溏不爽,舌胖大瘀紫,苔白腻,脉细涩。

[方药]二陈汤合大瓜蒌散、酒积丸加减。

[药物]陈皮、茯苓、瓜蒌、红花、乌梅肉、半夏曲、木香、枳实、砂仁、杏仁、巴霜、黄连、甘草。

加减:恶心呕吐甚者,加白豆蔻、枳椇子;痰涎较多者,加海蛤粉。

(5)肝肾不足证

[治法]滋补肝肾,化瘀软坚。

[主症]胁肋隐痛,胁下痞块,腰膝酸软,目涩,头晕耳鸣,失眠,午后潮热,盗汗,男子遗精或女子月经不调,舌质紫暗,脉细或细数。

[方药]一贯煎合膈下逐瘀汤加减。

[药物]北沙参、麦冬、当归、生地黄、枸杞子、川楝子、当归、川芎、红花、桃仁、丹皮、赤芍、乌药、

延胡索、香附、枳壳、甘草。

加减:胁下积块较大者,加三棱、莪术;无痞块,舌红或白者,酌情减桃仁、红花等活血化瘀之品。

(6)瘀血内结证

[治法]健脾化瘀,软坚散结。

[主症]胁肋胀痛,胁下积块渐大,按之较韧,饮食减少,体倦乏力,面暗无华,女子或见经闭不行,舌质紫暗,或见瘀点瘀斑,脉弦滑或细涩。

[方药]水红花子汤合三仁汤加减。

[药物]水红花子、杏仁、滑石、通草、白豆蔻、竹叶、厚朴、薏苡仁、半夏。

加减:有刺痛,或胁下积块较大者,加当归、川芎、桃仁、三棱、莪术;疼痛剧烈者,加香附、乌药、陈皮。

2. 中医其他疗法

(1)针灸疗法:采用辨证选择穴位。

(2)解酒养肝饮:枳椇子、茯苓、薏苡仁、冬瓜仁、生山楂按1∶1∶1进行配伍,沸水冲泡10 min后,频服,以茶代饮。

(3)中药结肠滴注保留灌肠

[治法]健脾护肠,化瘀解毒。

[主症]适用于合并内毒素血症者

[药物]生大黄、黄芩、白及、紫草、儿茶、茯苓、薏苡仁、赤芍。

[方法]治疗前应向患者详细说明实施该治疗的目的及必要性,取得患者的配合。灌肠前嘱患者排空大小便,清洗肛周,取左侧卧位,适当垫高臀部(10 cm左右)。调节药液滴速为50 滴/min左右,保留灌肠。

(二)西医治疗

酒精性肝病的治疗原则是戒酒和营养支持,减轻酒精性肝病的严重程度,改善已存在的继发性营养不良和对症治疗酒精性肝硬化及其并发症。酒精性肝病的治疗戒酒最基本的措施,营养支持非常重要。是否需要药物干预、用哪些药物干预需根据患者病情,采取个体化治疗。戒酒后肝脏炎症、纤维化可仍然存在。若证实肝脏有炎症和肝纤维化分期大于或等于F2的患者应接受药物治疗。抗炎、保肝药物动物实验证实有效,但仍缺乏大样本严格的临床试验资料,至今尚缺乏疗效确切且可被推荐用于酒精性肝炎的治疗药物。酒精性肝硬化患者需积极防治并发症,在戒酒3~6个月后可考虑肝移植治疗终末期肝病。

1. 戒酒 完全戒酒是酒精性肝病最主要和最基本的治疗措施。戒酒可改善预后及肝损伤的组织学、降低门脉压力、延缓纤维化进程、提高所有阶段酒精性肝病患者的生存率。主动戒酒比较困难者可给予巴氯芬口服。酒精依赖者戒酒过程中要及时预防和治疗酒精戒断综合征(可用安定类镇静治疗)。

2. 营养支持 酒精性肝病患者需良好的营养支持,应在戒酒的基础上提供高蛋白、低脂饮食,并注意补充B族维生素、维生素C、维生素K及叶酸。酒精性肝硬化患者主要补充蛋白质热量的不足,重症酒精性肝炎患者应考虑夜间加餐(约700 kcal/d),以防止肌肉萎缩,增加骨骼肌容量。韦尼克脑病症状明显者及时补充B族维生素。

3. 药物治疗

(1)糖皮质激素可改善重症酒精性肝炎患者28 d的生存率,但对90 d及半年生存率改善效果不明显。

(2)美他多辛可加速酒精从血清中清除,有助于改善酒精中毒症状、酒精依赖及行为异常,从而提高生存率。

（3）S-腺苷蛋氨酸治疗可以改善酒精性肝病患者的临床症状和血清生物化学指标。多烯磷脂酰胆碱对酒精性肝病患者有防止组织学恶化的趋势。甘草酸制剂、水飞蓟素类和还原型谷胱甘肽等药物有不同程度的抗氧化、抗炎、保护肝细胞膜及细胞器等作用，临床应用可改善肝脏生物化学指标。双环醇治疗也可改善酒精性肝损伤。但不宜同时应用多种抗炎保肝药物，以免加重肝脏负担及因药物间相互作用而引起不良反应。

（4）酒精性肝病患者肝脏常伴有肝纤维化的病理改变，故应重视抗肝纤维化治疗。目前，有多种抗肝纤维化中成药或方剂，今后应根据循证医学原理，按照新药临床研究规范进行大样本、随机，双盲临床试验，并重视肝组织学检查结果，以客观评估其疗效和安全性。

（5）积极处理酒精性肝硬化的并发症（例如食管胃底静脉曲张破裂出血、自发性细菌性腹膜炎、肝性脑病和肝细胞肝癌等）。

（6）严重酒精性肝硬化患者可考虑肝移植。早期的肝移植可以提高患者的生存率，但要求患者肝移植前戒酒 3~6 个月，并且无其他脏器的严重酒精性损害。

【预后】

酒精性脂肪肝一般预后良好，戒酒后可完全恢复。酒精性肝炎如能及时戒酒和治疗，大多可恢复。若不戒酒，酒精性脂肪肝可进展为酒精性肝硬化，部分酒精性肝硬化可并发肝癌。主要死亡原因为肝衰竭及肝硬化相关并发症。

【健康教育】

1. 增强国民对嗜酒和酗酒行为危害的认识　ALD 带来的健康危害和经济负担不容小觑。ALD 重在预防，应加强健康宣教，增强国民对嗜酒和酗酒行为危害的认识，注重筛查高危患者，及早戒酒，早期诊断，早期治疗。

2. 完全戒酒　对于 ALD 患者，持续酒精摄入与疾病进展有关；因此对于这些患者最有效的推荐是完全戒酒。戒酒过程中应注意防治戒断综合征。

3. 精神病患者的筛选　在酗酒者中，精神疾病（包括焦虑症、情感障碍、精神分裂症等）、尼古丁成瘾的发病率较高，需对其进行筛查。

4. 饮食宜忌　清淡饮食，宜食新鲜蔬菜、豆类、粗粮，忌食辛辣、油腻、甘甜之品。

5. 心理干预治疗　酒精使用障碍时，应常规使用简短的动机干预。简短干预至少应该有 5 个组件，定义为 5As 模式：询问饮酒情况、建议戒酒或减少饮酒量、意愿评估、协助戒酒或减少饮酒量、安排随访。

第四节　自身免疫性肝病

自身免疫性肝病（autoimmune liver diseases, AILD）是一类病因尚不明确，具有自身免疫基础的非化脓性炎症性肝病。根据主要受累的肝细胞类型不同可分为两大类：肝细胞受累的自身免疫性肝炎（autoimmune hepatitis, AIH）、胆管细胞受累的自身免疫性胆管病。后者有胆汁淤积的表现，包括原发性胆汁性肝硬化（primary biliary cholangitis, PBC）、原发性硬化性胆管炎（primary sclerosing cholangitis, PSC）、IgG4 相关硬化性胆管炎。自身免疫性肝病的各种疾病在自身免疫的攻击对象、免疫应答类型和临床表现等方面均有各自的特点。对自身肝脏组织失去耐受性，肝脏出现病理性炎症性损伤的同时,血清中可发现与肝有关的循环自身抗体。

中医古籍中无"自身免疫性肝病"这一病名,根据其临床表现及发病特点,可将其归于"胁痛""肝积""黄疸""臌胀""积聚""癥瘕"等疾病的范畴。

【病因病机】

(一)中医病因病机

国医大师杨震认为自身免疫性肝病系先天肝体禀赋不足或年老体衰、疾病日久肝阴受损,而形成肝阴不足之证。但起病多以烦躁易怒之肝气郁结为始,病机演变兼夹形成气滞、血瘀、湿热等病理因素使肝用失常,出现胁下不适、周身困乏、口干、口苦、皮肤瘙痒等临床表现。本病多好发于中老年女性,《外台秘要》载"女属阴,得气多郁"。女子以肝为先天,生性善妒怒,多发情绪不畅,肝气郁结,内郁化火,所谓"五志过极皆可化火",灼烧阴液,损伤肝阴,以正虚为本,气血瘀滞为标。《灵枢·天年》载"五十岁,肝气始衰"。此阶段的女性天癸竭,冲任失调,加之生活工作压力,劳心劳力,耗伤气血,气血失和,进一步加重肝阴亏损。本病发生发展的核心病机是肝阴不足,肝用失常。

中国中医科学院广安门医院吕文良教授指出,AILD 患者多先天禀赋不足,加之后天饮食失宜、七情内伤或外感六淫,致脾胃受损,中焦失运,土壅木郁,进而痰浊瘀血在肝中郁积,引发诸多病理表现。认为 AILD 其病位主要在肝胆,亦常累及脾胃。因此,提出"肝郁脾虚"是 AILD 发病的核心病机。临床 AIH 常见乏力、食欲缺乏,即是典型的脾胃虚弱之症状,李东垣更提出"内伤脾胃,百病由生"的观点;张景岳更是提出:"人之既生,由乎水谷之养,水谷之司在脾胃。"可见调理脾胃的重要性。AILD 从脾胃论治体现出"治病求本"和"既病防变"的思想。

(二)西医病因及发病机制

1.遗传因素 复杂的遗传结构是部分人群发生自身免疫性疾病的原因。AILD 发病是多种基因相互作用的结果,对双胞胎家庭及群体研究结果表明,遗传作用在 AILD 发病风险中起重要作用。现已证实,人类白细胞抗原(HLA)单倍型与 AILD 遗传有关。研究表明,某些 HLA 等位基因与胆汁淤积性肝病有关,尤其是 PBC 中的 HLA-DR8 和 PSC 中的 HLA-B * 08。另外,在 AIH 中 HLA 单倍型 DRB1 * 03-DRB1 * 04 的存在与更具侵略性的疾病表型相关。HLA 可反映免疫系统相关抗原的强度,但其与疾病的相关作用机制目前尚不清楚。全基因组关联研究和相关遗传研究进一步确定了遗传风险与 AILD 的联系,但潜在的功能影响仍有待证实。

2.环境因素 某些药物(如呋喃妥因、米诺环素)可以诱发 AIH。药物诱发 AIH 的抗核抗体(ANA)/抗平滑肌抗体(SMA)的滴度相对较低。一般情况下,通过停药可使药物诱发的 AIH 达到临床缓解,但停药时间较长,往往需要数月甚至数年。药物诱发的 AIH 可能会发展为急性肝功能衰竭或慢性肝硬化,可能是药物代谢引起了免疫反应,导致肝毒性。

吸烟、使用激素替代疗法及反复尿路感染病史与 PBC 的发展相关,PBC 患者中复发尿路感染者较健康人更常见。AILD 患者日常接触的物质(如指甲油、染发剂和清洁化学品)在 PBC 中起重要作用。

基于炎症性肠病(IBD)与 PSC 的关系,有学者提出微生物菌群变化可作为 PBC 的环境触发因素。感染也会增加 AILD 的患病风险,激活体内的免疫细胞,进而产生抗体攻击组织器官。

3.免疫因素 肝脏组织对自身免疫反应失去耐受性时,免疫细胞识别抗原的能力发生变化,导致免疫活化的 T 细胞持续攻击自身肝脏组织。AILD 患者体内存在多种自身抗体,这些自身抗体是引起抗原抗体反应必不可少的媒介。唾液酸糖蛋白受体存在于肝脏组织中,并特异性表达于肝脏汇管区,这种蛋白受体的存在会引起自身的抗原抗体反应,破坏肝脏组织的自身免疫,从而造成肝细胞损伤,引起肝功能异常。抗线粒体抗体是 PBC 中较为重要的自身抗体。有研究报道,95% 的

PBC 患者血清中可以检测到高滴度的抗线粒体抗体,往往在临床症状出现前便能检测到其高表达,抗线粒体抗体目前已成为诊断 PBC 的一项重要指标。ANA 在 80% 的 AIH 患者血清中高表达;此外,SMA、抗肝胰抗体、抗肝/肾微粒体抗体等自身抗体在 AILD 进展中发挥重要作用。在免疫反应中,调节性 T 细胞与辅助性 T 细胞的数量和功能失衡是导致 AILD 患者免疫系统紊乱的关键因素。研究表明,体内趋化因子不仅诱导免疫细胞迁移,也调控免疫细胞的功能。

【临床表现】

1. 自身免疫性肝炎　临床表现缺乏特异性。大部分 AIH 患者起病缓慢,无明显症状或仅出现乏力、腹胀、食欲缺乏、瘙痒、黄疸等非特异性症状。约 25% 的患者可有急性发作过程,其中部分为慢性 AIH 的急性加重,甚至发展为急性肝功能衰竭。约 1/3 的患者初诊即为肝硬化表现。此外,AIH 可重叠其他自身免疫性疾病,如原发性胆汁性胆管炎、原发性硬化性胆管炎、干燥综合征等。

2. 原发性胆汁性胆管炎　PBC 早期多无明显临床症状。约 1/3 患者可长期无任何临床症状,部分患者可逐渐出现乏力和皮肤瘙痒等。随着疾病进展,可出现胆汁淤积及肝硬化相关的并发症和临床表现;合并其他自身免疫性疾病者,可有相应的临床症状。

3. 原发性硬化性胆管炎　PSC 临床表现多样,早期多无症状,部分患者体检或因炎肠进行肝功能筛查时诊断 PSC。约 50% 患者表现为间断右上腹疼痛、黄疸、瘙痒、乏力、发热和体重下降。黄疸呈波动性、反复发作,可伴有中低热或高热及寒战。

PSC 临床表现多样,常见以下表现:①无症状,仅体检时偶然发现碱磷酶/谷酰酶升高。②IBD 患者行肝功能筛查时发现 ALP 升高。③胆汁淤积引起的黄疸、瘙痒等。④进展期肝病、肝硬化所致症状:可出现门静脉高压引起静脉曲张出血、腹水等。⑤反复发作的胆管炎,表现为发热、寒战、右上腹痛、黄疸等。⑥肝衰竭:表现为进行性黄疸加重及凝血障碍。⑦癌变:PSC 患者易患胆管癌,PSC 确诊后 5 年、10 年、终生患胆管癌的风险分别为 7%、8% ~ 11%、10% ~ 20%。发生胆管癌的 PSC 患者肝功能迅速恶化、黄疸加重,可伴有体重减轻。PSC 合并溃疡性结肠炎(UC)患者结直肠肿瘤风险增加,以右半结肠癌多见,可出现体重减轻、不全肠梗阻等症状。

PSC 可并发脂溶性维生素缺乏症、代谢性骨病等,还可伴有与免疫相关的疾病,如甲状腺炎、红斑狼疮、风湿性关节炎等。

【实验室及其他检查】

1. 自身免疫性肝炎

(1)血生物化学检查:常规肝功能检查结果差异大,可表现为急慢性肝损伤、胆汁淤积。转氨酶和胆红素的水平可以刚刚超过正常上限,也可以高于正常的 30 ~ 50 倍。实验室检查的异常程度与肝活检组织学严重程度可以不一致。伴有胆汁淤积者可有碱性磷酸酶(AKP)和谷氨酸转肽酶(γ-GT)的轻中度升高。

(2)免疫学检查:以高 γ-球蛋白血症和循环中存在自身抗体为特征。抗核抗体(ANA)、抗平滑肌抗压(SMA)、抗可溶性肝抗原抗体/抗肝胰抗体(SLA/LP)、抗肝肾微粒体抗体(LKM-1)等。但缺乏特异性,亦见于其他急、慢性肝炎等。

(3)组织学:AIH 组织学以肝细胞损伤为主,典型的改变是肝汇管区浸润的炎症细胞,主要为淋巴浆细胞。并向周围小叶内延伸,导致相邻肝细胞呈单个或小簇状坏死、脱落,称为界面性肝炎。当炎症明显时,可见 3 区坏死/桥接坏死。

特殊类型 AIH 组织学表现如下。①急性 AIH:急性 AIH 可分为两大类。无慢性肝炎病史,以急性肝损伤为首发症状的 AIH;以慢性肝炎表现的 AIH 急性发作或恶化甚至发展为肝功能衰竭。肝组织学上,前者可出现中央静脉炎伴周边坏死(3区坏死)、桥接坏死伴小叶内炎症细胞浸润;后者3区坏死相对较少,可有多核肝巨细胞、多灶融合坏死,甚至亚大块或大块坏死。②AIH相关肝硬化:未经治疗的AIH可进展为肝硬化,这一阶段炎症往往减轻或者耗尽,门管区/纤维间隔轻度非特异性炎症伴有轻度界面性肝炎,诊断需要结合临床。

2.原发性胆汁性胆管炎

(1)血生物化学检查:以ALP和(或)GGT明显升高为主要特征,可同时伴有丙氨酸转氨酶(alanine aminotransferase,ALT)和天冬氨酸转氨酶(aspartate aminotransferase,AST)的轻度至中度升高。随疾病进展,血清胆红素(主要是直接胆红素)逐步升高,血清白蛋白逐渐降低。

(2)免疫学检查

1)抗线粒体抗体(AMA):血清AMA是诊断PBC的特异性标志物,尤其是AMA-M2亚型,诊断本病的敏感度和特异度高达90%~95%。但是,AMA阳性也可见于各种肝内及肝外疾病,如自身免疫性肝炎(autoimmune hepatitis,AIH)、慢性丙型肝炎、各种原因所致急性肝衰竭、系统性红斑狼疮、干燥综合征、慢性细菌感染等,甚至是健康人群。

2)抗核抗体(antinuclear antibodies,ANA):大约50%的PBC患者ANA阳性,在AMA阴性时是诊断PBC的另一重要标志物。核膜型(主要以gp210和p62为靶点)和核点型(以包括sp100在内的多个蛋白为靶点)对PBC具有高度特异性。荟萃分析表明,对于AMA阴性者,抗gp210抗体和抗sp100抗体诊断PBC的敏感度分别为23%和25%,但特异度很高(分别为99%和97%)。在一项大型研究中,抗gp210抗体和抗sp100抗体同时阳性对于诊断PBC的阳性预测值为100%。

(3)影像学检查:PBC患者胆管影像学检查通常无明显异常。影像学检查的主要目的是除外肝内外胆管梗阻及肝占位等病变,一般首选超声检查。对于AMAs阴性、短期内血清胆红素明显升高,以及超声检查发现可疑胆管狭窄或扩张者,需要进行磁共振胰胆管成像(magnetic resonance cholangiopancreatography,MRCP),甚至经内镜逆行胰胆管造影(endoscopic retrogradeholangiopancreatography,ERCP)。瞬时弹性成像(transient elastography,TE)或磁共振弹性成像(magnetic resonance elastography,MRE)可判断肝脏硬度,可用于评估PBC患者的分期。

(4)病理特征和组织学分期:PBC的病理学特点是累及小叶间胆管(简称小胆管)的慢性非化脓性破坏性胆管炎。有胆管周围淋巴细胞浸润且形成上皮样肉芽肿者,被称为旺炽性胆管病变,是PBC的特征性病变。当>50%的汇管区未见小动脉旁伴行小胆管时,即被定义为胆管减少或消失。

3.原发性硬化性胆管炎

(1)血清生化:PSC的血清生化异常主要表现为胆汁淤积型改变,通常伴有ALP,GGT升高,目前尚无明确诊断标准的临界值。ALP升高是诊断的敏感指标,但无特异性。对于骨生长中的青少年患者,需血清GGT辅助诊断。出现血清胆红素升高,提示疾病进展或预后不良。血清转氨酶通常正常,部分患者也可升高2~3倍。转氨酶显著升高者需鉴别是否重叠自身免疫性肝炎(AIH)、并发急性胆管梗阻或药物性肝炎等可能。疾病晚期可出现低蛋白血症及凝血功能异常。

(2)免疫学检查:PSC缺乏特异性的自身抗体。部分患者血清中可检测出多种自身抗体,包括抗核抗体(ANA)、抗中性粒细胞胞浆抗体(pANCA)、抗平滑肌抗体(抗SMA)、抗内皮细胞抗体、抗磷脂抗体等。但上述抗体一般为低滴度阳性,对PSC诊断无特异性。部分患者可出现高γ-球蛋白血症,约半数伴免疫球蛋白IgG或IgM水平轻至中度升高。

(3)影像学检查:PSC典型的影像学表现为肝内外胆管多灶性、短节段性、环状狭窄,胆管壁僵硬缺乏弹性、似铅管样,狭窄上端的胆管可扩张呈串珠样表现,进展期患者可显示长段狭窄和胆管囊状或憩室样扩张,当肝内胆管广泛受累时可表现为枯树枝样改变。

腹部超声是用于对PSC疾病初步筛查的常规手段。其可显示肝内散在片状强回声及胆总管管壁厚度、胆管局部不规则狭窄等变化,并可显示胆囊壁增厚程度、胆汁淤积及胆管扩张情况。结合病史可协助进行肝内外胆管结石、胆管癌、继发性胆管炎及术后胆管狭窄等疾病的鉴别。

腹部 CT 不是用于 PSC 诊断的常规手段。PSC 患者腹部 CT 可出现胆管扩张、胆管内占位、脾大、门静脉增宽、静脉曲张等门静脉高压的表现以及腹腔淋巴结肿大等。CT 主要用于疑似胆管癌患者的鉴别诊断和胆管癌分期。

磁共振胰胆管成像(MRCP)在临床及生化诊断证据存在时,MRCP 对 PSC 的诊断具有非常高的特异性。已成为 PSC 诊断的首选非侵入性影像学检查方法,准确性与 ERCP 相当,敏感性和特异性分别为 80% ~ 100%、89% ~ 100%。MRCP 还可提供肝实质、静脉曲张、肝癌和淋巴结等信息,但其对小胆管型 PSC 或早期疾病的诊断敏感性较低。

经内镜逆行胰胆管造影(ERCP)既往被认为是诊断 PSC 的"金标准",但由于可能导致严重并发症,如胰腺炎、胆管炎、穿孔、出血等,因此除非有治疗需要或需胆管取样,一般不行诊断性 ERCP。

其他内镜检查疑似肝外疾病和 MRCP 检查发现不能确定的病例,超声内镜和弹性成像可能会有助于胆总管狭窄、管壁增厚和肝纤维化情况的判断。导管内超声检查和激光共聚焦内镜也有助于胆管病变的评估和鉴别诊断。

(4)肝脏病理:PSC 大体病理可见肝外胆管管壁增厚,管腔狭窄。组织学上 PSC 表现为胆管系统的纤维化改变,可累及整个肝内外胆管系统,少数仅累及肝内或肝外胆管系统,后期肝实质细胞可受损。肝内胆管周围纤维组织围绕小胆管呈同心圆样排列的"洋葱皮样"改变是 PSC 的典型病理学改变。但由于肝脏活检较难获取较大的胆管,当 PSC 无肝内小胆管累及时,PSC 患者的肝脏组织学可表现为正常或者非特性的肝内胆汁淤积改变。仅有不足 20% 的 PSC 患者肝组织检查发现这种典型改变。

感染、缺血、中毒、肿瘤、遗传、手术等导致的继发性硬化性胆管炎影像学和肝脏生化检查与 PSC 类似。对不能确诊的患者,肝脏组织学有助于鉴别。

极少数 PSC 患者病变只累及肝内小胆管,胆管成像无异常发现,此类患者被称为小胆管型 PSC,PSC 患者可同时合并 AIH,也有少数 PSC 合并原发性胆汁性胆管炎的报道,但非常少见。

【诊断与鉴别诊断】

(一)诊断

1. 自身免疫性肝炎 AIH 的诊断应结合临床症状、体征、血清生化、免疫学异常、血清自身抗体以及肝脏组织学等进行综合诊断,并需排除其他引起肝损伤的疾病。

原因不明的肝功能异常和(或)肝硬化患者均应考虑 AIH 的可能。自身抗体是诊断 AIH 的重要依据,ANA、ASMA、抗 SLA/LP、抗 LKM-1 和(或)抗 LC-1 阳性是诊断 AIH 的关键部分,对疑似患者应首先进行监测。但自身抗体非 AIH 特异性,不是本病的病因,抗体滴度也不随治疗而改变,不必连续监测。ANA 的特异性最差,也可在 PBC、PSC、病毒性肝炎、药物相关性肝炎、酒精和非酒精性脂肪肝患者中检出。拟诊 AIH 时应常规检测血清 IgG 和(或)γ-球蛋白水平,对诊断和观察治疗应答有重要价值。AIH 特征性肝组织表现包括界面性肝炎、淋巴浆细胞浸润、肝细胞玫瑰花环样改变等,应尽可能对拟诊 AIH 的患者进行肝组织学检查以明确诊断。

2. 原发性胆汁性胆管炎 PBC 的诊断需依据生物化学、免疫学、影像学及组织学检查进行综合评估。满足以下 3 条标准中的 2 条即可诊断:①存在胆汁淤积的生物化学证据(主要是 ALP 和 GGT 升高),且影像学检查排除了肝外或肝内大胆管梗阻;②AMAs/AMA-M2 阳性,或其他 PBC 特异性自身抗体(抗 gp210 抗体、抗 sp100 抗体)阳性;③组织学上有非化脓性破坏性胆管炎和小胆管破坏的证据。

3. 原发性硬化性胆管炎 PSC 的诊断需结合临床表现、生化检查、影像学检查结果,一些病例还需行病理检查。对于具有胆汁淤积生化表现的患者,若胆道成像具备 PSC 典型表现,且除外其他原因所致者可诊断 PSC。对于疑诊 PSC 患者,应进行胆道成像检查,且首选 MRCP。除非对于诊断胆道影像学检查无异常的小胆管型 PSC 患者,肝组织活检对于诊断 PSC 不是必需的,但活检病理可以评估疾病的活动度和分期,还可以用于协助判断是否重叠其他疾病如 AIH 等。

(二)鉴别诊断

1. 自身免疫性肝炎

(1)自身免疫性肝炎与 HCV 感染鉴别:HCV 感染患者血清 ANA 可低滴度阳性或 LKM-1 阳性,IgG 水平轻度升高;抗-HCV 抗体和 HCV RNA 阳性。血清 ANA 可低滴度阳性或 LKM-1 阳性,IgG 水平轻度升高;抗-HCV 抗体和 HCV RNA 阳性。

自身免疫性肝炎与药物性肝损伤鉴别:药物性肝损伤药物史明确,停用药物后好转;血清氨基转移酶水平升高和(或)胆汁淤积表现。汇管区中性粒细胞和嗜酸粒细胞浸润、肝细胞大泡脂肪变性、肝细胞胆汁淤积,纤维化程度一般较轻(低于 S2)。

(2)自身免疫性肝炎与代谢相关性脂肪性肝病鉴别:代谢相关性脂肪性肝病 1/3 患者血清 ANA 可低滴度阳性,血清氨基转移酶轻度升高,胰岛素抵抗表现。存在肝细胞脂肪变性、空泡状核形成、汇管区炎症,可伴界面炎,有大量铜沉着。

(3)自身免疫性肝炎与 Wilson 病鉴别:Wilson 病患者血清 ANA 可阳性,血清铜蓝蛋白低,24 h 尿铜升高,可有角膜色素环(K-F 环)阳性。存在肝细胞脂肪变性、空泡状核形成、汇管区炎症,可伴界面炎,可有大量铜沉着。

2. 原发性胆汁性胆管炎 PBC 的鉴别诊断应包括其他各种病因所致的肝外或肝内胆汁淤积。结石、炎性狭窄或肿瘤等引起的肝外或肝内大胆管梗阻,一般经超声、CT、MRI 等影像检查即可发现。

肝内胆汁淤积的病因繁多,需依靠病史、体检、生化、免疫、影像、病理及基因检测等手段综合判断。PBC 需要与主要累及肝细胞的疾病[如酒精性肝病、药物性肝损伤(drug-induced liver injury,DILI)等]、主要累及胆管的疾病[如小胆管型原发性硬化性胆管炎(primary sclerosing cholangitis,PSC)、IgG4 相关性胆管炎、成人特发性胆管减少症及良性再发性或进行性家族性肝内胆汁淤积等]、主要累及的血管性疾病(如肝窦阻塞综合征、布加综合征等),以及结节病、朗格汉斯细胞组织细胞增生症及肝淀粉样变性等疾病相鉴别。

3. 原发性硬化性胆管炎

(1)原发性硬化性胆管炎与继发性硬化性胆管炎鉴别:临床特征与 PSC 相似,但病因明确。如胆总管结石、胆道手术创伤、反复发作的化脓性胆管炎、肿瘤性疾病(胆总管癌、肝细胞癌侵及胆管、壶腹部癌、胆总管旁淋巴结转移压迫)、胰腺疾病(胰腺癌、胰腺囊肿和慢性胰腺炎)、肝胆管寄生虫、IgG4 相关性胆管炎、缺血性胆管病(如遗传性出血性毛细血管扩张症、结节性多动脉炎和其他类型的脉管炎、肝移植相关缺血性胆管炎)、肝动脉插管化学治疗(主要为 5-氟尿嘧啶)、腹部外伤等。少见原因有自身免疫性胰腺炎、胆总管囊肿、肝脏炎性假瘤、组织细胞增生症 X、与艾滋病和其他类型的免疫抑制相关的感染性胆管炎、先天性胆管异常或胆道闭锁、囊性纤维化等。特别是既往有胆道手术或同时患有胆道结石或肝胆管肿瘤时,两者的鉴别诊断困难,需仔细询问病史、了解病程中是否伴有 IBD、了解手术病理表现,对鉴别诊断具有重要作用。

(2)原发性硬化性胆管炎与其他胆汁淤积性疾病鉴别:如 PBC、AIH、药物性肝损伤、慢性活动性肝炎、酒精性肝病等。特别是有些不典型的 PSC,血清 AKP 仅轻度升高,而转氨酶却明显升高,易误诊为 AIH。

【治疗】

（一）中医治疗

1. 辨证论治

（1）肝郁脾虚证

［主症］胁肋胀满疼痛，胸闷善太息，精神抑郁或性情急躁，纳食减少，脘腹痞闷，神疲乏力，面色萎黄，大便不实或溏泻。舌质淡有齿痕，苔白，脉沉弦。

［治法］疏肝理气，和胃降逆。

［方药］柴胡疏肝散（《景岳全书》）合逍遥散（《太平惠民和剂局方》）。

［药物］柴胡、陈皮、川芎、香附、枳壳、芍药、甘草、当归、白芍、茯苓、炒白术、生姜、薄荷。

加减：烦热者，加丹皮、栀子；血虚者，加熟地黄。

（2）湿热蕴结证

［主症］胁胀脘闷，恶心厌油腻，纳呆，身目发黄而色泽鲜明，尿黄，口粘口苦，大便黏滞臭秽或先干后溏，口渴欲饮或饮而不多，肢体困重，倦怠乏力。舌苔黄腻，脉象弦数或弦滑数。

［治法］疏肝泄热，清热利湿，兼顾活血退黄。

［方药］茵陈蒿汤（《伤寒论》）合大黄䗪虫丸（《金匮要略》）。

［药物］茵陈、栀子、大黄。熟大黄、土鳖虫、水蛭、虻虫、蛴螬（炒）、干漆、桃仁、苦杏仁、黄芩、地黄、白芍、甘草。

加减：湿重者，可合五苓散。

（3）瘀血阻络证

［主症］面色晦暗，或见赤缕红丝，肝脾大，质地较硬，蜘蛛痣，肝掌，女子经行腹痛，经水色暗有块。舌暗或有瘀斑，脉沉细涩。

［治法］疏肝理气，活血化瘀。

［方药］血府逐瘀汤（《医林改错》）。

［药物］桃仁、川芎、当归、香附、乌药、车前子（包煎）、牡丹皮、赤芍、延胡索、甘草、五灵脂、红花、枳壳、黄连、蒲公英、山楂炭。

加减：心悸，气短者，加炒枣仁、黄芪。

（4）肝肾阴虚证

［主症］劳累尤甚，或有灼热感，头晕耳鸣，两目干涩，口燥咽干，失眠多梦，潮热或五心烦热，腰膝酸软，鼻齿衄，女子经少经闭。舌体瘦质红少津，或有裂纹，苔少，脉细数无力。

［治法］滋补肝肾，补益精血。

［方药］一贯煎（《柳州医话》）合六味地黄丸（《小儿药证直诀》）。

［药物］北沙参、麦冬、当归身、生地黄、枸杞子、川楝子、熟地黄、酒萸肉、山药、牡丹皮、茯苓、泽泻。

加减：肝区痛，则去当归，加入白芍、郁金，有痰时，则去枸杞子，加入川贝、桑白皮，烦热口渴，舌红而干者，加入知母、石膏、淡竹叶。

（5）脾肾阳虚证

［主症］症见面色苍黄无华，腹胀大，动之有振水声，小便短少，纳差，大便或溏或秘，颈部、面颊或胸背部散在红痣血缕，下肢凹陷性水肿，舌胖色淡，边有齿印，或紫暗，或有瘀斑，苔白腻，脉沉细滑。多见于疾病晚期。

［治法］温肾健脾，化瘀利水。

[方药]真武汤(《伤寒论》)合调营饮(《证治准绳》)加减。

[药物]茯苓、白术、淡附片、白芍、干姜、猪苓、桂枝、赤芍、郁金、川芎、莪术、大腹皮、瞿麦、炙甘草、红枣。

加减:脾虚便溏者,白术加至 30 g;气虚便秘者,加黄芪、枳壳、制大黄、桃仁;损及心阳,出现心悸、口唇发绀者,桂枝加至 12 g,并加用丹参、檀香、砂仁理气温阳通络;阳损及阴、气阴两虚者,舌质淡嫩,苔少,加太子参、北沙参、麦冬、玉竹益气养阴;伴有齿衄、鼻衄者,加女贞子、旱莲草养阴清热、凉血止血。

2.中药注射液　根据辨证选用中药注射液,如脾虚明显者选用黄芪注射液、瘀血明显者选用丹参注射液、偏于阴虚或气阴两虚者选用生脉注射液等静脉滴注。

3.中药离子导入　主穴取期门、章门、支沟、三阴交、足三里、内关、太冲;配穴:肝郁气滞取肝俞;脾虚湿盛取脾俞;肝肾阴虚取肾俞;瘀血阻络取膈俞。每次选用 4 穴,每天 1 次,每次 20 min。1 周为 1 个疗程,连续 1 ~ 2 个疗程。

4.贴敷疗法　中药敷贴方:黄芪 30 g、炙鳖甲 15 g、丹参 20 g、茯苓 20 g、白芍 20 g、甘遂 5 g,所有药物碾成粉末,细网过筛,使用时通过白醋调匀,通过敷贴贴敷在特定的穴位上,可选穴:肝俞、期门、脾俞、肾俞等。适用于肝硬化腹水者。

5.针灸　胁痛者可针刺,选穴:行间、章门、梁门、期门、天枢等。

6.肝病治疗仪　应用肝病治疗仪照射肝区,控制对应的距离为 15 ~ 25 cm,每次持续 0.5 h,每日 1 次,连续 10 d。

7.中药灌肠　应用生大黄、黄芩、白及、紫草、茯苓、薏米、赤芍等水煎剂保留灌肠,每次 1 ~ 2 h,每天 1 次,1 周为一疗程。适用于合并黄疸或糖、脂代谢紊乱的自身免疫性肝病患者。

8.中成药

(1)复方鳖甲软肝片:软坚散结,化瘀解毒,益气养血。用于慢性乙型肝炎肝纤维化,以及早期肝硬化属瘀血阻络、气血亏虚兼热毒未尽证。一次 4 片,一日 3 次,6 个月为一疗程。

(2)熊胆舒肝利胆胶囊:清热利湿,解毒疏肝,行气止痛。用于急慢性病毒性肝炎属肝胆湿热,肝气郁结证候者。一次 2 ~ 3 粒,一日 3 次。

(3)华蟾素胶囊:解毒,消肿,止痛。用于中、晚期肿瘤,慢性乙型肝炎等症。一次 3 ~ 4 粒,3 ~ 4 次/d。

(4)中药提取物:如甘利欣注射液(胶囊)、百赛诺片(双环醇)、茵栀黄颗粒等。

9.中西医结合治疗

(1)王芳等应用柴胡疏肝散合真武汤联合熊去氧胆酸治疗自身免疫性肝病,柴胡疏肝散合真武汤:柴胡 15 g,白术 15 g,芍药 15 g,川芎 12 g,茯苓 12 g,陈皮 12 g,香附 10 g,甘草 10 g,枳壳 8 g,附子 6 g,生姜 6 g。加入清水煎至 300 mL 分别于早晚各服用 150 mL。西医治疗上常规给予消炎及保肝治疗,并加用予熊去氧胆酸治疗,以 15 d 为 1 个疗程。

(2)万琦兵中西医治疗自身免疫性肝炎,中药给予口服疏肝祛风清血方,药物组成:醋柴胡 9 g,炒黄芩 10 g,白芍 12 g,地肤子 15 g,赤芍 12 g,僵蚕 10 g,蝉衣 5 g,茵陈蒿 10 g,熟大黄 6 g,黑山栀 10 g,黄柏 10 g,炒苍术 10 g,鸡骨草 20 g,广郁金 10 g,垂盆草 50 g,每日 1 剂,分两次服;西医药物治疗予口服泼尼松片,30 mg/次,1 次/d,观察 1 ~ 2 个月。

10.名医治疗特色

(1)国医大师张磊教授治疗自身免疫性肝病,遵从《素问·至真要大论》"必伏其所主,而先其所因,治病务求其本"之旨。重视先天禀赋,以阴阳为纲,气血水为辨,认为本病初期精气不衰,浊气阻络,治疗以通络"涤浊"为主;随之可见水气郁胀,夹瘀夹热,应别邪气而驱之;后期精气匮乏,肝失敷和,血瘀阴亏,治以养肝之体,助肝之用,解肝之毒。具体治疗仍以辨证分型施治为主。

1）肝郁气滞证

[主证]右胁胀闷窜痛，胸闷，喜太息，情志抑郁，易怒，食少纳呆，脘腹嗳气，时有恶呕，腹泻；舌淡红，苔薄腻，脉弦。

[治法]遵照张仲景"夫肝之病，补用酸，助用焦苦，益用甘味之药以调之"治则。

[方药]逍遥散加减。

[药物]柴胡、白芍、茯苓、白术、当归、甘草、薄荷。

加减：若气滞较甚者，张仲景采用经验方郁达汤。川芎 10 g、炒苍术 10 g、炒神曲 10 g、制香附 10 g、栀子 10 g、半夏 10 g、柴胡 10 g、黄芩 10 g、党参 10 g、生姜 3 片、大枣 3 枚为引。热甚合牡丹皮、栀子，湿重合冬瓜子、生薏苡仁利水而益脾气，玄参补肾水真阴，益母草消厥阴风热。

2）气郁水停证

[主证]见脘腹胀满，或身目俱黄，色晦暗，遍身浮肿，腹憋胀，口淡不欲饮水；苔白腻，脉弦滑缓。

[治法]以疏利法治之。

[方药]猪苓汤加减。

[药物]猪苓 15 g、茯苓 15 g、泽泻 15 g、生薏苡仁 30 g、冬瓜子 30 g、郁金 10 g、益母草 30 g、醋延胡索 15 g、连翘 10 g、栀子 10 g、知母 10 g、太子参 15 g 等。

3）下焦湿热证

[主证]身目俱黄，色鲜明，胁肋疼痛，脘腹胀满，烦热，口干苦，甚则手足肿胀，按之不起，大便秘结或大便稀溏，小便黄赤或小便不利。

[治法]利下活瘀。

[方药]张老经验方利下活瘀方。

[药物]炒王不留行 30 g、木香 10 g、木贼草 10 g、赤茯苓 15 g、土茯苓 30 g、冬瓜子 30 g、生薏苡仁 30 g、桃仁 10 g、制半夏 10 g、陈皮 10 g、益母草 30 g、泽泻 10 g、生甘草 3 g。

4）水瘀互结证

[主证]见遍身浮肿，腹胀大，甚则腹部青筋显露，赤丝血缕，舌淡黯，舌下脉络迂曲，苔白厚腻，脉沉滞。

[治法]涤浊法。

[方药]张老经验方涤浊活瘀汤。

[药物]白茅根 30 g、车前草 30 g、冬瓜子 30 g、生薏苡仁 30 g、桃仁 10 g、大黄 3 g、延胡索 15 g、郁金 20 g。视病情酌加知母、生地黄顾护营阴。

5）瘀血阻络证

[主证]胁肋刺痛，痛有定处，肝脾大，肝掌，蜘蛛痣，面色晦暗，肌肤甲错，目干涩，肤痒；舌质紫暗或有瘀斑，脉弦细涩。

[治法]疏肝活血、化瘀通络。

[方药]血府逐瘀汤合经验方三清汤加减。

[药物]生地黄 30 g、当归 10 g、桃仁 10 g、红花 10 g、赤芍 15 g、柴胡 3 g、川芎 3 g、桔梗 3 g、炒枳壳 10 g、怀牛膝 10 g、桑叶 10 g、竹茹 10 g、丝瓜络 10 g。

6）热毒入营证

[主证]见黄疸色深，发热，神昏谵语，面黧黑，皮下出血，衄血，吐血，便血；舌红绛或紫黯，舌下脉络迂曲，苔黄腻或黄燥，脉弦数。

[治法]清营凉血解毒。

[方药]四妙勇安汤合犀角地黄汤加减。

[药物]金银花 10 g、当归 10 g、玄参 30 g、水牛角 30 g、生地黄 20 g、牡丹皮 10 g、白芍 10 g。

加减:热入心包,神昏毒盛者采用清宫汤加减:连翘15 g、莲子心3 g、麦冬15 g、竹叶10 g、玄参30 g、水牛角30 g。可酌加板蓝根清解肝经血分之毒,败酱草清火热"赤气"。

7)肝阴不足证

[主证]症见胁肋灼痛,腰膝酸软,五心烦热,口干咽燥,腹部胀满,两目干涩,青筋显露,低热盗汗,小便黄,大便干;舌质红少苔,脉细数。

[治法]养肝阴,清肝热。

[方药]一贯煎加味。

[药物]北沙参15 g、生地黄20 g、麦冬30 g、当归10 g、枸杞子12 g、川楝子6 g。张老言本病后期,肝阴不足,多合瘀血为患,常加入牡丹皮、赤芍除瘀血,散癥积,黄连、天花粉清热养阴生津。

(2)全国名中医杨震教授立论于"阳常有余,阴常不足"及"相火理论"理论,基于"肝体阴用阳"的基本原则,认为自身免疫性肝病治疗应以"顾护肝体,复肝用"为核心治则。顾护肝体即养肝柔肝,益气养阴,使气火不致向伤阴方面转化。复肝用即用疏肝理气、化瘀通络、清热利湿等法以疏肝、利肝。临证遣方用药灵活,随证治之。①在本病治疗上临床医家治疗上多以疏肝理气、祛瘀通络、清利湿热等辨证论治为法,少有重视肝阴不足之本源。杨教授从益气养阴之法治疗气阴不足之证,自拟经验方参灵颐肝汤(灵芝、麦冬、百合、生地黄、党参、五味子、茜草、紫草、败酱草、板蓝根、佛手)以益气养阴、凉血清热、柔肝通络。加减:若皮肤瘙痒明显,可加经验方四皮饮(白鲜皮、地骨皮、牡丹皮、桑白皮)以清热解毒,凉血散瘀;如脾虚胸腹痞胀、便溏、纳差等症显著,可加自拟方金砂散(鸡内金、砂仁、薏苡仁、茯苓、白豆蔻)以健脾行气和胃。②杨教授认为自身免疫性肝病早期以肝气郁结为始,杨教授基于"肝体阴用阳"的原则,主张此证在疏肝、清肝的基础上,同时注重养肝、顾护肝体之法。临证上常用香橼、佛手、陈皮、枳壳、枳实以疏肝理气,恢复肝用。尤善运用郁金、青皮药对。③肝之疏泄功能失调,使血液运行不畅,停蓄成瘀血。杨教授认为此证病机特点为气滞血瘀,治以行气活血通络,达到肝舒条达、气机通畅、血行不息的治疗目的。予经验方疏肝化瘀汤,该方以四逆散为基础方疏肝解郁(鸡内金、鳖甲、丹参、香橼、青皮、郁金、茜草)。④肝郁乘脾,脾虚湿盛,郁久化热,出现湿热中阻。杨教授认为此时湿热缠绵,如油入面,胶结难分,治疗上不宜用苦寒泻火法,宜采用清热而不助湿、利湿而不伤阴的治则,治以清热利湿化瘀,予经验方桃红化浊汤(藿香、佩兰、香薷、茵陈、白茅根、板蓝根、青皮、郁金、薏苡仁、茯苓、桃仁、红花)。⑤若疾病发展到肝纤维化、肝硬化阶段,肝脾血瘀,阻滞脉络。杨教授治以攻补兼施之法,选方以《温病条辨》中三才汤,以天、地、人三才立方,甘凉之法、益气养阴为基础,合用经验方疏络化纤汤(黄芪、制鳖甲、桑椹、桃仁、鸡内金、海螵蛸、茜草)。并尤善运用龟板、鳖甲药对,二药合用,滋补肝肾,降火除蒸之力倍增,更有滋阴潜阳之效。龟板、鳖甲亦适用于肝病后期,肝肾阴虚之骨蒸潮热、盗汗等阴虚内热之象,亦适用于肝硬化或者出现肝硬化腹水阶段,阴伤太甚,肝、脾、肾三脏俱损,水饮内停者,以养阴平肝,软坚利水。加减:若气血亏虚较重,兼见心烦不寐、口干、周身困乏无力者,可用圣愈汤加减。

11. 专方专药

(1)朱吉等运用健脾调肝方治疗自身免疫性肝炎,药方组成:黄芪、白术各20 g,茯苓、薏苡仁、白芍、生地黄各15 g,郁金、佛手各10 g,柴胡6 g,甘草9 g。其中乏力者加太子参、黄精;黄疸、皮肤瘙痒者加栀子、黄芩;纳差者加山楂等。每日1剂,以水煎服,分早晚2次服用。

(2)刘全忠等用自拟化湿润燥活血扶正汤法治疗原发性胆汁性肝硬化,药物:茵陈、黄芪、酸枣仁各30 g,天花粉20 g,赤芍45 g,茜草、黄芩、秦艽、白术、威灵仙各15 g。水煎服,1剂/d,分两次服。两组疗程均为24周。治疗期间停服其他药物,忌食生冷辛辣食品,忌饮酒。

（二）西医治疗

1.自身免疫性肝炎

（1）治疗目标：AIH 的总体治疗目标是获得并维持肝组织学缓解、防止进展为肝硬化和（或）肝功能衰竭，进而提高患者的生存期和生活质量。生化缓解定义为血清氨基转移酶［丙氨酸氨基转移酶（alanine aminotransferase，ALT）和天冬氨酸氨基转移酶（aspartate aminotransferase，AST）］及 IgG 水平均恢复正常。肝组织学缓解定义为肝内炎症消失或轻微。

（2）治疗指征：AIH 的治疗指征如下。①转氨酶水平≥3 倍正常值上限、IgG≥1.5 倍正常值上限；②组织学见桥接样坏死、多小叶坏死或中央静脉周围炎；③初发 AIH、ALT 和（或）AST≥10 倍正常值上限；④除肝损伤外，伴出凝血异常，国际标准化比值≥1.5。不符合上述条件者治疗视临床情况而定。

（3）治疗方案

一线治疗：对于未经治疗的 AIH 成人患者，若非肝硬化或急性重症者，《自身免疫性肝炎诊断和治疗指南（2021）》建议将泼尼松（龙）联合硫唑嘌呤作为初始一线标准治疗方案，即泼尼松（龙）用于诱导缓解，硫唑嘌呤用于维持缓解。联合治疗尤其适用于下述 AIH 患者：绝经后妇女、骨质疏松、脆性糖尿病、肥胖、痤疮、情绪不稳以及高血压患者。布地奈德可作为 AIH 的一线治疗方案，适用于需长期应用糖皮质激素维持治疗的 AIH 患者以减少不良反应，但其不宜用于肝硬化患者，且在急性重症 AIH 或急性肝功能衰竭中的作用尚不清楚，因此不建议在此类情况下使用。

二线治疗：对一线治疗应答欠佳或不耐受糖皮质激素或硫唑嘌呤不良反应的 AIH 患者，可选择二线治疗方案，药物包括吗替麦考酚酯、他克莫司、环孢素 A、甲氨蝶呤、6-巯基嘌呤等。

三线治疗：对于一、二线治疗无应答的 AIH 患者，应重新评估原诊断的准确性和患者的服药依从性。三线治疗药物包括西罗莫司、英夫利昔单抗和利妥昔单抗等。

肝移植：AIH 患者进展至急性肝功能衰竭或终末期肝病时，应考虑行肝移植术。

2.原发性胆汁性肝硬化

（1）一线治疗：熊去氧胆酸（ursodeoxycholic acids，UDCA）是治疗 PBC 的一线药物，可改善 PBC 患者生化学指标、延缓疾病进程，并延长无肝移植生存期。推荐 UDCA 13～15 mg/（kg·d）用于 PBC 的治疗，可分次或一次顿服，需长期服药。如同时应用考来烯胺，两者应间隔至少 4～6 h。UDCA 安全性良好。其不良反应较少，主要包括腹泻、腹胀、体重增加及瘙痒加重等，通常不需要停药。极少数患者会出现过敏，以及不能耐受药物不良反应。

（2）二线治疗：目前 PBC 的二线治疗药物主要包括奥贝胆酸、贝特类药物及布地奈德等。

1）奥贝胆酸（OCA）：OCA 是目前唯一被欧美国家批准治疗的 PBC 二线药物。OCA 是一种半合成疏水性胆汁酸类似物，作为选择性法尼醇 X 受体（FXR）激动剂，可抑制胆酸合成限速酶基因的表达从而减少胆汁酸合成并促进其代谢和转化。此外，FXR 信号还可影响炎症、代谢调节和肝纤维化。OCA 可以改善对 UDCA 生化应答欠佳的 PBC 患者的生化指标及组织学进展。

2）贝特类药物：贝特类药物（非诺贝特、苯扎贝特）可通过过氧化物酶体增殖物激活受体（PPAR）途径抑制胆汁酸生成。非诺贝特是否能改善 PBC 患者的长期预后尚不清楚。苯扎贝特同样可以改善对 UDCA 生化应答欠佳患者的生化指标。苯扎贝特还可改善 PBC 患者瘙痒症状。

3）布地奈德：布地奈德是第 2 代糖皮质激素，在肝脏内具有较高的首过消除效应，因此全身不良反应相对较少。本药可通过糖皮质激素受体/孕烷 X 受体（PXR）途径参与调控胆汁酸的合成、转运及代谢。布地奈德能否降低 PBC 患者病死率及肝移植率尚需进一步研究。在晚期 PBC 患者中布地奈德血药浓度显著升高，可出现门静脉血栓形成等严重不良反应。因此，不推荐布地奈德用于肝硬化或门静脉高压患者。

(3)肝移植:PBC 进展至肝硬化失代偿期(腹腔积液、食管胃静脉曲张破裂出血或肝性脑病),且终末期肝病模型(model for end-stage liver disease,MELD)评分>15 分,或 Mayo 风险评分>7.8 分,可考虑行肝移植。另外,严重的顽固性瘙痒也是肝移植的特殊指征。

PBC 患者肝移植后长期生存率高,但是存在一定复发风险。肝移植术后 AMAs 仍可持续阳性,因此 PBC 复发的诊断主要依赖组织学[非化脓性破坏性胆管炎和(或)旺炽性胆管病变]和肝脏生物化学异常。肝移植后复发的危险因素包括:肝移植时年龄较小、术后应用他克莫司及出现胆汁淤积等。

3. 原发性硬化性胆管炎

(1)PSC 的治疗药物:目前 PSC 的治疗尚不确定。虽不推荐熊去氧胆酸(ursodeoxycholic acid,UDCA)用于 PSC 的治疗,但其能刺激胆汁酸分泌,在实际临床工作中已被作为 PSC 的治疗药物。对 PSC 患者可给予 UDCA 15 mg/(kg·d)治疗。

糖皮质激素和免疫抑制剂:糖皮质激素治疗 PSC 的研究较少。糖皮质激素不应作为 PSC 患者的常规用药,仅可用于重叠 AIH 或具有 AIH 特征的 PSC 患者。荟萃分析显示免疫抑制剂不能降低 PSC 患者死亡或肝移植风险。

除上述提到的药物之外,也有一些抗菌药物治疗 PSC 的临床研究,包括万古霉素、甲硝唑、利福昔明等。万古霉素可以显著降低 PSC 患者的 ALP、丙氨酸转氨酶(ALT)等生化指标,并且可降低 PSC 患者 Mayo PSC 评分(MRS),荟萃分析结果显示万古霉素可能对 PSC 患者有益,甲硝唑的临床研究结论存在差异;利福昔明则疗效不明显。近年来一些新的药物如 FGF19 类似物、FXR 激动剂等也被用于 PSC 治疗,但目前临床证据尚不充分。

(2)PSC 瘙痒的治疗:瘙痒是 PSC 患者最常见的临床症状之一,20% ~60% PSC 患者可以出现瘙痒症状。对于伴有严重瘙痒的 PSC 患者,可用舍曲林、利福平、纳曲酮或考来烯胺等药物治疗。

(3)胆管狭窄的内镜治疗:PSC 患者发生胆管显性狭窄,可以行内镜下球囊扩张或者短期支架置入进行胆管引流治疗,应首选 ERCP 下胆管球囊扩张。PSC 患者行 ERCP 治疗时,需对胆管可疑恶性病变取材进行组织学检查以排除胆管癌。

(4)肝移植:肝移植是 PSC 唯一有效的治疗方法。MELD 评分≥15 分或 CTP 评分 C 级的肝硬化失代偿期的 PSC 患者应行肝移植评估。PSC 患者肝移植术后仍应密切监测其疾病复发。

【预后】

自身免疫性肝炎患者获得生化缓解后预后较好,生存期接近同龄普通人群。预后不佳的危险因素主要包括诊断时已有肝硬化和治疗后未能获得生化缓解。临床医师在 AIH 肝硬化患者中需要密切监测肝细胞癌(hepatocellular carcinoma,HCC)的发生。

原发性胆汁性胆管炎患者的预后差异很大。无症状患者总的中位生存时间显著长于有症状患者。总胆红素水平高于 136.6 ~171.0 μmol/L 的患者中位生存期约 2 年。影响预后的因素包括老年、血清总胆红素浓度增高、肝合成功能降低及组织学分期的程度。门静脉高压并发症可出现在有症状的 PBC 患者,3 年以后食管静脉曲张及出血的危险性增加。硬化前 PBC 患者出现食管静脉曲张的病因包括肉芽肿性胆管炎症及窦周肝纤维化。

原发性硬化性胆管炎的自然病史多变,性别、发病年龄、是否合并 IBD,胆管累及部位等都可能影响患者疾病进程。PSC 患者的主要死亡原因为胆管癌、肝衰竭、静脉曲张出血、肝移植并发症和结肠癌。

【健康教育】

1. 饮食管理　①避免高脂肪食物,如肥肉、油炸食品、内脏、甜点等。②多食富含维生素的新鲜水果、蔬菜。③多食富含钙质的奶制品、豆制品及海产品。④出现腹水的患者应控制饮水量及钠盐摄入。⑤严格戒烟戒酒。

2.生活管理　①病情平稳时可适当运动,但不宜剧烈运动及过度负重。②皮肤瘙痒明显时注意避光。③注意避免使用可能导致肝功能损伤的药物。

3.病情监测　①注意自身乏力、腹胀、食欲缺乏、皮肤瘙痒、黄疸等症状变化情况,若出现明显加重时要及时就医复诊。②注意观察大小便颜色和性状。

4.随诊复查　自身免疫性肝病的患者应遵医嘱定期复查,以便医生评估患者病情变化,及时调整治疗方案。具体复查时间应由专科医生根据患者病情制定。主要复查项目有肝功能、免疫球蛋白、免疫学检查、腹部影像学检查等。

5.预防　目前该病尚无确切有效的预防措施,但以下措施可减少该病的发生。①加强体育锻炼,合理膳食,提高自身免疫力。②及时接种流感疫苗,流感流行季节避免到人群聚集地,外出戴好口罩,做好个人防护。③天气变凉时及时增加衣物,注意饮食及个人卫生。④遵医嘱使用呋喃妥因、米诺环素、糖皮质激素等药物,避免自行用药。⑤避免长期接触烟草、指甲油、染发剂和清洁化学品等毒物。⑥存在结缔组织病的患者要积极治疗,遏制病情进展。

第五节　肝硬化

肝硬化是各种慢性肝病进展至以肝脏弥漫性纤维化、假小叶形成、肝内外血管增殖为特征的一种病理阶段。临床上,以肝功能损害、门静脉高压为主,晚期会出现感染、消化道出血等严重并发症。肝硬化的原因包括病毒性肝炎、慢性酒精中毒、遗传代谢疾病等。在我国,以病毒性肝炎为最常见病因。全球每年约有 100 万人死于肝硬化,这也使得其成为 45～65 岁人群的第三大死亡原因。最新研究表明肝纤维化是一个动态的、可逆的过程,且相关动物实验和临床试验均已证实,通过合理的治疗,任何程度的纤维化甚至部分肝硬化均可被逆转。肝硬化亦名 Cirrhosis,最初起源于希腊语意为“黄褐色的”,用以描述肝硬化的大致形态,后被描述为组织结构破坏、肝功能紊乱等一系列镜下表现。1947 年,著名学者 Himsworth 建议用“Fibrosis of the liver”取代“Cirrhosis”,他认为肝硬化与肝纤维化实际上是不可截然分割的同一疾病。1956 年,全美洲胃肠病学会上有专家明确指出,肝纤维化虽与肝硬化有重叠,但并不能完全等同。1977 年,相关专家进一步将肝硬化定义为“肝弥漫性纤维化以正常肝组织结构转变为异常结节为特征的病理改变”,这一概念一直被专家们沿用至今。作为一种临床常见的难治性疾病,国内外对其认识基本一致。美国肝病学会(AASLD)、世界胃肠病学组织(WGO)、欧洲肝病学会(EASL)、国际腹水俱乐部(ICA)等先后制定了多部指南和共识,对肝硬化及其并发症的诊治提出了指导意见,并不断更新。虽然肝硬化代偿期往往无明显临床症状,而失代偿期会出现以门静脉高压和肝功能严重损伤为特征的一系列症状,患者常因并发腹水、消化道出血、脓毒症、肝性脑病、肝肾综合征和癌变等导致多脏器功能衰竭而死亡。目前西医主要是针对肝硬化进行病因治疗、抗感染治疗及基于并发症的对症治疗等,相关疗效值得肯定。

肝硬化是现代医学病名,本病属中医“胁痛”“积聚”“黄疸”等范畴,病位在肝、胆、脾、胃、肾等。根据症状,中医认为,它与“癥瘕”“胁痛”“黄疸”等相关。

【病因病机】

(一)中医病因病机

1.病因　从《素问·遗篇刺法论》说“正气存内,邪不可干”里,我们可以得知,疾病的发生、发展,与人体正气相关。与此同时,肝硬化主要原因是由乙型肝炎病毒引起的疾病,乙肝病毒与疫毒致病均具有传染性、流行性、发病急、病情重的特点,且症状相似,因此疫毒感染是该病外因之一。因此,本病的病因,一方面是自身正气不足,另一方面是外邪的侵袭。外感多为感受湿热疫毒,久留不去,肝脏受损,久乃成积。内伤则多为饮食、情志、劳倦等,肝脾不调,正气受损,积之乃成。

2. 病位　本病病位在肝,与胆、脾、肾脏腑功能失调密切相关。

3. 病机　脾失健运或是过食肥甘、恣饮醇酒导致湿热浊气壅于人体内,使得脾胃气机不得升降,或是平日忧思过度致脾气郁结,进而损伤脾阳,气机不调与阳气虚弱都会导致脾的运化功能失常。清代医家叶天士有言"脾宜升则健,胃宜降则和",强调了脾胃升降有序的重要性,脾气带清气上输全身,胃气携浊气归于肠腑才能保障人体一身之气的平和。脾气升清也是脾主运化的一种表现形式,脾运化失常则脾胃升降失宜,清阳不升那浊阴亦不能降,清浊之气全都停滞于中焦,再加脾不能正常运化水液,水湿也停于中焦,气滞水停发为鼓胀。正如朱丹溪所云"清浊相混……湿热相生,遂成胀满"。

肝失疏泄,肝气主升,主疏泄,即调节人一身之气的升降出入,故肝脏喜畅达而恶抑郁。若患者平素急躁易怒、郁怒无常,容易导致肝气郁滞,因气机正常是水液及血液运行输布的基础,故水液停聚于腹中,可见腹大胀满;又因"气为血之帅",气行滞缓则血行不畅,血瘀阻于两胁,可发为积聚癥瘕。从五行属性而论,肝木克脾土,肝气郁结也会影响脾胃功能,导致水湿停聚发为鼓胀。蒋士生认为患者肝郁气滞,横逆犯脾,是鼓胀形成的重要原因,肝脾俱损,行气血布津液的功能失常,气血阻滞于体内导致水液内停,水液累积于腹则使鼓胀得以发生和发展。

肾失气化肾为先天之本,孕育元阴和元阳,各脏腑精气的充足、生理功能正常运行都离不开肾精的滋养,若平素劳欲无度或疾病迁延不愈,日久则损耗肾精肾气。肾无力促进肺、脾、三焦、膀胱等脏腑功能,导致津液代谢输布失常,水湿渐聚形成鼓胀。又因肾与脾乃是先后天之本间互滋互养的促进关系,而肾与肝则为藏泄互用、乙癸同源的互相生化的关系,肾气不足无以润养肝脾,则气滞水停形成鼓胀,正如《辨证录·臌胀门七则》曰:"由于肾气之虚,则土无升腾之气,而土乃郁而不伸,力不能制水。"另一方面,各种病因导致肝脾先损,发为鼓胀,水停日久反而损伤肾阳,《丹溪心法》即有关于鼓胀日久,累及于肾,进而产生"腿膝枯细,骨节酸疼"的症状。成冬生认为鼓胀后期病机重点在于脾肾阳虚,尤以肾阳亏虚为主要原因,阳气不足,气滞血瘀,水湿停聚发为本病。

4. 病机转化　大多数医家认为本病发病根本在肝、脾、肾功能失常,日久产生气滞、血瘀、水停等病理变化,故本病以正虚为本,以邪实为标,又常是虚实夹杂的病情。初期以气虚或阳虚为主,逐渐可以发展成阴阳两虚,气、血、水瘀结于腹中,导致本病的发生。

（二）西医病因及发病机制

肝硬化发病机制目前未完全明确,但经过数代人的总结与探讨可以确定肝硬化发病是一种多因素和多个部位均参与的疾病,主要病理生理机制包括门脉系统高压、血管活性物质分泌增多及活性增强、RAAS失衡、低蛋白血症、淋巴回流受阻等多种因素联合作用的结果。

1. 门静脉高压　肝血管阻力增加、门静脉内血流量增多共同导致了门静脉高压的发生,一方面,肝硬化患者的病理组织学表现为肝细胞的变性、坏死、结缔组织的增生,使得肝血窦受损闭塞、肝叶内小静脉受压,使肝血窦内的血液不能正常流出,门静脉回流入肝的血液减少,导致门静脉压力增高;另一方面,肝硬化时的肝窦细胞内一氧化氮(NO)的生成减少,但内脏内皮细胞生成一氧化氮(NO)增多,所以形成了内脏血管扩张的局面,回流进门静脉的血流量进一步增多,门静脉压力不断增高。而门静脉系统毛细血管静脉端静水压升高后,回纳组织液的能力减弱,被迫溢入腹腔形成腹水。

2. 血管活性物质分泌增多或活性增强　血管活性物质是指具有舒张收缩血管功能的两类物

质,研究学者王振常通过研究证明,肝硬化会导致一氧化氮(NO)和胰高血糖素等扩血管物质在体内因代谢障碍而不断增加,且与肝功能损伤程度呈正相关趋势。另外研究学者周鹏鑫通过病例对照发现,肝硬化患者的 NO、内皮素(ET)也远高于健康人群。外周血管因扩血管物质的增多而扩张,有效循环血容量相对扩张后的总血容量来说是减少的,为维持血压而大量释放的缩血管物质,也刺激了肾血管的收缩,使得肾小管重吸收能力增强,引起水钠潴留而形成了腹水。

3.RAAS 失衡　周围动脉扩张学说和选择性肝肾学说主张,血管扩张后动脉受体感受动脉血量充盈不足后刺激 RAAS,发挥收缩血管、维持血压的作用,血管紧张素 Ⅱ 同样能强烈收缩肾动脉,同时醛固酮促进钠水的再吸收,导致水钠潴留,进而形成腹水。

4.低蛋白血症　白蛋白是主要合成场所是肝脏,它具有运输代谢物质、供能及维持胶体渗透压的作用。当肝细胞遭到破坏,白蛋白的合成受到影响而减少,当白蛋白血浆浓度过低时,血浆内的水分则会因胶体渗透压降低而难以保留,水分渗漏到血管外聚于腹腔而形成腹水。

5.淋巴回流受阻　淋巴液形成增多主要有两方面原因,一是低蛋白血症导致组织液增多,二是肝血窦压力增高,液体进入 Disse 腔,都使淋巴液的生成增多。而过多的淋巴液超出了胸导管回收淋巴液入血的能力,多余的淋巴液只得淤积漏出,最后形成了腹水。

6.HBV 感染和转化　HBV 本身对细胞并没有杀伤力,其引起的免疫反应,会导致炎症进而造成对肝细胞损伤。肝脏的损伤阵法性发作或者持续存在,则导致肝纤维化,继而引起肝硬化或者癌症这类有严重并发症且预后不良的疾病。

此外肝硬化腹水发病也与内皮细胞功能紊乱、水通道蛋白升高、淋巴结构重塑、内毒素生成、益生菌缺乏有关,其发病机制比较复杂。

【临床表现】

肝硬化一般起病隐匿,病程发展缓慢,临床上将肝硬化大致分为肝功能代偿期和失代偿期。临床表现包括肝硬化和腹水两方面。肝硬化失代偿期常见症状为乏力、食欲缺乏、腹胀、便溏或便秘、性功能减退等,可出现出血、尿少、气急、发热、腹痛等;常见体征有慢性肝病面容、肝掌、蜘蛛痣、腹壁静脉曲张、脾大、下肢凹陷性水肿等,严重患者有大量腹水或合并自发性细菌性腹膜炎(spontaneous bacteria peritonitis,SBP)腹水的症状或体征取决于腹水量的多少,少量腹水可无明显症状,或仅有餐后腹胀,中、大量腹水表现为明显腹胀,腹部移动性浊音阳性。合并 SBP 时可出现发热、黄疸、腹痛,腹部压痛和反跳痛,严重者出现尿少、肾功能衰竭和肝性脑病表现。

(一)代偿期

大部分患者无症状或症状较轻,可有腹部不适、乏力、食欲减退、消化不良和腹泻等症状,多呈间歇性,常于劳累、精神紧张或伴随其他疾病而出现,休息及助消化的药物可缓解。患者营养状态尚可,肝脏是否肿大取决于不同类型的肝硬化,脾脏因门静脉高压常有轻、中度肿大。肝功能实验室检查正常或轻度异常。

(二)失代偿期

症状较明显,主要有肝功能减退和门静脉高压两类临床表现。

1.肝功能减退

(1)消化吸收不良:食欲减退、恶心、厌食,腹胀,餐后加重,荤食后易腹泻,多与门静脉高压时胃肠道淤血水肿、消化吸收障碍和肠道菌群失调等有关。

(2)营养不良:一般情况较差,消瘦、乏力,精神不振,甚至因衰弱而卧床不起,患者皮肤干枯或水肿。

(3)黄疸:皮肤、巩膜黄染、尿色深,肝细胞进行性或广泛坏死;肝功能衰竭时,黄疸持续加重,多是肝细胞性黄疸。

(4)出血和贫血:常有鼻腔、牙龈出血及皮肤黏膜瘀点、瘀斑和消化道出血等,与肝合成凝血因子减少、脾功能亢进和毛细血管脆性增加有关。

(5)内分泌失调:肝脏是多种激素转化、降解的重要器官,但激素并不是简单被动地在肝内被代谢降解,其本身或代谢产物均参与肝脏疾病的发生、发展过程。①性激素代谢:常见雌激素增加,雄激素减少。前者与肝脏对其灭活减少有关,后者与升高的雌激素反馈抑制垂体促性腺激素释放,从而引起睾丸间质细胞分泌雄激素减少。男性患者常有性欲减退、睾丸萎缩、毛发脱落及乳房发育等;女性有月经失调、闭经、不孕等症状。蜘蛛痣及肝掌的出现均与雌激素增多有关。②肾上腺皮质功能:肝硬化时,合成肾上腺皮质激素重要的原料胆固醇减少。患者面部和其他暴露的皮肤色素沉着、面色发黑,晦暗无光,呈肝病面容。③抗利尿激素:促进腹水形成。④甲状腺激素:肝硬化患者血清总 T_3、游离 T_3 降低,游离 T_4 正常或偏高,严重者 T_4 也降低,这些改变与肝病严重程度之间具有相关性。

(6)不规则低热:肝脏对致热因子等灭火降低,还可由继发性感染所致。

(7)低白蛋白血症:患者常有下肢水肿及腹水。

2.门静脉高压　多属肝内型,门静脉高压常导致食管胃底静脉曲张出血、腹水、脾大、脾功能亢进、肝肾综合征、肝肺综合征等,被认为是继病因之后的推进肝功能减退的重要病理生理环节,是肝硬化的主要死因之一。

(1)腹水:是肝功能减退和门静脉高压的共同结果,是肝硬化失代偿期最突出的临床表现。腹水出现时常有腹胀,大量腹水是腹部膨隆、状如蛙腹,甚至促进脐疝等腹疝形成。大量腹水抬高横膈或使其运动受限,出现呼吸困难和心悸。腹水形成的机制涉及:①门静脉高压,腹腔内脏血管压增高,组织液会吸收减少而漏入腹腔,是腹水形成的决定性因素。②有效循环血容量不足,肾血流减少,肾素-血管紧张素系统激活,肾小球滤过率降低,排钠和排尿量减少。③低白蛋白血症,白蛋白低于 30 g/L 时,血浆渗透压降低,毛细血管内液体漏入腹腔或组织间隙。④肝脏对醛固酮和抗利尿激素灭活作用减弱,导致继发性醛固酮增多和抗利尿激素增多。前者作用于远端肾小管,使钠重吸收增加;后者作用于集合管,使水的吸收增加。水、钠潴留,尿量减少。⑤肝淋巴量超过了淋巴循环引流的能力,肝窦内压升高,肝淋巴液生成增多,自肝包膜表面漏入腹腔,参与腹水形成。

(2)门-腔侧支循环开放:持续门静脉高压,机体代偿性脾功能亢进,出现肝内、外分流。常见的侧支循环有:食管胃底静脉曲张(esophageal-gastrovarices,EGV)、腹壁静脉曲张、痔静脉扩张、腹膜后吻合支曲张、脾肾分流。

(3)脾功能亢进及脾大:脾大是肝硬化门静脉高压较早出现的体征。

【实验室及其他检查】

1.血清谷氨酰转肽酶(GGT)含量测定　肝硬化患者体内血清谷氨酰转肽酶(GGT)发生改变往往提示该患者的肝脏出现病变活动,尤其伴有炎症时则上升较为明显。研究发现,肝硬化早期 GGT 升高,严重患者尤其是晚期病例反而很低,究其根本原因可能是由于肝细胞 GGT 合成能力丧失所致。肝炎后肝硬化患者如果 GGT 较高,则提示疾病尚处于早期阶段。

2.凝血功能测定　凝血因子主要是在肝脏形成,因此当肝功受损时凝血因子合成受到影响,必然导致凝血酶原时间(PT)随之延长。研究发现,肝硬化患者后期因门静脉高压而导致脾功能亢进,使体内血小板(PLT)计数减少。此外,随着肝脏肝小叶结构破坏和假小叶形成,肝脏合成 PLT 生成素减少,体内毒素可以诱导 PLT 聚集而使之激活并损伤。

3.影像学检查　门静脉高压患者的门静脉主干内径常>13 mm,脾静脉内径>8 mm,多普勒超声可检测到门静脉的血流速度、方向和血流量。

【诊断与鉴别诊断】

(一)诊断

1.病史　明确的肝硬化病史及引起肝硬化的病因,常见病因有慢性乙型或丙型病毒性肝炎、酒精性肝病与血吸虫肝病等,其他病因有酒精与非酒精性脂肪肝、下腔静脉阻塞综合征、毒物或药物性肝损伤、胆汁淤积、代谢性及自身免疫性疾病等。

2.临床表现

(1)症状:可见乏力、食欲缺乏、腹胀、腹水、大便溏薄或便秘、性功能减退、月经不调等肝硬化失代偿期症状;少量腹水可无明显症状或仅有餐后腹胀。中、大量腹水表现为明显腹胀,餐后尤甚,可伴尿少、双下肢水肿。

(2)体征:少量腹水体格检查常不能发现;中等量腹水可见全腹饱满或微隆,腹水量>1 000 mL时,腹部移动性浊音阳性;腹部移动性浊音阳性;大量腹水可见全腹隆起或呈蛙状腹,出现液波震颤,可并发脐疝。并可伴见慢性肝病面容、肝掌、蜘蛛痣、腹壁静脉曲张、脾大、下肢凹陷性水肿等。严重患者可出现黄疸、消化道出血、意识障碍、扑翼样震颤,并发自发性细菌性腹膜炎者可出现腹部肌紧张、压痛与反跳痛等。

3.辅助检查

(1)实验室检查:血常规检查可有贫血,脾功能亢进时血小板、白细胞降低明显;肝功能试验转氨酶可升高,胆红素常升高,白蛋白、前白蛋白、白/球比例下降,凝血酶原时间延长及其国际标准化比值(INR)增高。

(2)腹水检查:对初发的腹水、腹水治疗效果不佳或怀疑自发性细菌性腹膜炎时原则上应腹腔穿刺,行腹水检查。观察腹水外观,进行腹水常规和生化检查,包括比重、细胞分类及计数、腹水蛋白测定等,以区分腹水为漏出液、渗出液或癌性腹水。目前更倾向于同时检测血清与腹水中的白蛋白水平,计算血清腹水白蛋白梯度(serum ascites albumin gradient,SAAG),即:血清白蛋白浓度－腹水白蛋白浓度值,以区分门静脉高压性(SAAG>11 g/L)或非门静脉高压性(SAAG<11 g/L);怀疑感染时,应进行腹水细菌培养及药物敏感试验;怀疑肿瘤时应行腹水肿瘤标志物和细胞学检查。

(3)影像学检查:B型超声检查可见有肝硬化征象,如肝脏不规则增大、肝实质回声明显增强、不均、光点粗大、呈结节样;肝表面欠光滑、呈波浪状;肝内血管走向紊乱或显示不清;门静脉直径增宽;脾大,脾静脉直径增宽。同时可检出至少100 mL的腹水,并可协助估计腹水量。另外,计算机断层扫描(CT)与磁共振成像(MRI),两者均能发现腹水存在部位与液体量多少,同时可以良好地观察到肝脏大小、外形改变、脾大与门静脉高压征象,判断肝脏与腹腔有无占位性病变与肿物。

(4)难治性腹水:为使用最大剂量利尿剂(螺内酯400 mg/d和呋塞米160 mg/d)而腹水仍无减退;或治疗性放腹水后很快复发;或虽未达最大剂量但反复诱发肝性脑病、肝肾综合征、严重电解质紊乱。

(5)自发性细菌性腹膜炎:临床表现为发热、腹痛、腹部压痛反跳痛,不典型患者可无明显症状体征或表现为腹水增长迅速且对利尿治疗无反应或肝功能持续恶化。明确诊断依赖于腹水白细胞计数,如腹水多形核粒细胞(PMN)>250 个/mL即可确诊。

(6)肝肾综合征:肝硬化腹水伴血清肌酐浓度升高,利尿药暂停及每天使用白蛋白1 g/kg扩充有效血容量2 d后血清肌酐仍未正常,排除休克、近期肾毒性药物应用及肾实质疾病可诊断肝肾综合征。

（二）鉴别诊断

1.肝硬化与引起腹水和腹部膨隆的疾病　需与结核性腹膜炎、腹腔内肿瘤、肾病综合征、缩窄性心包炎和巨大卵巢囊肿等鉴别。

2.肝大应除外原发性肝癌、慢性肝炎、血吸虫病和血液病等。

3.肝硬化并发症

（1）上消化道出血应与消化性溃疡、糜烂出血性胃炎、胃癌等鉴别。

（2）肝性脑病应与低血糖、糖尿病酮症酸中毒、尿毒症等鉴别。

（3）肝肾综合征应与慢性肾小球肾炎、急性肾小管坏死等鉴别。

（4）肝肺综合征应注意与肺部感染、哮喘等鉴别。

【治疗】

（一）中医治疗

1.中医辨证论治　肝硬化的中医治疗应当根据证型辨证施治,本病的病机特点为本虚标实,所以治疗原则的确立应在辨别虚实的基础上,选择合适的攻补兼施之法。如证偏于脾肾阳（气）虚与肝肾阴虚者,治法应以补虚为主,祛邪为辅;证偏重于气滞、血瘀、水停者,则宜祛邪为主,补虚为辅。勿攻伐太甚,导致正气不支,变生危象。此外,本病的共性病机特点为气虚血瘀水停,故需注意采用益气、活血、健脾、利水的基本治法,常用药物包括黄芪、党参、白术、山药、丹参、赤芍、泽兰、茯苓、猪苓、泽泻、汉防己等。

（1）气虚血瘀证

［主症］腹大胀满,撑胀不甚,神疲乏力,少气懒言,不思饮食,头颈胸臂或有紫斑,或红痣赤缕。舌质暗淡,脉细无力。

［次症］食后腹胀,面色晦暗,小便不利。

［治法］补中益气,活血化瘀。

［方药］四君子汤合桃核承气汤或补阳还五汤加减。

［药物］人参、白术、茯苓、甘草、桃仁、制大黄、桂枝、芒硝。

（2）气滞湿阻证

［主症］腹胀按之不坚,胁下胀满或疼痛,纳呆食少,食后胀甚,得嗳气、矢气稍减轻。舌苔薄白腻,脉弦。

［次症］下肢水肿,小便短少。

［治法］疏肝理气,行湿散满。

［方药］柴胡疏肝散合胃苓汤。

［药物］柴胡、香附、郁金、青皮、川芎、白芍、苍术、白术、厚朴、茯苓、猪苓、陈皮。

加减:伴胸脘痞闷,腹胀,嗳气为快者,加佛手、沉香、木香等以行气和胃;伴尿少、腹胀、苔腻者,加砂仁、泽泻等以行气化湿;伴神倦、便溏,舌质淡者,加党参、黄芪、干姜等以健脾祛湿;伴兼胁下刺痛,舌紫,脉涩者,可加延胡索、莪术、丹参等以行气化瘀。

（3）湿热蕴结证

［主症］腹大坚满,脘腹胀急,烦热口苦,渴不欲饮,大便秘结或溏垢。舌边尖红、苔黄腻或兼灰黑,脉弦数。

［次症］面目皮肤发黄,小便赤涩。

［治法］清热利湿,攻下逐水。

［方药］中满分消丸合茵陈蒿汤。

[药物]厚朴、枳实、姜黄、黄芩、黄连、干姜、半夏、知母、泽泻、茯苓、猪苓、白术、陈皮、砂仁。

加减:伴小便赤涩不利者,加滑石(包煎)、陈葫芦等以清热利湿;牙宣鼻衄者,加大蓟、小蓟、白茅根以凉血止血;伴便秘腹胀者,加生大黄、桃仁等以攻下逐瘀;热重发黄者,可加用龙胆草、茵陈等以清热利湿退黄;伴腹大胀满、形体充实者,可试用舟车丸(大黄、黑牵牛、甘遂、大戟、芫花、橘红、木香、青皮、轻粉)以行气利水除满。

(4)脾肾阳虚证

[主症]腹大胀满,形如蛙腹,朝宽暮急,面色苍黄,或呈㿠白,大便便溏,畏寒肢冷。舌体胖大,质紫,苔淡白,脉沉细无力。

[次症]脘闷纳呆,浮肿,小便不利。

[治法]温补脾肾,行气利水。

[方药]附子理中丸合五苓散。

[药物]制附子、干姜、人参、白术、猪苓、茯苓、泽泻、炙桂枝。

加减:伴见神疲乏力、少气懒言、纳少、便溏者,加黄芪、炒薏苡仁、炒扁豆以健脾益气;伴面色苍白、怯寒肢冷、腰膝冷疼痛者,酌加肉桂、仙茅、杜仲温肾补阳。

(5)肝肾阴虚证

[主症]腹大胀满,或见青筋暴露,面色晦暗,唇紫,口干而燥,心烦失眠。舌红绛少津,苔少或光剥,脉弦细数。

[次症]时或鼻衄,牙龈出血,小便短少。

[治法]滋养肝肾,凉血化瘀。

[方药]一贯煎合膈下逐瘀汤。

[药物]北沙参、麦冬、生地、当归、枸杞子、川芎、牡丹皮、赤芍、乌药、五灵脂、桃仁、红花、香附。

加减:伴津伤口干者,加石斛、天花粉、芦根、知母等以生津养阴;伴午后发热明显者,酌加银柴胡、鳖甲、地骨皮、白薇、青蒿等以清热养阴;伴鼻齿出血者,加栀子、芦根、藕节炭等以凉血止血;伴兼见面赤颧红者,加龟板、鳖甲、牡蛎等以滋阴潜阳。

2.常用中成药

(1)扶正化瘀胶囊:每次 1.5 g,每日 3 次口服,适用于气虚血瘀的基本证型瘀血阻络、肝肾不足者。

(2)复方鳖甲软肝片:每次 4 片,每日 3 次口服,适用于瘀血阻络、气血亏虚兼热毒未尽者。

(3)大黄蛰虫丸:每次 3~6 g,每日 2 次口服,适用于瘀血阻络、正气不虚者。

(4)木香顺气丸:用于气滞湿阻证,每次 6~9 g,每日 2~3 次。

(5)茵栀黄口服液:用于湿热蕴结证,口服液一次 10 mL,每日 3 次口服;茵栀黄注射液一次 10~20 mL,用 10% 葡萄糖注射液 250~500 mL 稀释后静脉滴注。

(6)六味地黄丸:用于肝肾阴虚证,水蜜丸一次 6 g,小蜜丸一次 9 g,每日 2 次;浓缩丸一次 8 丸,每日 3 次口服。

(7)金匮肾气丸,:用于脾肾阳虚者,水蜜丸一次 6 g,小蜜丸一次 9 g,大蜜丸一次 1 丸,每日 2 次;浓缩丸一次 8 丸,每日 3 次。

3.中医外治

(1)针刺疗法:针灸是治疗肝硬化的非药物疗法之一,其中采用腹针常规疗法治疗肝硬化腹水,主用引气归元方(中脘、下脘、气海、关元、腹四关),取其调畅气机、顾护脾胃、滋补肝肾的作用。

(2)穴位贴敷治疗:主要是利用穴位刺激和经络传导作用,发挥了中药治疗加穴位治疗的双重优势。常用穴位有气海、中脘、关元、肝俞及《神应经》中治水四穴,贴敷的药膏主要有疏肝缓胀膏、健脾利水膏等一系列有疏肝健脾补肾、行气活血利水功效的中药方剂。

（二）西医治疗

肝硬化腹水易并发 SBP、肝肾综合征（HRS），威胁生命，所以应积极治疗。首先要尽量去除肝硬化病因；其次是抗肝纤维化治疗以延缓肝硬化发展，整个防治过程中应采用中西医结合治疗，以求最佳疗效。

1. 基础治疗　限制钠盐与营养支持：肝硬化患者大多摄钠大于排钠，泛溢学说认为水钠潴留是腹水产生的始动因素，其他学说也认同水钠潴留在腹水生成中起关键作用，故合理地限制钠盐摄入也是治疗肝硬化腹水的基础。钠的摄入量在 60～90 mmol/d（相当于食盐 2 g/d）。除非出现稀释性低血钠（血钠低于 120～125 mmol/L）者，摄水量在 500～1 000 mL/d，否则不必严格限水。少量腹水时，通过限钠、休息，可发生自发性利尿，腹水消退。基础护肝治疗，包括还原型谷胱甘肽、多烯磷脂酰胆碱、硫普罗宁、熊去氧胆酸、乙酰半胱氨酸、水飞蓟宾（水林佳）、甘草酸制剂等。同时肝硬化患者每天摄入能量应在 30～35 kcal/（kg·d），以糖类摄入为主，同时以补充优质蛋白质、维生素为辅，可有效维持体内白蛋白水平及氮平衡。同时，患者也需静卧休息，这样有利于水钠排泄，也能使受损肝细胞得以修复。

2. 保肝药　保护肝细胞、恢复肝功能也是治疗肝硬化腹水的基础手段。常用保肝药物有水飞蓟宾、还原型谷胱甘肽（GSH）、多烯磷脂酰胆碱（PPC）、甘草酸制剂等。GSH 是一种三肽类化合物，主要通过巯基发挥清除自由基、激活多种酶原的作用，达到减轻肝损伤、保护肝细胞的目的。PPC 能提供人体细胞膜所需的内源性磷脂，起到保护肝细胞膜的作用，也可通过抑制细胞色素 P450 活性，减轻肝脏炎症造成的肝细胞损伤。另外有研究表明，水飞蓟宾可以通过抑制 Wnt/β-catenin 信号通路的激活，发挥保护肝脏的作用。

3. 利尿药　上述基础治疗无效或腹水较大量者应使用利尿药。临床常用的利尿剂为螺内酯和呋塞米。两者合用，既可加强疗效又可减少不良反应。螺内酯片为治疗的首选，剂量为 40～80 mg/d，体重无明显下降，可加服呋塞米 20～40 mg/d，以后再视利尿效果调整剂量（最大剂量分别为螺内酯 400 mg/d、呋塞米 160 mg/d），螺内酯、呋塞米剂量比 5∶2 左右。理想的利尿效果为每天体重减轻 0.3～0.5 kg（无水肿者）或 0.8～1.0 kg（有下肢水肿者）。过猛的利尿会导致水、电解质紊乱，严重者诱发肝性脑病和肝肾综合征。因此，服药期间监测体重和血有关生化指标。男性患者长期服用螺内酯可引起乳房肿胀，如不能耐受可改用氨苯蝶啶。此外，托拉塞米、阿米洛利、氢氯噻嗪、布美他尼亦可选用。

4. 收缩血管活性药物　内脏血管扩张是水钠潴留及门静脉高压的关键因素，所以使用收缩血管药物可有效控制腹水的进展，常用药物有特利加压素、盐酸米多君，两者都可以起到收缩内脏血管以降低门静脉压、减少水钠潴留的作用。

5. 提高血浆胶体渗透压　对低蛋白血症患者，每周定期输注白蛋白或血浆，可通过提高胶体渗透压促进腹水消退。

6. 大量排放腹水加输注白蛋白　一次腹穿在 1～3 h 内排放腹水 4 000～6 000 mL，每放 1 L 腹水补充白蛋白 6～10 g，可减少并发症。同时结合限钠及口服利尿药治疗。合并肝性脑病或肝肾综合征者，本法应列为禁忌。

7. 难治性腹水　可采用反复治疗性腹穿放液、自身腹水浓缩回输、经颈静脉肝内门体分流术、腹腔体静脉分流术、阿尔法泵、肝移植等。

8. 并发症治疗

（1）SBP 确诊患者或具有典型临床症状、体征的患者，应立即行经验性抗感染治疗，常用的抗生素为 3 代头孢霉素或第 3 代喹诺酮。上消化道出血、既往自发性细菌性腹膜炎患者及腹水总蛋白低且伴有肾功能不全或低钠血症或严重肝功能不全者宜长期口服抗生素预防 SBP 发生。

（2）HRS　避免大量使用利尿剂、放腹水,积极处理消化道出血,控制肝性脑病,治疗感染,纠正水、电解质、酸碱平衡紊乱,治疗过程中避免应用潜在肾毒性药物等。同时,必须积极治疗原发病、改善肝功能。可输注白蛋白、血浆等扩充血容量,从而改善肾血流量,同时使用特利加压素(三甘氨酰基赖氨酸加压素)或奥曲肽加米多君(甲氧胺福林)等。可采用血液透析、人工肝及肝移植治疗。

【预后】

影响本病预后的危险因素众多,特别是失代偿期肝硬化合并腹腔感染是肝病终末阶段的表现,复发率和死亡率均居高不下。在治疗失代偿期肝硬化合并腹腔感染时,应明确感染病原菌特性,采用针对性抗生素治疗的同时,要考虑保护患者受损的肝肾功能。对于老龄、低白蛋白(ALB)和低钠血症、合并高血压的预后高危人群,应采取针对性的干预治疗,减少腹腔感染复发。且在临床治疗上需重点预防患者出现肝性脑病、消化道出血、肝肾综合征等严重并发症的出血,采取针对性干预措施改善预后,从而改善预后,提高患者生存率。

【健康教育】

1.休息　保证休息,不宜进行重体力活动及高强度体育锻炼,代偿期患者可从事轻体力工作,失代偿期患者应多卧床休息。保持情绪稳定,减轻心理压力和负担。

2.酒精及药物　严格禁酒。由于肝硬化的不可逆转,患者乱投医现象普遍,由此常发生药物性肝损伤,使肝硬化病情恶化。因此不宜服用不必要且疗效不明确的药物、各种解热镇痛药物的复方感冒药、不正规的中药偏方及保健品,以减轻肝脏代谢负担,避免肝毒性损伤。失眠患者应在医生指导下慎重使用镇静、催眠药物。

3.饮食　应摄入低盐、高热量、高蛋白(并发肝性脑病时需少食或不食)、低脂且细软,并以易消化、产气少的粮食为主,小荤不断,补充适量维生素,常吃蔬菜水果,调味不宜过于辛辣,保持大便通畅、不用力排便。对已有食管胃底静脉曲张患者,进食不宜过快、过多,食物不宜过于辛辣和粗糙,在进食带骨的肉类时,应避免吞下刺或骨头。监测与防治肝硬化并发症,如食管胃底静脉曲张出血、原发性肝癌、电解质紊乱等。

4.钠与水的摄入　肝硬化患者,以低盐饮食为主;未行 TIPS 的腹水患者,每日食盐 1.5~2.0 g;应同时限制水摄入。TIPS 术后患者可不必限制水和盐。

5.避免感染　居室应通风,养成良好的个人卫生习惯,避免着凉及不洁饮食。

6.其他　有轻微肝性脑病患者的反应力较低,不宜驾车及高空作业。患者并发肝癌时,在征得患者家属同意后,尽可能让患者知晓病情,以利于配合治疗。患者的情绪反应需要进行安抚和疏导,以理智乐观的人生态度对待疾病的预后,既要争取有利的治疗时机,也要避免不必要的过度治疗。

第六节　门静脉高压症

门静脉高压症(portal hypertension,PHT)是由于肝内或肝外门脉阻塞和(或)血流量增加,造成门脉压力持续升高,并由此引起一系列肝脏血流动力学改变及临床表现的临床病症。正常门静脉压力为 0.98~1.47 kPa(100~180 mmH$_2$O),超过 2.45 kPa(250 mmH$_2$O)时即为门静脉高压(portal hypertension,PHT),低于此值一般不会发生曲张静脉破裂出血,临床上所见的门静脉高压症患者其门静脉压力多在 2.94~4.90 kPa(30~50 cmH$_2$O)。虽然引起门静脉高压的原因很多,但约 80%

由肝硬化引起。食管胃底静脉曲张出血是肝硬化门静脉高压症最严重的并发症之一。

门静脉高压症的临床表现多样,故古代医籍中无肝硬化门静脉高压症的统一病名,"鼓胀""积聚""黄疸""呕血""便血""血虚"等均为其相关的症状。

【病因病机】

（一）中医病因病机

腹水是肝硬化最常见的并发症,而门静脉高压症引起的腹水占80%以上。门静脉压力的增高,使进入肝窦内的携带营养物质及氧气的血液量减少,肝脏营养性供血流失,肝组织缺氧,引起腹水。

1. 病因　正气不足是肝硬化发病的基础,而瘀血阻络为本病病机所在,肝血瘀滞和正气不足是肝硬化的本性,因正气不足,疫毒外扰,而致肝疏泄失常,日久气机阻滞,水湿内停,肝血内郁而成积。《灵枢》有云:"壮人无积,虚人有之。"《诸病源候论》亦云:"积之成者,正气不足,而后邪气踞之。"

2. 病位　肝脾肾三脏失调,肝郁气滞进而血瘀,脾不健运,水谷不化精微而成水湿,肾主失水之功,导致气滞、血瘀、水饮互结停于腹中。

3. 病机特点　本虚标实乃本病之根本,虚瘀互结乃本病之特点,初、中期为肝郁脾虚,累及于肾,气血水互结。晚期水湿之邪,郁久化热,内扰心神,引动肝风,卒生神昏、痉厥、出血等危象。

（二）西医病因及发病机制

门静脉高压症病因以肝病最为常见。由于各种原因的肝脏损伤导致肝纤维化、硬化结节形成、血管阻塞,引起门脉压力升高,占门静脉高压的90%。肝病的病因在东西方国家有明显的差异,中国作为乙型肝炎和血吸虫等感染的高发区,20世纪有大量感染乙型肝炎病毒和血吸虫的患者,成为我国肝硬化门静脉高压的主要人群。但是,近年来,我国肝病的病因也逐渐发生变化,血吸虫病导致的肝硬化患者显著减少,由于药物和疫苗接种,使乙型肝炎肝硬化明显下降,而药物性、酒精性、自身免疫性、胆汁淤积性、非酒精性脂肪性肝炎等引起的肝硬化患者开始增多。

非肝硬化门静脉高压包括肝前和肝后问题。肝前性门静脉高压包括门静脉血栓形成、肝外门静脉阻塞、先天性血管畸形、骨髓增殖性疾病导致的血液流量增加等原因;肝后性门静脉高压包括肝内小静脉闭锁、肝静脉阻塞、肝静脉下腔静脉阻塞（布加综合征）、缩窄性心包炎、长期右心功能不全导致的慢性淤血肝病性门静脉高压等需要注意鉴别,诊断较为困难。明确病因,针对病因进行治疗是减缓门静脉高压进展的关键,同时对患者的治疗措施选择有重要的指导价值。

关于肝硬化时门静脉高压的形成和持续,长期以来有3种不同的学说,即后向血流学说（backward flow theory）、前向血流学说（forward flow theory）和液递物质学说（humoral mechanism theory）。

1. 后向血流学说　最初人们普遍认为,门静脉高压症是由于门静脉血流在肝内外因不同原因发生梗阻,即门静脉阻力增加所致,由此提出了门静脉高压症发病机制的后向性血流学说。其依据来自流体力学的Ohm定律,即血流量减少或不变,而血管的阻力增加,则压力一定增加。Moriyasu等研究了不同肝病患者的血流动力学,发现肝硬化患者门静脉阻力较正常人高5倍以上,但门静脉系统的血流量则无明显的增加。

2. 前向血流学说　从血流动力学角度来看门静脉高压症的发生若完全是因门静脉血流梗阻、内脏血液淤滞而引起,那么患者该有全身循环容量下降、内脏血氧饱和度低下的情况。但临床观察的结果恰好相反。有人认为这些现象说明患者存在内脏血管括约肌调节功能失常引起门静脉血流量过多,这种门静脉血流高动力现象有时被称为前向血流学说或称高血流动力学说（forward flow theory）。但是后来通过进一步研究又使学者们发现此学说仍然不能完全解释门静脉高压症的本质。

3.液递物质学说 1982年黄萃庭等提出门静脉高压症发病的液递物质假说。认为肝功能损害使得肝脏对内脏及外周具有血管活性作用的液递物质灭活能力下降,而侧支循环的形成更使其逃避了肝脏灭活,打破了生理状态下产生与灭活的平衡,液递物质浓度的异常增加可能产生明显的全身和内脏血流动力学后果。总之,液递物质理论的提出说明了门静脉高压症发病机制是涉及结构、细胞、血管活性物质等多个方面其间相互作用、相互联系构成一个互动的网络系统阐明每一环节的具体机制对预防门静脉高压的形成均起到积极的作用。相信在液递物质理论的指引下继续研究它们之间的内在联系及在门静脉高压形成中的作用大小,寻求联合治疗,多个环节突破,会有更有效的肝硬化门静脉高压症治疗方法。

【临床表现】

门静脉高压症可发生于任何年龄,多见于30～60岁的中年男性。病因中以慢性肝炎为最常见,在我国占80%以上,其他病因有血吸虫病、长期酗酒、药物中毒、自身免疫性疾病和先天异常等。其临床表现包括两方面:一类是原发疾病本身如慢性肝炎、肝硬化或血吸虫病引起的虚弱乏力、食欲缺乏、嗜睡等;另一类是门静脉高压所引起的,如脾大和脾功能亢进、呕血黑便及腹水等。

1.门静脉高压的症状 ①脾大和脾功能亢进:所有门静脉高压症患者都有不同程度的脾大。体检时,多数可在肋缘下扪及脾脏,严重者脾下极可达脐水平以下。随着病情进展,患者均伴有脾功能亢进症状,出现反复感染、牙龈及鼻出血、皮下瘀点瘀斑、女性月经过多和头晕乏力等症状。②黑便和(或)呕血:所有患者均有食管胃底静脉曲张,其中50%～60%可在一定诱因下发生曲张静脉破裂出血。诱因有胃酸反流、机械性损伤和腹压增加。出血的表现形式可以是黑便、柏油样便,也可以是呕血伴黑便,这与出血量和出血速度相关。如出血量大、速度快,大量血液来不及从胃排空,即可发生呕血伴黑便,出血量特大时,可呕吐鲜血伴血块,稀血便也呈暗红色。少量的出血可以通过胃肠道排出而仅表现为黑便,由于食管胃底交通支特殊的位置和组织结构,以及肝功能损害使凝血酶原合成障碍,脾功能亢进使血小板减少,因此出血自止困难。出血早期可出现脉搏加快、血压下降等血容量不足的表现,如不采取措施或者出血速度极快,患者很快就进入休克状态。组织灌注不足、缺氧等可使肝功能进一步损害,最终导致肝性脑病。据统计,上消化道大出血是门静脉高压症死亡的主要原因之一,占42%。首次大出血的死亡率为19.3%,再次出血的死亡率为58%。而一旦发生出血,1年内再出血率可达70%,2年内接近100%。③腹水:1/3患者有腹水。腹水的产生往往提示肝功能失代偿,出血、感染和手术创伤可以加重腹水。少量腹水时患者可以没有症状,大量腹水时患者出现腹胀、气急、下肢水肿和尿少等症状,合并感染时会出现腹膜炎征象。如果通过保肝、利尿和休养等措施使腹水得以消退,说明肝功能有部分代偿能力。有些患者的腹水治疗后亦难消退,即所谓难治性腹水,提示预后不佳。

2.体征 患者一般营养不良,可有慢性肝病的征象如面色晦暗、巩膜黄染、肝掌、蜘蛛痣、男性乳房发育和睾丸萎缩。腹部检查可见前腹壁曲张静脉,程度不一,严重者呈蚯蚓样,俗称“水蛇头”。肝右叶不肿大,肝左叶可在剑突下扪及,质地硬,边缘锐利,形态不规则。脾大超过左肋缘,严重者可达脐下。肝浊音界缩小,移动性浊音阳性。部分患者下肢有指压性水肿。

【实验室及其他检查】

常见实验室检查项目有血常规、肝功能、凝血功能、肝炎系列检查。X射线、B型超声、内镜、多层螺旋CT和MRA等辅助检查在近些年发展迅速,发挥越来越重要的诊断作用。

1.血常规 脾功能亢进时全血细胞均减少,其中白细胞和血小板下降最早,程度重。前者可降至3×10^9/L以下,后者可降至30×10^9/L以下。红细胞减少往往出现较晚,程度较轻。

2.肝功能 门静脉高压症患者的肝功能均有不同程度异常,表现为总胆红素升高,白蛋白降低,球蛋白升高,白蛋白与球蛋白比例倒置,凝血酶原时间延长,转氨酶升高等。肝炎后和酒精性肝硬化的肝功能异常往往比血吸虫性肝硬化严重。

3.免疫学检查 肝硬化时血清 IgG、IgA、IgM 均可升高,一般以 IgG 升高为最显著,可有非特异性自身抗体,如抗核抗体、抗平滑肌抗体等。乙肝患者的乙肝病毒标记可阳性,同时应检测 HBsAg、HbcAb IgM 和 IgG、HbeAg、HbeAb 和 HBV-DNA,了解有无病毒复制。丙肝患者的抗 HCV 抗体阳性。乙肝合并丁肝患者抗 HDV 阳性。肝活检虽然可以明确肝硬化的病因和程度,肝炎的活动性,但是无法了解门静脉高压的严重程度,而且可能引起出血、胆漏,存在一定的风险,应该慎用。

4.食管吞钡 X 线检查 钡剂充盈时,曲张静脉使食管轮廓呈虫蚀状改变;排空时,曲张静脉表现为蚯蚓样或串珠样负影。此项检查简便而安全,容易被患者接受。但是它仅能显示曲张静脉的部位和程度,无法判断出血的部位,对上消化道出血的鉴别诊断有一定的局限性。

5.内镜检查 内镜已经广泛应用于食管静脉曲张检查,基本取代吞钡 X 线检查,成为首选。过去认为内镜检查容易引起机械性损伤,诱发曲张静脉破裂出血。随着内镜器械的更新换代和操作技术的熟练,对有经验的内镜医师而言这种风险已经很小。内镜检查可观察食管胃底曲张静脉的范围、大小和数目,观察曲张静脉表面黏膜有无红色条纹、樱红色斑或血泡样斑,这些改变统称为红色征,红色征往往预示着患者出血的风险明显加大。急症情况下内镜可清楚、直观地观察出血部位,有条件时,可对曲张静脉进行硬化剂注射或者套扎。同时,内镜可深入胃及十二指肠,了解有无出血病灶,有很好的鉴别诊断价值。

6.腹部超声检查 B 超可以显示肝的大小、密度、质地及有无占位,脾脏大小,腹水量。彩色多普勒超声可以显示门静脉系统血管的直径、血流量、血流方向、有无血栓及侧支血管开放程度。

7.磁共振门静脉系统成像(MRA) 可以整体地、三维显示肝血管系统、门静脉系统、侧支血管分布位置、肾血管及肾功能状态,具有无创、快捷、准确和直观等优点,对门静脉高压症的手术决策有重要的指导作用。MRA 结合多普勒超声已经成为门静脉高压症的术前常规检查项目。

8.CT CT 结合超声检查可以了解肝体积、密度及质地,腹水量,有助于判断患者对手术的耐受力和预后,但更重要的是排除可能同时存在的原发性肝癌。

【诊断与鉴别诊断】

(一)诊断

详细询问病史以了解病因。例如有无血吸虫病、病毒性肝炎、酗酒或者药物中毒等引起肝硬化的病史;有无腹部外伤、手术、感染或者晚期肿瘤等可能引起门静脉炎症、栓塞或外在压迫的因素。询问上消化道出血的情况,主要是出血的时间、程度、次数、频度和治疗措施。有无输血史。了解有无脾功能亢进的表现,如贫血、经常感冒、牙龈和皮下出血、月经量多等。了解是否有过腹水的表现,如腹胀、食欲缺乏、乏力和下肢水肿等。

体检时注意营养状况,有无贫血貌、黄疸、肝掌、蜘蛛痣、腹壁脐周静脉曲张、肝脾大及腹水等。

对于血象变化不完全符合脾功能亢进者,必要时需行骨髓穿刺涂片检查,除外骨髓造血功能障碍。按照 Child 标准或者国内标准对肝功能检查指标进行分级,以评价患者的肝功能储备。病原学检查时应同时检测甲胎蛋白以除外伴发肝癌的可能。影像学检查可显示肝、脾、门静脉系统的改变,内镜检查可显示食管胃底曲张静脉的情况,两者结合可为门静脉高压症提供一幅三维图像。这既有助于明确诊断,又可为制订治疗方案提供参考。如有典型的病史,结合实验室检查、影像学检查和内镜检查,门静脉高压症的诊断均可确立。

（二）鉴别诊断

1. 上消化道出血　凡遇急性上消化道出血患者,首先要鉴别出血的原因及部位,除了曲张静脉破裂出血以外,常见原因还有胃癌和胃十二指肠溃疡。从病史上分析,胃癌好发于老年患者,多数有较长时间的中上腹隐痛不适、食欲缺乏、呕吐和消瘦。门静脉高压症好发于中年患者,有较长的肝炎、血吸虫病或者酗酒病史,表现为面色晦暗、肝掌、蜘蛛痣、腹壁静脉曲张、脾大和腹水。溃疡病好发于青年患者,季节变化易发,多数有空腹痛、嗳气和反酸等典型症状。从出血方式和量上分析,溃疡病和胃癌的出血量少,速度慢,以黑便为主,药物治疗有效。曲张静脉破裂的出血量大,速度快,以呕吐鲜血为主,同时伴有暗红色血便,药物治疗往往无效。内镜检查对于急性上消化道出血的鉴别诊断很有价值,它既能及时地查明出血部位,进而明确出血原因,也能做应急止血治疗。值得注意的是,在门静脉高压症伴上消化道出血的患者中,有25%不是因为曲张静脉破裂,而是门静脉高压性胃黏膜病变(PHG)或者胃溃疡。这些患者常合并有反流性胃炎,同时胃黏膜淤血、缺氧,从而导致胃黏膜糜烂出血。如果情况不允许做内镜检查,可采用双气囊三腔管压迫法来帮助鉴别诊断。如经气囊填塞压迫后出血停止胃管吸引液中不再有新鲜血液,可确定为食管胃底曲张静脉破裂出血。三腔管压迫同时也可用来暂时止血,避免患者失血过多,为下一步治疗争取时间。

2. 脾大和脾功能亢进　许多血液系统疾病也可能有脾大、周围血全血细胞减少等情况,但这些患者无肝炎病史,肝功能正常,内镜和影像学检查也没有门静脉压力增高的征象,一般容易鉴别。鉴别困难时可行骨髓穿刺涂片或活检。

3. 腹水肝硬化　需要与肝静脉阻塞综合征(Budd–Chiari syndrome)、缩窄性心包炎、恶性肿瘤及腹腔炎症(特别是结核性腹膜炎)引起的腹水做鉴别。除了典型的病史和体征以外,影像学检查是很好的鉴别方法。绝大多数可借此得到明确的诊断。如果怀疑是恶性肿瘤和炎症引起的腹水,还可通过腹腔穿刺抽液来获得直接证据。

【治疗】

（一）中医治疗

1. 中医辨证论治

（1）气滞湿阻证

[主症]腹部胀大,按之不坚,胁下胀满或疼痛,纳呆食少,食后作胀,得嗳气、矢气后稍减,小便短少,舌苔薄白腻,脉弦。

[治法]疏肝理气,行湿散满。

[方药]柴胡疏肝散(《景岳全书》)或胃苓汤(《丹溪心法》)加减。

[药物]柴胡、枳壳、川芎、香附、郁金、川楝子、青皮、陈皮、甘草。

（2）寒湿困脾证

[主症]腹大胀满,按之如囊裹水,深则颜面微浮,下肢浮肿,脘腹痞胀,得热稍舒,精神困倦,怯寒懒动,周身困重,小便短小,大便溏薄,舌苔白腻水滑,脉缓、脉弦迟。

[治法]温中健脾,行气利水。

[方药]实脾饮(《重订严氏济生方》)加减。

[药物]白术、附子、干姜、木瓜、大腹皮、茯苓、厚朴、木香、大枣。

（3）湿热蕴结证

[主症]腹大坚满,脘腹撑急,外坚内胀,拒按,扪之灼手,烦热口苦,渴不欲饮,或有面目、肌肤发黄,小便赤涩,大便秘结或溏垢,舌边尖红,苔黄腻或兼灰黑而润,脉象弦数。

[治法]清热利湿,攻下逐水。

[方药]中满分消丸(《兰室秘藏》)加减。

[药物]黄芩、黄连、知母、厚朴、枳壳、半夏、陈皮、茯苓、猪苓、泽泻。

(4)肝脾血瘀证

[主症]腹大坚满,按之下陷而硬,青筋显露,脉络怒张,胁下癥结痛如针刺,面色晦暗鳖黑,面颈胸壁有血痣赤缕,呈丝纹状,手掌赤痕,唇色紫褐,口渴,饮水不予下咽,大便色黑,舌质紫黯或有瘀斑,脉细涩。

[治法]活血化瘀,行气利水

[方药]调营饮(《证治准绳》)加减。

[药物]当归、川芎、赤芍、莪术、延胡索、制大黄、桑白皮、赤苓、葶苈子。

(5)脾肾阳虚证

[主症]腹大胀满不舒,形如蛙腹,朝宽暮急,面色苍黄,脘闷纳呆,神倦怯寒,肢冷或下肢浮肿,小便短小不利,便溏,舌体胖,边有齿痕,舌质色淡,苔腻水滑,脉沉弱无力。

[治法]温补脾肾,化气行水。

[方药]附子理中丸(《景岳全书》)合五苓散(《伤寒论》)和济生肾气丸(《济生方》)加减。

[药物]附子、人参、干姜、白术、猪苓、泽泻、茯苓、桂枝、山芋肉、山药、车前子、丹皮、川牛膝、熟地、甘草。

(6)肝肾阴虚证

[主症]腹大胀满,甚则青筋暴露,形体反见消瘦,面色晦暗,唇紫,口燥咽干,心烦,失眠,牙龈出血,鼻时衄血,小便短小,舌质红绛少精,苔少或光剥,脉弦细数。

[治法]滋养肝肾,凉血化瘀

[方药]六味地黄丸(《小儿药证直诀》)或一贯煎(《续名医类案》)合膈下逐瘀汤(《医林改错》)加减。

[药物]熟地、山芋肉、山药、茯苓、丹皮、泽泻、生地、枸杞子、北沙参、麦冬、当归、川楝子、川芎、桃仁、赤芍、延胡索、红花、枳壳、甘草。

2. 中药外敷　中药外敷法以脏腑学说为基础,局部用药,直达病灶,避免了口服药物加重胃肠道负担以及肝肾损伤。1贴/d,共14 d 为一个疗程。①健脾利水方(甘遂、砂仁、牵牛子、葶苈子、肉桂、木香等)做成荷叶中药封包均匀涂在患者脐周腹部,增加患者尿量,降低了患者 ALT、腹围和体重。②消臌贴膏,肝区外敷联合肝病治疗仪治疗肝硬化门静脉高压,比单纯运用肝病治疗仪更能有效地减轻肝硬化患者的临床症状,降低门静脉高压、促进门静脉血液循环。

3. 穴位贴敷　穴位贴敷法以经络学说为基础,常选取一些特定穴位,如神阙、涌泉、关元、期门等。因脐下皮肤最为薄弱,药力易于渗透,且《内经》记载"足厥阴肝经入于脐中,足太阴脾经上络于脐",故临床实践中最常选用肚脐中央的神阙穴贴敷以达到疏肝健脾、增强免疫力的效果。1贴/d,共14 d 为一个疗程。①瑶医膏药脐疗治疗脾胃虚寒型门静脉高压性胃病患者,显著改善了患者的临床症状以及门静脉血流动力学指标,疗效明显。②消肿散(生大黄、芒硝、丹参、苍术、车前子、泽泻)治疗肝硬化腹水在改善腹水量分度、减轻腹水程度方面取得了满意效果。③鼓胀退水贴(大戟、甘遂、生麻黄、葶苈子、牵牛子、槟榔)具有促进腹水消退的良好疗效,能控制肝硬化腹水患者门静脉血流速度,减少门静脉血流灌注,从而降低门静脉压力。

4. 药膳食疗

(1)茯苓清蒸鳜鱼:茯苓15 g,鳜鱼150 g。加水及调料同蒸至熟烂即成。吃鱼喝汤。此方具有健脾利湿、益气补血功能。

(2)芡实炖肉:芡实30 g,猪瘦肉100 g。两者合起放砂锅中加水适量炖熟后去药渣,吃肉喝汤。此方具有泻火、祛痰、通便功效,腹水者可用此方。

（3）气滞湿阻者,饮食宜疏利,勿过饱,可多食白萝卜、大蒜、柑橘、佛手、薏苡仁、山药、扁豆等理气健脾食物。

（4）寒湿困脾者,常食鲤鱼、鲫鱼、乌鱼、赤小豆、薏苡仁等健脾利湿之品,多用葱姜做调料,以利驱除湿寒之邪,忌生冷黏腻食物。

（5）湿热蕴结者,饮食以清热利湿为宜,多食新鲜水果、蔬菜,如冬瓜、黄花菜、鲫鱼、赤小豆、山慈菇、芥菜等,忌食肥甘厚味、质粗干硬及辛辣煎炸等助火动血之品。

（6）肝脾血瘀者,以行气活血,软坚散结为宜。可选用食疗方,如大枣鳖甲汤,大枣 10 枚,鳖甲 15 g,食醋 2 匙,白糖适量,煎汤服。

（7）脾肾阳虚者,可食黄芪粥、党参粥、核桃仁粥等健脾益肾之品,辅以扁豆、山药、莲子、龙眼肉、大枣等,忌生冷瓜果。

（8）肝肾阴虚者,饮食以滋养肝肾、润燥生津为主,可多食瘦肉、牛奶、甲鱼、木耳、鸡蛋、蔬菜等,多食新鲜水果、果汁,如梨汁、藕汁、甘蔗汁、番茄汁等。

（二）西医治疗

1. 非选择性 β 受体阻滞剂　传统的非选择性 β 受体阻滞剂(non-selectivebetablockers,NSBB)仍然是预防出血的基石。标准的 NSBB(普萘洛尔、纳多洛尔和噻吗洛尔)通过降低心脏指数收缩内脏血管减少门脉侧支血流量,从而降低门静脉压力,这些药物作用的基础是高动力循环。

NSBB 已被证明能有效地防止首次食管胃底静脉曲张(GEV)的出血和防止 GEV 出血的复发,以及低出血相关病死率。NSBB 还能增加肠转运时间,减少细菌易位,降低自发性细菌性腹膜炎风险。NSBB 能够降低肝静脉压力梯度(HVPG)<12 mmHg 以下(最佳响应)或至少降低其基线值的 20%(良好的血流动力学反应)。

然而,使用 NSBB 患者中获得长期满意的血流动力学反应者仅有33% ~ 50%,无应答者中,添加低剂量的一氧化氮供体如单硝酸异山梨酯可促使门静脉压力下降,后者能拯救约 1/3 对 NSBB 无应答的患者,但不良反应明显增加。在防止首发 GEV 的出血中,NSBB 和单硝酸异山梨酯的固定组合并不明显优于单独 NSBB。卡维地洛较普萘洛尔/纳多洛尔除了其能阻止 β$_1$ 和 β$_2$ 受体外,还具有内在的抗 α 肾上腺素能活性和潜在的一氧化氮释放,给予卡维地洛后降低 PH 比普萘洛尔/纳多洛尔更有效。超过一半的标准 NSBB 治疗无应答者,卡维地洛也能够达到良好的血流动力学反应。

相对高剂量卡维地洛(25 ~ 50 mg/d),低剂量(<25 mg/d)降低 HVPG 同样是有效的。因为高剂量可能会导致动脉低血压,增加钠潴留和腹水恶化。因此,建议服用低剂量(12.5 mg/d)的卡维地洛。

2. 特利加压素　长效合成的血管升压素类似物特利加压素是一个强大的内脏血管收缩剂,增加动脉压和全身血管阻力,减少心排血量,从而影响全身循环。

单次静脉注射可使 HVPG 显著下降超过25%。由于其生物活性能够维持数小时,所以可每隔 4 h 重复静脉注射。由于本剂为静脉给药,它只适用于短周期,而且是有限的治疗急性 GEV 破裂出血(2 ~ 5 d)或 I 型 HRS(7 ~ 14 d)。由于潜在的心肌缺血和心律失常等并发症,特利加压素不能用于有冠状动脉、脑血管、周围或内脏动脉血管疾病史的患者。此外,老年人和(或)高血压患者应慎用。

3. 生长抑素和长效生长抑素类似物　生长抑素是一种有效的内脏血管收缩剂,通过抑制胰高血糖素和其他血管活性肽及促进肾上腺素能血管收缩降低门静脉压力。因为它的半衰期很短(1 ~ 3 min),所以应该持续静脉滴注给药。剂量反应研究表明,500 μg/h 显著降低 HVPG 和门静脉侧支血流量。长效类似物(奥曲肽、兰瑞肽、伐普肽),已克服了生长抑素半衰期短的缺点。大剂量奥曲肽以生长抑素相似的方式显著降低 PH(约50%),但这种影响是短暂的,反复给药 HVPG 的下降会减少。连续静脉滴注并不能维持 HVPG 持续下降,但能限制 PH 患者餐后门静脉压力增加。

4.新型药物

(1)他汀类药物:他汀类药物改善血管内皮功能、抑制血管平滑肌细胞的增殖和迁移、抗氧化作用、抗炎作用、抑制血小板聚集和抗血栓作用等有益的多效性循环作用,降低肝血管阻力,改善内皮功能障碍,减少肝纤维化。在肝硬化患者中,辛伐他汀和阿托伐他汀能够改善门静脉血管内皮功能,适度降低 HVPG(即使在接受 NSBB 治疗的患者),还能够通过减少出血和感染而提高患者的生存率。流行病学调查显示,接受他汀治疗的患者肝脏疾病的进展和病死率明显下降。但是 1% ~ 2%的患者出现转氨酶水平升高(超过正常值上限 3 倍),多为一过性,往往发生在开始治疗或增加剂量的前 3 个月,停药后转氨酶水平即可复常。

(2)肾素-血管紧张素-醛固酮抑制剂:虽然 NSBB、血管紧张素转化酶抑制剂和血管紧张素受体阻断剂几乎以相似的速率降低 HVPG,在具有良好肝功能的患者看来是安全的(CPT A 级),但这些药物在预防 GEV 出血和失代偿性 cACLD 的安全性方面还需要进一步研究。

(3)病因学治疗:一些肝脏疾病(乙型肝炎、血色素病、丙型肝炎、酒精性肝病等)的研究表明,随着时间的推移成功的特异性病因治疗(比如抗病毒治疗)可以显著降低门静脉压力,但目前还不清楚 PH 相关并发症的风险是否会完全消失。这种有益作用所需的时间不同,临床失代偿患者的时间可能更长。

(4)抗肝纤维化的药物:奥贝胆酸(obeicholic acid,OCA)是法尼酯 X 受体激动剂,它抑制胆汁酸合成,并增加胆汁酸从肝细胞向小管的转运。OCA 显著改善对熊去氧胆酸无应答的原发性胆汁淤积性胆管炎患者的肝生化,还能改善非酒精性脂肪性肝炎患者的组织学特征。原发性胆汁淤积性胆管炎、非酒精性脂肪性肝炎、原发性硬化性胆管炎和胆道闭锁等领域的进一步试验正在进行中。西妥珠单抗是一种针对赖氨酰氧化酶样 2 酶的单克隆抗体,具有靶向抗纤维化的作用。丙型肝炎和(或)艾滋病和晚期纤维化患者的研究中,6 个月的治疗患者的耐受性良好,但不影响肝脏组织学。

5.内镜治疗 内镜治疗是 GEV 破裂出血诊治的主要手段,研究早期内镜预防,规范内镜诊治技术,对提高内镜治疗的效果及安全性具有重要意义。

(1)内镜下食管静脉曲张套扎术:内镜下食管静脉曲张套扎术(endoscopic ligation of esophageal varices,EVL)是内镜下治疗食管静脉瘤 GEV 的首选方法,因为它比内镜注射硬化治疗(endscopic injection sclerotherapy,EIS)更有效和更安全。EVL 被用于急性出血或计划一级预防/二级预防,应 2 ~ 4 周重复进行,直到静脉曲张完全根除。"根除"一词不是字面上的静脉曲张消失,而是定义静脉曲张缺失或变小("残余"),不能或不需要进一步结扎。因此,这个定义涉及主观成分。

建议在根除后 1、6 和 12 个月进行内镜检查,然后每 12 个月检测复发性高风险静脉曲张的有无。

(2)内镜治疗胃静脉曲张:孤立性胃静脉曲张(isolated gastric varices,IGV)包括 IGV1 和 IGV2,以及 2 型胃食管静脉曲张(gastroesophageal varices,GOV)包括 GOV1 和 GOV2。GOV2 因曲张静脉从食管到达胃大弯侧,应通过内镜下静脉曲张闭塞治疗,GOV1 延伸到胃小弯侧,通常用 EVL 治疗。IGV1 和 IGV2 急性出血时静脉内注射组织黏合剂(例如正丁基-2-氰基丙烯酸酯)证明比静脉结扎更有效,2 ~ 4 周后对 IGV 进行第二次注射可以进一步降低再出的风险。

6.介入放射学治疗

(1)经颈静脉肝内体分流术:经颈静脉肝内体分流术(transjugular intra hepatic portosystemic shunt,TIPS)是一种微创透视引导手术,在肝静脉和肝内门静脉之间通过支架进行分流。TIPS 能有效地降低门静脉压力,分流孔径较小,不会引起严重的肝衰竭和 HE。理想情况下,HVPG 应维持在 10 ~ 12 mmHg。需要用球囊血管成形导管(通常直径为 8 ~ 10 mm)逐步扩张支架,同时测量 HVPG。使用支架覆盖聚四氟乙烯,防止阻塞分流。

TIPS 几乎完全取代了手术分流,疗效相似而 TIPS 的病死率很低。TIPS 的主要指征是急性静脉曲张破裂出血、高危患者的预防性治疗或内科药物治疗和内镜治疗失败后的抢救治疗,还包括顽固性腹水。

评价候选 TIPS 患者应包括详细的病史,以前 HE 的发作,评估门静脉是否通畅和解剖的异常,没有胆管扩张或肿瘤,经胸超声心动图无异常等。由于充血性心力衰竭、重度肺动脉高压和三尖瓣反流患者存在心脏代偿失调的风险。反复发作的 HE、门静脉血栓形成和肝细胞癌是相对禁忌证。HE 在 70 岁以上或大口径分流(直径 12 mm 或以上)患者中更常见,大约 1/3 的病例会发生。虽然在大多数情况下是可控的,仍有 6% ~10% 的患者发生严重的 HE,可能需要关闭或缩窄 TIPS 的内径。尽管 TIPS 较之内镜治疗更易导致 HE 的发生,但在某些特殊情况下,TIPS 仍是目前预防肝硬化静脉曲张再出血的第一选择。

(2)逆行曲张静脉球囊闭塞栓塞术:逆行曲张静脉球囊闭塞栓塞术是另一种微创手术,逆行地从股静脉通过自发脾肾分流的血管注入组织黏合剂形成血栓,闭塞胃或肠系膜曲张静脉,或置入血管内线圈闭塞血管。

【健康教育】

1.情志调摄　保持心情舒畅,避免情绪波动诱发出血。自我监测有无出血现象,发现异常及时就诊。

2.饮食宜忌　饮食指导原则,养成良好的饮食习惯,绝对禁烟、禁酒、禁毒,少喝咖啡、浓茶,避免粗糙、干硬、过热、辛辣食物。严格控制蛋白质的摄入量,以每日 2 个鸡蛋(100 g)左右为宜。

3.用药指导　长期保肝治疗,合理交替使用中药、中成药和西药,定时检查肝功能。

4.起居调摄　按时休息,绝对避免疲劳,3 个月内不宜有较大量体力劳动,6 个月后在医师的指导下逐步恢复轻体力工作。

5.咳嗽训练　指导患者做深呼吸,吸气时间长于呼气时间,要自然、缓慢,指导有效咳嗽,预防术后坠积性肺炎发生。

6.排尿训练　让患者放松腹部及会阴部,用温热毛巾敷下腹部或听流水声,练习床上自然排尿,避免术后发生尿潴留及排便困难。

7.早期下床活动　先侧卧→再坐起→行走;协助离床活动,患者手搭在协助人员的肩上,慢慢站起、行走。

第七节　肝性脑病

肝性脑病(hepatic encephalopathy,HE)是由急、慢性严重肝功能障碍或门静脉体循环分流所致的以代谢紊乱为基础的神经精神系统异常综合征,主要临床表现为认知障碍、行为异常、意识障碍等,重则出现昏迷,是肝硬化患者发病和死亡的重要原因之一。HE 分型包括 A 型 HE 发生在急性肝衰竭基础上,进展较为迅速,其重要的病理生理学特征之一是脑水肿和颅内高压;B 型 HE 是门静脉体循环分流所致,无明显肝功能障碍,肝活组织病理学检查(肝活检)提示肝组织学结构正常;C 型则是指发生于肝硬化等慢性肝损伤基础上的 HE。本文内容主要针对由肝硬化引起的 HE 即 C 型 HE,不包括急性肝衰竭以及其他原因门-体分流所致的 A/B 型 HE。

中医古籍并无"肝性脑病"病名,其临床症状主要表现为黄疸、意识障碍、行为失常等诸多临床表现,属于古籍中"黄疸""神昏""昏愦""谵妄""暴不知人""肝厥"等范畴。中医文献中肝性脑病的记载分为有黄疸的和无黄疸的两种类型。有黄疸的肝性脑病的代表病为"急黄"与"瘟黄",两者为异名同病,皆因温疫毒邪所致,湿热蕴积化毒,疫毒炽盛,充斥三焦,深入营血,内陷心包,可见卒然发黄、神昏谵妄、痉厥、出血等危重症。巢元方《诸病源候论·卷十二·急黄候》云:"因为热毒所加,故卒然发黄,心满气喘,命在顷刻,故云急黄也。有得病即身体面目发黄者,有初不知是黄,死后乃身面黄者,其候得病,但发热心战者,是急黄也。"《圣济总录》亦云:"患者心腹之间,烦躁,身热五日之间,便发狂走,体如金色,起卧不安,此是急黄。"沈金鳌《沈氏尊生书》载:"天行疫病以致发黄者,俗谓之瘟黄,杀人最急。"《医宗金鉴》有"天行疫疠发黄,名曰瘟黄,死人最暴也,盖是急黄耳。"巢元方《诸病源候论·卷十二·脑黄候》云:"热邪在骨髓,而脑为髓海,故热气从骨髓流入于脑,则身体发黄,头脑痛眉疼,名为脑黄候。"

【病因病机】

(一)中医病因病机

1.外因　感受六淫风、寒、暑、湿、燥、火之邪,尤其是湿热疫毒之邪,正虚邪盛,湿热内结,邪热炽盛,内犯心营,扰乱神明;或邪毒内蕴脏腑,郁久化热,灼伤阴津,肝阴内耗,致肝火上炎,肝风内动,上扰心神,从而继发神昏谵语、躁扰不宁等肝性脑病的表现。此类型肝性脑病于"急黄""急疫黄""瘟黄""伤寒发黄""时疫发黄""天行病急黄"等古籍中有记载。相当于西医学所谓的重型肝炎、病毒性肝炎、流行性肝炎等。

2.内因　因内伤七情,喜、怒、思、悲、惊、恐等情志有关的疾病。中医认为过怒伤肝,忧思伤脾,惊亦伤肝,致使肝气郁结,气郁化火,导致肝的疏泄失常,加上湿热之邪内蕴,引发为肝病,肝病及脑。此相当于心因性肝炎、瘀血性肝炎、自身免疫性肝炎等。

3.不内外因　因饮食不洁、过食肥甘厚腻、长期饮醇酒无度、长期饥饱失常,过食生冷(如带菌或虫的淡水生鱼片)、劳倦太过、房事不节、纵欲过度,导致脾胃损伤,运化失职,湿浊内生,郁而化热,湿热熏蒸,致使胆汁不循常道,外溢肌肤而发黄为黄疸,瘀血痰浊壅阻,上蒙清窍,则发为本病。巢元方《诸病源候论·卷六·解散发黄候》云:"饮酒内热因服石,石势又热,热搏脾胃,脾胃主土,其色黄而候于肌肉,积热蕴结,蒸发于肌肤,故成黄疸也。"酒热加上寒食散亦是热药,热搏于脾胃,积热蕴结,蒸发于肌肤,成为黄疸,久服则伤及肝、脑,行为异常,个性改变,终末昏迷致死。相当于西医学的酒精性肝炎、药物性肝炎、脂肪肝等。

本病的基本病因病机可概括为:在各种致病因素的作用下,肝脾俱损,肝失疏泄,脾失运化,湿热、痰浊、瘀血内盛,郁而成毒,热毒内陷心包;或痰浊上蒙清窍;或肝阴内耗,肝火上炎,肝风内动,上扰心神;或肝病日久,久病及肾,脏腑俱虚,阴阳离决,神明无主。

(二)西医病因及发病机制

1.发病机制与病理生理学　HE 的发病机制至今尚未完全阐明,目前仍以氨中毒学说为核心,同时炎症介质学说及其他毒性物质的作用也日益受到重视。肝衰竭所致肝脏解毒功能降低,以及门体侧支循环形成或分流术后,来自肠道的氨等有害物质直接进入体循环并至脑组织是导致 HE 的主要原因。而对于 C 型肝硬化门静脉高压时,肝细胞功能障碍对氨等毒性物质的解毒功能降低,同时门体循环分流(即门静脉与腔静脉间侧支循环形成),使大量肠道吸收入血的氨等有毒性物质经门静脉,绕过肝脏直接流入体循环并进入脑组织,这是肝硬化 HE 的主要病理生理特点。

(1)氨中毒学说:氨中毒学说是 HE 的主要发病机制之一。饮食中的蛋白质在肠道经细菌分解产氨增加,以及肠壁通透性增加可导致氨进入门静脉增多,肝功能不全导致血氨不能经鸟氨酸循环有效解毒;同时门体分流致含有血氨的门静脉血流直接进入体循环。血氨进入脑组织使星状胶质细胞合成谷氨酰胺增加,导致细胞变性、肿胀及退行性变,引发急性神经认知功能障碍。氨还可直接导致兴奋性和抑制性神经递质比例失调,产生临床症状,并损害颅内血流的自动调节功能。

(2)炎症反应损伤:目前认为,高氨血症与炎症介质相互作用促进 HE 的发生发展。炎症可导致血脑屏障破坏,从而使氨等有毒物质及炎症细胞因子进入脑组织,引起脑实质改变和脑功能障碍。同时,高血氨能够诱导中性粒细胞功能障碍,释放活性氧,促进机体产生氧化应激和炎症反应,造成恶性循环。另一方面,炎症过程所产生的细胞因子又反过来加重肝损伤,增加 HE 发生率。此外,HE 发生还与机体发生感染有关。研究结果显示,肝硬化患者最为常见的感染为腹膜炎、尿路感染、肺炎等。

(3)其他学说:①氨基酸失衡学说和假性神经递质学说。肝硬化肝功能障碍时,降解芳香族氨基酸的能力降低,使血中苯丙氨酸和酪氨酸增多,从而抑制正常神经递质生成。增多的苯丙氨酸和酪氨酸生成苯酒精胺和羟苯酒精胺即假性递质,大量假性神经递质代替正常神经递质,导致 HE 的发生。②γ-氨基丁酸/苯二氮䓬复合受体假说。γ-氨基丁酸是中枢神经系统特有的、最主要的抑制性递质,在脑内与苯二氮䓬类受体以复合受体的形式存在。HE 时血 γ-氨基丁酸含量升高,且通过血脑屏障量增大,脑内内源性苯二氮䓬水平升高。③锰中毒学说。有研究发现,部分肝硬化患者血和脑中锰含量比正常人高 2～7 倍。当锰进入神经细胞后,低价锰离子被氧化成高价锰离子,通过锰对线粒体特有的亲和力,蓄积在线粒体内。同时,锰离子在价态转变过程中可产生大量自由基,进一步导致脑黑质和纹状体中脑细胞线粒体呼吸链关键酶的活性降低,从而影响脑细胞的功能。④脑干网状系统功能紊乱。严重肝硬化患者的脑干网状系统及黑质-纹状体系统的神经元活性受到不同程度的损害,导致 HE 发生,产生扑翼样震颤、肌张力改变;且脑干网状系统受损程度与 HE 病情严重程度一致。

2.诱发因素　HE 最常见的诱发因素是感染(包括腹腔、肠道、尿路和呼吸道等感染,尤以腹腔感染最为重要)。其次是消化道出血、电解质和酸碱平衡紊乱、大量放腹水、高蛋白饮食、低血容量、利尿、腹泻、呕吐、便秘,以及使用苯二氮䓬类药物和麻醉剂等。TIPS 后 HE 的发生率增加,TIPS 后 HE 的发生与术前肝功储备状态、有无 HE 病史及支架类型及直径等因素有关。研究发现,质子泵抑制剂(PPI)可能导致小肠细菌过度生长,从而增加肝硬化患者发生 HE 的风险,且风险随用药量和疗程增加而增加。

在肝硬化患者存在高血氨的状态下,如果出现以上诱因,可进一步加重脑水肿和氧化应激,导致认知功能的快速恶化。

【临床表现】

HE 是一个从认知功能正常、意识完整到昏迷的连续性表现。目前国内外应用最广泛的仍是 West-Haven HE 分级标准,它将 HE 分为 0～4 级。该分类标准主要缺陷为对于 0 级(可能是 MHE)及 1 级判别的主观性很强。MHE 为没有能觉察的人格或行为异常变化,神经系统体征正常,但神经心理测试异常。而 1 级 HE 临床表现中,欣快或抑郁或注意时间缩短等征象难以识别,只有了解患者性格的细心亲属才能洞悉患者轻度认知功能异常变化,临床实践及多中心研究中重复性和可操作性较差。

在近年 ISHEN 提出的肝硬化神经认知功能变化谱分级标准中,将轻微肝性脑病(minimal hepatic encephalopathy,MHE)和 West-Haven 分类 0、1 级 HE 统称为隐匿性肝性脑病(covert hepatic encephalopathy,CHE);若出现性格行为改变等精神异常、昏迷等神经异常,属于 West-Haven 分类 2～4 级 HE,称为显性肝性脑病(covert hepatic encephalopathy,OHE)。显性 HE 分为复发性 HE 和持续性 HE,复发性 HE 是指显性 HE 在 6 个月内发作≥2 次,而患者如果在两次发作之间未恢复至基线时的表现,则定性为持续性 HE。

MHE 是 HE 发病过程中的一个非常隐匿的阶段,其定义为肝硬化患者出现神经心理学/神经生理学异常而无定向力障碍、无扑翼样震颤等,即认知功能正常。MHE 尽管无明显的临床症状和体征,但其临床预后及生活质量均较肝硬化神经心理测试正常者差。如果没有得到有效治疗,部分患者可进展成为 OHE。因此,临床的重点是在肝硬化等终末期肝病患者中筛查 MHE,故应用 MHE 和 HE 1~4 级修订的分级标准(表 2-1,表 2-2)。对于意识显著改变的患者可进一步采用格拉斯哥(Glasgow)昏迷量表评分进行评估和描述患者的意识状态。

表 2-1　修订的 HE 分级标准

标准	分级				
传统 West-Haven 标准	0 级	HE1 级	HE2 级	HE3 级	HE4 级
建议修订的 HE 分级标准	无 HE　MHE	HE1 级	HE2 级	HE3 级	HE4 级

注:HE 为肝性脑病;MHE 为轻微肝性脑病。

表 2-2　HE 的分级及症状、体征

修订的 HE 分级标准	神经精神学症状(即认知功能表现)	经系统体征
无 HE	正常	神经系统体征正常,神经心理测试正常
MHE	潜在 HE,没有能觉察的人格或行为变化	神经系统体征正常,但神经心理测试异常
HE1 级	存在轻微临床征象,如轻微认知障碍,注意力减弱,睡眠障碍(失眠、睡眠倒错),欣快或抑郁	扑翼样震颤可引出,神经心理测试异常
HE2 级	明显的行为和性格变化;嗜睡或冷漠,轻微的定向力异常(时间、定向),计算能力下降,运动障碍,言语不清	扑翼样震颤易引出,不需要做神经心理测试
HE3 级	明显定向力障碍(时间、空间定向),行为异常,半昏迷到昏迷,有应答	扑翼样震颤通常无法引出,踝阵挛,肌张力增高、腱反射亢进,不需要做神经心理测试
HE4 级	昏迷(对言语和外界刺激无反应)	肌张力增高或中枢神经系统阳性体征,不需要做神经心理测试

注:HE 为肝性脑病;MHE 为轻微肝性脑病。

【实验室及其他检查】

(一)血液检查

1. 生物化学指标　检测患者的肝生物化学指标,如胆红素、丙氨酸氨基转移酶(ALT)、天冬氨酸氨基转移酶(AST)、白蛋白、凝血酶原活动度等是否有明显异常。肾功能和血常规,在疑诊 HE 时均作为常规检查。

2. 血氨　血氨升高对 HE 的诊断有较高的价值。多个研究表明,HE 特别是门体分流性 HE 患者血氨多数增高,但血氨的升高水平不作为病情轻重、预后及 HE 分级指标。血氨正常的患者亦不能排除 HE。血氨检测需注意质控,止血带压迫时间过长、采血后较长时间才检测、高温下运送,均可能引起血氨假性升高。应在室温环境下采静脉血后立即低温送检,30 min 内完成测定,或离心后 4 ℃冷藏,2 h 内完成检测。

3.其他　血清壳多糖酶 3 样蛋白 1（chitinase-3-like protein 1，CHI3L1）为糖基水解酶家族成员之一。是肝脏分泌到胞外基质的蛋白，在肝硬化、肝纤维化时表达明显增高，CHI3L1 表达水平反映了肝硬化、肝纤维化的程度。

（二）神经心理学测试

神经心理学测试是临床筛查及早期诊断 MHE 及 1 级 HE 最简便的方法，神经心理学测试方法被多国 HE 指南推荐作为 MHE 的筛查或早期诊断的重要方法，每个试验均需结合其他检查（表 2-3）。

表 2-3　临床常用的神经心理/生理学测试方法注解

测试方法	测试目的	时间	备注
心理测试			
HE 心理学评分（PHES）	是测定肝硬化患者认知功能障碍和诊断 MHE 的重要方法	包括数字连接试验 A/B，数字符号试验、系列打点试验、轨迹描绘试验 5 个子测试试验	纸、笔 临床诊断至少需要 2 个试验阳性
数字连接试验 A	持续型注意力，精神运动速度，可用于门诊 MHE 快速筛查	30 ~ 120 s	年龄及受教育程度校正后具有更好的准确性
数字连接试验 B	持续型注意力，精神运动速度，分配型注意力，可用于门诊 MHE 快速筛查	1 ~ 3 min	需要心理学专家比数字连接试验 A 更加复杂
数字符号试验	持续型注意力，精神运动速度，可用于门诊 MHE 快速筛查	2 min	需要心理学专家
Stroop 智能手机应用（Encephal App）	注意力，可用于门诊 MHE 快速筛查	3 ~ 5 min	可常、容易使用
可重复性成套神经心理状态测验	顺应性和工作记忆，视觉空间能力，语言，认知处理速度	25 min	纸、笔 需要心理学专家 ISHEN 推荐作为 HE 心理测量评分的替代指标
抑制控制测试	注意力、反应抑制、工作记忆	15 min	计算机处理 需要患者配合，在测试前需要患者学习
神经生理学测试			
闪光融合频率	视觉辨别，可用于门诊 2 级以下 HE，辅助诊断价值小	10 min	在测试前需要患者学习
脑电图	广义脑活动，适用于儿童	变化	需要神经学专家和专业工具
诱发性电位	测试电刺激和反应之间的时间差	变化	听觉 P300 已被用于 MHE 的诊断

注：HE 为肝性脑病；MHE 为经微肝性脑病；ISHEN 为国际肝性脑病和氮代谢学会。

1.传统纸-笔神经心理学测试　HE 心理学评分（psychometric hepatic encephalopathy score，PHES），包括数字连接试验（number connection test，NCT）A/B、数字符号试验（digit symbol test，DST）、轨迹描绘试验、系列打点试验 5 个子测试试验。目前常用 NCT-A、DST 均阳性，或 5 个子试验

中任何 2 项异常,即可诊断为 MHE。但值得注意的是,尽管 PHES 的灵敏度和特异度较高,但结果可受患者的年龄、受教育程度、合作程度、学习效果等多种因素影响。总之,NCT、DST 简单易行,可操作性强,适合 MHE 流行病学调查。近年来,开发了电子数字连接试验(eNCT)等计算机软件辅助的工具,用于肝硬化患者自身认知功能障碍的监测与筛查,具有更好的重复性和可靠性。

2. 可重复性成套神经心理状态测验　可重复性成套神经心理状态测验(repeatable battery for the assessment of neuropsychological status,RBANS)是 ISHEN 指南推荐的两个神经心理测查工具之一;测查内容包括即时记忆、延迟记忆、注意、视觉空间能力和语言能力,已用于阿尔茨海默病、精神分裂症和创伤性脑损伤,并有部分研究用于等待肝移植患者,但不是专门用于 HE 的检测工具。

3. Stroop 及 Encephal APP 测试　Stroop 是通过记录识别彩色字段和书写颜色名称之间的干扰反应时间来评估精神运动速度和认知灵活性,被认为是反映认知调控和干扰控制效应最有效、最直接的测试工具。近期,开发出基于该测试的移动应用软件工具-Encephal APP,显示出较好的区分肝硬化认知功能障碍的辨别能力和应用前景。需要注意的是,有色盲的患者无法使用该项测试工具。

4. 控制抑制试验　在肝硬化相关的神经功能障碍中,低级别的认知功能障碍如警惕性和注意力改变是最敏感的指标。控制抑制试验(inhibitory control test,ICT)通过计算机技术在 50 ms 周期内显示一些字母,测试患者的反应抑制、注意力和工作记忆,可以用于 MHE 的检测。有研究证明,ICT 诊断 MHE 的灵敏度可达 88%,是诊断 MHE 的简易方法。

5. 临界闪烁频率检测　临界闪烁频率(critical flicker frequency,CFF)检测是能引起闪光融合感觉的最小刺激频率。可以反映大脑神经传导功能障碍,研究显示其在诊断 MHE 时灵敏度适中、特异度较高,且易于解读,可作为辅助检查手段。当阈值在 39 Hz 时,MHE 患者和正常人并无差异,而 2 级 HE 与 1 级以下差异较大,故该检测更适用于区分 2 级 HE。CFF<39 Hz 的肝硬化患者达到 5 年生存期比例显著小于 CFF≥39 Hz 者,高龄、CFF<39 Hz 和终末期肝病模型(MELD)评分均与随访期内生存独立相关。

6. 扫描测试　是一种计算机化的测试,可以测量速度和准确度,用以完成复杂性增加的数字识别记忆任务。扫描测试(SCAN)已被证明具有预后的预测价值;但其临床应用受教育背景影响较大。

7. 新的神经心理学测试方法　包括动物命名测试(animal naming test,ANT)、姿势控制及稳定性测试、多感官组合(multi-sensory integration)测试。

(三)神经生理学检查

1. 脑电图检查　脑电图可以反映大脑皮质功能,不需要患者的合作,也没有学习效应的风险。虽然脑电图早已被临床广泛研究和应用,但只有在严重 HE 患者中才能检测出典型的脑电图改变,故临床上基本不用于 HE 的早期诊断,仅用于儿童 HE 的辅助诊断。脑电图的异常主要表现为节律变慢,而该变化并非 HE 的特异性改变,亦可见于低钠血症、尿毒症性脑病等其他代谢性脑病。

2. 诱发电位检测　诱发电位包括视觉诱发电位、听觉诱发电位和躯体诱发电位,以内源性时间相关诱发电位 P300 诊断的灵敏性最好。MHE 患者可表现为潜伏期延长、振幅降低。

神经生理学检测的优点是结果相对特异,没有学习效应,但缺点是灵敏度差,需要专业设备、人员,与神经心理学测试结果一致性差。

(四)影像学检查

1. 肝脏及颅脑 CT　肝脏增强 CT 血管重建,可以观察是否存在明显的门体分流。颅脑 CT 检测本身不能用于 HE 的诊断或分级,但可发现脑水肿,并排除脑血管意外及颅内肿瘤等。

2. 核磁共振成像

(1)脑结构损伤或改变:弥散张量成像(DTI),是一种描述大脑结构的新方法。可以显示脑白质结构损伤程度及范围。研究显示,肝硬化及 HE 患者 MRI 表现正常的脑白质区,平均弥散度(mean diffusivity,MD)仍可显著增加,且与 HE 分期、血氨及神经生理、神经心理改变程度相关。

（2）血流灌注改变：动脉自旋标记(arterial spin labeling,ASL)采用磁化标记的水质子做示踪剂,通过获取脑血容量、脑血流量、氧代谢率等多个灌注参数,可无创检测脑血流灌注变化。但是否可作为 MHE 的诊断标志物之一,尚需大规模临床验证。

3. 功能性核磁共振成像　近年来,国内外在应用功能性核磁共振成像(fMRI)技术研究大脑认知、感觉等功能定位及病理生理机制取得了很大进步。多位学者采用静息态 fMRI 研究发现 HE 患者的基底节-丘脑-皮质回路受损,功能连接的改变与 HE 患者认知功能的改变有关。采用 ReHo 分析的静息态 fMRI 可作为一种无创性检查方法,用于揭示有关肝硬化患者认知改变具有重要价值。

由于 MHE 患者预后差,发生 OHE、安全风险及其他肝硬化门静脉高压症并发症的风险高,因此,临床医生应恰当利用目前的检测技术与方法,高度重视 MHE 的筛查与早期诊断。

【诊断与鉴别诊断】

（一）诊断

1. OHE　依据临床表现和体征,按照 West-Haven 分级标准,OHE 诊断并不困难,一般不需要做神经心理学、神经生理学及影像学等检查。诊断要点：①有引起 HE 的基础疾病,严重肝病和(或)广泛门体侧支循环分流；②有临床可识别的神经精神症状及体征；③排除其他导致神经精神异常的疾病,如代谢性脑病、中毒性脑病、神经系统疾病(如颅内出血、颅内感染及颅内占位)、精神疾病等情况；④特别注意寻找引起 HE(C 型、B 型)的诱因,如感染、上消化道出血、大量放腹水等；⑤血氨升高。

2. MHE　由于患者无明显的认知功能异常表现,常常需要借助特殊检查才能明确诊断,是临床关注的重点。符合以下主要诊断要点①、②及③~⑥中任意一条或以上,即可诊断为 MHE。主要诊断要点：①有引起 HE 的基础疾病,严重肝病和(或)广泛门体侧支循环分流；②传统神经心理学测试指标中至少 2 项异常；③新的神经心理学测试方法中(ANT、姿势控制及稳定性测试、多感官整合测试)至少 1 项异常；④CFF 检测异常；⑤脑电图、视觉诱发电位(VEP)、脑干听觉诱发电位(BAEP)异常；⑥fMRI 异常。

（二）鉴别诊断

HE 需与以下疾病鉴别。

1. 精神障碍　以精神症状如性格改变或行为异常、失眠等为唯一突出表现的 HE 易被误诊为精神障碍。因此,凡遇有严重肝脏疾病或有门体分流病史的患者出现神经、精神异常,应警惕 HE 的可能。

2. 颅内病变　包括蛛网膜下腔、硬膜外或脑内出血,脑梗死,脑肿瘤,颅内感染,癫痫等。通过检查神经系统定位体征或脑膜刺激等体格检查,结合 CT、腰穿刺、动脉造影、脑电图、病毒学检测等做出相应诊断。

3. 其他代谢性脑病　包括酮症酸中毒、低血糖症、低钠血症、肾性脑病、肺性脑病等。可通过相应的原发疾病及其血液生物化学分析特点,做出鉴别诊断。

4. 韦尼克脑病　多见于严重酒精性肝病患者,维生素 B_1 缺乏导致,补充维生素 B_1 后患者症状可显著改善。

5. 中毒性脑病　包括酒精性脑病、急性中毒、戒断综合征、重金属(汞、锰等)脑病,以及精神药物或水杨酸盐药物毒性反应等。通过追寻相应病史和(或)相应毒理学检测进行鉴别诊断。

6. 肝性脊髓病　多发生在肝硬化基础上,以皮质脊髓侧束对称性脱髓鞘为特征性病理改变,临床表现为肢体缓慢进行性对称性痉挛性瘫痪,肌力减退,肌张力增高,痉挛性强直,腱反射亢进,常有病理反射阳性,部分患者有血氨升高。

7. 获得性肝脑变性　少见且大部分为不可逆性神经功能损害,是慢性肝病引起的一种不可逆性锥体外系综合征。表现为帕金森综合征、共济失调、意向性震颤、舞蹈症等运动障碍以及精神行为异常和智能障碍等神经心理学改变,fMRI 有较好鉴别价值。

【治疗】

(一)中医治疗

由于 HE 本身症状的复杂性,且既往关于中医或中西医结合治疗 HE 的研究样本量小,各医家对 HE 的病因病机理解不同,临床中医证型也分很多种,中医治疗上缺乏统一、规范化标准,本文仅将部分医者的经验进行总结,以供参考。

1. 辨证分型

(1)毒火攻心证

[主症]发热不退或高热夜甚,重度黄疸,黄色鲜明,迅速加深,神志昏迷,不省人事,或躁动不安,甚则发狂,可闻及肝臭及喉中痰鸣,肝浊音界急剧缩小,大小便闭,腹胀腹水,血或呕血、便血,舌质红绛苔黄而燥,脉弦细数。

[治法]清热解毒,开窍醒神。

[方药]安宫牛黄丸、紫雪丹。

(2)痰浊蒙蔽证

[主症]黄疸深重,色暗,神志昏蒙,时清时昧,恶心呕吐,腹部膨胀,身热不扬,喉中痰鸣,尿黄而少,极度乏力,四肢困重,胸闷脘痞,口苦黏腻,舌质暗红,舌苔白腻为主,或苔黄腻,淡黄垢浊,脉濡滑或濡细。

[治法]化湿除浊,涤痰开窍。

[方药]菖蒲郁金汤加减合苏合香丸。

[药物]石菖蒲、郁金、大腹皮、茯苓、泽泻、滑石、茵陈蒿、麝香、连翘、山栀子、白蔻仁、鲜竹沥、姜汁。

(3)阴虚阳亢证

[主症]面色晦暗或黧黑,形体消瘦,眩晕,神昏谵语,躁动不安,四肢抽搐,舌干、舌红或绛,苔少或光剥,脉弦细数。

[治法]滋补肝肾,清热息风。

[方药]羚羊角汤加减。

[药物]水牛角粉、夏枯草、白芍、龟板、熟地黄、牡丹皮、钩藤、生石膏。

(4)阴阳两竭证

[主症]神志昏迷,面色苍白,四肢厥冷,循衣摸床,神昏痉厥,呼之不应,气息低微,汗出肢冷,二便失禁,舌质淡,无苔,脉微欲绝。

[治法]益气养阴,回阳固脱。

[方药]参附龙牡汤加味。

[药物]红参、制附片、龙骨、牡蛎、石菖蒲、制南星,煎汤,灌胃或鼻饲。

2. 常用中成药在 HE 中的合理应用　安宫牛黄丸、至宝丹和紫雪丹合称凉开"三宝",均具有清热解毒、开窍醒神的作用。吴瑭指出"安宫牛黄丸最凉,紫雪次之,至宝又次之"。安宫牛黄丸长于清热解毒、适用于邪热偏盛而身热较重者;紫雪丹长于息风止痉,适用于热动肝风而痉挛抽搐者;至宝丹长于芳香开窍、辟秽化浊,适用于痰浊偏盛而昏迷较重者。

扶正化瘀片(胶囊)、复方鳖甲软肝片、安络化纤丸等因其扶正补虚、活血化瘀等功效,具有抗肝纤维化或肝硬化的作用,可改善肝功能,修复免疫功能,降低门脉压,对肝硬化 HE 的预防可能会有一定的价值。

3.其他疗法 亦有学者根据上病下治、从肠论治的观点,基于中药灌肠治疗对 HE 肠源性内毒素学说、氨中毒学说及"肝-肠-脑轴"的整体认识,临床上常采用"通腑开窍"的治疗方法,创立了复方大黄煎剂(大黄 60 g、乌梅 30 g、芒硝 20 g)。本法属"急则治标",取其清热泄毒、釜底抽薪之意。临床研究证实了复方大黄煎剂可降低血氨和胆红素水平,减轻内毒素症,治疗 Ⅱ ~ Ⅲ级 HE 取得了良好效果。另有研究将安宫牛黄丸联合食醋保留灌肠,发现可提高治疗有效率,缩短患者苏醒时间,改善认知功能,降低血氨和肝功能水平,安全性良好。

(二)西医治疗

HE 是终末期肝病患者主要死因之一,早期识别、及时治疗是改善 HE 预后的关键。治疗原则包括及时清除诱因、尽快将急性神经精神异常恢复到基线状态、一级预防及二级预防。

1.去除 MHE/HE 的诱因 临床上,90%以上 MHE/HE 存在诱发因素,去除 MHE/HE 的诱因是治疗的重要措施。对于肝硬化 HE 患者,感染是最常见的诱发因素,应积极寻找感染源,即使没有明显感染灶,但由于肠道细菌易位、内毒素水平等升高,存在潜在的炎症状态,而抗菌药物治疗可减少这种炎症状态。因此,应尽早开始经验性抗菌药物治疗。消化道出血也是 HE 的常见诱发因素,出血当天或其后几天,均易诱发 HE;隐匿性消化道出血也可诱发 HE。应尽快止血,并清除胃肠道内积血。过度利尿引起的容量不足性碱中毒和电解质紊乱会诱发 HE。此时应暂停利尿剂、补充液体及白蛋白;纠正电解质紊乱(低钾或高钾血症,低钠或高钠血症)。低血容量性低钠血症(特别是血钠低于 110 mmol/L),应静脉补充生理盐水;而对于高血容量或等容量低钠血症患者,可使用选择性血管升压素 2 型受体(V2)拮抗剂。对于 3 ~ 4 级 HE 患者,积极控制脑水肿,20% 甘露醇(250 ~ 1 000 mL/d,2 ~ 6 次/d)或联合呋塞米(40 ~ 80 mg/d)。

2.降氨治疗 高血氨是 HE 发生的重要因素之一,因此降低氨的生成和吸收非常重要。降低血氨的主要药物有以下几种。

(1)乳果糖:是由半乳糖与果糖组成的二糖,在自然界中并不存在。其不良反应少,对于有糖尿病或乳糖不耐受的患者也可以应用。乳果糖在结肠中被消化道菌群转化成低分子量有机酸,导致肠道内 pH 值下降;并通过保留水分,增加粪便体积,刺激结肠蠕动,保持大便通畅,缓解便秘,发挥导泻作用,同时恢复结肠的生理节律。在 HE 时,乳果糖促进肠道嗜酸菌(如乳酸杆菌)的生长,抑制蛋白分解菌,使氨转变为离子状态;乳果糖还减少肠道细菌易位,防治自发性细菌性腹膜炎。常用剂量为每次口服 15 ~ 30 mL,2 ~ 3 次/d(根据患者反应调整剂量),以每天 2 ~ 3 次软便为宜。必要时可配合保留灌肠治疗。

(2)拉克替醇:为肠道不吸收的双糖,能酸化肠道,调节肠道微生态,减少氨的吸收,有效降低内毒素。推荐的初始剂量为 0.6 g/kg,分 3 次于餐时服用。以每日排软便 2 次为标准来增减服用剂量。

(3)L-鸟氨酸 L-门冬氨酸(L-ornithine L-aspartate,LOLA):可作为替代治疗或用于常规治疗无反应的患者。剂量为 10 ~ 40 g/d,静脉滴注,对 OHE 和 MHE 均有治疗作用,LOLA 可单药或联合乳果糖,亦有口服制剂。

(4)α 晶型利福昔明:是利福霉素的合成衍生物,吸收率低。理论上讲,口服肠道不吸收抗菌药物,可以抑制肠道细菌过度繁殖,减少产氨细菌的数量,减少肠道 NH_3 的产生与吸收,从而减轻 HE 症状,预防 HE 的发生,但对 B 型 HE 无明显效果。常用剂量为 800 ~ 1 200 mg/d,分 3 ~ 4 次口服,疗程有待进一步研究。

（5）其他抗菌药物：新霉素、甲硝唑、万古霉素、巴龙霉素等，过去曾采用上述药物治疗，因不良反应及疗效不佳目前较少应用。

（6）微生态制剂：包括益生菌、益生元和合生元等，可以促进对宿主有益的细菌菌株的生长，并抑制有害菌群如产脲酶菌的繁殖；改善肠上皮细胞的营养状态、降低肠黏膜通透性，减少细菌易位，减轻内毒素血症并改善高动力循环；还可减轻肝细胞的炎症和氧化应激，从而增加肝脏的氨清除。

（7）其他治疗药物：①精氨酸。盐酸精氨酸，因含有盐酸，偏酸性，所以可用于治疗伴代谢性碱中毒的 HE。在应用过程中应注意检测血气分析，警惕过量引起酸中毒。盐酸精氨酸在 HE 治疗中的效果有限，临床不常规应用。②谷氨酰胺。近年来认为，谷氨酸盐只能暂时降低血氨，不能透过血脑屏障，不能降低脑组织中的氨，且可诱发代谢性碱中毒，反而加重 HE；另外，脑内过多的谷氨酰胺产生高渗效应，参与脑水肿的形成，不利于 HE 的恢复，目前临床上不常规应用。③阿卡波糖。最初用于治疗糖尿病，在 HE 中的确切机制不明，可能与抑制小肠刷状缘的 α 葡萄糖苷酶有关。阿卡波糖 300 mg/d，可降低伴有 2 型糖尿病和 1~2 级 HE 患者的临床症状。不良反应有腹痛、胀气和腹泻。④清除幽门螺杆菌（Hp）药物。研究发现 HE 和 MHE 与肝硬化无 HE 患者发生 Hp 感染率差异有统计学意义，Hp 感染与肝硬化 HE 可能有关，根治 Hp 可有利于临床预防及治疗肝硬化 HE。

（8）镇静药物的应用：HE 与 γ-氨基丁酸神经抑制受体和 N-甲基-D-天冬氨酸-谷氨酸兴奋性受体的上调有关，导致抑制性和兴奋性信号的失衡。理论上应用氟马西尼、溴隐亭、左旋多巴和乙酰胆碱酯酶（AChE）抑制剂均是可行的。对于有苯二氮䓬类或阿片类药物诱因的 HE 昏迷患者，可试用氟马西尼或纳洛酮。对于严重精神异常，如躁狂、危及他人安全及不能配合医生诊疗者，向患者家属告知风险后，可使用苯二氮䓬类镇静药首先控制症状，药物应减量静脉缓慢注射。

3. 营养支持治疗　传统观点对于 HE 患者采取的是严格的限蛋白质饮食。近年发现 80.3% 肝硬化患者存在营养不良，且长时间过度限制蛋白质饮食可造成肌肉群减少，更容易出现 HE。正确评估患者的营养状态，早期进行营养干预，可改善患者生存质量、降低并发症的发生率、延长患者生存时间。

（1）能量摄入及模式：肝脏糖原的合成和储存减少，导致静息能量消耗增加，使机体产生类似于健康人体极度饥饿情况下发生的禁食反应。目前认为，每日理想的能量摄入为 35~40 kcal/kg（1 kcal=4.184kJ）。应鼓励患者少食多餐，每日均匀分配小餐，睡前加餐（至少包含复合碳水化合物 50 g），白天禁食时间不应超过 3~6 h。进食早餐可提高 MHE 患者的注意力及操作能力。

（2）蛋白质：欧洲肠外营养学会指南推荐，每日蛋白质摄入量为 1.2~1.5 g/kg 来维持氮平衡，肥胖或超重的肝硬化患者日常膳食蛋白摄入量维持在 2 g/kg，对于 HE 患者是安全的。因为植物蛋白含硫氨基酸的蛋氨酸和半胱氨酸少，不易诱发 HE，含鸟氨酸和精氨酸较多，可通过尿素循环促进氨的清除。故复发性/持久性 HE 患者可以每日摄入 30~40 g 植物蛋白。HE 患者蛋白质补充遵循以下原则：3~4 级 HE 患者应禁止从肠道补充蛋白质；MHE、1~2 级 HE 患者开始数日应限制蛋白质，控制在 20 g/d，随着症状的改善，每 2~3 d 可增加 10~20 g 蛋白；植物蛋白优于动物蛋白；静脉补充白蛋白安全；慢性 HE 患者，鼓励少食多餐，掺入蛋白宜个体化，逐渐增加蛋白总量。

（3）支链氨基酸（BCAA）：3~4 级 HE 患者应补充富含 BCAA（缬氨酸、亮氨酸和异亮氨酸）的肠外营养制剂。尽管多项研究显示，BCAA 不能降低 HE 患者病死率，但可耐受正常蛋白饮食或长期补充 BCAA 患者，可从营养状态改善中长期获益。

（4）其他微量营养素：HE 所致的精神症状可能与缺乏微量元素、水溶性维生素，特别是硫胺素有关，低锌可导致氨水平升高。有研究表明，对失代偿期肝硬化或有营养不良风险的应给予复合维生素或锌补充剂治疗。

4.人工肝治疗 肝衰竭合并 HE 时,在内科治疗基础上,可针对 HE 采用一些可改善 HE 的人工肝模式,能在一定程度上清除部分炎症因子、内毒素、血氨、胆红素等。常用于改善 HE 的人工肝模式有血液灌流、血液滤过、血浆滤过透析、分子吸附再循环系统(MARS)、双重血浆分子吸附系统(DPMAS)或血浆置换联合血液灌流等。

5.肝移植 对内科治疗效果不理想,反复发作的难治性 HE 伴有肝衰竭,是肝移植的指征。

6.HE 护理 三防三护。“三防”指防走失、防伤人、防自残。“三护”指床档、约束带(家属签知情同意书后)、乒乓球手套。应密切观察 HE 患者性格和行为,意识和神志,神经精神症状及体征改变;观察患者饮食结构尤其是每日蛋白质摄入量并认真记录出入量,观察大小便颜色、性状、次数;观察生命体征、昏迷患者瞳孔大小变化、对光反射情况,痰液情况;观察静脉输液通路是否通畅、有无外渗、穿刺点及周围皮肤情况等。

【预后】

慢性肝病患者一旦发生肝性脑病,则预后不良,其 1 年生存率低于 50%,3 年生存率低于 25%。

【健康教育】

(一)一级预防

HE 一级预防是指患者有发生 HE 的风险,但尚未发生 HE,其目标是预防 MHE/OHE 发生、减少 OHE 相关住院、改善生活质量、提高生存率。对肝硬化、肝衰竭、TIPS 术后患者,除了密切观察患者病情变化外,还应定期对患者进行神经生理学、神经心理学、影像学等 MHE 筛查,一旦诊断 MHE,需要立即治疗,以免进展至 OHE。

一级预防的重点是治疗肝脏原发疾病及营养干预。病因治疗可减轻肝脏炎症损伤及肝纤维化,降低门静脉压力,阻止或逆转肝硬化的进展,对预防和控制 HE 及其他并发症的发生有重要意义。积极预防及治疗感染、消化道出血、电解质紊乱、酸碱平衡失调、便秘等 HE 的诱发因素,避免大量放腹水或利尿,少食多餐,避免摄入过量高蛋白饮食。

(二)二级预防

在第一次 OHE 发作后,患者反复发生 HE 的风险高,为了改善患者生活质量、提高生存率,推荐二级预防。二级预防的重点是患者及其家属健康教育、控制血氨升高及调节肠道微生态。加强对患者及家属健康教育,告知其 HE 特别是 MHE 的潜在危害,并使其了解 HE 的诱因。患者应在医生指导下根据肝功能损伤的情况,合理调整饮食结构,HE 发作期间避免一次性摄入大量高蛋白质饮食。乳果糖、拉克替醇等可作为预防用药。逐步引导患者自我健康管理,并指导家属注意观察患者的行为、性格变化,考察患者有无注意力、记忆力、定向力的减退,尽可能做到 HE 的早发现、早诊断、早治疗。

第八节 肝脓肿

肝脓肿是肝脏常见的感染性疾病,可分为阿米巴性、细菌(包括结核分枝杆菌)性、真菌性和寄生虫性肝脓肿,其中以细菌性肝脓肿最常见,占肝脓肿发病率的 80%。肝脏有肝动脉及门静脉双重血液供应,其胆道系统与肠道相通,增加了发生感染的风险。引起细菌性肝脓肿的最常见致病菌是大肠埃希菌和金黄色葡萄球菌。此外,存在开放性肝损伤时,细菌可随致伤异物或从创口直接侵入肝脏引起脓肿。随着影像学技术的进步和治疗方法的改进,肝脓肿的诊断率和治愈率较前均有明显增加,死亡率已降低至10%以下。

中医学无肝脓肿的病名,但按其病理特点和主要临床表现可归入"肝痈""胁痛"的范畴,《素问·大奇论篇》云:"肝痈,两胠满,卧则惊,不得小便。"《灵枢·五邪篇》亦云:"邪在肝,则两胁中痛。"可见早期医家对肝痈的病症已有初步的认识,而后期医家在此基础上对其发病及治疗又有了进一步的发挥,《疡科心得集》中提到"此症多因郁怒肝火而发,或因肝胆之气不举",而《疡医大全·内痈部》有言:"治以平肝为主,佐以泻火祛毒。"

【病因病机】

(一)中医病因病机

中医学认为本病多因感受外来疫毒,或者嗜食肥甘厚味而生热生湿,或者七情内郁化火成毒所致。机体感受外来毒邪,卫气奋起抵御,正邪相争加之脓毒较剧则发为高热;邪毒在肝,阻遏气机,加之病久成瘀,而致气血运行不畅、肝胆疏泄失司出现右胁疼痛;食饮不节,过食肥甘,湿聚热郁,湿热熏蒸肝胆使胆汁外溢而发为黄疸,正如《伤寒论》中所言"此为瘀热在里,身必发黄";肝为藏血之脏,气为用,邪毒在体内瘀积日久还可耗伤气血,气不条达,血不畅而致机体疏布功能失调出现周身乏力;由于肝木克脾土而影响脾胃的运化,因此出现食欲缺乏。

本病多为正气虚弱,感受疫毒,或嗜酒肥甘而生热,或阳亢肝郁而化火,致火热成毒,瘀滞于肝,使血肉腐败而成痈,热毒是主因,热毒熏滞于肝致气血凝阻,肉腐成脓为致病机制,病性为本虚标实,在临证治疗过程中应根据疾病发展的不同阶段和患者所表现出的不同症状辨证施治,灵活地通过药物不同配伍能取得良好的临床疗效。

(二)西医病因及发病机制

1.病因

(1)细菌性肝脓肿:病原菌多为大肠杆菌、金黄色葡萄球菌、厌氧菌,可经胆道上行感染(最常见,如胆石症)、肝动脉播散(见于败血症或脓血症)、门静脉扩散(已很少见,如化脓性阑尾炎时)、开放性损伤等侵入肝脏。

(2)阿米巴肝脓肿:为肠内阿米巴原虫经结肠溃疡,穿入门静脉所属分支,抵达肝内所致,多发生在阿米巴痢疾后数周或数月。因原虫产生溶组织酶,使受累肝组织坏死液化,与血液混合成棕褐色脓液。

2.发病机制

(1)细菌性肝脓肿:全身细菌性感染,特别是腹腔内感染时,细菌侵入肝,如患者抵抗力弱,可发生肝脓肿。细菌可经下列途径侵入肝脏。①胆道:胆道蛔虫症、胆管结石等并发化脓性胆管炎时,细菌沿着胆管上行,是导致细菌性肝脓肿的主要原因。②门静脉:如坏疽性阑尾炎、痔核感染、菌痢等,细菌可经门静脉进入肝内。③肝动脉:体内任何部位的化脓性病变,如化脓性骨髓炎、中耳炎及痈等并发生菌血症时,细菌可经肝动脉侵入肝。④淋巴系统:肝毗邻感染病灶的细菌可循淋巴系统侵入。开放性肝损伤时,细菌可直接经伤口侵入肝,导致感染而形成脓肿。

(2)阿米巴肝脓肿:阿米巴肝脓肿的发病与阿米巴肠病有密切关系。阿米巴肠病死亡者病理检查见肝脓肿者占36.6%~60%。临床上阿米巴肠病有肝脓肿者占1.8%~46%,一般约10%。多见于中年男性,纵酒、饮食不当、营养障碍、肝区外伤及其他感染削弱人体抵抗力时均可诱发本病。

阿米巴原虫通常经门静脉到达肝脏,亦可通过肠壁直接侵入肝脏或经淋巴系统进入,造成局部液化性坏死而形成脓肿。脓肿初起无明显的壁,其边缘碎屑中可查见滋养体。为时较久可有多少不一的结缔组织形成的壁。脓肿中央为一大片坏死区,呈巧克力酱样,质黏稠或稀薄。脓肿以外的肝脏正常。阿米巴病从不导致肝硬化。慢性脓肿常继发感染,若脓肿穿破,则感染率更高。感染后脓液呈黄色或黄绿色,味臭,脓细胞数量增多。脓肿形成使肝大,包膜受牵张而引起肝区疼痛。

脓肿部位以肝右叶顶部居多,脓肿向上增大,往往与膈肌粘连,使右侧横膈抬高,导致反应性胸膜炎及右下肺受压,故疼痛每随呼吸或咳嗽增剧,并可放射至右肩部。因原虫经门静脉血行播散,早期以多发性小脓肿常见,后融合成单个大脓肿,易向周围器官或组织穿破。

自原虫侵入肝脏到脓肿形成,需要 1 个月以上。肝脓肿可为单个或多个,但以大的单个为多见,且 80% 位于肝右叶,以右叶顶部为多。其原因可能是由于肠阿米巴病多位于盲肠及升结肠,其血液多流入肝右叶。此外,肝右叶体积大,受侵犯的机会多。脓肿长大后可使肝包膜紧张而产生疼痛,并可穿破肝包膜侵入邻近组织,引起各种并发症。

脓肿慢性化后可继发细菌感染,脓液变为黄色或黄绿色,有臭味且有大量脓细胞。坏死物质吸收入血液循环,患者多有毒血症表现。

【临床表现】

1. 细菌性肝脓肿　细菌性肝脓肿男性多见,其与女性之比约为 2∶1。中年患者约占 70%。起病一般较急,通常在继某种先驱病变以后(例如急性胆道感染)又突然的寒战、高热及上腹部疼痛;病程较短,患者在短期内即显有重病容。体检可见肝大,且有显著触痛。重者可出现黄疸、肝功能异常。

(1)症状:肝脓肿一般起病较急,由于血运丰富,一旦发生化脓性感染,大量毒素进入血液循环引起全身毒性反应,临床上常先有原发病的表现(如胆管感染、腹腔感染等),之后出现寒战、高热,热型多为弛张热,发热时多伴有大汗;右上腹或肝区疼痛。右肝脓肿向膈下间隙破溃形成膈下脓肿,疼痛可放射到右肩及右腰背部。穿破膈肌引起脓胸,甚至形成肝、支气管胸膜瘘者则可咳嗽、咳大量脓痰;向下破溃引起腹膜炎。左肝脓肿向心包破溃引起心包炎甚至心脏梗死等。少数患者可有黄疸,除非继发于胆管感染,否则一般出现较迟,且较轻微。近年来由于抗生素的广泛应用,部分肝脓肿临床表现不典型,先有疲乏无力、全身酸痛、头痛、食欲减退,继之呈低热、肝区钝痛等。

(2)体征:体格检查发现肝大、压痛、肝区叩击痛;肝脓肿近体表者则可见到皮肤红肿,且有凹陷性水肿。并发胸膜炎者可闻及胸膜摩擦音,胸腔积液多时可有呼吸困难,并发肺部脓肿者可有肺部叩诊实音,呼吸音低,可闻及啰音等。

2. 阿米巴肝脓肿

(1)症状:阿米巴性肝脓肿起病相对较缓慢,表现为发热,通常在 38～39 ℃,呈弛张热或间歇热。如并发其他细菌感染则可高热,体温达 40 ℃以上,伴寒战、多汗等脓毒血症的表现。肝区疼痛呈持续性钝痛,疼痛可以因咳嗽、深呼吸及右侧卧位而加剧;位于右肝顶叶者,疼痛可放射到右肩背部。患者可有食欲缺乏、腹胀、恶心、呕吐;少数患者可有黄疸,但一般较轻。病程较长者可有体重减轻、衰弱无力、贫血等。

(2)体征:①肝大,肝上界上移,肝区压痛及肝区叩击痛。②如病灶位于左叶,剑突下可及肿块。③部分患者皮肤、巩膜黄染。④患者如并发反应性胸腔积液,肺部听诊可闻及右侧呼吸音减弱或消失。⑤慢性型表现为贫血和水肿,进行性消瘦甚至衰竭状态,发热轻微,肝大质硬等,易误诊为肝癌。

【实验室及其他检查】

1. 细菌性肝脓肿

(1)血常规:外周血白细胞计数及中性粒细胞数明显升高(>10×10⁹/L),中性粒细胞超过

90%，见有核左移或有中毒颗粒。红细胞沉降率增快。

（2）粪便检查：在粪便中可检查滋养体和包囊，滋养体多见于流质和半流质样粪便或带脓血的痢疾粪便中。

（3）脓肿穿刺液检查：在局部压痛最明显处或在 B 超定位下进行，获得典型巧克力酱样脓液，有腥臭味，镜检白细胞不多，即有诊断意义。有时可在脓液中找到阿米巴滋养体。

（4）肝功能检查：多为轻度肝损害，白蛋白降低，碱性磷酸酶增高，胆碱酯酶活性降低，ALT 及其他项目多属正常范围。

（5）影像学检查：X 线检查可见右侧膈肌抬高，活动受限，偶有肺底云雾状阴影或胸腔积液。左叶脓肿可见胃小弯受压，胃体左移。偶可见到肝区有不规则透光液-气影，具有一定特征性。B 型超声可见液性病灶，并可定位引导穿刺。

（6）血清学检查：检查方式和阳性率同肠阿米巴病的血清学检查。

2. 阿米巴肝脓肿　凡成年男子患有持续或间歇的发热，食欲不佳，体质虚弱，并有肝大，且具触痛者，应即疑有肝脓肿，如上述现象发生在阿米巴痢疾的急性时期，或患者过去有痢疾史者，阿米巴性肝脓肿的诊断即可初步成立。当然，过去未能回忆有痢疾史者并不能否定诊断。阿米巴肝脓肿临床表现复杂，误诊率较高，为了明确诊断，需进一步做下列各种检查。

（1）实验室检查

1）血常规：多有轻中度贫血，白细胞计数增高，可达(10～20)×10^9/L，中性粒细胞增高，如>20×10^9/L，往往提示并发感染。部分患者红细胞沉降率增快。

2）粪常规：部分患者粪便中可找到阿米巴滋养体或包囊。反复检查新鲜大便，寻找阿米巴包囊或滋养体，找到阿米巴滋养体对确定肝脓肿的性质有所帮助，但找不到滋养体时并不能否定阿米巴病可能。

3）肝功能检查：血清碱性磷酸酶、γ-谷氨酰转移酶可升高，少数患者转氨酶、胆红素亦升高。

4）阿米巴抗体检查：近年来从患者血清中检查阿米巴抗体似已取得一定的成功，可对阿米巴病的诊断提供新的依据。其间接血凝法较灵敏，阳性率在 90% 以上，且在感染后多年仍为阳性，故对阿米巴性肝脓肿的诊断有一定价值。

（2）特殊检查

1）腹部 B 超：可见肝右叶靠近横膈区域边界清晰、圆形或椭圆形的无回声液性暗区，内有不规则的回声提示细胞碎屑，诊断符合率为 75%～95%，是诊断本病常用的方法。

2）腹部 CT：可显示病变为边缘光滑的低密度区，脓肿周壁对照增强，有助于确定有无肝外蔓延。影像学特点与细菌性肝脓肿相似，一般为单发，亦为本病的主要诊断方法。

3）乙状结肠镜检：观察有无结肠黏膜之阿米巴病变。因病变大多在乙状结肠镜可及的范围以上（如盲肠及升结肠等处），能看到黏膜溃疡的机会不多。在镜检时取可疑的材料作涂片检查，找到阿米巴滋养体的机会可能较多。

4）诊断性穿刺：可在 B 超、CT 引导下进行此项检查，抽出巧克力脓肿、无臭味则可确诊。

5）诊断性治疗：如经上述试验尚无结论，必要时可试用抗阿米巴药物做试验治疗。如病变为阿米巴性肝脓肿（特别是在早期肝炎阶段），临床症状在用药后应有迅速好转，否则便不是阿米巴性肝脓肿。

【诊断与鉴别诊断】

1. 细菌性肝脓肿　在急性胆道感染和肠道炎症病例中，如突然发生脓毒性的寒战和高热，并伴有肝大和肝区疼痛者，应想到有肝脓肿可能。如患者白细胞数明显增多，X 线检查发现肝大或有液平面可见,且右侧膈肌活动受限制者,对诊断更有帮助;而超声检查作为首选的检查方法,其阳性诊断率可达96%。必要时可在超声定位引导下或在肝区压痛最剧处,进行肝脓肿穿刺,以确定诊断,并可进行脓液培养和药物敏感试验,作为以后药物治疗的依据。

细菌性肝脓肿鉴别诊断较困难,因临床上伴有发热、白细胞增多等炎症反应,且肝大、肝区压痛的病变并不单仅肝脓肿一种。兹就下列几种常见疾患,分别论述其与肝脓肿的不同点。

(1)与胆囊和胆道疾患鉴别:胆囊和胆道疾患常有急性发作史。如为单纯胆石症,则全身反应不显著而恶心、呕吐常为突出的表现;而肝脓肿一般多不伴有恶心呕吐。急性胆囊炎常有明显的局部疼痛和压痛,且常能扪得肿大的胆囊;而肝脓肿则主要表现为肝脏之向上肿大,胆囊不能触及。胆总管结石伴有严重胆管炎者,临床上有时与肝脓肿甚相似,但胆管结石常伴有恶心呕吐及黄疸,在早期其肝脏的肿大和触痛常不明显,而横膈也无升高和活动限制现象。

(2)与右膈下脓肿鉴别:膈下脓肿与细菌性肝脓肿的鉴别更困难,术前之正确诊断有时几不可能。一般来说,细菌性肝脓肿的全身反应较之膈下脓肿尤为严重;在后者,寒战和间歇型的高热不如肝脓肿显著。相反,胸壁的疼痛在膈下脓肿较为显著,放射到肩部的现象比较经常,且呼吸时疼痛加剧的现象也较明显。膈下脓肿形成前几乎常有先驱病变,如急性阑尾炎穿孔及溃疡病穿孔等;然而上述病灶也可以导致肝脓肿。X线检查有时可对上述两种病变做出鉴别。一般单纯的膈下脓肿在前后位片上可见肋膈角模糊,侧位片上可见后侧的肋膈角模糊,而肝脓肿并有膈下脓肿者,在前后位片中可见心膈角模糊,侧位片上可见前面的肋膈角模糊。超声检查对诊断帮助更大。当超声和CT扫描不易鉴别时,磁共振冠状面图像可以确诊。

(3)与阿米巴性肝脓肿鉴别:一般说来,多发性细菌性肝脓肿与单发性细菌性肝脓肿在临床上也有不同表现,前者多有突然的寒战、高热及出汗,肝大和压痛明显,白细胞增加较显著,黄疸也较多见;而单发性细菌性肝脓肿则上述表现均较轻微或缓和。同样,阿米巴性肝脓肿的临床表现较之多发性细菌性肝脓肿也较缓和,两者之间的鉴别多不困难。但阿米巴性肝脓肿与单发性细菌性肝脓肿的症状则颇多相似之处,两者之鉴别有时非常不易。最重要的鉴别点在阿米巴性肝脓肿常有阿米巴性肠炎和脓血便病史,如在患者粪便中找到阿米巴滋养体,更具有诊断意义。此外,阿米巴性肝脓肿的症状较轻,白细胞增加不显著,且以嗜酸性者为多,病程较长,但贫血较明显;肝大明显,肋间水肿,局部隆起及压痛较明显。确诊往往只有在穿刺抽得脓液以后,根据脓液的性质及细菌检查结果,方能做出最后结论。

(4)与其他疾病鉴别:①门静脉血栓性静脉炎有时也需与肝脓肿鉴别。单纯的血栓性门静脉炎常因门静脉血回流不畅(主要是因肝硬化及肝癌引起)及门静脉壁有病变,或者血液的成分有所改变(主要是红细胞增多或血小板增加)等原因产生。发病后门静脉内有血栓形成,患者也可有轻度寒战和发热等症状,有时可能与肝脓肿混淆。血栓性门静脉炎患者常有腹泻甚至肠道出血现象,脾脏时见肿大,有时并可有腹水;而肝脏则多无明显肿大,无触痛,亦无黄疸,一般鉴别尚不困难。②肝癌有时与肝脓肿在鉴别上也有困难。虽然肝癌患者其肝脏的肿大多是结节性,质较硬,局部疼痛和压痛不明显,全身亦无明显炎症反应,但有时与单发性肝脓肿甚难鉴别。血清甲胎蛋白测定常呈阳性,超声检查等有助于鉴别。③右下叶肺炎有时也有可能与肝脓肿混淆。后者所表现的寒战发热、右侧胸痛、呼吸急促、咳嗽、肺部啰音、白细胞增高,均可疑为有下叶肺炎的表现。惟在肝脓肿时肺部一般无实变的症状,横膈有升高现象,肝脏有肿大和压痛,当可做出鉴别。

近年来,随着医疗设备和临床诊疗技术的不断进步,为本病的临床诊断提供了很多有利的条件,重要的是临床医师要能考虑到本病的存在,因为早期诊断是改善本病预后的关键。

2.阿米巴肝脓肿　阿米巴肝脓肿的临床表现,可归纳如下:①感染导致的全身症状(发热、大汗)与白细胞总数及中性粒细胞增加;②肝脏方面的表现(肝脏肿大、疼痛,肝区压痛及叩击痛);③有痢疾史或腹泻史;④影像学检查可显示肝脏有占位性病变;⑤特征性的肝穿刺引流液。

因存在部分相似临床表现,阿米巴肝脓肿有时需与以下诸病鉴别。

(1)与细菌性肝脓肿鉴别:阿米巴肝脓肿和细菌性肝脓肿有许多相似之处,但前者大多临床表现缓和,寒战、高热、肝区压痛较轻,黄疸少见,白细胞增加不显著而以嗜酸性粒细胞居多,脓液呈巧克力色,且粪便中可检测到阿米巴包囊或阿米巴滋养体。对于可疑肝脓肿病例,若不能 B 超引导下穿刺活检确诊,临床试验性治疗配合不同阶段增强 CT 扫描,动态观察对比,不失为鉴别诊断的首选方法。切莫过早地下结论,造成误诊。

(2)与原发性肝癌鉴别:本病与阿米巴肝脓肿的临床表现相似,应注意鉴别。肝癌往往有肝硬化的基础,肝脏质地较硬,亦可在肝区触到结节。肝脏的影像学检查、放射性核素扫描,血清甲胎蛋白定量试验及抗阿米巴药物的试验性应用等,均有助于二者鉴别。

(3)与急性血吸虫病鉴别:在血吸虫病流行区,有将阿米巴肝脓肿误诊为急性血吸虫病者。原因是两病均有持续发热、腹泻及肝大等,然而,急性血吸虫病常有脾大、外周血嗜酸性粒细胞显著增多等表现,粪便检查有无溶组织内阿米巴滋养体包囊、血吸虫卵,或孵化毛蚴,有助于鉴别。

(4)与肝包虫病鉴别:二病均有肝大。但肝包虫病很少有持续发热、肝区疼痛,CT 检查如发现肝脏内大小不等的圆形或椭圆形低密度影,其边缘部分显示大小不等的车轮状囊肿影,更应多考虑肝包虫病,可做适当的血清学试验以明确诊断。

【治疗】

(一)中医治疗

1.中医辨证论治　肝脓肿按其脓肿数目可分为单发性和多发性两种,但无论脓肿数目多少,均属中医之"肝痈、胁痛"范畴,故主要当遵肝痈之病因病机进行辨证论治。

(1)湿热蕴蒸,瘀腐成脓型

[主证]寒战高热,右胁疼痛拒按,右胁下或右上脘稍凸,局部皮色发红,抚之有热感。舌质红,苔黄腻,脉滑数。

[治法]清热利湿,祛腐排脓。

[方药]轻症用舒郁涤痰汤,中症用茵陈蒿汤加味,重症用犀角散。

[药物]①轻症用舒郁涤痰汤:瓜蒌仁、茯苓、竹茹各 20 g,当归、香附、佛手、郁金、枳壳各 15 g,苏梗、参三七、橘红、半夏各 10 g。②中症用茵陈蒿汤加味:茵陈 30 g,连翘 20 g,栀子、黄芩、茯苓、柴胡、赤芍、浙贝母各 15 g,大黄、郁金、甘草各 10 g。③重症用犀角散:水牛角 30 g,茵陈 30 g,栀子、黄连、升麻各 10 g。

(2)瘀血阻络,败血成脓型

[主证]有明显肝区外伤史,继而出现右胁疼痛拒按,局部肿起,呼吸牵引痛,转侧痛甚。舌质暗红或有瘀斑,脉弦涩或细涩。

[治法]活血通络,解毒排脓。

[方药]轻症用复元通气散,中症用当归赤小豆汤合失笑散加味,重症用疏肝活络汤。

[药物]①轻症用复元通气散:炮山甲、延胡索、木香各 12 g,陈皮 10 g,小茴香、牵牛花、生甘草各 6 g。②中症用当归赤小豆汤合失笑散加味:赤小豆、鱼腥草、芦根各 30 g,连翘 20 g,五灵脂、当归各 25 g,蒲黄 10 g。③重症用疏肝活络汤:瓦楞子 20 g,赤芍、郁金、枳壳、泽兰各 15 g,当归、新绛、桃仁、青皮、参三七、苏梗各 10 g。

(3)热毒炽盛,血败肉腐型

[主证]胁肋胀满剧痛,持续发热,面青或紫红,汗出口苦,纳呆,恶心,甚则神昏谵语,斑疹黄疸。舌质红绛,苔黄,脉洪数。

〔治法〕凉血解毒,化瘀排脓。

〔方药〕轻症用柴胡清肝汤加减,中症用内疏黄连汤,重症用加味黄连解毒汤。

〔药物〕①轻症用柴胡清肝汤加减:连翘、天花粉、败酱草各 20 g,柴胡、生地黄、赤芍、川芎、生栀子各 14 g,当归、黄芩、甘草各 10 g。②中症用内疏黄连汤:黄连、黄芩、连翘各 15 g,栀子、当归、白芍、槟榔各 12 g,大黄、木香各 10 g,桔梗、薄荷、甘草各 6 g。③重症用加味黄连解毒汤:连翘、地丁各 30 g,黄连、黄芩、黄柏、栀子、柴胡、赤芍各 13 g,大黄、枳实、甘草各 10 g。

(4)正虚毒恋型

〔主证〕胁肋疼痛不休,精神萎顿,形体消瘦,午后潮热。舌质淡,苔黄或花剥,脉细数。

〔治法〕扶正托邪,消毒排脓。

〔方药〕轻症用内托生肌散,中症用加味四妙汤,重症用托里消毒散。

〔药物〕①轻症用内托生肌散:黄芪、天花粉、丹参各 20 g,白芍、乳香、没药各 15 g,甘草 10 g。②中症用加味四妙汤:黄芪、金银花、穿山甲各 20 g,当归、川续断、炒白芍、香附、皂角刺各 15 g,甘草、生姜各 10 g。③重症用托里消毒散:人参、黄芪、金银花各 20 g,当归、川芎、白术、茯苓、白芍、皂角刺各 15 g,桔梗、白芷、甘草各 10 g。

2.外治法

(1)针刺治疗:取期门、日月、阳陵泉、支沟、行间,用提插泻法,留针 30 min,每日 1 次,10 次为 1 疗程。若发热甚者加大椎、曲池;恶心呕吐加内关、足三里。

(2)刺血疗法:取肝俞、行间,配阳陵泉,用三棱针点刺出血 3～5 滴,每日 1 次。

(3)灸法:取支沟、阳陵泉、膈俞、肝俞、血海、章门、期门、足三里等穴,每次选 3～5 穴,用艾条温和灸,每穴每次灸 10 min,每日 1 次。适用于细菌性肝脓肿的各期。

(4)耳针:取肝、胆、脾、交感、神门、胸等。每次选 3～5 穴,用泻法,亦可埋皮内针,留针 30 min,每日 1 次。适用于细菌性肝脓肿各期。

(5)穴位注射:取肝俞、厥阴俞,每穴注射鱼腥草注射液 1 mL。每日 1 次,连用 1 周。

(6)贴敷法

1)黄连解毒膏:黄连、黄芩、黄柏、大黄各 100 g,冰片 9 g,共研细末,用蛋清调成膏,摊于油纸上,外敷右胁处,每日换药 1 次。适用于脓肿已成者。

2)三鲜泥:鲜蒲公英、鲜野菊花、鲜金银花各适量,共捣烂如泥,加少许红糖,外敷右胁处,每日换药 1 次。适用于肝脓肿初起。

3)消脓散:青黛 30 g,大黄 60 g,乳香 20 g,没药 20 g,菖蒲 30 g,王不留行 30 g。共研细末,用蛋清调成膏状,外敷患处。适用于脓肿已成者。

3.中医专方选介

(1)救肝败毒汤:金银花 180～300 g,夜明砂 20～30 g(包煎),赤芍 12～24 g,生牡蛎 20～30 g,苦丁香 1～3 棵,焦栀子 6～12 g,郁金 6～12 g,两头尖 10～15 g(打碎),当归 10～15 g。本方清热解毒,疏利搜壅。适用于细菌性肝脓肿早、中期。水煎服或鼻饲,每次用量 250～400 mL。初期 4～6 h 1 次。腹腔积液加刘寄奴、丹参、穿山甲;黄疸加片姜黄、川楝子;恶心、呕吐加法半夏、陈皮;汗出表不解加青蒿、银柴胡。

(2)加减柴芩汤:柴胡、黄芩各 15～30 g,大黄 12～15 g,赤芍、炮甲珠各 12 g,皂角刺 15 g,蒲公英、银花藤、鱼腥草、丹参、红藤、败酱草各 30 g。本方清热解毒,活血通络消痈。适用于细菌性肝脓肿中期。水煎,每日 1 剂,早晚分服。

(3)清肝消痈汤:金银花 30 g,连翘 20 g,紫花地丁 20 g,茵陈 20 g,栀子 15 g,白芍 20 g,当归 10 g,黄芩 10 g,柴胡 10 g,甘草 10 g。热重者加蒲公英 30 g 或金银花、连翘量加倍;腹胀者加厚朴 10 g,大腹皮 10 g;虚者加阿胶 10 g,何首乌 10 g,沙参 10 g,麦冬 10 g;病久体虚者加黄芪 20 g,白术

10 g;湿重者加苍术 10 g,厚朴 10 g。本方清热解毒,消痈散结,清利肝胆。适用于细菌性肝脓肿。水煎、取汁 300 mL,分 3 次口服。15 d 为 1 个疗程,一般连续治 1～2 个疗程。持续高热不退、胃纳呆滞者用支持疗法和退热剂;久病体弱者可行少量多次输血。

(4)十味消毒饮:黄连 12 g,大黄、黄芩、龙胆草、栀子、柴胡、皂角刺各 10 g,鱼腥草、蒲公英、金银花各 30 g。高热者加大柴胡用量,并加石斛、沙参;黄疸加茵陈、金钱草;胸腔积液加葶苈、薏苡仁、桃仁;脓腔穿刺置管后为使脓汁排出通畅,加黄芪、穿山甲、白芷。本方清热杀菌,解毒排脓。适用于细菌性肝脓肿。水煎服,每日 1 剂,分 2 次服,危重者每日 2 剂,分 4 次服。

(5)清肝托脓汤:败酱草、薏苡仁各 30 g,皂角刺、合欢皮各 15 g,金钱草 50 g,延胡索 10 g。热盛加三石汤(石膏、寒水石、滑石各 30 g);便秘加大黄 12 g。本方清热解毒,消痈排脓。适用于细菌性肝脓肿由胆道感染引起者。每日 1 剂,加水 1 200 mL,煎 25～30 min,取汁 600～800 mL,每次服 200 mL,日 3～4 次。

(二)西医治疗

1.细菌性肝脓肿 早期诊断,早期治疗;积极治疗急性胆道和腹部感染、充分引流腹腔内感染性积液;足量、足疗程且有效的抗生素应用;超声或 CT 引导下的脓液穿刺及引流;积极的支持治疗。

(1)一般治疗:患者注意休息,给予充分的营养支持,如输血、补充白蛋白等。维持水、电解质平衡。必要时多次小量输血和血浆以增强机体抵抗力。

(2)抗感染治疗:应常规使用抗生素,抗生素选择主要依据肝脓肿的病因、脓液细菌培养和药敏试验等结果,一般宜联合应用两种抗生素;如未证实病原菌,可选用针对革兰氏阳性球菌和革兰氏阴性杆菌的治疗,多选用第 2 代或第 3 代头孢菌素与氨基糖苷类配伍,亦可加用甲硝唑治疗厌氧菌感染。

1)头孢菌素类

头孢他啶:为半合成的第 3 代头孢菌素,对葡萄球菌、链球菌、大肠埃希菌以及铜绿假单胞菌感染均有效,每次 0.5～2.0 g,每天 2～3 次肌内注射或静脉滴注。

头孢哌酮:为半合成的第 3 代头孢菌素,对革兰氏阴性菌尤其铜绿假单胞菌作用较强,对革兰氏阳性菌有中等抗菌作用,常用量每天 2.0～4.0 g,静脉滴注。

头孢曲松:为半合成的第 3 代头孢菌素,对革兰氏阴性菌作用较强,对革兰氏阳性菌有一般杀菌作用,常用量每天 2.0～4.0 g,静脉滴注。

头孢替安:为半合成的第 2 代头孢菌素,对革兰氏阴性菌,如大肠埃希菌、克雷伯杆菌等作用较强,常用量每天 2.0～4.0 g,分 2 次静脉滴注。

2)喹诺酮类抗生素

氧氟沙星:为第 3 代喹诺酮类抗生素,常用量每天 0.4～0.6 g,分 2 次静脉滴注。

左氧氟沙星:为氧氟沙星的左旋异构体,抗菌活性比氧氟沙星强 2 倍,常用量每天 0.4～0.6 g,分 2 次静脉滴注。

加替沙星:对革兰氏阳性菌和革兰氏阴性菌均有抗菌活性,用法为每次 0.4 g,每天 1 次。注意本药禁用于肌内、鞘内、腹腔内和皮下给药。严禁快速静脉滴注,滴注时间不应少于 60 min。

3)其他:对于在肝脏代谢或对肝脏有明显毒性的抗生素如红霉素、林可霉素、氯霉素及四环素类应避免使用、慎用或减量使用。厌氧菌感染所致肝脓肿宜加用甲硝唑,每次 0.5 g,每天 1～2 次,静脉滴注。

(3)脓液引流:一般在腹部 B 超或 CT 引导下进行肝穿刺引流脓液,脓液黏稠的,可以用 0.9% 氯化钠注射液反复冲洗。这是目前治疗细菌性肝脓肿的首选治疗方法。

(4)外科治疗:一般情况下,经上述治疗后脓肿多能治愈,但有以下情况的,应予外科切开引流:

①腹腔内有原发病灶,或脓肿已穿破进入胸腔或腹腔;②肝左叶或肝右叶前下方脓肿,估计穿刺或置管有困难者;③巨大肝脓肿,且脓液黏稠、穿刺引流不畅,结合药物治疗后脓肿不见减少,特别是毒血症症状明显者。

2.阿米巴肝脓肿　早期诊断,早期治疗;积极治疗急性胆道和腹部感染、充分引流腹腔内感染性积液;足量、足疗程且有效的抗生素应用;超声或 CT 引导下的脓液穿刺及引流;积极的支持治疗。应嘱患者注意休息,加强营养,病情重者,应注意加强支持,纠正水、电解质紊乱。

(1)全身治疗:患者常有营养不良及贫血现象,故入院后应注意饮食疗法,供给充分的维生素(特别是 B 族维生素),有严重贫血或水肿者尚需多次输血,以改善患者一般情况。

(2)药物治疗:抗阿米巴药物对阿米巴肝炎或肝脓肿的急性时期有特效,常可单凭药物治疗获得痊愈。常用的药物首选甲硝唑,因其高效、安全,对肠内、肠外阿米巴感染均有效,兼有抗厌氧菌作用。喹诺酮类(常用第三代药如诺氟沙星)其抗阿米巴作用不亚于甲硝唑,且兼有广谱抗菌作用,对甲硝唑疗效不佳者或阿米巴性肝脓肿合并细菌感染者可用喹诺酮类。盐酸依米丁及氯喹疗效虽佳,但因其毒性大,用者常有戒心。盐酸依米丁小心按常规使用可避免心脏及神经等严重不良反应,如无禁忌证,可用于甲硝唑疗效不佳者,尤其脓腔较大、有穿破危险需紧急控制病情者。氯喹见效慢,疗程长,治疗剂量内可发生致命性心脏并发症,现已少用,仅作为甲硝唑的替换药物。抗阿米巴药物不宜同时应用,以免增加不良反应,但可轮换使用。肠内阿米巴是肝内感染的来源,故应同时进行抗肠内阿米巴治疗。有报道甲硝唑疗程结束后仍有 13% ～19% 的患者继续排出包囊,故在疗程结束时,尤其在甲硝唑疗效不佳而换用氯喹或盐酸依米丁者,仍应查粪便内溶组织阿米巴包囊,如阳性,则给予抗肠内阿米巴药物一疗程。

(3)脓腔的穿刺或闭式引流:较小的阿米巴性肝脓肿可以单用药物治疗获得痊愈,但对较大的脓肿,除药物治疗外最好尚需辅以脓腔穿刺抽吸或闭式引流;脓腔内积液抽出后,可以明显地加速痊愈过程。在超声或 CT 引导下穿刺抽脓,准确、安全、可靠,兼有诊断和治疗的意义。穿刺引流的位置必须选择适当,距离表面愈近愈好,特别需注意避免通过胸腔及腹腔,以免引起继发感染。通常抽出第一管脓液常规送细菌培养(脓液呈巧克力色者也应送培养),最后一管脓液送检原虫。脓量超过 200 mL 者,可留置引流管。脓液稠厚、不易抽出时,注入生理盐水或用 α-糜蛋白酶 5 mg 溶于生理盐水 50 mL 内,抽取 1/2 量注入脓腔,可使脓液变稀。大脓肿在抽脓后注入甲硝唑 500 mg 有助于脓腔愈合。肝脓肿如穿破至胸膜腔或心包腔,应予穿刺引流,穿刺的间隔时间视病情而定。

(4)脓腔的切开引流:一般认为阿米巴肝脓肿切开引流会引起脓腔的继发感染,增加患者死亡率,但在下列情况下切开引流仍属必要:①巨大脓肿直径在 10 cm 以上或表浅位脓肿;②脓肿经 2 ～3 次穿刺抽脓,同时行抗阿米巴治疗,而脓腔未见缩小,或高热不退者;③脓肿伴继发细菌感染,经综合治疗不能控制者;④脓肿已穿破入胸腹腔或邻近器官;⑤脓肿位于左外叶,有穿破入心包的危险,穿刺抽脓又易误伤腹腔脏器。

(5)肝叶切除术:对慢性厚壁脓肿药物治疗效果不佳,切开引流腔壁不易塌陷者,或脓肿切开引流后形成难以治愈的残腔或窦道者,可考虑行肝叶切除术。

【预后】

1.细菌性肝脓肿　细菌性肝脓肿是一种严重的病变,其预后决定于下列因素:①患者的一般情况和细菌的毒性程度;②脓肿的数目和位置;③有无脓毒性门静脉炎或其他并发症;④手术的方式及方法是否正确。

目前,在抗生素的同时应用下,患者的预后显著改观,病死率已由原来的 70% 下降到近年的 0 ～15%。

2.阿米巴性肝脓肿　如及时治疗,预后较好,国内报道,抗阿米巴药物治疗加穿刺抽脓者死亡率约0.1%,但如并发细菌感染或脓肿穿破则死亡率成倍升高。预后好坏,决定于下列因素:①患者的一般情况;②脓肿有无继发的细菌感染;③脓肿的大小和多少,以及感染的严重程度;④有无穿破等并发症;⑤治疗方式及方法是否恰当。

【健康教育】

1.身心指导　注意休息,作息规律,避免疲劳。保持良好心理,促进机体康复。向患者解释术后半卧位的意义,在病情允许的情况下,应鼓励患者尽早下床活动,防止术后肠粘连。可建议患者平时进行适当的太极拳、八段锦、五禽戏、养生桩等传统功法的习练,以提高自身免疫力。

2.用药指导　遵医嘱服药,不得擅自停药或改变剂量。

3.就诊指导　防止感染,养成良好的个人卫生习惯。一旦出现发热、肝区疼痛、脉率增快等症状,应及时就诊。

4.饮食宜忌

(1)饮食原则

1)宜食富含优质蛋白的食物:蛋白质摄入不足,可降低抵抗力,不利于肝细胞的修复,故阿米巴性肝脓肿患者应以高蛋白饮食为主。食物中蛋白质的主要来源是蛋、奶、瘦肉、鱼类及豆类。

2)宜食富含维生素的食物:阿米巴性肝脓肿患者宜增加谷类、豆类及新鲜水果、蔬菜的摄入。谷类、豆类及新鲜水果、蔬菜含有丰富的维生素 E、维生素 C、B 族维生素及微量元素锌、锡、铜等,有利于肝细胞的保护和修复。

3)宜食足够的糖类:阿米巴性肝脓肿患者新陈代谢明显增加,营养消耗增多,肝内糖原储备降低,不利于阿米巴性肝脓肿的恢复,故应摄入足够的糖类。但进食糖类过多易诱发糖尿病,甚至导致脂肪肝,加重肝脏功能的损害。

4)宜食低脂饮食:肝病患者食入高脂肪食物,不仅不易于消化、吸收,还会增加肝脏负担,使脂肪在肝脏内堆积而形成脂肪肝。

5)宜少食多餐:每餐不要吃得过饱,以免增加肝脏的负担。在三餐外,还可加 2~3 次点心。

6)宜食猴头菇等富含锌、铜、锰、钙食物:锌能阻碍细胞膜脂质的过氧化作用,从而保护肝细胞免受损伤。

(2)药膳食疗方

1)萝卜炒猪肝:萝卜、猪肝适量,放在一起炒食,有补肝清热、宽中下气之功效。

2)荸荠与公鸡:公鸡1只,荸荠500 g。放清水适量,炖至鸡肉熟烂即可食用。喝汤,吃鸡肉、荸荠,每周1次。有补气填精、化滞消积之功效。

3)冬瓜仁汤:冬瓜仁30 g,生薏苡仁15 g,桃仁10 g。水煎服,每日1剂,适用于本病湿热瘀结者。

4)马齿苋饮:鲜马齿苋汁50 mL,大枣5枚。水煎服,适用于本病余毒未尽者。

(3)饮食禁忌:①辛辣、肥腻的食物。辛辣、肥腻的食物易助湿生热,从而加重肝胆湿热,使病情缠绵不愈。②饮酒。酒精可以直接损伤肝细胞,使肝病恶化。③高嘌呤及含氮食物。这类食物会增加肝脏负担,导致肝功能损伤加重,使患者难以康复。④粗纤维食物。如卷心菜、大白菜、韭菜等,能促进胆囊收缩素的产生,引起胆囊的强烈收缩,影响胆汁的流出,妨碍肝脏的代谢及消化系统的正常功能。⑤油煎、炒、炸的食物。能反射性引起胆管痉挛,并刺激胆管,减少胆汁分泌,不利于肝脏进行代谢。

第九节　原发性肝癌

原发性肝癌(hepatocellularcarcinoma,HCC)是指发生于肝细胞或肝内胆管细胞的恶性肿瘤,是世界上最具威胁的恶性肿瘤之一,具有起病隐匿、临床症状不明显、进展迅速、恶性程度高的特征。2020年,肝癌位居全球癌症发病率的第六位和死亡率的第三位。目前,常用的治疗方法包括肝切除术、肝移植术、射频消融、肝动脉化疗栓塞术(TACE)、放射治疗等多种手段。尽管如此,肝癌的预后仍然不容乐观,因此寻找新的高效治疗策略仍是提高肝癌患者生存率的迫切需要。

中医学中并无肝癌的病名,根据临床表现多将其归于"癥瘕""积聚"等范畴。

【病因病机】

(一)中医病因病机

中医认为肝癌的病因不外乎内因、外因。内因主要由七情内伤、饮食劳倦等所致脏腑功能失调,运化失常,气血亏虚,引发伏于体内之邪,进而日久化毒,导致气滞、血瘀以及湿热痰毒等壅结于肝。外因主要为机体外感六淫等致病因素,六淫之邪窜伏于体则日久化毒,进而导致正气受损,免疫机能下降,脏器受侵,从而引动伏邪,表现出相应症状。综上,肝癌的病因病机可总结如下。

1.气滞血瘀　情志不畅,肝气郁结,或感受外邪,气滞不畅,"气为血帅","气行则血行",气滞日久,必致血瘀,渐结肿块。

2.湿热蕴结　饮食不节,嗜酒过度,损伤脾胃,或肝气横逆损及脾胃,或脾胃虚弱、运化不健,水湿停聚郁而化热,湿热蕴结于肝胆,日久渐积而成肿块。

3.肝肾阴虚　情志失调,肝郁化火,湿热相合,损伤络脉,津液外溢,或阴液灼竭,肝阴不足,久则及肾,气化不利,水湿内停,聚于腹内,发为鼓胀,久之成瘤。

4.正气虚衰　中医经典理论指出,"正气存内,邪不可干","邪之所凑,其气必虚"。说明正气虚衰,瘤邪乘虚而入是致癌瘤发生的病理中心环节。正气虚弱,加之外受邪毒,或食用发霉食品、饮用污染的水,致肝脾受损,进而气滞血瘀,蕴积日久,而成积块。

(二)西医病因及发病机制

肝癌的发生是多因素协同作用,经过启动、促癌和演进等多步骤过程,是涉及多个基因突变的结果。根据现有资料,肝炎病毒、黄曲霉毒素、饮用水污染和非酒精性脂肪肝是肝癌发生的几大相关因素,其病因病机可概括如下。

1.既往肝脏疾病　乙型肝炎病毒(HBV)、丙型肝炎病毒(HCV)感染是导致原发性肝癌的主要原因,其中乙型肝炎导致的肝硬化占主体地位;此外肝血吸虫、非酒精性脂肪肝、酒精性肝病也是导致原发性肝癌的诱因。

2.吸烟、饮酒史　研究表明,吸烟量与肝癌患病之间是呈等级相关性的,随着吸烟量的增加肝癌发病率和肝癌死亡率也随之增加。有研究证实了酒精的摄入与肝癌的发病存在一定的关系。酒精的摄入量与肝癌发病也具有一定的关系,随着饮酒剂量的增加,肝癌发病的危险也随之升高,同时酒精还可以协同其他致癌因素如HBV或HCV,共同诱发肝癌。

综上,现代医学中肝癌的发病机制与病因尚未十分明确,但与下列因素均有相关性:①病毒性肝炎与肝癌的发生密切相关;②肝硬化是肝癌发生的另一危险因素;③饮食和饮用水的污染,特别是霉变粮食中的黄曲霉素容易导致肝癌的发生;④遗传因素也是重要一方面,原癌基因的激活,抑癌基因的失活,肝癌相关信号通道和蛋白的表达异常,是肝癌分子机制层面的因素。

【临床表现】

肝癌起病隐匿,早期常无明显症状,而中晚期患者临床表现常缺乏特异性,除普查外,难以发现,待出现肝区疼痛、腹部肿块、腹胀、消瘦、黄疸等来医院就诊,则多属于中晚期,已失去手术切除的可能。

1. 症状

(1)肝区疼痛:间歇性或持续性疼痛,呈钝痛或胀痛或刺痛。肝包膜下肿瘤结节破裂出血可引起腹部剧烈疼痛,有时表现为急腹症。

(2)食欲减退,消瘦乏力。

(3)发热:无规律,体温有时可高达 38~39 ℃,抗炎治疗无效。

(4)出血:肝癌晚期或伴有严重肝硬化,常伴有吐血、便血或其他部位出血。

(5)其他症状:低血糖症、红细胞增多症、类白血病反应等。这些症状可能与肝癌细胞合成某些类似内分泌激素样物质有关。

2. 体征

(1)肝大(质地坚硬、压痛明显、伴或不伴结节),脾大。

(2)黄疸。

(3)腹水。

(4)肝硬化体征:典型的肝硬化可表现出中医的"肝三征",包括红丝赤缕(蜘蛛痣)、朱砂掌(肝掌)和肝舌(肝瘿线及舌青紫)。

其中黄疸、腹水、恶病质、锁骨上淋巴结肿大及其远处转移灶的出现是肝癌晚期的表现。

3. 并发症 肝癌晚期有三大并发症,即肝破裂出血、消化道出血和肝性脑病,这些都是肝癌的重要死亡原因。

【实验室及其他检查】

1. 肿瘤标志物 甲胎蛋白(AFP)是目前肝癌诊断和复发监测中最常用的血清肿瘤标志物,具有确立诊断、早期诊断、判断疗效和复发、估计预后等价值,并可广泛用于肝癌的普查。①确立诊断:临床认为,AFP≥200 μg/L 持续 2 个月或 AFP≥400 μg/L 持续 1 个月,无活动性肝病的证据,并排除妊娠和生殖腺胚胎癌,即可做出肝癌的诊断。②早期诊断:根据 AFP 升高对肝癌做出诊断,可早于肝癌症状出现 6~12 个月。③判断疗效与复发:根治性切除后,一般在 2 个月内降至正常水平。如果手术后 AFP 水平未下降或下降较慢,则需要考虑是否有残留肝内病灶或肿瘤有远处转移。如果 AFP 水平降至正常后再次升高,则高度怀疑肝癌复发。④评估预后:患者血 AFP 水平上升越快,症状越多且越严重,预后越差。⑤肝癌的普查:相对于超声、CT、MRI 等影像学检查,AFP 普查肝癌具有方法简单、费用低且特异性高等优点。

其他标志物:目前尚缺乏敏感性和特异性优于 AFP 的肿瘤标志物,联合应用相关标志物对 AFP 阴性肝癌的诊断有一定的参考价值,如异常凝血酶原(DCP/PIVAK-Ⅱ)、α-L-岩藻糖苷酶(AFU)、γ-谷氨酰转肽酶同工酶(γ-GGT)、铁蛋白(ferritin)、癌胚抗原(CEA)、CA19-9 以及 7 种微小核糖核酸试剂盒等。

2. 影像学检查 各种影像学检查手段各有特色,强调综合应用、优势互补、全面评估。①超声检查:超声检查凭借其便捷、实时、无创、无放射性等优势,是临床上最常用的肝脏影像学检查方法;超声造影检查可实时动态观察肝肿瘤的微循环血流灌注的变化,实现术前精准无创鉴别诊断不同性质的肝肿瘤、术中检出隐匿性小病灶、实时引导介入治疗、术后精准评估、随访肝癌介入治疗的疗效等。②动态增强 CT 和多模态 MRI 扫描：动态增强 CT 和多模态 MRI 扫描是肝脏超声和血清 AFP 筛查异常者明确诊断的首选影像学检查方法；肝癌影像学诊断主要根据为"快进快出"的强化方式。③数字减影血管造影（DSA）：数字减影血管造影是一种侵入性创伤性检查，多用于肝癌局部治疗或急性肝癌破裂出血治疗等；DSA 检查可显示肝肿瘤血管及肝肿瘤染色，还可明确显示肝肿瘤数目、大小及其血供情况。④PET/CT：其优势首先在于对肿瘤进行分期，通过一次检查能够全面评价有无淋巴结转移及远处器官的转移；其次在于疗效评价，针对抑制肿瘤活性的靶向药物，疗效评价更加敏感、准确。

3. 病理及细胞学检查　具有典型 HCC 影像学特征的肝占位性病变，符合 HCC 临床诊断标准的患者，特别是有外科手术指征的患者，通常不需要行以诊断为目的的肝病灶穿刺活检。对于临床怀疑 HCC，但影像学特征不典型的，则需要进行肝穿刺活检以明确诊断。肝病灶穿刺活检有助于明确病灶性质、肝病病因、肝癌分子分型，为指导治疗和判断预后提供有价值的信息。

【诊断与鉴别诊断】

（一）诊断

1. 临床诊断　在所有的实体瘤中，唯有肝细胞癌可采用临床诊断标准，国内、外都认可，非侵袭性、简易方便。一般认为主要取决于三大因素，即慢性肝病背景、影像学检查结果及血清 AFP 水平。HCC 的临床诊断包括：①具有肝硬化及 HBV 和（或）HCV 感染［HBV 和（或）HCV 抗原阳性］的证据。②典型的 HCC 影像学特征：同期多排 CT 扫描和（或）动态对比增强 MRI 检查显示肝脏占位在动脉期快速不均质血管强化，而静脉期或延迟期快速洗脱。③血清 AFP≥400 μg/L 持续 1 个月或≥200 μg/L 持续 2 个月，并能排除其他原因引起的 AFP 升高，包括妊娠、生殖系胚胎源性肿瘤、活动性肝病及继发性肝癌等。

2. 病理诊断　①肝组织学检查证实为原发性肝癌者；②肝外组织学检查证实为肝细胞癌者。

（二）鉴别诊断

1. 与继发性肝癌鉴别　继发性肝癌与原发性肝癌比较，继发性肝癌病情发展缓慢，症状较轻，其中以继发于胃癌的最多，其次为肺、结肠、胰腺、乳腺等的癌灶常转移至肝。影像学检查常表现为多个结节型病灶，甲胎蛋白检测除少数原发癌在消化道的病例可呈阳性外，一般多为阴性。

2. 与肝硬化鉴别　肝癌多发生在肝硬化的基础上，两者鉴别常有困难。鉴别在于详查病史、体格检查联合实验室检验。肝硬化病情发展较慢且有反复，肝功能损害较显著，血清甲胎蛋白阳性多提示癌变。少数肝硬化患者也可有血清 AFP 升高，但通常为"一过性"且往往伴有转氨酶显著升高，而肝癌则血清 AFP 持续上升，往往超过 400 μg/L，此时与转氨酶下降呈曲线分离现象。甲胎蛋白异质体 LCA 非结合型含量>75% 提示非癌肝病。如果肝硬化患者出现进行性肝大，质硬而有结节，影像学诊断提示占位病变，应考虑肝硬化癌变，当反复检测 AFP，严密观察。

3. 与活动性肝病鉴别　以下几点有助于肝癌与活动性肝病（急慢性肝炎）的鉴别。甲胎蛋白（AFP）检查和谷丙转氨酶（ALT）必须同时检测，如二者动态曲线平行或同步升高，或 ALT 持续升高至正常的数倍，则活动性肝病的可能性大；如二者曲线分离，AFP 升高，ALT 正常或降低，则应多考虑原发性肝癌。影像学检查以 B 超为主，必要时在 B 超下进行细针肝活检。应反复动态观察，可配合 CT 和 MRI 检查。

4. 与肝脓肿鉴别　肝脓肿多表现为发热、肝区疼痛，白细胞数常升高，肝区叩击痛和触痛明显，左上腹肌紧张，周围腔壁常有水肿。临床反复多次超声检查常可发现脓肿的液性暗区。超声引导下行诊断性肝穿刺，有助于确诊。

5. 与肝海绵状血管瘤鉴别　本病为肝内良性占位性病变，常因查体、B 超或核素扫描等偶然发现。本病我国多见,鉴别诊断主要依靠甲胎蛋白测定、B超及肝血管造影。肝血管造影主要有以下特点:①肝血管的粗细正常,瘤体较大时可有血管移位;②无动静脉交通;③门静脉正常,无癌栓;④血池影延续至静脉相、成为浓度大的微密影,血池的分布勾画出海绵状血管瘤的大小和形态为其特征性表现。

【治疗】

(一) 中医治疗

1. 中医辨证论治　在治疗中应遵循健脾开胃贯穿始终,《金匮要略》指出"见肝之病,知肝传脾,当先实脾",故"见肝实脾"乃中医古训。因临床上患者常出现纳差、食后腹胀、便溏、乏力、舌淡、脉濡缓等脾胃虚弱症状,故有学者提出扶正健脾应作为肝癌治疗中的根本大法,并贯穿始终。

(1) 肝郁脾虚证

[主症]上腹肿块胀顶不适,消瘦乏力,倦怠短气,腹胀纳少,进食后胀甚,口干不喜饮,大便溏数,小便黄短,甚则出现腹水、黄疸、下肢浮肿,舌质胖,舌苔白,脉弦细。

[治法]健脾益气,泻肝软坚。

[方药]逍遥散(《太平惠民和剂局方》)加减。

[药物]党参、白术、云苓、桃仁、柴胡、当归、白芍、栀子、川朴、莪术、甘草。

加减:短气乏力甚者,以生晒参易党参;腹胀甚者,加用槟榔、木香;腹水黄疸者,酌加蒲公英、徐长卿。

(2) 肝胆湿热证

[主症]身目黄染,心烦易怒,发热口渴,口干而苦,胁肋胀痛灼热,胁下痞块,腹部胀满,小便短少黄赤,大便秘结,舌质红,舌苔黄腻,脉弦数。

[治法]清热利湿,解毒退黄。

[方药]茵陈蒿汤(《伤寒论》)加减。

[药物]绵茵陈、栀子、大黄、猪苓、柴胡、白芍、郁金、女贞子、桂枝、半枝莲、蚤休。

加减:黄疸明显者,加用败酱草;如发热,加用蝉蜕、鳖甲等。

(3) 湿热瘀毒证

[主症]右胁下积块,胁肋刺痛,心烦易怒,身目俱黄如橘色,发热,口干口苦,食少油,恶心呕吐,腹部胀满,便结溲赤,舌质红,苔黄腻,脉弦、滑或弦数。

[治法]清热解毒,利湿退黄。

[方药]茵陈蒿汤(《伤寒论》)合鳖甲煎丸(《金匮要略》)加减。

[药物]茵陈、金钱草、白花蛇舌草、薏苡仁、栀子、大黄、郁金、八月札、川楝子、车前草、白茅根、鳖甲煎丸。

加减:发热甚者加犀黄丸;腹胀如鼓、腹水足肿者加猪苓、泽泻;恶心呕吐者加姜半夏、竹茹、代赭石。

(4) 肝肾阴虚证

[主症]鼓胀肢肿,蛙腹青筋,四肢柴瘦,短气喘促,唇红口干,纳呆畏食,烦躁不眠,溺短便数,甚或神昏摸床,上下血溢,舌质红绛,舌光无苔,脉细数无力,或脉如雀啄。

[治法]滋水涵木,益气育阴。

[方药]一贯煎(《柳州医话》)加减。

[药物]生地黄、鳖甲、龟板、旱莲草、沙参、麦冬、枸杞子、牡丹皮、女贞子、当归、川楝子。

加减:吐血、便血者加仙鹤草、蒲黄炭、三七粉;神志异常者加鲜石菖蒲、郁金;神错谵语、惊厥抽搐者可急用安宫牛黄丸、至宝丹之类。

2.常用中成药

(1)西黄丸:由牛黄、麝香、乳香、没药等组成。可解毒散结,消肿止痛。临床可用于各期原发性肝癌及转移性肝癌。

(2)大黄蛰虫丸:由熟大黄、土鳖虫、水蛭、虻虫、干漆、桃仁、苦杏仁、黄芩、地黄、白芍、甘草等组成。本品为黑色水蜜丸,气浓,味甘、微苦。可活血破瘀,通经消痞。临床可用于各期肝癌、肺癌、宫颈癌、乳腺癌、前列腺癌、白血病等肿瘤疾病。

(3)槐耳颗粒:经卫健委批准为国家级一类中药抗癌药。主要活性成分为多糖蛋白,其由6种单糖组成的杂多糖结合18种氨基酸构成的蛋白质。味微苦。扶正,活血,抑瘤。适用于正气虚弱、瘀血阻滞、原发性肝癌不宜手术和化疗者辅助治疗用药,有改善肝区疼痛、腹胀、乏力等症状的作用。

3.中医外治

(1)针灸疗法:一般取章门、期门、肝俞、内关、公孙等穴针刺。若疼痛加合谷、内关、足三里、支沟、太冲、阳陵泉;若呃逆加内关、膈俞;若腹水加气海、三阴交、水道、阴陵泉。早期以针刺为主,晚期以艾灸为主。针刺以平补平泻法,留针15~20 min,每日1次,10~15 d为一疗程,休息3~5 d,再开始另一疗程。

(2)外敷药疗法:外用药物作用于体表,可使药性透过皮毛腠理,内达胆腑,调整机体阴阳偏性,祛除病邪。《理瀹骈文》谓:"外治之理,即内治之理,外治之药,亦即内治之药,所异者法耳。"对于肝癌右胁疼痛,或于右上腹触及癌块者,可用蟾蜍膏或琥珀止痛膏外敷,亦可用双柏散(含侧柏叶、大黄、黄柏等)调水蜜敷贴。而对于肝癌腹水,胀顶难忍,小便不利,可用鲜田螺肉200 g,生姜50 g,徐长卿及蚤休研粉各60 g,冰片5 g,冷水适量,捣烂外敷肚脐,有通利小便、逐水消胀的功效。

(二)西医治疗

肝癌治疗提倡多个学科和多种方法的综合治疗,而以治疗手段为基础的分科诊疗体制与实现有序规范的肝癌治疗之间存在一定矛盾。因此,肝癌诊疗须重视多学科诊疗团队(MDT)的模式,特别是对疑难复杂病例的诊治,避免单科治疗的局限性,促进多学科交流。合理治疗方法的选择需要有高级别循证医学证据的支持,但也需要同时考虑地区经济水平以及各医院医疗能力和条件的差异。

1.手术治疗 肝癌的外科治疗是肝癌患者获得长期生存最主要的手段,主要包括肝切除术和肝移植术。

(1)肝切除术:肝切除术的基本原则包括以下几点。①彻底性:完整切除肿瘤,切缘无肿瘤残留。②安全性:保留足够体积且有功能的肝组织(具有良好血供以及良好的血液和胆汁回流)以保证术后肝功能代偿,减少手术并发症,降低手术死亡率。

肝癌切除的适应证:①肝脏储备功能良好的Ⅰa期、Ⅰb期和Ⅱa期肝癌的首选治疗方式是手术切除;②对于Ⅱb期肝癌患者,如果肿瘤局限在同一段或同侧者,或可同时行术中射频消融处理切除范围外的病灶,即使肿瘤数目>3个,手术切除有可能获得比其他治疗方式更好的效果,因此也推荐手术切除,但需谨慎地进行术前多学科评估;③对于Ⅲa期肝癌,绝大多数不宜首选手术切除,而应接受以局部治疗和系统治疗为主的非手术治疗。

(2)肝移植术:肝移植是肝癌根治性治疗手段之一,尤其适用于肝功能失代偿、不适合手术切除及局部消融的早期肝癌患者。合适的肝癌肝移植适应证是提高肝癌肝移植疗效、保证宝贵的供肝资源得到公平合理应用、平衡有(或)无肿瘤患者预后差异的关键。推荐采用UCSF标准,即单个肿瘤直径≤6.5 cm;肿瘤数目≤3个,其中最大肿瘤直径≤4.5 cm,且肿瘤直径总和≤8.0 cm;无大血管侵犯。

2.介入治疗

(1)经动脉化疗栓塞术:经皮肝动脉栓塞化疗术(TACE)的适应证包括以下几点。①Ⅱb、Ⅲa和部分Ⅲb期肝癌患者,肝功能 Child-Pugh A/B 级,PS 评分 0~2 分;②门静脉主干未完全阻塞,或虽完全阻塞但门静脉代偿性侧支血管丰富或通过门静脉支架植入可以复通门静脉血流的肝癌患者;③肝动脉-门脉静分流造成门静脉高压出血的肝癌患者;④具有高危复发因素(包括肿瘤多发、合并肉眼或镜下癌栓、姑息性手术、术后 AFP 等肿瘤标志物未降至正常范围等)肝癌患者外科切除术后,DSA 可以早期发现残癌或复发灶,可采用辅助性 TACE 治疗,降低复发;⑤初始不可切除肝癌手术前的 TACE 治疗,可以实现转化,为手术切除、肝移植、消融创造机会;⑥肝移植等待期桥接治疗;⑦肝癌破裂患者。

(2)局部消融治疗:局部消融治疗适用于Ⅰa 期及部分Ⅰb 期肝癌(即单个肿瘤、直径≤5 cm;或 2~3 个肿瘤、最大直径≤3 cm);无血管、胆管和邻近器官侵犯以及远处转移,肝功能分级 Child-Pugh A/B 级者,可获得根治性的治疗效果。对于不适合手术切除的直径 3~7 cm 的单发肿瘤或多发肿瘤,可联合 TACE。

3.放射治疗 放射治疗分为外放疗和内放疗。外放疗是利用放疗设备产生的射线(光子或粒子)从体外对肿瘤照射。内放射治疗是肝癌局部治疗的一种方法,包括 ^{90}Y 微球疗法、^{131}I 单克隆抗体、放射性碘化油、^{125}I 粒子植入等。粒子植入技术包括组织间植入、门静脉植入、下腔静脉植入和胆道内植入,分别治疗肝内病灶、门静脉癌栓、下腔静脉癌栓和胆管内癌或癌栓。放射性氯化锶(^{89}Sr)发射出 β 射线,可用于靶向治疗肝癌骨转移病灶。

4.全身药物治疗 全身药物治疗(系统治疗)在中晚期肝癌的治疗过程中发挥着重要的作用。药物治疗可以控制疾病的进展,延长患者的生存时间。

(1)一线/二线靶向和免疫治疗:阿替利珠单抗联合贝伐珠单抗、信迪利单抗联合贝伐珠单抗、仑伐替尼、索拉非尼、FOLFOX4 方案系统化疗。二线治疗包括瑞戈非尼、替雷利珠单抗、阿帕替尼、卡瑞利珠单抗等。

(2)抗病毒治疗及其他保肝治疗:合并有 HBV 感染特别是病毒复制活跃的肝癌患者,口服核苷(酸)类似物。抗病毒治疗应贯穿治疗全过程。宜选择强效低耐药的药物如恩替卡韦、替诺福韦酯或丙酚替诺福韦等。对于 HCV 相关肝癌,如果有肝炎活动建议直接行抗病毒药物或聚乙二醇 α 干扰素联合利巴韦林抗病毒治疗。肝癌患者在自然病程中或治疗过程中可能会伴随肝功能异常,应及时适当地使用具有抗炎、降酶、抗氧化、解毒、利胆和肝细胞膜修复保护作用的保肝药物。

(3)对症支持治疗:对于晚期肝癌患者应给予最佳支持治疗,包括积极镇痛、纠正贫血、纠正低白蛋白血症、加强营养支持,控制合并糖尿病患者的血糖水平,处理腹水、黄疸、肝性脑病、消化道出血及肝肾综合征等并发症。针对有症状的骨转移患者,可使用双膦酸盐类药物。

【预后】

HCC 手术切除后、肝移植术后、消融术后以及系统治疗完全缓解后的复发转移是临床备受关注的问题,故所有患者术后都需要接受密切观察和随访。一般认为 HCC 复发的主要宿主因素包括:年龄>40 岁、男性、酗酒、基线高 AFP 水平、低血小板计数、低白蛋白水平、肝硬化、高 Child-Pugh 分级及初始肿瘤直径大等。而 HBV 相关 HCC 复发的主要病毒学因素为:血清高病毒载量和 HBeAg 阳性。术前基线血清 HBV DNA 高载量(>2 000 IU/mL,OR=22.3)是 HCC 术后复发的重要危险因素。一旦发现肿瘤复发,可以根据肿瘤复发的特征,选择再次手术切除、局部消融、TACE、放疗或药物系统治疗等,延长患者生存期。目前,有关监测、随访作用的资料有限,但是能够早期发现复发、转移可以使患者及时地接受治疗,从而有可能改善预后。

研究表明,肿瘤负荷评分(TBS)可以较好地预测肝癌患者的生存。TBS 是指肿瘤的最大径及肝脏肿瘤的数目两个变量,以肿瘤的最大径为 X 轴,肿瘤数目为 Y 轴,应用勾股定理来计算。TBS 是总生存的独立危险因素。TBS 每增加 1 分,患者的死亡风险增加 6%。研究认为,与其他连续的或二进制变量相比,TBS 模型具有最好的辨别能力和适用性。该模型包括肿瘤相关和肝功能相关的变量,进一步增加了其对生存预测的能力。

【健康教育】

1. 疾病随访　①血清 AFP 等肿瘤标志物:2 年之内每 3 个月检测一次,以后每 6 ~ 12 个月检测一次;肝移植患者至少每 3 个月随访一次(需要防止肝脏排斥反应)。②病毒载量(HBV-DNA 和 HCV-RNA),肝、肾功能检测:每 3 ~ 6 个月一次;肝炎病毒携带者需定期访视肝脏专科医师以制定抗病毒方案。③影像学检查:2 年之内,每 3 ~ 6 个月一次,可采用腹盆腔的动态增强 MRI/CT。

2. 疾病预防　一级预防"改水、防霉、防肝炎"的七字方针仍是我国当前肝癌一级预防的主要内容,也是防止肝癌发生的根本措施。特别是乙肝疫苗的应用为肝癌的有效预防提供了保障。二级预防即早期发现、早期诊断、早期治疗。通过在高危人群 HBsAg 阳性者中进行 AFP 和 B 超普查,可以发现亚临床肝癌,从而提高肝癌患者的治愈率。

3. 疾病调护　肝癌患者日常活动一定要缓慢,以防止外伤造成肿瘤破裂出血;饮食宜清淡,忌油腻,以防止加重肝脏负担;同时饮食还要少渣、易消化,以防止硬食划破曲张的食管胃底静脉丛而出现上消化道大出血;晚期患者要慎用化疗药、镇静剂及利尿剂等,以避免加重肝脏负担,诱发肝性脑病。

第十节　药物性肝损伤

药物性肝损伤(drug-induced liver injury,DILI)是指由各类药物及其代谢产物乃至辅料等所诱发的肝损伤,是一种最常见且严重的药物不良反应,可引起各种急、慢性肝病,导致肝衰竭甚至死亡。导致 DILI 的常见原因有非甾体抗炎药、抗感染药物、某些生物制剂和草药等。DILI 通常起病隐匿,临床表现没有特异性,目前国内外对药物性肝损伤的诊断也缺乏金标准。因此,DILI 是一个排他性的诊断。

中医学中虽并无药物性肝损伤的病名,但中国古代文献中常记载因辨证不准、用药不当等因素导致"胁痛""黄疸"等症,且根据其临床特点,可将 DILI 归属于中医"胁痛""黄疸""积聚"等范畴。

【病因病机】

(一)中医病因病机

DILI 的发生主要是用药不当引起,《类证治裁》曰:"大抵肝为刚脏,职司疏泄,用药不宜刚而宜柔,不宜伐而宜和。"如药物过刚或过伐可能导致肝损伤。中医认为,肝藏血,主疏泄,药毒随血入肝,受肝之疏泄,若先天禀赋异常,肝体已损,药毒郁积于肝,或药毒损害肝体,使其失于疏泄,致气机郁滞,胁肋为肝经所布,则胁痛;肝郁脾虚,脾失健运,则纳差、恶心;脾虚水湿失运,湿阻蕴热,蒸于皮肤,则皮疹、皮肤瘙痒;熏蒸肝胆,胆汁不循常道,泛溢肌肤,则黄疸;日久化瘀,则成积聚。药毒以及其本身情志不调,病后体虚,阴阳气血失调,导致肝气郁结、肝失调达、湿热蕴结、肝失疏泄、瘀血停滞、经络受阻,肝阴不足、络脉失养等多种病机变化,最终导致药物性肝损伤的发生,且药物性肝损伤的形成及演变均与人体正气的强弱有关。如清代沈金鳌《杂病源流犀烛·积聚癥瘕痃癖痞源流》云:"壮盛之人,必无积聚。必其人正气不足,邪气留着,而后患此。"

DILI 的病位主要在肝胆,与脾胃关系密切,久则涉肾。病性为本虚标实。本病的病理因素有湿热、气滞、血瘀等,其间又交错复杂,互相影响,最终影响气血津液运行,阴阳气血失调并损伤人体正气。

(二)西医病因及发病机制

DILI 发病机制十分复杂,往往是多种机制先后或共同作用的结果,迄今尚未充分阐明。药物及其代谢物可直接损伤或通过免疫机制造成肝损伤,目前认为药物所致的肝损伤取决于两方面的因素,一方面是药物及其活性代谢产物本身对肝细胞主要结构产生直接毒性作用;另一方面是机体对药物的特异质反应,而遗传因素、年龄、性别、免疫因素、基础疾病等均可影响其特异质反应。

1.中毒性肝损伤 引起肝损伤主要是由于药物通过细胞色素 P450 酶系代谢产生的毒性产物,如亲电子基、自由基等,与肝内大分子物质(如蛋白质、核酸等)共价结合,改变细胞膜流动及通透性,破坏离子梯度,甚至诱发免疫损伤,使细胞结构和功能破坏,最终导致肝细胞坏死、凋亡。通常在应用治疗量时,药物产生的亲电子基、自由基等有害活性产物可通过谷胱甘肽结合、环氧化物水解和苯醌降解失活,但当药物过量时,该失活过程不能代偿,从而导致肝细胞的损伤,这种损伤通常可以预测,其严重程度通常与药物剂量有关,且具有相对稳定的潜伏期。常见药物有异烟肼、对乙酰氨基酚等。

2.免疫介导性肝损伤 有些药物虽然无明显毒性,但药物或药物活性代谢产物可与内源性蛋白共价结合形成免疫复合物,从而诱发细胞免疫或体液免疫,最终导致免疫性肝细胞损伤。通常情况下,机体对药物及其代谢产物与内源性蛋白共价结合形成的免疫复合物具有免疫耐受性,但当肝细胞被破坏或出现炎症反应时,免疫复合物被释放至细胞外,形成特异性抗体或诱导机体相应地活化 T 淋巴细胞增殖,从而引起肝损伤。这种肝细胞损伤不具有可预见性,通常与遗传因素及特异质有密切关系,而与所用药物剂量无关。常见药物有氟烷类麻醉药等。

【临床表现】

大多数 DILI 患者并无症状,只有通过实验室检查才能发现。部分 DILI 患者可有低热、厌食、恶心、呕吐、右上腹疼痛、黄疸、白陶土样便或尿色加深等表现,胆汁淤积患者可能伴有瘙痒,严重者可发展为肾衰竭或肝性脑病。慢性 DILI 患者可能会继续发展为肝纤维化或肝硬化。DILI 患者还可出现超敏反应的症状及体征,如发热、皮疹、嗜酸性细胞增多等多种临床表现。

急性 DILI 临床表现多为身困乏力、食欲缺乏、脘腹胀满、恶心、呕吐、胁痛、身目黄染等症状,慢性肝损伤可表现为肝大、肝掌、蜘蛛痣等体征。

【实验室及其他检查】

1.实验室检查 多数 DILI 患者的血常规较基线并无明显改变。过敏特异质患者可能会出现嗜酸性粒细胞增高(>5%)。需注意基础疾病对患者血常规的影响。

血清 ALT、ALP、GGT 和 TBil 等改变是目前判断是否有肝损伤和诊断 DILI 的主要实验室指标。血清 ALT 的上升较 AST 对诊断 DILI 意义可能更大,其敏感性较高,而特异性相对较低,一些急性 DILI 患者 ALT 可高达正常值上限 100 倍以上,但也应注意某些 DILI 未必出现血清 ALT 显著上升,如 50%服用"他克林"的患者可表现为 ALT 轻度升高,通常不进展为更严重的肝损伤。

对于 ALP 升高,应除外生长发育期儿童和骨病患者的非肝源性 ALP 升高。血清 GGT 对胆汁淤积型/混合型 DILI 的诊断灵敏性和特异性可能不低于 ALP。

血清 TBil 升高、白蛋白水平降低和凝血功能下降均提示肝损伤较重。其中,血清白蛋白水平下降需除外肾病和营养不良等病因,凝血功能下降需除外血液系疾病等病因。通常以凝血酶原时间国际标准化比值(INR)≥1.5 判断为凝血功能下降,也可参考凝血酶原活动度(PTA)等指标加以判断。

2.影像学检查 急性 DILI 患者,肝脏超声多无明显改变或仅有轻度肿大。药物性 ALF 患者可出现肝脏体积缩小。少数慢性 DILI 患者可有肝硬化、脾脏肿大和门静脉内径扩大等影像学表现,肝内外胆道通常无明显扩张。影像学对 SOS/VOD 的诊断有较大价值,CT 平扫见肝大,增强的门静脉期可见地图状改变(肝脏密度不均匀,呈斑片状)、肝静脉显示不清、腹水等。超声、CT 或 MRI 等常规影像学检查和必要的逆行胰胆管造影对鉴别胆汁淤积型 DILI 与胆道病变或胰胆管恶性肿瘤等有重要价值。

3.新的 DILI 生物标志物 理想的 DILI 生物标志物应有助于判断亚临床 DILI,提高临床 DILI 的诊断率,区分 DILI 的严重程度,鉴别适应性和进展性 DILI,帮助判断 DILI 的预后等。目前临床常用指标为血清 ALT、ALP、TBil 以及 INR,尽管可帮助判断 DILI 严重程度及预后,但对 DILI 诊断缺乏特异性。

近年报道多种新的与 DILI 相关的血清学、生物化学和组织学生物标志物,如与细胞凋亡相关的细胞角蛋白 18 片段(CK-18Fr)、可溶性 Fas 和 FasL(sFas/sFasL)、可溶性 TNF-α 和 TNF 受体(sTNF-α/sTNFR),以及可溶性 TNF 相关性凋亡诱导性配体(sTRAIL);与细胞坏死相关的如全长 CK-18(CK-18FL)、高迁移率族 B1 蛋白(HMGB1)、miR-122 等微小 RNA;线粒体特异性生物标志物;针对 CYPs 等药物代谢酶的循环自身抗体;反映胆汁淤积的生物标志物;反映对 DILI 易感性的遗传学生物标志物,如 HLA、药物代谢酶和药物转运蛋白等的基因多态性。但上述标志物对 DILI 诊断均缺乏特异性,临床应用价值尚需广泛验证。目前发现吡咯-蛋白加合物是诊断土三七引起 SOS/VOD 的重要生物标志物,APAP 有毒代谢产物 N-乙酰基-对-苯醌亚胺(NAPQI)和 APAP-蛋白加合物是诊断 APAP-DILI 的特异性生物标志物。

4.病理组织学检查 经临床和实验室检查仍不能确诊 DILI 或需进行鉴别诊断时,行肝活检病理组织学检查有助于进一步明确诊断和评估病损程度。

【诊断与鉴别诊断】

当前,DILI 的诊断仍属排他性诊断。首先要确认存在肝损伤,其次排除其他肝病,再通过因果关系评估来确定肝损伤与可疑药物的相关程度。

(一)诊断

1.DILI 发病时间差异很大,与用药的关联常较隐蔽,缺乏特异性诊断标志物。因此全面细致地追溯可疑药物应用史和除外其他肝损伤病因,对于建立 DILI 诊断至关重要。

2.当有基础肝病或多种肝损伤病因存在时,叠加的 DILI 易被误认为原有肝病的发作或加重,或其他原因引起的肝损伤。DILI 患者中既往有肝病史者超过 6%;而既往有肝病史的患者约 1% 可出现 DILI。如 HBV 或 HCV 感染者合并炎症性肠病(IBD)应用免疫抑制剂治疗易发生肝损伤,往往很难鉴定是由免疫抑制治疗导致病毒激活,还是 IBD 合并的自身免疫性肝损伤,或由于免疫抑制药物导致的 DILI,甚或这 3 种情况同时发生。因此,当存在多种可能病因时,仔细甄别肝损伤的最可能原因非常重要。有研究认为发生在已有肝病基础上的 DILI 发病率和严重程度均可能被低估。

3.鉴于部分患者表现为药物性自限性轻度肝损伤(适应),此后可自行完全恢复。为避免不必要的停药,国际严重不良反应协会(iSAEC)于 2011 年将 DILI 的生物化学诊断标准建议调整为出现以下任一情况:①ALT≥5×ULN;②ALP≥2×ULN,特别是伴有 5′-核苷酸酶或 GGT 升高且排除骨病引起的 ALP 升高;③ALT≥3×ULN 且 TBil≥2 ULN。需要指出,此非 DILI 的临床诊断标准,而主要是对治疗决策更具参考意义。

4.下列情况应考虑肝组织活检 ①经临床和实验室检查仍不能确诊 DILI,尤其是 AIH 仍不能排除时;②停用可疑药物后,肝脏生物化学指标仍持续上升或出现肝功能恶化的其他迹象;③停用可疑药物 1~3 个月,肝脏生物化学指标未降至峰值的 50% 或更低;④怀疑慢性 DILI 或伴有其他慢性肝病时;⑤长期使用某些可能导致肝纤维化的药物,如甲氨蝶呤等。

(二)鉴别诊断

1.与肝胆疾病的鉴别 DILI 临床表型复杂,几乎涵盖目前已知的所有急性、亚急性、慢性肝损伤表型。排除其他肝病对建立 DILI 诊断有重要意义。为此,需通过细致的病史询问、症状、体征和病程特点、病原学检查、生物化学异常模式、影像学乃至病理组织学检查等,与各型病毒性肝炎(特别是散发性戊型肝炎)、NAFLD、酒精性肝病、AIH、PBC、肝豆状核变性、α_1 抗胰蛋白酶缺乏症、血色病等各类肝胆疾病相鉴别。

对于应用化学治疗药物或免疫抑制药物且合并 HBV 或 HCV 标志物阳性的患者,若出现肝功能异常或肝损伤加重,应注意鉴别是 HBV 或 HCV 再激活,还是化学治疗或免疫抑制药物所致的肝损伤,亦或两者兼而有之。对正在接受 ART 的 AIDS 患者,若合并 HBV 或 HCV 标志物阳性且出现肝损伤,也应注意 ART 所致肝损伤与肝炎病毒复制再激活所致肝损伤之间的鉴别。

此外还应排除感染、中毒、心力衰竭、低血压或休克、血管闭塞以及肺功能不全等引起的全身组织器官缺氧性损伤。需注意 SOS/VOD 可以"腹水"为首发临床表现。

2.与 AIH 等的鉴别 少数 DILI 患者因临床表现与经典 AIH 相似,可出现相关自身抗体阳性,临床较难与经典 AIH 鉴别。下列 3 种情况需特别注意:①在 AIH 基础上出现 DILI;②药物诱导的 AIH(DIAIH);③自身免疫性肝炎样的 DILI(AL-DILI)。AL-DILI 最多见,是指肝损伤同时伴有血清免疫球蛋白显著升高,抗核抗体(ANA)、抗平滑肌抗体(SMA)、抗肝肾微粒体抗体-1(LKM-1)阳性,偶见抗线粒体抗体(AMA)阳性,往往呈慢性病程,表现为 AIH 样症状,但急性发作也可致肝功能衰竭,对糖皮质激素应答良好且停药后不易复发,支持 AL-DILI 的诊断。肝组织学同样也为鉴别 AL-DILI 和经典 AIH 的主要手段之一,AIH 特征性组织学表现包括浆细胞浸润、肝细胞呈"玫瑰花环"样改变,以及淋巴细胞穿入现象;而汇管区中性粒细胞和嗜酸性粒细胞浸润及肝细胞胆汁淤积等更多见于 AL-DILI。

对初次发病、用药史明确、自身免疫特征明显而不能确诊者,在停用可疑药物后,可考虑糖皮质激素治疗,病情缓解后逐渐减量直至停药;随访过程中如无复发迹象则支持 DILI 诊断,若未再次用药而病情复发则多可诊断为 AIH。

【治疗】

(一)中医治疗

1.中医辨证论治

(1)肝郁脾虚证

[主症]倦怠乏力,胁肋胀闷不适,纳呆腹胀,大便稀溏或溏结不调。舌淡红,苔白腻,脉弦细。

[次症]情志不舒,善叹息或急躁易怒,食欲缺乏。

[治法]培土疏肝。

[方药]逍遥散、柴胡疏肝散、柴芍六君汤等加减。

[药物]柴胡、白术、当归、茯苓、薄荷、白芍、垂盆草等。

[加减]腹胀者,加木香、厚朴;便溏者,去当归,加山药、猪苓;情绪不畅者,加佛手、陈皮、郁金。

[中成药]逍遥丸、肝爽颗粒、护肝片、肝苏片、齐墩果酸片等。

（2）湿热黄疸证

[主症]身目黄染，单侧或双侧胁肋疼痛，烦热，口干口苦，脘腹胀满，小便黄赤。舌质红，苔黄腻或黄燥，脉滑数或弦数。

[次症]乏力，纳差，恶心欲吐，大便不爽，脘闷不舒。

[治法]清热通腑，利湿退黄

[方药]茵陈蒿汤、甘露消毒饮等。

[药物]茵陈、栀子、大黄、金钱草、垂盆草、藿香、黄芩、黄连、滑石等。

[加减]口苦者，加丹皮、夏枯草等；黄疸者，加黄柏，加大茵陈量等；大便黏滞不爽者，加黄柏、茯苓、泽泻等。

[中成药]益肝灵片、当飞利肝宁胶囊、八宝丹等。

（3）气滞血瘀证

[主症]胁肋胀痛或刺痛，脘痞腹胀，纳差，恶心，嗳气。舌质紫暗或有瘀斑、瘀点，脉弦涩。

[次症]面色晦暗，肌肤甲错，急躁易怒，肝脾大，肝掌，蜘蛛痣。

[治法]疏肝理气，活血化瘀。

[方药]膈下逐瘀汤、丹参饮等加减。

[药物]当归、桃仁、红花、鸡骨草、五味子、赤芍、丹参、鳖甲等。

[加减]肝区刺痛者，加五灵脂、延胡索、三七等；脾大者，加三棱、莪术、䗪虫等。

[中成药]扶正化瘀胶囊、大黄蛰虫丸、鳖甲煎丸等。

（4）寒湿瘀阻证

[主症]身目黄染，其色晦暗，或畏寒肢冷，脘闷腹胀，口淡不欲饮，纳呆，便溏。舌苔白或白腻，脉濡缓或沉迟。

[次症]神疲乏力，胁肋疼痛，头身困重，恶心呕吐，小便清长。

[治法]温中化湿，祛瘀退黄。

[方药]茵陈五苓散、参苓白术散加减。

[药物]茵陈、茯苓、猪苓、泽泻、桂枝、白术等。

[加减]恶心呕吐者，加竹茹、生姜等；胸腹胀满者，加苍术、厚朴、半夏等。

[中成药]参苓白术颗粒等。

（5）肝肾阴虚证

[主症]胁肋隐痛，或腰腿酸痛，口干咽燥，心中烦热。舌红，少苔，脉弦细数。

[次症]头晕目眩，耳鸣，两目干涩，失眠多梦，小便短赤或夜尿频多，大便干结，男子遗精女子月经量少。

[治法]滋补肝肾。

[方药]一贯煎、六味地黄汤等。

[药物]生地黄、北沙参、麦冬、玄参、枸杞子、五味子等。

[加减]肝区隐痛者，加当归、白芍等；头晕目眩者，加菊花、女贞子、熟地黄等；大便干结者，加黄柏、知母等。

[中成药]六味地黄丸、六味五灵片、肝加欣胶、益肝宁冲剂等。

2. 名医经验方

（1）张国梁教授认为肝脾同调对于防治 DILI 是关键要素，选用小柴胡汤作为基础方。小柴胡汤：柴胡根 15 g，黄芩 12 g，人参 10 g，半夏 12 g，甘草 10 g，生姜 12 g，大枣 10 g。加减：若患者症见胁肋胀痛、乏力、纳差、口苦，舌苔白，脉弦，治疗上以疏肝健脾为主，可加用香附 15 g、枳壳 15 g、白芍

12 g、川芎 15 g、茯苓 20 g、白术 20 g;若患者症见身目发黄、腹部胀闷、食欲减退、恶心呕吐,舌苔厚腻,脉濡数,治疗上以清热利湿为主,可加用茵陈 30 g、黄柏 20 g、泽泻 15 g、薏苡仁 15 g、藿香 10 g、陈皮 15 g、车前子 12 g;若患者症见胁肋刺痛、面容晦暗发黄、高热、烦躁,舌质紫暗,脉沉涩,治疗上以化瘀解毒为主,可加用玄参 12 g、牡丹皮 15 g、当归 15 g、桃仁 10 g、延胡索 15 g。

(2)王国玮教授在临床上以解毒凉血利湿、益气养阴扶正为主治疗药物性肝损伤。治疗上以茵陈蒿汤为主方辨证加减,合生脉饮,加黄芪补气、蒲公英、板蓝根、小蓟、白茅根、丹参、金钱草、车前子等解毒凉血祛湿。

(3)汪承柏经验认为应用行气活血法治疗后期黄疸型药物性肝损伤患者,基于"久病入络""病久必瘀"之理论,加赤芍、三棱、莪术、桃仁、红花行气活血之组方,有良好疗效。

(4)胡广银等选用柴胡、郁金、香附、川芎、炒白术、茯苓等药疏肝健脾,用于化疗药物引起的药物性肝损伤,取得较好效果。

(5)彭海燕等总结老中医邹良材的经验方(黑料豆、路路通、楮实子、泽兰),以其补益肝肾、解毒排毒作用,对药物性肝损伤起到显著治疗作用。

(6)张奕奕等采用刘豨逍遥五苓汤治疗药物性肝损伤,获效良好。处方如下:刘寄奴 10 g,豨莶草 20 g,柴胡 10 g,当归 12 g,赤芍 20 g,白术 15 g,茯苓 15 g,茵陈 15 g,泽泻 12 g,香附 10 g,郁金 10 g,麦芽 20 g。

(7)牛学恩教授根据"经气如轮,中气如轴"理论,以"清热祛湿、健脾和胃、解毒调肝"为治疗大法,选方元滑苓甘汤治疗药物性肝损伤,临证每获良效。根据辨证选用元滑苓甘汤为基础方灵活运用。组方:元明粉 10 g,滑石 10 g,茯苓 8 g,甘草 6 g,大麦 6 g。

(8)赵文霞教授以养血柔肝法治疗药物性肝损伤临床疗效满意。方药:当归 10 g,白芍 15 g,五味子 15 g,垂盆草 15 g,茵陈 15 g,栀子 10 g,大黄 5 g,茯苓 15 g,山豆根 9 g,郁金 10 g,金钱草 15 g,柴胡 6 g,鸡内金 10 g,炒麦芽 15 g。

(9)常占杰教授在药物性肝损伤的治疗中以脾胃虚弱为辨证中心,强调未病先防、既病防变的治未病理念,在治疗中注重脾胃阳气,时时顾护胃气,故治疗中以益脾养肝为法。初期治以清热利湿、疏肝理气,即便是湿热内蕴,脾胃虚弱者,少佐以健脾益气之味,仍要注意湿热伤阴的问题;后期需顾护阴津、温通气血。早期以清热化湿为要,以茵陈蒿汤为基础方,常用药:茵陈 20～60 g,大黄 6～10 g,栀子 6～12 g,苍术 10～20 g,陈皮 10～20 g,厚朴 10～15 g,甘草 6～10 g。若湿热偏胜者,配合六一散,清利湿邪。若湿热困阻脾胃,黄疸较盛者,配伍平胃散,清热燥湿,宣展中焦气机,运脾化湿。若湿热困阻,肺气不宣者,配以三仁汤,宣上、畅中、渗下,上下分消。脾胃虚弱,湿热阻滞,犯及肝络,胁肋部疼痛者,以平胃散、小柴胡汤加减调治,燥湿理气。湿热重者,加茯苓、猪苓、白茅根以利湿。中后期以益脾养肝为法,常教授以黄芪四君子汤合当归补血汤或归芪建中汤,常用药物:炙黄芪 30～60 g,党参 10～20 g,炒白术 10～15 g,茯苓 10～30 g,当归 10～20 g,桂枝 6～15 g,炒麦芽 20～30 g,莱菔子 10～20 g,升麻 6～15 g,葛根 10～20 g,灵芝 20～40 g,炒白芍 10～20 g,炙甘草 10～15 g。脾阳虚损较盛者,予以少量桂枝、生姜,温建中阳,鼓舞脾阳升腾,甚则以少量干姜、肉桂、淫羊藿,启肾阳以温脾阳。若脾胃湿热内阻,口中黏腻,口苦口臭者,加佩兰、薄荷、藿香,芳香醒脾,化湿和胃,或加少量黄连清热燥湿,然不可过剂。若脾虚气滞腹胀甚者,在莱菔子理气消胀的基础上,加柴胡、厚朴、枳壳、青皮、陈皮,疏理中焦气机,或配伍香而不燥的佛手、香橼,辛香理气而不耗伐肝阴。脾虚湿停而腹泻者,加猪苓、白茅根、薏苡仁,健脾利湿,苍术易白术,运脾化湿,仍不止者,加金樱子、补骨脂、五味子、乌梅收涩止利,防止久利伤阴。若大便干结者,加火麻仁、肉苁蓉,润肠通便。若肝阴不足,口干、眼目干涩者,加枸杞、黄精,益精养肝。若胁肋部隐痛不休者,加生地黄、山药、麦冬,滋阴柔肝,和营止痛,切不可过于滋腻,以免阻碍胃气之升发。若胃阴虚、脾阴虚者,加山药、石斛、玉竹等,益胃养阴。后期治疗中在益脾养肝的基础上加温通气血、活血化瘀之品,常用川芎、刘寄奴、当归、泽兰、姜黄、水蛭,忌用破血逐瘀之桃仁、三棱、莪术、穿山甲等,以免耗伐气血。

（二）西医治疗

DILI 的基本治疗原则是:①及时停用可疑肝损伤药物,尽量避免再次使用可疑或同类药物;②应充分权衡停药引起原发病进展和继续用药导致肝损伤加重的风险;③根据 DILI 的临床类型选用适当的药物治疗;④ALF/SALF 等重症患者必要时可考虑紧急肝移植。

目前无证据显示 2 种或以上抗炎保肝药物对 DILI 有更好的疗效,因此尚不推荐 2 种或以上抗炎保肝药物联用。在抗结核治疗等 DILI 发生风险相对高的治疗中,目前也无确切证据表明预防性应用抗炎保肝药物可减少 DILI 的发生,但应在用药期间,特别是用药的前 3 个月加强生物化学检测,及时发现肝损并给予合理的治疗。

1. 停药　及时停用可疑的肝损伤药物是最为重要的治疗措施。怀疑 DILI 诊断后立即停药,约 95% 患者可自行改善甚至痊愈;少数发展为慢性,极少数进展为 ALF/SALF。有报道,肝细胞损伤型恢复时间约（3.3±3.1）周,胆汁淤积型约（6.6±4.2）周。

由于机体对药物肝毒性的适应性在人群中比较普遍,ALT 和 AST 的暂时性波动很常见,真正进展为严重 DILI 和 ALF 的情况相对少见,所以多数情况下血清 ALT 或 AST 升高 ≥3×ULN 而无症状者并非立即停药的指征;但出现 TBil 和（或）INR 升高等肝脏明显受损的情况时,若继续用药则有诱发 ALF/SALF 的危险。

美国 FDA 于 2013 年制定了药物临床试验中出现 DILI 的停药原则。出现下列情况之一应考虑停用肝损伤药物:①血清 ALT 或 AST>8×ULN;②ALT 或 AST>5×ULN,持续 2 周;③ALT 或 AST>3×ULN,且 TBil>2×ULN 或 INR>1.5;④ALT 或 AST>3×ULN,伴逐渐加重的疲劳、恶心、呕吐、右上腹疼痛或压痛、发热、皮疹和（或）嗜酸性粒细胞增多（>5%）。上述原则适用对象为药物临床试验受试者,且有待前瞻性系统评估,因此在临床实践中仅供参考。

对固有型 DILI,在原发疾病必须治疗而无其他替代治疗手段时可酌情减少剂量。

2. 药物治疗　重型患者可选用 N-乙酰半胱氨酸（NAC）。NAC 可清除多种自由基,临床越早应用效果越好。治疗过程中应严格控制给药速度,以防不良反应。NAC 是 2004 年被美国 FDA 批准用来治疗 APAP 引起的固有型 DILI 的唯一解毒药物。美国 ALF 研究小组 8 年 24 个中心 173 例非 APAP 所致 ALF 患者的前瞻性对照研究显示,NAC 可提高早期无肝移植患者的生存率。2011 年美国肝病学会（AASLD）ALF 指南推荐 NAC 用于药物及毒蕈引起的 ALF 的治疗。2014 年 ACG 的 IDILI 临床诊治指南推荐应用 NAC 治疗早期 ALF 患者。因在儿童非 APAP 引起的 ALF 随机对照治疗研究中结果不一致,故不建议 NAC 用于儿童非 APAP 所致药物性 ALF 的治疗,尤其是 0~2 岁的患儿。

糖皮质激素对 DILI 的疗效尚缺乏随机对照研究,应严格掌握治疗适应证,宜用于超敏或自身免疫征象明显且停用肝损伤药物后生物化学指标改善不明显甚或继续恶化的患者,并应充分权衡治疗收益和可能的不良反应。

由于在注册的随机对照研究中可较好地降低 DILI 患者的 ALT 水平,我国 CFDA 最近批准增加急性 DILI 为异甘草酸镁的治疗适应证,可用于治疗 ALT 明显升高的急性肝细胞型或混合型 DILI。

有经验表明,轻-中度肝细胞损伤型和混合型 DILI,炎症较重者可试用双环醇和甘草酸制剂;炎症较轻者可试用水飞蓟素。胆汁淤积型 DILI 可选用熊去氧胆酸（UDCA）。有报道腺苷蛋氨酸（SAMe）治疗胆汁淤积型 DILI 有效。上述药物的确切疗效有待严格的前瞻性随机对照研究加以证实。

对 SOS/VOD 早期应用低分子量肝素等抗凝治疗有一定效果。妊娠期 DILI 的治疗,除了停用肝损伤药物外,还应关注妊娠结局的改善,注意预防早产,加强胎儿监护以把握终止妊娠时机。

3.肝移植 对出现肝性脑病和严重凝血功能障碍的 ALF/SALF,以及失代偿性肝硬化,可考虑肝移植。

【预后】

急性 DILI 患者大多预后良好。慢性 DILI 的预后总体上好于组织学类型相似的非药物性慢性肝损伤。胆汁淤积型 DILI 一般在停药 3 个月至 3 年恢复;少数患者病情迁延,最终可出现严重的胆管消失及胆汁淤积性肝硬化,预后不良。韩国一项回顾性研究提示,213 例 DILI 患者其 30 d 短期预后不良的比例高达 13.1%,终末期肝病模型评分(MELD)和血红蛋白水平是患者短期预后的独立预测指标,而入院时肝损伤的临床类型(肝细胞损伤型、混合型或胆汁淤积型)与 30 d 短期预后的关系不大。

药物性 ALF/SALF 病死率高。美国 DILIN 多中心、前瞻性、大型队列研究初步结果显示,660 例药物相关性肝损伤成年患者,发病 6 个月内有 30 例患者接受了肝移植,32 例患者死亡,死亡病例中约 53% 与严重肝损伤直接相关。美国 ALF 研究小组收集的 133 例药物性 ALF 患者中,3 周内未行肝移植者生存率仅为 23%,接受肝移植者生存率为 42%。

Hy's 法则对判断 DILI 预后有重要参考价值。其核心内容是:若一种药物在临床Ⅲ期试验中有患者出现血清 ALT 或 AST>3×ULN 和 TBil>2×ULN 的肝细胞性黄疸,则约 10% 可发展为 ALF。在临床试验数据库中发现 1 例 Hy's 法则案例是令人担心的,如出现 2 例就强烈提示该药在扩大人群的应用中可能引起严重的 DILI 问题。地来洛尔临床试验中,1 000 个受试者中出现了 2 例符合 Hy's 法则的案例,因此未获美国 FDA 批准;后该药在葡萄牙上市,发现存在致命性肝损伤。他索沙坦临床试验中,因出现 1 例 Hy's 案例而被要求上市前提供更多安全性数据,最终被放弃。新近欧美一项多中心、大样本研究显示,R 或 NR>5 对预测 DILI 的临床分型和重型 DILI 均有较大帮助。

【健康教育】

1.停用导致本次肝损伤的药物,如同时合并其他疾病必须使用药物时,应在专科医师密切观察下酌情使用。采取综合性治疗,以休息、营养为主,辅以适当的药物治疗。

2.急性期患者以卧床休息为主,随着症状的减轻及病情的好转,可适当活动。

3.合理搭配饮食。一般采用低脂、易消化、高热量、富营养的饮食,根据患者的不同情况进行适当调整,勿进食生、冷、硬食物。胡萝卜、大蒜、菠菜、西兰花、包菜、空心菜、木耳、荠菜、蘑菇、百合等蔬菜营养丰富,可滋补肝脏,建议适量食用。

4.调畅情绪,避免情绪波动,宜安静卧床,避免剧烈体育运动及重体力劳动。现代社会竞争压力大,人们容易悲观、愤怒、焦虑、抑郁,这些负面情绪都很伤肝。中医认为,容易生闷气的人常肝气郁结,易怒者则会肝气横逆、肝阳上亢,这两类不良情绪都会伤肝。

5.药膳饮食调治:如茵陈粳米粥(茵陈、粳米各 60 g);百合绿豆粥(百合、绿豆各 100 g 熬成粥)。

6.保护眼睛。中医上讲,肝藏血、开窍于目,眼睛的健康与肝脏功能息息相关。长期使用电脑、看电视、看手机或者长时间看书,都会造成用眼过度。"久视伤血",很容易使肝血不足。对于需要长时间面对电脑工作的人来说,工作一段时间后,应适当休息一下眼睛,可以通过闭目养神、远眺、做眼保健操等方式缓解视觉疲劳,从而达到养肝的目的。

7.注意有无出血倾向,避免碰撞、损伤;不用手挖鼻、用牙签剔牙,不用硬牙刷刷牙,以免诱发出血;及时修剪指甲,防止皮肤破损。

8.避免各种促进或诱发药物性肝损伤的因素,如嗜酒者或饮酒后服药、苯巴比妥或氯丙嗪类药物同时服用。

第十一节 肝衰竭

肝衰竭是多种因素引起的严重肝脏损害,导致合成、解毒、代谢和生物转化功能严重障碍或失代偿,出现以黄疸、凝血功能障碍、肝肾综合征、肝性脑病、腹水等为主要表现的一组临床症候群。

肝衰竭是现代医学病名,属于中医"急黄""瘟黄"等范畴,《诸病源候论·黄疸诸候·急黄候》中记载"脾胃有热,谷气郁蒸,因为热毒所加,故卒然发黄,心满气喘,命在顷刻,故云急黄也"。

【病因病机】

(一)中医病因病机

1.病因 本病的病因主要为感受外邪、湿邪中阻;情志不畅;饮食不节、烟酒无度;以及禀赋不足、脾胃郁热等。

2.病位 在肝,与肾、脾、大肠等脏腑功能失调密切相关。

3.病机 多属于"正虚邪实",基本病机集中在"毒、热、湿、虚、瘀"等几方面。医圣张仲景在《金匮要略·黄疸病》中曰"黄家所得,从湿得之",可见其认为湿邪是导致本病发生的关键因素。唐代孙思邈则在《千金要方》有"内瘀所致发黄"之说。宋代朱肱认为瘀血致黄和湿热致黄为主要病机。

(二)西医病因及发病机制

肝衰竭的发病机制非常复杂,并且多种因素可相互影响,具体机制尚不十分清楚。目前认为造成肝衰竭的机制主要包括两方面:一是各种因素对肝细胞的直接损伤,如药物、病毒等对肝细胞的直接破坏作用,造成肝细胞不同程度坏死;另一种则为免疫机制,例如通过细胞因子或内毒素等介导的免疫损伤。在我国引起肝衰竭的主要病因是肝炎病毒(尤其是HBV),其次是药物及肝毒性物质(如酒精、化学制剂等)。儿童肝衰竭还可见于遗传代谢性疾病。肝衰竭的常见病因见表2-4。

表2-4 肝衰竭的常见病因

病因	常见分类
肝炎病毒	甲型、乙型、丙型、丁型、戊型肝炎病毒(HAV、HBV、HCV、HDV、HEV)
其他病毒	巨细胞病毒(CMV)、EB病毒(EBV)、肠道病毒、疱疹病毒、黄热病毒等
药物	对乙酰氨基酚、抗结核药物、抗肿瘤药物、部分中草药、抗风湿病药物、抗代谢药物等
肝毒性物质	酒精、毒蕈、有毒的化学物质等
细菌及寄生虫等	严重或持续感染(如脓毒症、血吸虫病等)
肝脏其他疾病	肝脏肿瘤、肝脏手术、妊娠急性脂肪肝、自身免疫性肝病肝移植术后等
胆道疾病	先天性胆道闭锁、胆汁淤积性肝病等
代谢异常	肝豆状核变性、遗传性糖代谢障碍等
循环衰竭	缺血缺氧、休克、充血性心力衰竭等
其他	创伤、热射病等
原因不明	-

注:"-"无相关数据。

【临床表现】

极度乏力、严重消化道症状（腹痛、腹胀、恶心、食欲缺乏、呕吐）、皮肤黏膜黄染进行性加深、尿色进行性加深、严重凝血功能障碍（皮肤黏膜出血、鼻出血、牙龈出血、消化道出血、尿道出血等）为主要共同临床特点，还可有低热、各种并发症相应的表现等，具体临床表现因肝衰竭的不同分类存在一定差异。

1. 急性肝衰竭　急性起病，2 周内出现 Ⅱ 度及以上肝性脑病（表现为性格改变、行为异常、精神错乱、意识模糊、睡眠障碍、定向力和理解力减低等）。

2. 亚急性肝衰竭　起病较急，发病期限为 15 d 至 26 周，除症状体征与急性肝衰竭相同特点外，黄疸迅速加深，由于疾病的病程延长，各种并发症的发生率增加，如腹水、腹腔感染、肝性脑病等，患者会出现腹胀、浮肿、意识障碍。诊断上也分为腹水型或脑病型。

3. 慢加急性（亚急性）肝衰竭　既往有慢性肝病表现，短期内发生急性或亚急性肝功能失代偿表现，临床症状比急性肝炎起病要重。

4. 慢性肝衰竭　在肝硬化基础上，肝功能进行性减退和失代偿，存在凝血功能障碍，有腹水、消化道出血、肝性脑病等各种并发症表现。

【实验室及其他检查】

1. 血清胆红素　血清总胆红素一般均超过 171.0 μmol/L（10 mg/dL），平均每天增长 17.1 μmol/L（1 mg/dL）或更多，以直接胆红素升高为主。

2. 酶胆分离　重症肝病丙氨酸转氨酶（ALT）及谷草转氨酶（AST）显著下降，与胆红素上升呈分离现象，即"酶胆分离"。因丙氨酸转氨酶主要分布于肝细胞浆内，轻症肝炎或某些肝病患者，细胞膜通透性改变，胞浆内的酶释放入血，丙氨酸转氨酶升高；当肝细胞受到严重损伤时，线粒体也受累，血中丙氨酸转氨酶则降低。谷草转氨酶分布于肝细胞浆及线粒体内，人体患急性肝炎时释入血中，但失活较快，故较丙氨酸转氨酶值低；而线粒体遭破坏后，谷草转氨酶释出进入血液循环，血中浓度增高且大于谷丙转氨酶，改变了丙氨酸转氨酶与谷草转氨酶比值，故监测丙氨酸转氨酶/谷草转氨酶对判断肝细胞损伤有重要意义，比值减小表示肝细胞严重坏死，预后不良。

3. 血氨基酸测定　支/芳氨基酸比值正常时其摩尔比为（3∶1）～（4∶1），重症肝炎者降至（1∶1）～（1.5∶1）以下。游离色氨酸明显增高，对促进肝性脑病的发生起重要作用。

4. 前白蛋白测定　可早期反应肝衰竭。肝衰竭会影响蛋白质合成，白蛋白在体内半衰期约为 20 d，前白蛋白仅为 1.9 d，因而其在患者血中浓度下降出现较早。

5. 甲胎蛋白（AFP）阳性　表示肝细胞再生能力旺盛，见于正常新生儿或肝癌患者。肝损伤后有肝细胞再生时 AFP 亦呈阳性。若肝细胞进行性坏死时 AFP 由阴性转为阳性，浓度逐渐升高，表明有肝细胞再生，预后良好。

【诊断与鉴别诊断】

(一)诊断

肝衰竭的临床诊断需要依据病史、临床表现和辅助检查等综合分析而确定。

1. 急性肝衰竭　急性起病，2 周内出现 Ⅱ 度及以上肝性脑病（按 Ⅳ 级分类法划分）并有以下表现者：①极度乏力，并伴有明显厌食、腹胀、恶心、呕吐等严重消化道症状；②短期内黄疸进行性加深，血清总胆红素（TBil）≥10×正常值上限（ULN）或每日上升≥17.1 μmol/L；③有出血倾向，凝血酶原活动度(PTA)≤40%,或国际标准化比值(INR)≥1.5,且排除其他原因;④肝脏进行性缩小。

2.亚急性肝衰竭 起病较急,2~26周出现以下表现者:①极度乏力,有明显的消化道症状;②黄疸迅速加深,血清 TBil≥10×ULN 或每日上升≥17.1 μmol/L;③伴或不伴肝性脑病;④有出血表现,PTA≤40%(或 INR≥1.5)并排除其他原因者。

3.慢加急性(亚急性)肝衰竭 在慢性肝病基础上,由各种诱因引起以急性黄疸加深、凝血功能障碍为肝衰竭表现的综合征,可合并包括肝性脑病、腹水、电解质紊乱、感染、肝肾综合征、肝肺综合征等并发症,以及肝外器官功能衰竭。患者黄疸迅速加深,血清 TBil≥10×ULN 或每日上升≥17.1 μmol/L;有出血表现,PTA≤40%(或 INR≥1.5)。根据不同慢性肝病基础分为 3 型,A 型:在慢性非肝硬化肝病基础上发生的慢加急性肝衰竭;B 型:在代偿期肝硬化基础上发生的慢加急性肝衰竭,通常在 4 周内发生;C 型:在失代偿期肝硬化基础上发生的慢加急性肝衰竭。

4.慢性肝衰竭 在肝硬化基础上,缓慢出现肝功能进行性减退和失代偿:①血清 TBil 升高,常<10×ULN;②白蛋白(Alb)明显降低;③血小板明显下降,PTA≤40%(或 INR≥1.5),并排除其他原因者;④有顽固性腹水或门静脉高压等表现;⑤肝性脑病。

(二)鉴别诊断

1.与胆道梗阻及严重的胆道感染鉴别 胆道梗阻及严重的胆道感染一般黄疸深,但肝功能损害较轻,丙氨酸氨基转移酶(ALT)上升幅度较小,并常有发热、腹痛、肝脏体积增大等特点。

2.与淤胆型肝炎鉴别 淤胆型肝炎当发生黄疸较重时易误诊为肝衰竭,但该病对凝血功能影响小,消化道症状相对较轻。患者有明显的皮肤瘙痒、粪便颜色变浅等症状,极少出现肝性脑病、出血及腹腔积液。

【治疗】

(一)中医治疗

1.中医辨证论治 本病证候均为本虚标实,实证中以毒、热、湿、瘀为主,虚证以阳虚、气虚、阴虚最为常见,疾病早期以实证为主,中期多表现为虚实夹杂,晚期多表现为阴阳气血俱损,以虚证为主。解毒凉血利湿是治疗肝衰竭的重要法则:湿热疫毒是主要病因,血分瘀热是重要病机,湿热瘀毒互结,熏蒸肝胆,弥漫三焦,阻遏气血,则皮肤黄染深重。"瘀热以行,身必发黄",瘀热愈甚,毒邪愈烈,致使病情急转直下。

(1)毒热瘀结证

[主症]发病急骤,身黄、目黄,颜色鲜明甚至其色如金;困倦乏力;呕恶厌食或脘腹胀满;舌质红,或红绛,或紫暗,或有瘀斑、瘀点。

[治法]解毒凉血,健脾化湿。

[方药]犀角散加减。

[药物]水牛角、黄连、升麻、栀子、茵陈、板蓝根、生地、玄参、丹皮、土茯苓。

加减:瘀血重者,加赤芍、丹参;呕恶厌食甚者,加白术、茯苓。

(2)湿热蕴结证

[主症]身目黄染,小便短黄;肢体困重,乏力明显;口苦泛恶,脘腹胀满;舌苔黄腻。

[病机]湿热疫毒,阻滞中焦,熏蒸肝胆,脉络瘀阻。

[治法]清热利湿,健脾化瘀。

[方药]甘露消毒丹加减。

[药物]滑石、黄芩、茵陈、石菖蒲、川贝母、木通、藿香、连翘、白蔻仁、薄荷、射干。

加减:瘀血重者,加赤芍、丹参;黄疸重者,加大黄、虎杖。

（3）脾肾阳虚证

［主症］身目黄染、色黄晦暗；畏寒肢冷，或少腹腰膝冷痛；神疲，纳差；舌质淡胖，或舌边有齿痕，舌苔腻或滑、舌苔白或稍黄，脉沉迟或弱。

［病机］湿毒久羁，耗伤正气，气虚及阳。

［治法］健脾温阳，化湿解毒。

［方药］茵陈四逆汤加减。

［药物］茵陈、炮附子（先煎）、干姜、炙甘草。

加减：神疲纳差重者，加人参、白术；少腹腰膝冷痛甚者，加白蔻仁、肉桂。

（4）肝肾阴虚证

［主症］身目晦暗发黄或黄黑如烟熏；头晕目涩，腰膝酸软；口干，口渴；舌红少津，脉细数。

［病机］湿热之邪，内蕴脾胃，熏蒸肝胆，久则肝血不足，肝肾亏虚。

［治法］滋补肝肾，健脾化湿。

［方药］一贯煎合六味地黄丸加减。

［药物］北沙参、麦冬、当归、生地、枸杞子、川楝子、熟地、山药、茯苓、丹皮、泽泻、山茱萸。

加减：头晕目涩重者，加女贞子、墨旱莲；身目黄疸甚者，加茵陈、虎杖。

2. 常用中成药

（1）赤丹退黄颗粒：凉血清肝、活血退黄。用于身黄、目黄，颜色鲜明甚至其色如金；困倦乏力；呕恶厌食或脘腹胀满者。

（2）茵栀黄注射液：本品用于肝胆湿热，面目悉黄，胸胁胀痛，恶心呕吐，小便黄赤；急性、迁延性、慢性肝炎属上述证候者。用法：静脉滴注，10～20 mL/次，用10%葡萄糖注射液250～500 mL稀释后滴注；1次/d。

（3）苦黄注射液：本品清热利湿、疏肝退黄。主治湿热黄疸，也用于黄疸型病毒性肝炎。可见身目黄染，小便短黄；肢体困重，乏力明显；口苦泛恶，脘腹胀满等。用法：苦黄注射液60 mL加入10%葡萄糖注射液250 mL中静脉滴注，1次/d。

3. 中医外治　大黄煎剂保留灌肠。药物组成：醋制大黄30 g，乌梅30 g，煎制成200 mL/瓶的灌肠液备用，煎药时间为30 min。灌肠药液使用时将温度加热至40 ℃，灌肠操作程序为先用50 mL注射器抽离取灌肠液，连接14号肛管，润滑前端，患者取左侧卧位，抬高臀部20 cm，将肛管轻柔插入直肠30 cm，缓慢注入药液。灌肠时使药物在肠内尽量保持120 min。7 d为1个疗程，治疗2个疗程。

（二）西医治疗

目前肝衰竭的内科治疗尚缺乏特效药物和手段。原则上强调早期诊断、早期治疗，采取相应的病因治疗和综合治疗措施，并积极防治并发症。肝衰竭诊断明确后，应动态评估病情、加强监护和治疗。

1. 内科综合治疗

（1）一般支持治疗：卧床休息，减少体力消耗，减轻肝脏负担，病情稳定后加强适当运动。加强病情监护：评估神经状态，监测血压、心率、呼吸频率、血氧饱和度，记录体重、腹围变化、24 h尿量、排便次数、性状等；建议完善病因及病情评估相关实验室检查，包括 PT/INR、纤维蛋白原、乳酸脱氢酶、肝功能、血脂、电解质、血肌酐、尿素氮、血氨、动脉血气和乳酸、内毒素、嗜肝病毒标志物、铜蓝蛋白、自身免疫性肝病相关抗体检测、球蛋白谱、脂肪酶、淀粉酶、血培养、痰或呼吸道分泌物培养，尿培养；进行腹部超声波（肝、胆、脾、胰、肾，腹水）、胸片、心电图等物理诊断检查，定期监测评估。有条件单位可完成血栓弹力图、凝血因子Ⅴ、凝血因子Ⅷ、人类白细胞抗原（HLA）分型等。推荐肠内营养,包括高糖类、低脂、适量蛋白饮食。肝性脑病患者详见"肝性脑病"部分。进食不足者,每日静脉补给热量、液体、维生素及微量元素,推荐夜间加餐补充能量。积极纠正低蛋白血症,补充白蛋白或新鲜血浆,并酌情补充凝血因子。进行血气监测,注意纠正水、电解质及酸碱平衡紊乱,特别要注意纠正低钠、低氯、低镁、低钾血症。注意消毒隔离,加强口腔护理、肺部及肠道管理,预防医院内感染发生。

(2)对症治疗:①护肝药物治疗的应用。推荐应用抗炎护肝药物、肝细胞膜保护剂、解毒保肝药物及利胆药物。不同护肝药物分别通过抑制炎症反应、解毒、免疫调节、清除活性氧、调节能量代谢、改善肝细胞膜稳定性、完整性及流动性等途径,达到减轻肝脏组织损害,促进肝细胞修复和再生,减轻肝内胆汁淤积,改善肝功能。②微生态调节治疗。肝衰竭患者存在肠道微生态失衡,益生菌减少,肠道有害菌增加,而应用肠道微生态制剂可改善肝衰竭患者预后。建议应用肠道微生态调节剂、乳果糖或拉克替醇,以减少肠道细菌易位或内毒素血症。有报道粪便菌群移植(faecal microbiota transplantation,FMT)作为一种治疗肝衰竭尤其是肝性脑病的新思路,可能优于单用益生菌,可加强研究。③免疫调节剂的应用。肾上腺皮质激素在肝衰竭治疗中的应用尚存在不同意见。非病毒感染性肝衰竭,如自身免疫性肝炎及急性酒精中毒(重症酒精性肝炎)等,可考虑肾上腺皮质激素治疗[甲强龙,1.0～1.5 mg/(kg·d)],治疗中需密切监测,及时评估疗效与并发症。其他原因所致的肝衰竭前期或早期,若病情发展迅速且无严重感染、出血等并发症者,可酌情短期使用。胸腺肽 α1 单独或联合乌司他丁治疗肝病合并感染患者可能有助于降低病死率。胸腺肽 α1 用于慢性肝衰竭、肝硬化合并自发性腹膜炎、肝硬化患者,有助于降低病死率和继发感染发生率。对肝衰竭合并感染患者建议早期应用。

(3)病因治疗:肝衰竭病因对指导治疗及判断预后具有重要价值,包括发病原因及诱因两类。对其尚不明确者应积极寻找病因以期达到正确处理的目的。去除诱因如重叠感染、各种应激状态、饮酒、劳累、药物影响、出血等。针对不同病因治疗。①肝炎病毒感染:对 HBV DNA 阳性的肝衰竭患者,不论其检测出的 HBV DNA 载量高低,建议立即使用核苷(酸)类药物抗病毒治疗。在肝衰竭前、早、中期开始抗病毒治疗,疗效相对较好;对慢加急性肝衰竭的有关研究指出,早期快速降低 HBV DNA 载量是治疗的关键,若 HBV DNA 载量在 2 周内能下降 2 次方,患者存活率可提高。抗病毒药物应选择快速强效的核苷(酸)类药物。建议优先使用核苷类似物,如恩替卡韦、替诺福韦。HCV RNA 阳性的肝衰竭患者,可根据肝衰竭发展情况选择抗病毒时机及药物治疗。若 MELD 评分<18～20,可在移植术前尽快开始抗病毒治疗,部分患者经治疗后可从移植列表中退出;若 MELD 评分≥18～20,可先行移植术,术后再行抗病毒治疗。如果等待移植时间超过 6 个月,可在移植术前行抗病毒治疗。所有移植术后 HCV 再感染患者应在移植术后早期开始治疗,理想的情况是患者稳定后(通常为移植术后前 3 个月)尽早开始,因为移植术后进展期肝病患者 12 周持续病毒学应答(SVR)会降低。抗病毒治疗首选无干扰素的直接抗病毒药物(direct-acting antiviral agents,DAA)治疗方案,并根据 HCV 基因型、患者耐受情况等进行个体化治疗。蛋白酶抑制剂是失代偿期肝硬化患者的禁忌证。在治疗过程中应定期监测血液学指标和 HCV RNA,以及不良反应等。甲型、戊型病毒性肝炎引起的急性肝衰竭,目前尚未证明病毒特异性治疗有效。其他病毒感染:确诊或疑似疱疹病毒或水痘-带状疱疹病毒感染导致急性肝衰竭的患者,应使用阿昔洛韦(5～10 mg/kg,1 次/8 h,静脉滴注)治疗,且危重者可考虑进行肝移植。②药物性肝损伤:因药物肝毒性所致急性肝衰竭,应停用所有可疑的药物。追溯过去 6 个月服用的处方药、某些中草药、非处方药、膳食补充剂的详细信息(包括服用数量和最后一次服用的时间)。尽可能确定非处方药的成分。已有研究证明,N-乙酰半胱氨酸(NAC)对药物性肝损伤所致急性肝衰竭有效。其中,确诊或疑似对乙酰氨基酚(APAP)过量引起的急性肝衰竭患者,如摄入 APAP 在 4 h 内,在给予 NAC 之前应先口服活性肽。摄入大量 APAP 患者,血清药物浓度或转氨酶升高提示即将或已经发生了肝损伤,应立即给予 NAC。怀疑

APAP 中毒的急性肝衰竭患者也可应用 NAC,必要时进行人工肝治疗。在非 APAP 引起的急性肝衰竭患者中,NAC 能改善轻度肝性脑病的急性肝衰竭成人患者的预后。确诊或疑似毒蕈中毒的急性肝衰竭患者,考虑应用青霉素 G 和水飞蓟素。③急性妊娠期脂肪肝/HELLP 综合征导致的肝衰竭:建议立即终止妊娠,如果终止妊娠后病情仍继续进展,需考虑人工肝和肝移植治疗。④肝豆状核变性:采用血浆置换、白蛋白透析、血液滤过,以及各种血液净化方法组合的人工肝支持治疗,可以在较短时间内改善病情。

(4)并发症的内科综合治疗

1)脑水肿:①有颅内压增高者,给予甘露醇 0.5~1.0 g/kg 或者高渗盐水治疗;②襻利尿剂,一般选用呋塞米,可与渗透性脱水剂交替使用;③应用人血白蛋白,特别是肝硬化白蛋白偏低的患者,提高胶体渗透压,可能有助于降低颅内压,减轻脑水肿症状;④人工肝支持治疗;⑤肾上腺皮质激素不推荐用于控制颅内高压;⑥对于存在难以控制的颅内高压,急性肝衰竭患者可考虑应用轻度低温疗法和吲哚美辛,后者只能用于大脑高血流灌注的情况下。

2)肝性脑病:①去除诱因,如严重感染、出血及电解质紊乱等。②调整蛋白质摄入及营养支持,一般情况下蛋白质摄入量维持在 1.2~1.5 g/(kg·d),Ⅲ度以上肝性脑病者蛋白质摄入量为 0.5~1.2 g/(kg·d),营养支持能量摄入在危重期推荐 25~35 kcal/(kg·d),病情稳定后推荐 35~40 kcal/(kg·d)。一旦病情改善,可给予标准饮食。告知患者在白天少食多餐,夜间也加餐复合碳水化合物,仅严重蛋白质不耐受患者需要补充支链氨基酸(BCAA)。③应用乳果糖或拉克替醇,口服或高位灌肠,可酸化肠道,促进氨的排出,调节微生态,减少肠源性毒素吸收。④视患者电解质和酸碱平衡情况酌情选择精氨酸、门冬氨酸-鸟氨酸等降氨药物。⑤酌情使用 BCAA 或 BCAA 与精氨酸混合制剂以纠正氨基酸失衡。⑥Ⅲ度以上的肝性脑病患者建议气管插管。⑦抽搐患者可酌情使用半衰期短的苯妥英或苯二氮䓬类镇静药物,不推荐预防用药。⑧人工肝支持治疗。⑨对于早期肝性脑病要转移至安静的环境中,并密切评估其病情变化,防止病情进展恶化。⑩常规评估患者的颅内压,轻度体温降低、吲哚美辛可以考虑应用于难控制的颅内高压患者。

3)感染:①推荐常规进行血液和体液的病原学检测。②除肝移植前围手术期患者外,不推荐常规预防性使用抗感染药物。③一旦出现感染征象,应首先根据经验选择抗感染药物,并及时根据病原学检测及药敏试验结果调整用药。④应用广谱抗感染药物,联合应用多个抗感染药物,以及应用糖皮质激素类药物等治疗时,应注意防治继发真菌感染。

4)低钠血症及顽固性腹水低钠血症:低钠血症、顽固性腹水与急性肾损伤(AKI)等并发症相互关联。水钠潴留所致稀释性低钠血症是其常见原因,托伐普坦作为精氨酸加压素 V2 受体阻滞剂,可通过选择性阻断集合管主细胞 V2 受体,促进自由水的排泄,已成为治疗低钠血症及顽固性腹水的新措施。对顽固性腹水患者:①推荐螺内酯联合呋塞米起始联用,应答差者,可应用托伐普坦;②特利加压素 1~2 mg/次,1 次/12 h;③腹腔穿刺放腹水;④输注白蛋白。

5)AKI 及肝肾综合征:防止 AKI 的发生,纠正低血容量,积极控制感染,避免肾毒性药物,需用静脉造影剂的检查者需权衡利弊后选择。AKI 早期治疗:①减少或停用利尿治疗,停用可能肾损伤药物,血管扩张剂或非甾体消炎药;②扩充血容量可使用晶体或白蛋白或血浆;③怀疑细菌感染时应早期控制感染。AKI 后期治疗:停用利尿剂或按照 1 g/(kg·d)剂量连续 2 d 静脉使用白蛋白扩充血容量,无效者需考虑是否有肝肾综合征,可使用血管收缩剂(特利加压素或去甲肾上腺素),不符合者按照其他 AKI 类型处理(如肾性 AKI 或肾后性 AKI)。肝肾综合征治疗:①可用特利加压素(1 mg/4~6 h)联合白蛋白(20~40 g/d),治疗 3 d 血肌酐下降<25%,特利加压素可逐步增加至 2 mg/4 h。若有效,疗程 7~14 d;若无效,停用特利加压素。②去甲肾上腺素(0.5~3.0 mg/h)联合白蛋白(10~20 g/L)对 1 型或 2 型肝肾综合征有与特利加压素类似效果。

6)出血:①常规推荐预防性使用 H₂ 受体阻滞剂或质子泵抑制剂。②对门静脉高压性出血患者,为降低门静脉压力,首选生长抑素类似物或特利加压素,也可使用垂体后叶激素(或联合应用硝酸酯类药物);食管胃底静脉曲张所致出血者可用三腔管压迫止血;或行内镜下套扎、硬化剂注射或组织黏合剂治疗止血;可行介入治疗,如经颈静脉肝内门体支架分流术(TIPS)。③对弥散性血管内凝血患者,可给予新鲜血浆、凝血酶原复合物和纤维蛋白原等补充凝血因子,血小板显著减少者可输注血小板,可酌情给予小剂量低分子肝素或普通肝素,对有纤溶亢进证据者可应用氨甲环酸或止血芳酸等抗纤溶药物。④在明确维生素 K_1 缺乏后可短期使用维生素 K_1(5～10 mg)。

7)肝肺综合征:当 PaO_2<80 mmHg(1 mmHg=0.133 kPa)时给予氧疗,通过鼻导管或面罩给予低流量氧(2～4 L/min),对于氧气量需要增加的患者,可以加压面罩给氧或者气管插管。

2.非生物型人工肝支持治疗　人工肝是治疗肝衰竭的有效方法之一,其治疗机制是基于肝细胞的强大再生能力,通过一个体外的机械、理化和生物装置,清除各种有害物质,补充必需物质,改善内环境,暂时替代衰竭肝脏的部分功能,为肝细胞再生及肝功能恢复创造条件或等待机会进行肝移植。人工肝支持系统分为非生物型、生物型和混合型 3 种。非生物型人工肝已在临床广泛应用并被证明确有一定疗效。根据病情不同进行不同组合治疗的李氏非生物型人工肝系统地应用和发展了血浆置换(plasma exchange,PE)/选择性血浆置换(fractional PE,FPE)、血浆(血液)灌流(plasma-or-hemoperfusion, PP/Hp)/特异性胆红素吸附、血液滤过(hemofiltration, HF)、血液透析(hemodialysis,HD)等经典方法。组合式人工肝常用模式包括血浆透析滤过(plasmadiafiltration, PDF)、血浆置换联合血液滤过(plasma exchange with hemofiltration,PERT)、配对血浆置换吸附滤过(coupled plasma exchange filtration adsorption, CPEFA)、双重血浆分子吸附系统(double plasmamolecules adsorption system,DPMAS)、其他还有分子吸附再循环系统(molecular absorbent recycling system,MARCS)、连续白蛋白净化治疗(continuous albumin purification system,CAPS)、成分血浆分离吸附(fractional plasma separation and absorption,FP-SA)等。推荐人工肝治疗肝衰竭方案采用联合治疗方法为宜,选择个体化治疗,注意操作的规范化。

(1)适应证:①各种原因引起的肝衰竭早、中期,PTA 介于 20%～40% 的患者为宜;晚期肝衰竭患者也可进行治疗,但并发症多见,治疗风险大,临床医生应权衡利弊,慎重进行治疗,同时积极寻求肝移植机会。②终末期肝病肝移植术前等待肝源、肝移植术后排异反应、移植肝无功能期的患者。③严重胆汁淤积性肝病,经内科治疗效果欠佳者;各种原因引起的严重高胆红素血症者。

(2)相对禁忌证:①严重活动性出血或弥散性血管内凝血者;②对治疗过程中所用血制品或药品如血浆、肝素和鱼精蛋白等高度过敏者;③循环功能衰竭者;④心脑梗死非稳定期者;⑤妊娠晚期。

(3)并发症:人工肝治疗的并发症有出血、凝血、低血压、继发感染、过敏反应、失衡综合征、高枸橼橼酸盐血症等。需要在人工肝治疗前充分评估并预防并发症的发生,在人工肝治疗中和治疗后严密观察并发症。随着人工肝技术的发展,并发症发生率逐渐下降,一旦出现,可根据具体情况给予相应处理。

3.肝移植　肝移植是治疗各种原因所致的中晚期肝功能衰竭的最有效方法之一,适用于经积极内科综合治疗和(或)人工肝治疗疗效欠佳,不能通过上述方法好转或恢复者。

(1)适应证:①对于急性/亚急性肝衰竭、慢性肝功能衰竭患者,MELD 评分是评估肝移植的主要参考指标,MELD 评分在 15～40 分是肝移植的最佳适应证。②对于慢加急性肝衰竭,经过积极的内科综合治疗及人工肝治疗后分级为 2～3 级的患者,如 CLIF-C 评分<64 分,建议 28 d 内尽早行肝移植。③对于合并肝癌患者,应符合肿瘤无大血管侵犯;肿瘤累计直径≤8 cm 或肿瘤累计直径>8 cm、术前 AFP≤400 ng/mL 且组织学分级为高/中分化。

(2)禁忌证:①4 个及以上器官功能衰竭(肝、肾、肺、循环、脑);②脑水肿并发脑疝;③循环功能衰竭,需要 2 种及以上血管活性物质维持,且对血管活性物质剂量增加无明显反应;④肺动脉高压,平均肺动脉压力(mPAP)>50 mmHg;⑤严重的呼吸功能衰竭,需要最大程度的通气支持[吸入氧浓度(FiO$_2$)≥0.8,高呼气末正压通气(PEEP)]或者需要体外膜氧合(ECMO)支持;⑥持续严重的感染,细菌或真菌引起的败血症,感染性休克,严重的细菌或真菌性腹膜炎,组织侵袭性真菌感染,活动性肺结核;⑦持续的重症胰腺炎或坏死性胰腺炎;⑧营养不良及肌肉萎缩引起的严重的虚弱状态需谨慎评估肝移植。

【预后】

肝衰竭预后评估应贯穿诊疗全程,尤其强调早期预后评估的重要性。多因素预后评价模型,如终末期肝病模型(model for end-stage liver disease,MELD)、MELD 联合血清 Na(MELD-Na)、iMELD、皇家医学院医院(King's collegehospital,KCH)标准、序贯器官衰竭评估(sequential organ failureassessment,SOFA)、慢性肝功能衰竭联盟-器官功能衰竭评分(CLIF-COFs)、CLIF-CACLF 等,以及单因素指标如年龄、肝性脑病的发生、TBil、凝血酶原(PT)或 INR、血肌酐、前白蛋白、胆碱酯酶、甲胎蛋白(AFP)、乳酸、血糖、血清钠、血小板等对肝衰竭预后评估有一定价值,临床可参考应用。吲哚菁绿(ICG)清除试验可动态观察受试者有效肝功能或肝储备功能,对肝衰竭及肝移植前后预后评估有重要价值。

【健康教育】

1. 情志调摄　肝衰竭患者往往存在一定程度的情志失调、肝气郁结,所以保持心情舒畅尤为重要,患者宜树立积极乐观的心态,及时调节好心情,有益于疾病早日康复。

2. 饮食宜忌　①肝衰竭患者的饮食应忌坚硬、辛辣、热烫、快餐等食物,食物应清淡、新鲜、易消化,以流质和半流质饮食为主;严格限制烟、酒的摄入;②疾病早期以静脉营养为主,口服为辅,恢复期则以口服营养为主,静脉为辅,部分危重患者可实施经鼻十二指肠营养管输注营养液,如无糖尿病,可选择少食多餐的进食方法;③静脉营养支持治疗时,营养液成分应包括葡萄糖、中长链脂肪乳、氨基酸以及多种维生素、电解质、微量元素等的全面补充,持续缓慢静脉输入为宜;④对于合并大量腹水或浮肿患者,应适当控制食盐和水的摄入量。每日钠盐摄入量500～800 mg(氯化钠1.2～2.0 g),进水量限制在1 000 mL左右,如有严重低钠血症,要在医生指导下调整;⑤酸奶中含有较多乳酸菌,可抑制肠道内有害菌繁殖,并可促进钙、磷、铁的吸收,提倡二餐中间服用。

3. 用药指导　保证每日6 300 kJ以上的总热量摄入(视病情轻重而定),对于合并肝性脑病的患者,蛋白质的摄入量应予限制,可服用氨基酸制剂。

4. 起居调摄　肝衰竭患者日常活动中应注意卧床休息,减少体力劳作从而减轻肝脏负担,并做好血压、心率、血氧饱和度的监测。

第三章　胆道疾病

第一节　胆囊结石

胆囊结石是消化系统常见病,发病率为10%~15%,随着人口的老龄化、饮食结构的改变,胆囊结石的主要构成已从以胆色素结石为主转变为以胆固醇结石为主。目前超过80%的胆囊结石为胆固醇结石,其发病机制与胆固醇过度饱和、胆囊胆汁中的胆固醇结晶能力加快、小肠吸收胆固醇能力增高、致石基因及遗传因素密切相关。对于有症状的胆固醇结石患者,胆囊切除术仍是治疗的金标准,但对于无症状的患者则应对症治疗而非手术治疗。内科保守治疗主要以健康饮食宣教、利胆溶石、解痉止痛及抗感染治疗等为主,外科治疗主要以手术及内镜下治疗为主,如开腹胆囊切除术、腹腔镜下胆囊切除术、小切口胆囊切除术。

胆囊结石在中医则根据其发病部位及特定的临床症状可归属于"胁痛""胆胀""黄疸""癖黄""石疝"等范畴。

【病因病机】

(一)中医病因病机

1.病因　胆石的成因较为复杂,比较常见的因素有饮食不当、情志失调、体质差异、久病损伤、诸虫感染等,各种病因导致肝胆疏泄功能失常,湿、热、痰、瘀等内结于胆,日久煎熬成石,饮食偏嗜,喜食肥甘厚腻,影响脾胃运化,湿热内蕴都可导致胆石症的形成。

2.病位　在胆,与肝密切相关,与脾、胃有关。

3.病机　肝主疏泄,肝之余气泄于胆,聚而成精,情志失调可导致肝气郁结,气血不运,进而发展成瘀血内阻,疏泄失职,胆汁排泄不畅,则可聚集成石。当胆石诸虫堵塞胆道,气机阻滞,出现不通则痛的表现。患病群体女性多于男性,这种差异来源于体质差异,体质差异则来源于先天禀赋不同,其原因可能与女性体质因素,即"女子以肝为先天,易于拂郁,郁则气滞"。有关,女子的经、带、胎、产、乳均依赖肝的疏藏作用,反之,任何一个阶段或者环节发生变化也会影响肝的疏藏功能。

黄疸病名首见于《素问·玉机真脏论》,其机制则在《素问·六元正纪大论》中有所体现:"四之气,大雨时行,寒热互至。民病寒热,嗌干黄瘅。"以暑湿俱至,大雨时常降下,寒热交互而至,太阴湿土过盛则人们易生黄疸等病。又有理论为"四之气,溽暑湿热相薄,民病黄瘅而为胕肿"。暑湿湿热之气交争,内蕴中焦,熏蒸发黄而患黄疸病;后张仲景在《金匮要略·黄疸病脉证并治》中明确提出黄疸的机制:"黄家所得,从湿得之。"认为黄疸发病与湿邪密不可分。《景岳全书》中也曾提出"胆黄"一词,实为黄疸,书中指出"胆伤则胆气败,而胆液泄,发为此证"。可知胆气不足或者衰败,胆腑"藏而不泻",不降反升,胆汁泛溢,也可为黄疸。因此,湿、热、痰、瘀、毒皆为胆石形成的病理因素;各种诱因导致肝胆疏泄功能失常是胆石形成的基本病机。

（二）西医病因及发病机制

胆石形成源于异常的胆汁成分,它们主要分为两种类型:胆固醇结石和胆色素结石。其中,在西方工业国家,超过90%为胆固醇结石。胆固醇结石一般是由50%以上的胆固醇一水化合物以及钙盐、胆色素、蛋白和脂肪酸酯混合构成。胆色素结石则主要由胆红素钙构成,其含有的胆固醇不到20%,并进一步分为"黑色"型和"棕色"型,后者继发于慢性胆道感染。

1. 胆固醇结石

(1)胆固醇在胆汁中分泌量增加:其发生可能与肥胖、代谢综合征、高热量及富含胆固醇饮食或药物(如氯贝丁酯)有关,这些因素导致作为肝胆固醇合成限速酶的羟甲基戊二酰辅酶 A(HMG-CoA)还原酶活性增加,也可以使肝对血中胆固醇摄取增加。此外,还有研究显示基因突变也会造成胆汁中胆固醇过饱和及胆固醇结石在胆囊和胆管中形成。此外,除胆汁中胆固醇过饱和外,还需要胆汁在胆囊内留存足够的时间。

(2)胆固醇单水结晶的成核现象及随后的晶体滞留和结石增大:胆汁中胆固醇一水化物加速成核现象可能是由于促成核因子过量或抗成核因子不足所致。胆固醇单水结晶的成核现象和结晶的增大可能发生在黏蛋白凝胶层内。小囊泡融合形成液态的晶体,再进一步聚合成固态的胆固醇单水结晶。晶体的继续增大则依靠来自过饱和的单室或多室胆汁小囊泡中胆固醇分子的直接成核作用。

(3)伴有延迟排空和停滞的胆囊动力异常:胆囊在正常情况下,可以排空全部过饱和或含有晶体的胆汁,此时结石将不能形成。而在高比例的胆囊结石患者中表现出胆囊排空功能的异常。胆囊结石的发生率在胆囊经常不排空或胆囊排空受损的状态下是增高的,包括禁食、肠外营养、妊娠、使用抑制胆囊动力的药物等。

(4)其他:包括妊娠和通过食用极低热量饮食的方法使体重迅速减轻。①妊娠时有两个关键变化有助于"致石状态"的形成:妊娠晚期胆汁中的胆固醇饱和度显著增加和胆囊对标准试餐表现为收缩迟缓,导致胆囊排空受损。②根据研究,在通过食用极低热量饮食而达到快速体重减轻的人群中,有10%~20%的人随后出现胆结石。

2. 色素结石

(1)黑色结石:黑色色素结石由纯胆红素钙或含有钙及黏蛋白的聚合物样复合体构成。患有慢性溶血状态、Gilbert 综合征、囊性纤维化、回肠疾病、回肠切除或回肠旁路患者一般产生的胆囊结石都是黑色结石。

(2)棕色结石:棕色色素结石是由非结合胆红素钙盐和不等量的胆固醇及蛋白质组成,它们是由于胆汁中的不可溶性非结合胆红素增加继而沉淀形成的结石。色素结石在亚洲多见。

【临床表现】

胆囊结石主要见于成年人,可分为三类:无症状者、有症状者、出现并发症者,其自然病程一般按上述顺序发展。其中,部分人群尽管自认为无症状,实际出现胃肠道不适症状,常难以辨别,部分人群则出现典型的胆绞痛表现。

1. 无症状胆囊结石　无临床症状仅在体格检查、手术或尸体解剖时偶然发现。

2. 有症状胆囊结石　出现与否和结石的大小、部位、是否合并感染、梗阻及胆囊的功能有关。小胆石更容易出现症状,表现如下。①消化不良等胃肠道症状:大多数仅在进食后,尤其是进油腻食物后出现上腹部或右上腹部隐痛、饱胀,伴嗳气、呃逆等,常被误诊为"胃病"。②胆绞痛:胆囊结石的典型表现,疼痛位于上腹部或右上腹部,呈阵发性,或者持续疼痛阵发性加剧,可向肩胛部和背部放射,多伴恶心、呕吐。常发生在饱餐、进食油腻食物后。此时胆囊收缩,结石移位并嵌顿于胆囊壶腹部或颈部,胆囊排空胆汁受阻,胆囊内压力升高,胆囊平滑肌强力收缩而发生绞痛。

3. 胆囊结石并发症 ①急性胆囊炎:发作最初 24 h 以内多以化学性炎症为主,24 h 后细菌感染逐渐增加,感染致病菌多从胆道逆行进入胆囊,或循血液循环/淋巴途径进入胆囊,在胆汁流出不畅时造成感染,严重者可发展为化脓性胆囊炎。致病菌主要是革兰氏阴性杆菌,以大肠杆菌、肺炎克雷伯杆菌常见。如胆囊管梗阻未解除,胆囊内压继续升高,胆囊壁血管受压导致血供障碍、继而缺血坏疽,则为坏疽性胆囊炎。坏疽性胆囊炎常并发胆囊穿孔,多发生在底部和颈部。临床表现为持续性右上腹疼痛,可向右肩或背部放射。发热常见,体温多<38.5 ℃。上腹或右上腹肌紧张,墨菲征阳性或右上腹包块。未经治疗的急性胆囊炎症状可在 1 周左右缓解,但如发生胆囊坏疽、胆囊穿孔、胆囊肠瘘、胆石性肠梗阻和气肿性胆囊炎等严重并发症,可危及生命。②胆积液:胆囊结石长期嵌顿或阻塞胆囊管但未合并感染时,胆囊黏膜吸收胆汁中的胆色素,并分泌黏液性物质,积液为无色透明。③继发性胆总管结石及胆源性胰腺炎:胆总管结石可能数年无症状,可能自行进入十二指肠或者出现胆绞痛或并发症,超过 30% 的胆总管结石患者和 15% 的急性胆囊炎患者有并发胰腺炎的生化学检测证据,当出现背部疼痛或腹部中线左侧疼痛、持续性呕吐并伴有麻痹性肠梗阻、出现左侧胸腔积液应怀疑是否合并胰腺炎。④Mirizzi 综合征:多指由于胆囊颈部或胆囊管结石嵌顿和(或)其他良性疾病压迫或炎症波及引起肝总管或胆总管不同程度梗阻,导致胆管炎、梗阻性黄疸为特征的一系列症候群,是胆石症的并发症,而不是一个独立疾病。⑤胆囊炎症、穿孔、肠梗阻:胆囊十二指肠/结肠瘘、胆石性肠梗阻结石压迫引起胆囊炎症、慢性穿孔,可造成胆囊十二指肠瘘或胆囊结肠瘘,大的结石通过瘘管进入肠道,阻塞于回肠末段引起肠梗阻。⑥慢性胆囊炎:90% 以上的患者有胆囊结石,炎症反复发作,可使胆囊与周围组织粘连、囊壁增厚并逐渐瘢痕化,胆囊萎缩,失去功能。慢性胆囊炎急性发作时,一般波及不到胆囊。⑦胆囊癌:结石及炎症的长期刺激可诱发胆囊癌,尤其对于老年患者、>10 年胆囊结石病史、结石直径>3 cm 者发生癌变的风险增加。

4. 急性非结石性胆囊炎 是一种胆囊急性炎性、坏死性疾病,约占急性胆囊炎病例的 10%,常见于住院和危重患者,并发症和病死率较高。临床表现比较隐匿,可有不明原因发热、血白细胞增多或不明确的腹部不适,也可能出现黄疸或右上腹包块。诊断明确时,多已有胆囊坏死、坏疽和穿孔,并可出现脓毒血症、休克和腹膜炎等并发症。

【实验室及其他检查】

1. 肝功能 怀疑胆石症及有腹部或胃肠道症状且之前治疗无效的患者,应行肝功能和超声检查。

2. 血常规 急性胆囊炎患者常有血白细胞增多伴中性粒细胞比例增高。

3. 腹部超声 胆囊结石首选的检查方法。胆石呈强回声,后方可见声影,并随体位移动。能够了解胆囊大小、形态、壁厚、胆囊黏膜及胆汁透声情况,能够明确胆囊结石及息肉大小、位置、形态和活动情况等。

4. 腹部 CT 薄层平扫及三维重建 对于 X 线阳性结石,平扫 CT 可起到补充诊断作用;B 超及MRCP 难于发现的胆囊、胆囊管或胆总管细小阳性结石,可被 CT 发现。CT 三维重建与普通平扫相比,能更清晰地显示胆囊管及胆总管,有助于发现细小结石。但对于 B 超及 MRCP 已明确诊断的病例,CT 检查并非必要。

5. 肝胆增强 MRI、增强 CT 及 PECT 对于胆囊息肉、胆囊壁增厚、胆囊占位者,这些检查有助于进一步鉴别病变性质。

6. 磁共振胆胰管成像(MRCP) 可更加直观地了解胆囊大小、形态和壁厚等信息,对于局限型、节段型、弥漫型腺肌症的诊断有较大价值,有助于鉴别胆囊病变的类型(急性炎症、慢性炎症和黄色肉芽肿性胆囊炎等)及程度,对于可能合并的肝内外胆管结石,尤其胆总管下端结石诊断率高于 B 超;有助于发现胆道变异及胆胰管汇合异常。

7. 超声造影检查 能够鉴别胆囊息肉、附壁结石和胆泥。对于胆囊息肉患者,超声造影检查有助于鉴别息肉性质。但本检查应用时间较短,尚待更多证据评价其临床意义。

8. B 超下胆囊收缩试验 B 超下可动态测量胆囊的收缩功能,是评价胆囊功能的方法之一。但对于胆囊结石患者,做胆囊收缩试验有诱发胆绞痛的风险。以往胆囊收缩试验是通过进食脂肪餐来测定胆囊收缩程度,现建议使用配方脂餐代替普通脂餐。普通 B 超下胆囊收缩试验精度欠佳,建议应用三维超声评价胆囊收缩功能。

9. ECT 肝胆显像 本检查包括静态显像及动态显像。静态显像可表现为:静脉注射"锝[^{99m}Tc]依替菲宁注射液",30～60 min 扫描可见胆囊区放射性浓聚为"胆囊显影";60～90 min 显影为"胆囊显影延迟";90 min 胆囊区无放射性浓聚为"胆囊不显影"。静态显像可直观地了解胆囊管的通畅程度、胆囊容积和胆囊浓缩功能。与 B 超相比,动态显像能更精确地了解胆囊收缩功能。值得指出的是,由于部分患者胆囊管纤细迂曲,对于胆囊管小结石,MRCP 及 B 超诊断较困难,而 ECT 多表现为胆囊不显影或延迟显影。但对于胆囊充满型结石,ECT 检查胆囊不显影并不能说明胆囊无浓缩或收缩功能。

【诊断与鉴别诊断】

(一)诊断

1. 症状 出现右上腹疼痛、呕吐、黄疸、发热等表现。

2. 体征 查体 Murphy 征阳性,可有右上腹肿块、压痛的局部炎症表现。

3. 辅助检查 血液 C 反应蛋白水平升高和白细胞数增多等全身炎症表现,超声、CT、MRI 提示有阳性结石征象。当局部炎症表现和全身炎症表现各有一项阳性时,如果影像学也符合上述标准,则可确诊为急性胆囊炎。无并发症的胆结石腹部超声等影像学确定有胆囊结石。

(二)鉴别诊断

1. 与胆囊息肉 胆囊息肉样变是胆囊黏膜局限性隆起病变的总称,大部分为良性,少部分为恶性,临床无特异性表现,症状表现与慢性胆囊炎和胆石症类似,约有 1/5 的患者无症状,B 超诊断是检出率与特异性都较高的诊断方式,年龄大于 50 岁的患者,同时合并胆囊结石者,应高度警惕恶性病变的可能。

2. 与胆囊炎 胆囊结石的患者中约有 70% 患者同时患有胆囊炎。胆囊结石,临床表现症状不一,患者可有上腹部或右上腹的闷胀或其他消化不良的表现,体检可无特别体征,如并发胆囊炎则出现胆囊部位的压痛,B 超检查对于胆囊结石的确诊具有较高的临床意义。

【治疗】

(一)中医治疗

1. 中医辨证论治 一般认为胆囊功能好、胆总管下端无狭窄的肝外和肝内胆管结石以及胆道术后残留结石均可用中药排石或溶石,胆石以直径不超过 10 mm 为宜,结合 EST 排石效果更佳。

(1)肝郁气滞证

[主症]右胁胀痛,可牵扯至肩背部疼痛不适,食欲缺乏,遇怒加重,可伴有胸闷嗳气或恶心、口苦咽干、大便不爽。

[治法]疏肝理气,利胆排石。

[方药]柴胡疏肝散(《景岳全书》卷五十六)加减。

[药物]柴胡、白芍、枳壳、香附、川芎、陈皮、金钱草、炙甘草。

加减:伴有口干苦,失眠,苔黄,脉弦数,气郁化火,痰火扰心者加丹皮、栀子、黄连;伴胸胁苦满疼痛,叹息,肝气郁结较重者,可加川楝子、香附。

(2)肝胆湿热证

[主症]右胁或上腹部疼痛拒按,多向右肩部放射,小便黄赤,便溏或便秘,恶寒发热,身目发黄,可伴有口苦、口黏、口干、腹胀纳差、全身困重乏力、恶心欲吐。

[治法]清热祛湿,利胆排石。

[方药]大柴胡汤(《伤寒论·太阳病篇》)加减。

[药物]柴胡、黄芩、厚朴、枳实、金钱草、茯苓、茵陈、郁金、大黄、甘草。

加减:热毒炽盛,黄疸鲜明者加龙胆草、栀子;腹胀甚,大便秘结者,大黄用至 20～30 g,并加芒硝、莱菔子;小便赤涩不利者加淡竹叶。

(3)肝阴不足证

[主症]右胁隐痛或略有灼热感,午后低热或五心烦热,双目干涩,可伴有口燥咽干、少寐多梦、急躁易怒、头晕目眩。

[治法]滋阴清热,利胆排石。

[方药]一贯煎(《续名医类案》卷十八)加减。

[药物]生地黄、沙参、麦冬、阿胶、赤芍、白芍、枸杞子、川楝子、鸡内金、丹参、枳壳。

加减:咽干、口燥、舌红少津者加天花粉、玄参;阴虚火旺者加知母、黄柏;低热者加青蒿、地骨皮。

(4)瘀血阻滞证

[主症]右胁部刺痛,痛有定处拒按,入夜痛甚,可伴有口苦口干、胸闷纳呆、大便干结、面色晦暗。

[治法]疏肝利胆,活血化瘀。

[方药]膈下逐瘀汤(《医林改错》卷上)加减。

[药物]五灵脂(炒)、当归、川芎、桃仁(研泥)、丹皮、赤芍、乌药、延胡索、甘草、香附、红花、枳壳。

加减:瘀血较重者,可加三棱、莪术、虻虫;疼痛明显者,加乳香、没药、丹参。

(5)热毒内蕴证

[主症]寒战高热,右胁及脘腹疼痛拒按,重度黄疸,尿短赤,大便秘结,可伴有神昏谵语、呼吸急促、声音低微、表情淡漠、四肢厥冷。

[治法]清热解毒,泻火通腑。

[方药]大承气汤合茵陈蒿汤(《伤寒论》)加减。

[药物]大黄、芒硝、厚朴、枳实、茵陈蒿、栀子、蒲公英、金钱草、虎杖、郁金、青皮、陈皮。

加减:黄疸明显者加茵陈蒿、金钱草用至 30～60 g;神昏谵语者,倍用大黄。

2.常用中成药

(1)胆宁片

功效:疏肝利胆清热。

组成:大黄、虎杖、青皮、陈皮、郁金、山楂白茅根。

用法:2～3 粒/次,3～4 次/d。适于肝胆湿热证。

(2)胆石利通片

功效:理气散结,利胆排石。

组成:硝石(制)、白矾、郁金、三菱、猪胆膏、金钱草、陈皮、乳香(制)、没药(制)、大黄、甘草。

用法:6 片/次,3 次/d。适于肝郁气滞或瘀血阻滞证。

(3)利胆排石片

功效:清热利湿,利胆排石。

组成:金钱草、茵陈、黄芩、木香、郁金、大黄、槟榔、枳实(麸炒)、芒硝、厚朴(姜炙)。

用法:6~10 片/次,2 次/d。适于肝胆湿热证。

(4)利胆石颗粒

功效:疏肝利胆,和胃健脾。

组成:茵陈、郁金、枳壳、山楂、麦芽、川楝子、莱菔子、香附、紫苏梗、法半夏、青皮、陈皮、神曲、皂荚、稻芽。

用法:1 袋/次,2 次/d。适于肝郁气滞证。

(5)胆舒胶囊

功效:疏肝理气,利胆。

组成:薄荷素油。

用法:4 粒/次,3 次/d。适于各型胆石症。

3.中医外治 包括针刺疗法、穴位贴敷疗法、穴位注射疗法、按压、灸法、穴位埋线等。

(1)针刺疗法:体针取穴常选阳陵泉、丘墟、支沟、胆囊穴、日月、期门、胆俞、足三里等。肝郁气滞者加行间、太冲,用泻法;瘀血阻滞者加膈俞、血海、地机、阿是穴,用泻法;肝胆湿热者加中脘、三阴交,用泻法;肝阴不足者加肝俞、肾俞,用补法。用毫针刺,随证补泻。耳针常取胆(胰)、肝、小三焦、脾、十二指肠、胃、肾、交感、神门、肠、耳迷根等。也有以王不留行籽贴压耳穴。

(2)穴位注射法:选右上腹压痛点、日月、期门、胆囊阳陵泉,用山莨菪碱注射液,1~2 穴/次,5 mg/穴。

(二)西医治疗

胆囊结石的治疗主要分为保守治疗和非保守治疗。胆固醇结石的治疗主要分为三大类:药物治疗、物理治疗和手术治疗。无论哪种治疗方式,在强调个体化和精准治疗的当下,都没有绝对的适应证。

针对无症状胆囊结石患者的治疗方式具有争议,2015 版 NICE 指南提出胆囊和胆管正常而仅有胆囊结石的无症状患者无需治疗;而《胆囊良性疾病的外科治疗专家共识》2021 版则提出无论具有症状与否,均应实行胆囊切除术。

1.保守治疗

(1)药物治疗

1)急性期:以缓解症状、消除炎性反应,避免并发症发生为原则。

解痉止痛:常用阿托品、山莨菪碱(654-2)或间苯三酚肌内注射或静脉注射,同时可与异丙嗪、哌替啶肌内注射增强镇痛效果。一般禁用吗啡(因吗啡可能促使 Oddi 括约肌痉挛而增加胆管内压力加重胆绞痛)。

抗感染治疗:常选用广谱抗生素,尤其对革兰氏阴性杆菌敏感的抗生素,如可选用哌拉西林/他唑巴坦、头孢哌酮/舒巴坦、阿莫西林、左氧氟沙星;同时针对厌氧菌使用甲硝唑类具有较好效果。

缓解胆源性消化不良症状:可用胰酶类药物,提高消化道内胰酶的浓度,从而改善腹胀症状和营养水平。

2)缓解期:主要是控制饮食,限制摄取脂肪、胆固醇过多的食物;或口服溶石药物等内科保守治疗,密切观察和随诊。常用的溶解胆固醇结石的药物有鹅去氧胆酸和熊去氧胆酸。①鹅去氧胆酸:

剂量为每日 12~15 mg/kg,不良反应为腹泻和肝细胞损伤,以 LT 升高为主。②熊去氧胆酸:是药物治疗胆固醇结石中最经典的药物。主要作用为增加胆汁酸的分泌,增加胆汁酸能促进胆固醇结石中胆固醇的溶解及对肝脏的胆固醇合成有抑制作用,从而降低血清及胆汁中胆固醇的浓度。不良反应较鹅去氧胆酸小,每日剂量为 8~10 mg/kg,疗程为 12~24 个月,成功溶石后继续治疗 6 个月。若治疗后胆石体积未见减小者,应停止治疗。③他汀类药物:可以抑制胆固醇合成限速酶,减少胆固醇合成。应注意,溶石类药物只对胆固醇结石有效,且停药后容易复发,5 年内复发率为 50%。

(2)保胆取石术:内镜微创保胆取石术,包括 3 种常用的术式:小切口内镜微创保胆手术、腹腔镜辅助内镜微创保胆手术、腹腔镜下内镜微创保胆手术。此方法由北京大学张宝善教授从 1992 年开始在国内率先使用。

我国 2021 年内镜保胆手术指南推荐对于无症状或轻微症状胆囊结石,因存在继发急性胆囊炎、急性胆管炎、胆源性胰腺炎和胆囊癌的风险,若患者有手术意愿,可行内镜保胆手术,能够解除上述风险,同时避免常规胆囊切除术的潜在并发症。此外,研究表明保胆取石术有助于改善胆囊的收缩功能。内镜保胆取石术强调术前评估、术中胆囊外观和胆道镜检查相结合,最终确定是否保留胆囊,切不可盲目扩大适应证。

然而,2021 版《胆囊良性疾病外科治疗的专家共识》认为保胆取石术后复发率高,且术后的胆囊是发生胆囊癌的高危因素,甚至存在对已癌变的胆囊行保胆取石的病例,故坚决反对该术式。内镜保胆取石术仍处在风口浪尖,学界对此争论不休,需进一步研究探讨。

如施行保胆取石术,建议术前无油低蛋白饮食,忌暴饮暴食。术前酌情给予消炎利胆药物治疗,可以缓解上腹隐痛和腹胀等慢性胆囊炎症状,降低胆绞痛发作风险,提高保胆成功率。

(3)物理治疗:体外震波碎石以及总攻排石治疗是具有代表性的物理治疗方法。担心碎石、排石后的残余结石进入胆总管,是物理治疗最大的顾虑。所以对于胆固醇结石的治疗,熊去氧胆酸和这些物理治疗方法逐渐不再应用,而以腹腔镜胆囊切除术手术治疗为主。

2. 非保守治疗　目前腹腔镜胆囊切除手术是为全世界治疗胆固醇结石的金标准。

(1)胆囊切除术:腹腔镜胆囊切除术(laparoscopic cholecystectomy,LC)已成为胆囊良性疾病的首选手术方式。开腹胆囊切除术和小切口胆囊切除术已逐渐被 LC 所替代,目前亦不推荐机器人胆囊切除术、经自然腔道内镜胆囊切除术。

(2)胆囊引流术:胆囊引流术是无法耐受胆囊切除手术的高危人群或因局部炎症严重不适宜急诊手术患者的临时替代治疗手段。胆囊引流术包括经皮经肝胆囊穿刺置管引流术(percutaneous transhepatic gall bladder drainage,PTGBD)、胆囊造瘘术等。PTGBD 是首选的引流方式,合并严重出血倾向、大量腹水是 PTGBD 的禁忌证。

(3)不适合行手术或胆管取石的患者:对于已经行经皮胆囊造口术的患者,一旦病情好转可以耐受手术,无论其年龄及有无合并疾病,应再考虑行腹腔镜胆囊切除术。无法行 ERCP 胆管取石时,胆管支架只作为最后行内镜或外科取石之前的暂时性引流措施。

3. 并发症治疗　胆囊良性疾病可并发胆总管结石、急性胆管炎、急性胰腺炎、Mirrizi 综合征、胆肠内瘘、结石性肠梗阻等。掌握胆囊切除的指征和时机是防治并发症最有效的手段。合并门静脉高压的胆囊良性疾病接受胆囊切除术时,应警惕术中发生大出血的可能,根据门静脉高压的程度等具体病情,合理选择分期或同期实施胆囊切除术或胆囊引流术。

(1)急性胆囊炎

1)轻度急性胆囊炎首选急诊胆囊切除术。但如经综合评估发现手术风险较高,可考虑替代治疗方案。轻度急性胆囊炎应在起病 1 周内尽早实施胆囊切除术,首选 LC,72 h 内为最佳手术时机。

2)中、重度急性胆囊炎早期或急诊实施胆囊切除术。对于不适合行急诊手术者,可先行 PTG-BD。

中度急性胆囊炎特征包括发病时间>72 h、白细胞计数>18×10^9/L、右上腹可触及压痛包块,以及有明显的局部炎症(如胆囊坏疽、胆囊周围脓肿、肝脓肿、局限性或弥漫性腹膜炎、气肿性胆囊炎等)。重度急性胆囊炎多合并心血管系统、呼吸系统、神经系统、肝肾功能及造血功能障碍等多器官功能衰竭。

对于中、重度急性胆囊炎患者,应及时行抗感染及全身支持治疗,原则上应禁食,为行急诊手术或胆囊引流术做准备。如患者可耐受手术,应实施胆囊切除术。若患者不宜接受手术治疗,且抗菌药物治疗和支持治疗无效,应尽早行胆囊引流术(首选 PTGBD),待病情稳定后择期行胆囊切除术。如并发胆囊穿孔、胆汁性腹膜炎等,应及时行外科干预。如接诊单位无法提供系统的重症监护支持,不具备急诊胆囊引流或手术经验,应尽早将患者转诊至上级医院。

(2)慢性胆囊炎:慢性胆囊炎可能与胆囊结石、胰胆管合流异常、胰液反流及其他多种因素有关,常表现为间歇性的,不典型的上腹或右上腹疼痛,难以与腹腔其他器官的慢性炎性疾病及消化性溃疡等鉴别。如症状不明显,可采取密切观察下的保守治疗。对于症状频繁发作或合并胆囊结石、胆囊壁增厚>3 mm、有胆囊萎缩或胆囊排空障碍等的慢性胆囊炎患者,应及时行胆囊切除术。

【预后】

胆囊结石患者的预后与患者胆囊结石类型、采取的治疗方式有关。

1.保守治疗的患者 以药物治疗为主的胆固醇结石患者通常需要长期服药,色素结石患者药物治疗无效。使用药物治疗的患者通常在 3~5 年后的复发率为30%~50%。

2.非保守治疗的患者 因胆固醇结石行胆囊切除术后再次发作胆管结石的患者则需要长期服用 UDCA。而腹腔镜下胆囊切除术手术并发症发生率低,约为4%,死亡率非常低,低于0.1%,具有和开腹胆囊切除术同样低的胆管损伤率(0.2%~0.6%)。

【健康教育】

1.情志调摄 中医理论中,胆囊结石的形成与情志因素息息相关,肝气失于调达、横犯脾胃、经络不通都是胆囊结石形成的病机,因此,胆囊结石患者保持情志畅达,对于疾病的康复与预防都极为重要。

2.饮食宜忌 中医认为饮食失节是胆囊结石形成的主要原因之一,现代医学也认为膳食结构与胆囊结石的形成密切相关。胆囊结石出现临床表现时,常由于饮食因素诱发,如暴饮暴食、进食高热量、高脂肪含量食物,摄入大量甜食、果糖、快餐等。而进食鱼类、补充维生素、蔬菜、水果、纤维素等能够降低胆囊结石,尤其是胆固醇结石的发病风险。

3.用药指导 本病的药物治疗,应严格听从医嘱,根据病情的轻重、疾病的类型、患者自身的意愿等多方面寻求多种方式进行治疗。

4.起居调摄 健康的生活方式、定期的体力活动及保持理想的体重可以降低胆囊结石,尤其是胆固醇结石的发病概率,并在患病后有效地控制其症状。

第二节 急性胆囊炎

急性胆囊炎(acute cholecystitis,AC)是由细菌感染、化学刺激及胆囊管梗阻等原因引起的胆囊急性炎症。临床表现为发热、右上腹疼痛,或右胁肋胀痛放射至肩背部、伴恶心呕吐、厌食、便秘等消化道症状,可兼见黄疸、墨菲征阳性、外周白细胞计数增高等表现。约95%的患者合并胆囊结石,称为结石性胆囊炎,另外的 5% 不合并胆囊结石,称为非结石性胆囊炎。其中急性结石性胆囊炎以女性多见,50 岁前为男性的 3 倍,50 岁后为 1.5 倍;急性非结石性胆囊炎多见于男性、老年患者。

根据其临床特点,本病多属于中国古代传统医学所认为的"胁痛""胆胀""黄疸"等的范畴,《黄帝内经》详细指出了其产生原因绝大多数是肝胆系统病变。

【病因病机】

(一)中医病因病机

中国古医家认为胆囊炎的主要诱因是情志不遂、饮食失节、感受外邪、虫石阻滞及劳伤过度。其病位在胆腑,与肝、脾、胃脏腑功能失调相关。本病的基本病机是胆失通降,不通则痛;胆络失养,不荣则痛。

1.情志不畅　《医方考》说:"胁者,肝胆之区也。肝为尽阴,胆无别窍,怒之则气无所泄,郁之则火无所越,故病症恒多。"《灵枢·邪气脏腑病形》说:"有所大怒,气上而不下,积于胁下而伤肝。"情志不畅达,气机失于调畅,怒则气逆伤于肝脏,郁则气结不舒畅,致使肝的气机失舒畅,进而导致胆腑失于通降,致使胆汁淤积在胆腑内不通,中医所谓不通则痛,进而发展为胁痛、胆胀。

2.饮食失节　《景岳全书·胁痛》认为:"以饮食劳倦而致胁痛者,此脾胃之所传也"。患者平素饮食没有节制,挑食偏食,经常食厚腻肥甘食物,喝酒没有节制,嗜酒如命,或饥饱无常,常年如此,以致中焦脾和胃受损。中焦升清气和降浊气的功能失职,导致肝胆疏泄功能失调,胆腑不通畅,胆汁淤滞在胆囊内,即是中医所谓不通则痛,发为胁痛、胆胀。

3.感受外邪　《素问·咳论》:"邪气客于足少阳之络,令人胁痛,咳,汗出。"《临床指南医案》亦说:"阳黄之作,湿从火化,瘀热在里,胆热液泄……身目俱黄。"因外感湿热毒邪气,湿主重浊黏滞,中焦主运化,因湿热阻滞,运化失职,导致肝胆疏泄失调,胆腑不通;或者热毒太盛,正气无法抵御,邪气不通过由表入里途径,而是直中胆腑,体内热毒导致血败肉腐而化痈成脓,继而发展为胆胀、胁痛;起居不节,可寒邪外感,邪入足少阳胆经,寒主收引凝滞,致使气滞、血凝,气血运行不通,进而导致五脏之肝脏失疏畅功能,六腑之胆腑失通降功能,胆腑不通,胆囊内胆汁淤积。

4.虫石阻滞　因患者饮食、起居不节制而感染蛔虫,体内蛔虫沿着胃肠道、胆道上延,导致五脏之肝脏失疏畅功能,六腑之胆腑失通降功能,胆腑不通,胆囊内胆汁瘀积。或者因湿热旧蕴体内不消,中焦脾脏胃腑运化失职,而导致五脏之肝脏失疏畅功能,六腑之胆腑失通降功能,胆腑不通,不通则痛,发为胁痛病。

5.劳伤过度　慢性疾病可致体质虚弱,过度劳欲以致耗气伤精血,致使阴阳气血均亏虚。肝脏胆腑失营,经脉、络脉因失养而拘紧,肝脏胆腑营养不足,五脏之肝脏失疏畅功能,六腑之胆腑失通降功能,胆腑不通则痛,发为胆胀。

(二)西医病因及发病机制

1.急性结石性胆囊炎　主要病因是胆囊管梗阻、细菌入侵导致。

(1)胆囊管梗阻:胆囊结石处于胆囊管附近时,可引起胆囊管堵塞,或嵌顿于胆囊颈,而嵌顿后的结石可损伤黏膜,出现黏膜水肿、充血,导致胆汁的排出异常,胆汁出现浓缩。而浓缩的高浓度的胆汁酸盐具有细胞毒性,可引起细胞损坏,进一步加重黏膜的炎症、水肿甚至坏死。如若能及时解除梗阻,炎症消退,大部分组织可恢复原来结构,不遗留瘢痕。若病情进一步发展加重,病变波及胆囊壁全层,囊壁增厚,血管扩张,甚至浆膜炎症,有纤维素或脓性渗出,发展成化脓性胆囊炎。此时治愈后,但容易形成慢性胆囊炎,容易复发。如若梗阻未解除,肿大的胆囊,可因胆囊内渗出增多,内压增大,导致其血管受压出现血供障碍,继而缺血坏疽,形成坏疽性胆囊炎。常并发胆囊穿孔。急性胆囊炎因其周围炎症浸润至邻近器官,也易较穿破至十二指肠、结肠等形成胆囊胃肠道内瘘。

（2）细菌感染：致病菌可途经胆道逆行侵入胆囊，或由血液循环及淋巴途径侵入胆囊组织，当胆汁排泄不畅时，可造成感染。致病菌最主要菌群为革兰氏阴性杆菌，以大肠埃希菌最为常见，其他有克雷伯菌、粪肠球菌、铜绿假单胞菌等。常合并厌氧菌感染。

2. 急性非结石性胆囊炎　其病因目前仍不明确，在临床表现中更容易出现胆囊坏死、穿孔。多数学者认为其发生主要与胆汁淤滞和黏膜缺血相关。

（1）胆汁淤滞：①胆囊的先天异常，如胆囊管扭曲、狭窄或胆囊内隔、胆总管囊性扩张等；②术后使用阿片类止痛剂，使 Oddi 括约肌持续痉挛；③恶性肿瘤等非结石因素压迫；④长期禁食或全肠外营养时，缺乏由胆囊收缩素（CCK）刺激引起胆囊节律性收缩。胆囊中高浓度的胆汁酸盐具有去污剂的特性，能直接溶解细胞膜脂质，对细胞造成毒害。另外，其化学刺激可导致胆囊的急性炎症，引起胆囊壁水肿、黏膜坏死及炎性渗出，甚至梗阻。

（2）胆囊缺血：它被认为是急性非结石性胆囊炎发生的核心环节。如低血压、休克、心脏换瓣术后、结节性多发性动脉炎等多种原因导致患者可能发生不同程度和不同时间的低血压和组织低血流灌注，导致胆囊黏膜缺血，以及老年人或心血管疾病患者全身血管退行性变，血管腔狭窄，胆囊动脉系终末血管极易发生栓塞，造成胆囊缺血。胆囊黏膜缺血，导致黏膜糜烂、胆盐浓度增高，胆囊壁受损。创伤、严重感染、输血或血制品、癌肿等因素都可能激活海格曼因子（Ⅻ因子）而诱发急性非结石性胆囊炎（海格曼因子是内源性凝血过程中的启动因子，因而胆囊极易遭受损害）。

【临床表现】

1. 主要症状　右上腹部的发作性、剧烈的绞痛或胀痛，常放射至右肩或右背部，常于饱餐后或夜间发作，伴恶心呕吐，合并感染时常伴高热。部分合并梗阻性黄疸。

2. 体征　右上腹部胆囊区有压痛或叩击痛，胆囊化脓坏疽时可以出现反跳痛、肌紧张。用手按压右上腹部肋下缘，嘱患者用力呼吸，如触及肿大的胆囊，患者常会突然停止吸气，称之为 Murphy 征阳性，是急性胆囊炎的典型体征。Murphy 征阳性对急性胆囊炎的特异性为 79%～96%。

【实验室及其他检查】

1. 实验室检查　白细胞计数及中性粒细胞升高，一般在 $(10～15)\times10^9/L$，在急性化脓性胆囊炎和胆囊坏疽时，可达 $20\times10^9/L$ 以上。血清胆红素超过 85 μmol/L，提示胆总管结石或胆管炎合并肝功能损害可能。血清转氨酶和碱性磷酸酶亦可升高。血清淀粉酶常呈不同程度的升高。根据病情，必要时行外周血细菌学培养、血气分析及血清肿瘤标志物等相关检查。

2. 辅助检查

（1）B 超检查：诊断急性胆囊炎最常用的检查方法。可见胆囊肿大，壁厚呈双边征，结石光团和声影，胆汁淤积。典型表现为胆囊肿大（横径≥4 cm）、壁增厚（≥3 mm）或毛糙，呈"双边征"，可伴有结石光团和声影的胆囊结石；若胆囊腔内出现稀疏或密集的分布不均的细小或粗大回声斑点，呈云雾状，则考虑胆囊积脓；若胆囊壁局部膨出或缺损，以及胆囊周围出现局限性积液，则考虑胆囊坏疽穿孔。

（2）X 线腹平片：X 线检查对急性胆囊炎诊断有一定限度。有时可显示胆囊区结石影，化脓性胆囊炎或胆囊积液，也可显示出肿大的胆囊或炎性组织包块阴影。在急性气肿性胆囊炎时，可见胆囊壁及胆囊周围积气。合并胆囊十二指肠瘘时，胆囊内有可能见气体。

（3）胆道造影：一般分为排泄性胆道造影和直接胆道造影两大类。排泄性胆道造影是运用口服或静脉注射造影剂进行胆道造影摄片。这种造影方法适宜于其他脏器功能正常，且无并发症的患者使用。直接胆道造影法是通过各种途径把造影剂直接注入胆道,进行造影摄片,临床上常采用的方法有经皮肝穿刺胆道造影、内窥镜下逆行胆道造影法等。这类造影方法的优点在于造影剂直接到达病变部位,造影效果比较理想,对肝内外胆道走向,管径异常或狭窄,闭塞情况、胆道肿瘤、胆结石均可清楚显示。

(4)CT 检查:主要适用 B 超检查的补充诊断。CT 可显示增厚>3 mm 胆囊壁。若胆囊结石嵌顿于胆囊管导致胆囊显著增大,胆囊浆膜下层周围组织和脂肪因继发性水肿而呈低密度环。胆囊穿孔可见胆囊窝部呈液平脓肿,如胆囊壁或胆囊内显示气泡,提示"气肿性胆囊炎"。对合并胆管继发结石,怀疑合并胆囊肿瘤时诊断价值优于 B 超。

(5)MRI 和 MRCP 检查:对胆囊结石和胆管结石诊断特异性、敏感性均佳,合并黄疸、怀疑并存胆管继发结石时,诊断意义大。

(6)^{99m}Tc-EHIDA 检查:胆囊不显影。

【诊断与鉴别诊断】

(一)诊断

急性胆囊炎的诊断应结合临床表现、实验室检查和影像学检查。①局部炎症表现:可触及右上腹肿块、压痛和反跳痛,Murphy 征阳性。②全身炎症反应:发热,CRP 水平升高,WBC 计数升高。③影像学检查:提示为急性胆囊炎的特征。若①中任意一项+②中任意一项,应高度怀疑急性胆囊炎,在此基础上,若③进一步支持,则可明确诊断。

(二)鉴别诊断

1.与十二指肠溃疡穿孔的鉴别　多数患者有溃疡病史,其腹痛程度较剧烈,呈连续的刀割样痛,有时可致患者于休克状态,腹壁强直显著,常呈"板样",压痛、反跳痛明显;肠鸣音消失;腹部 X 线检查可发现膈下有游离气体,唯少数病例无典型溃疡病史,穿孔较小或慢性穿孔者症状不典型,可造成诊断上的困难。

2.与急性胰腺炎的鉴别　腹痛多位于上腹正中或偏左,体征不如急性胆囊炎明显,Murphy 征阴性;血清淀粉酶升高幅度显著;B 超显示"胰腺"肿大,边界不清等而无急性胆囊炎征象;CT 检查对诊断急性"胰腺"炎较 B 超更为可靠,因为 B 超常因腹部胀气而"胰腺"显示不清。

3.与急性肠梗阻的鉴别　肠梗阻的绞痛多位于下腹部,常伴有肠鸣音亢进,"金属音"或气过水声,腹痛无放射性,腹肌亦不紧张,X 线检查可见腹部有液平面。

4.与右肾结石的鉴别　发热少见,患者多伴有腰背痛,放射至会阴部,肾区有叩击痛,有肉眼血尿或显微镜下血尿,X 线腹部平片可显示阳性结石,B 超可见肾结石或伴肾盂扩张。

5.与肝脓肿的鉴别　位于肝右叶前下方的脓肿,触诊时易把肿大的肝脏误认为胆囊炎性包块。但其症状主要是寒战、高热、肝区疼痛和肝大,肝区钝痛或胀痛多呈持续性,体温可高达 39 ~ 40 ℃,多表现为弛张热,可通过 B 超及 X 线检查明确。

6.与心绞痛、心肌梗死的鉴别　有些心绞痛、心肌梗死常表现为上腹部疼痛,但患者常有心绞痛病史,有濒死感、大汗、疼痛、无力、疼痛向左肩部放射等。

【治疗】

(一) 中医治疗

1. 辨证论治

(1) 胆腑郁热证

[主症]上腹持续灼痛或绞痛;胁痛阵发性加剧,甚则痛引肩背,晨起口苦;时有恶心;饭后呕吐;身目黄染;持续低热;小便短赤;大便秘结。舌质红,苔黄或厚腻,脉滑数。

[治法]清热利湿,行气利胆。

[方药]大柴胡汤(《伤寒论》)。

[药物]柴胡、黄芩、芍药、半夏、生姜、枳实、大枣、大黄。

加减:身目黄染者,加茵陈、栀子;心烦失眠者,加合欢皮、炒酸枣仁;恶心呕吐者,加姜竹茹;壮热者,可加石膏、蒲公英、虎杖。

(2) 热毒炽盛证

[主症]持续高热;右胁疼痛剧烈、拒按。身目发黄,黄色鲜明;大便秘结;小便短赤;烦躁不安。舌质红绛,舌苔黄燥;脉弦数。

[治法]清热解毒,通腑泻火。

[方药]茵陈蒿汤(《伤寒论》)合黄连解毒汤(《外台秘要》)。

[药物]茵陈、栀子、大黄、黄连、黄柏、黄芩。

加减:小便黄赤者,加滑石、车前草;大便干结者,加火麻仁、芒硝;身目黄染重者,加金钱草。

2. 针刺疗法 常用穴:阳陵泉、胆囊穴、肩井、日月、丘墟、太冲。采用捻转强刺激手法,每隔 3 ~ 5 min 行针 1 次,每次留针时间为 20 ~ 30 min。也可采用电刺激。辨证配穴:肝郁气滞者加太冲,疏肝理气;瘀血阻络者加膈俞,化瘀止痛;肝胆湿热者加行间,疏泄肝胆;肝阴不足者加肝俞、肾俞,补益肝肾。

3. 穴位注射疗法 用胃复安注射液注射双足太冲穴位各 5 mg。1 次/d,3 ~ 10 d 为观察治疗期。

4. 耳穴压豆疗法 常用穴:胰胆、十二指肠、耳背肝区、耳迷根、内分泌、皮质下、交感、神门。操作方法:一般采用针刺或用王不留行籽常规消毒后用胶布将王不留行籽固定于耳穴上,每日按 4 ~ 6 遍,每次每穴按压 1 min。注意事项:每次贴压单侧耳穴,3 d/次,2 侧交替使用。换贴 10 次为 1 个疗程,一般治疗 3 ~ 5 个疗程。

5. 中药外敷疗法 胆囊区(右上腹压痛点)外敷药物(栀子 10 g、大黄 10 g、冰片 1 g、乳香 6 g、芒硝 10 g,研粉调匀成糊状)纱布覆盖,每天更换 1 次,5 d 为 1 个疗程。

6. 穴位埋线 常用穴:鸠尾、中脘、胆囊穴、胆俞、胃俞、足三里、阳陵泉。操作方法一般 1 个月埋线 1 次,病情重者 20 d 1 次,5 次为 1 疗程。

7. 穴位按摩 右胁疼痛者取右侧肝俞穴、右侧胆俞穴、太冲、侠溪等穴;右胁胀满不适者取胆囊、天枢等穴;嗳气、恶心、呕吐者取合谷、中脘、胆囊等穴;纳呆者取脾俞、胃俞、中脘、阳陵泉等穴。

8. 中成药

(1) 消炎利胆片:清热,祛湿,利胆。用于急性胆囊炎、胆管炎肝胆湿热证。一次 6 片,一日 3 次,口服。

(2) 胆胃康胶囊:舒肝利胆,清热利湿。用于肝胆湿热证所致的胁痛、黄疸以及胆汁反流性胃炎,胆囊炎见上述症状者。一次 1 ~ 2 粒,一日 3 次,饭后服用。

(3) 胆宁片:疏肝利胆,清热化湿。用于急慢性胆囊炎肝郁气滞,湿热未清证。一次 5 片,一日 3 次,饭后服用。

(4)鸡骨草胶囊:舒肝利胆,清热解毒。用于胆囊炎肝胆湿热证。一次4粒,一日4次。

(5)金胆片:利胆消炎。用于急慢性胆囊炎、胆石症以及胆道感染。一次5片,一日2~3次。

(6)胆舒胶囊:舒肝解郁,利胆溶石。用于慢性结石性胆囊炎、慢性胆囊炎及胆结石肝胆郁结,湿热胃滞证。一次1~2粒,一日3次。

(7)胆炎康胶囊:清热利湿,排石止痛。用于急慢性胆囊炎、胆管炎、胆石症以及胆囊手术后综合征肝胆湿热蕴结证。一次2~4粒,一日3次。

(8)舒胆片:清热化湿,利胆排石,行气止痛。用于胆囊炎、胆道感染、胆石症肝胆湿热证。一次5~6片,一日3次,小儿酌减或遵医嘱。

(9)胆康胶囊:舒肝利胆,清热解毒,理气止痛。用于急、慢性胆囊炎,胆道结石。一次4粒,3次/d,30 d为一疗程。

(10)胰胆舒颗粒:具有散瘀行气,活血止痛之功。用于急、慢性胰腺炎或胆囊炎属气滞血瘀,热毒内盛者。开水冲服,10 g(1袋)/次,2~3次/d。

(11)茵陈退黄胶囊:组方源自茵陈蒿汤,具有清热解毒、利湿退黄之功。用于急、慢性肝炎肝胆湿热证引起的小便红赤、头晕口苦、食少纳呆等。可用于急性胆囊炎所致黄疸的治疗。5粒/次,3次/d。

9. 综合疗法

(1)中药+西药:张忧忧中西医治疗此病,西药给予禁食或易消化低脂饮食、抗感染、抑酸护胃、解痉镇痛、营养支持等对症支持。中药给予自拟疏肝清胆方口服:柴胡15 g,郁金12 g,延胡索12 g,黄芩15 g,黄连10 g,山栀子15 g,枳实15 g,大黄15 g,金银花12 g,野菊花12 g,茵陈蒿25 g,金钱草30 g,甘草10 g。水煎,每日1剂,分2次服。两组疗程均为1周。

(2)中药+西药+针刺:林磊等应用中西医治疗急性胆囊炎,具体方案如下。西药给予合理使用抗生素、解痉止痛、护肝等药。针刺选取胆俞、阳陵泉、丘墟、太冲、胆囊穴。针刺得气后采取泻法,捻转角度在90°~180°,提插幅度0.3~0.5 cm,频率60~90次/min,每次操作10 min,每日1次。中药予清肝利胆汤,组成如下:柴胡40 g,黄芩、黄连、大黄各20 g,龙胆草、车前子、茵陈、青蒿、郁金各15 g,败酱草、赤芍各30 g,生甘草10 g。阳明腑实、大便不通者加玄明粉、虎杖;腹胀者加厚朴、大腹皮;身热明显加金银花、栀子、石膏;胁痛者甚加延胡索、川楝子;黄疸重者加茵陈、金钱草;脾胃湿热者加佩兰;小便不利者加泽泻、通草。煎煮,每日1剂,分2次温服。连续治疗2周。

10. 名医治疗特色

(1)董建华认为胆囊炎属于祖国医学"胆胀"的范畴。病位主要在肝胆,涉及脾胃。邪气伤于肝胆、导致疏泄失职,气机阻滞,胆腑通降失司,气血淤滞不畅而发病。疏肝利胆,理气通降是其基本治则。在临床上分为肝胆气滞、肝胆淤阻、肝胆湿热、肝阴不足等不同证型。

1)肝胆气滞

[主症]可有胁胀痛,以胀为主,此常与情志不畅有关。伴有胸闷,善太息,恶心嗳气,舌红苔薄黄,脉弦者。

[治法]疏利肝胆,理气通降。

[方药]柴胡10 g,白芍10 g,香附10 g,苏梗10 g,青皮、陈皮各6 g,郁金10 g,枳壳10 g,大腹皮10 g。

加减:大便秘结者,加槟榔10 g,酒大黄3 g;右肋灼热而痛,伴口苦、口渴心烦者,此乃郁久化热,加山栀子10 g,丹皮10 g;嗳气频作者,加旋覆花10 g(包),代赭石15 g(先下);胁痛而肠鸣腹泻者加防风10 g,白术10 g,扁豆15 g。

2)肝胆瘀阻

[主症]胁络不畅而致者,胁胀痛,以刺痛为主,痛有定处,入夜尤甚,或胁下见痞块,舌黯,有瘀点,脉弦涩。

[治法]理气解郁,化瘀止痛。

[方药]柴胡10 g,赤芍、白芍各10 g,金铃子10 g,延胡索6 g,郁金10 g,香附10 g,丹参15 g,青皮、陈皮各6 g。

加减:顽固性疼痛者,加生蒲黄10 g,炒五灵脂10 g;肝郁痰阻而胸闷头晕,口吐痰涎者,加法半夏10 g,茯苓10 g,瓜蒌15 g;失眠者,加酸枣仁15 g,合欢皮15 g。

3)肝胆湿热

[主症]胆腑失调而致胁痛,口苦,胸闷纳呆,恶心呕吐,或面目黄,小便黄赤,舌红苔黄腻,脉弦滑而数者。

[治法]清利湿热,疏利肝胆。

[方药]茵陈10 g,山栀子10 g,黄芩10 g,酒大黄3 g(后下),茯苓10 g,车前子10 g(包),陈皮10 g,郁金10 g,香附10 g。

加减:胆道结石者,加金钱草20 g,海金沙15 g(包),鸡内金6 g;小便黄赤甚者,加滑石10 g,通草6 g;脘腹痞闷,苔腻者加藿香10 g,佩兰10 g,厚朴6 g。

4)肝郁日久,化热伤阴

[主症]脉络失养而致右胁隐隐作痛,口干咽燥,心中烦热,头晕目眩,舌红少苔,脉弦细者。

[治法]滋阴养肝,解郁止痛。

[方药]沙参10 g,生地10 g,白芍10 g,枸杞子10 g,当归10 g,延胡索6 g,川楝子10 g,郁金10 g,香附10 g。

加减:心烦失眠者,加丹参10 g,炒枣仁15 g;口苦烦躁甚者,加丹皮6 g,栀子10 g。以上诸证,在服药同时,应配合心理治疗,保持心情舒畅,促进疾病康复。

(2)阮国治教授认为,胆囊炎在祖国医学属胁痛、胃脘痛、腹痛的范畴,可分为3型辨证施治。

1)气郁型

[病机]由于情志不畅,或饮食不节,劳伤过度,寒温不适等导致肝胆气郁,疏泄失常所致。

[证见]右上腹隐痛,痛引肩背,恶心纳差,脉弦,舌红。

[治则]疏肝理气,和胃降逆。

[方药]柴胡10 g,黄芩10 g,当归10 g,白芍15 g,陈皮10 g,茵陈15 g,大黄10 g。

2)湿热型

[病机]肝胆气郁,横克脾土,脾失健运,湿停中焦,与少阳胆经之火相搏而成本证。

[证见]右胁疼痛拒按,痛引肩背,恶心呕吐,肌肤发黄,口苦咽干,脉弦紧或滑数,舌苔黄腻。

[治则]清热利湿,疏肝利胆。

[方药]茵陈30 g,柴胡10 g,黄芩15 g,郁金15 g,丹皮15 g,蚤休30 g,白花蛇舌草60 g,延胡索10 g,木香10 g,大黄15 g,甘草10 g。

3)毒热型

[病机]中焦湿热蕴结不散,邪入营血而化火即可酿成本证。

[证见]脘腹剧痛,手不可近,寒战高热,呕恶不食,脉细数无力,血压偏低,舌红绛,苔黑,甚者神昏谵语,出现"亡阴""亡阳"之危候。

[治则]清热败毒,平肝泻火。

[方药]龙胆草30 g,茵陈60 g,银花90 g,白花蛇舌草90 g,丹皮15 g,生石膏90 g,元参60 g,黄芩30 g,败酱草90 g,羚羊角粉2 g(包煎),生大黄粉3 g(冲服),芒硝15 g(冲服)。

11.专方专药

(1)郑发顺自拟消炎利胆汤治疗急性胆囊炎,具体药物:柴胡9 g,黄芩10 g,白芍15 g,金钱草15 g,大黄10 g(后下),枳实10 g,木香10 g,半夏10 g,郁金10 g,川楝子10 g,延胡索10 g,甘草3 g。

若胸闷、恶心呕吐者加竹茹;身目黄染、二便黄者加茵陈15 g,车前草10 g;口苦口干、纳呆者加麦芽15 g,鸡内金10 g。

(2)秋增超自拟柴芍夏芩汤治疗急性胆囊炎,总结120例患者临床疗效,基本方药组成:柴胡、黄芩、枳实、大黄、白芍、半夏、郁金、生姜,用量随证加减。若舌红少津、口渴甚者加天花粉、生石膏;若热毒重者加双花、地丁;食欲缺乏者加鸡内金、焦三仙;如有结石加金钱草、海金沙。

(3)张学广临床自拟清热利胆汤治疗湿热型急性胆囊炎患者50例,具体方药:金钱草30 g,柴胡、姜半夏、炒枳壳各10 g,生大黄5 g,黄芩6 g,虎杖15 g。

(4)周仕昌将100例急性胆囊炎患者随机分为实验组与对照组,对照组采用西药治疗,实验组联用自拟茵陈柴黄清胆汤。药用柴胡10 g,大黄(后下)10 g,黄芩10 g,茵陈15 g,银花15 g,金钱草15 g,半夏10 g,白芍15 g,延胡索15 g,生姜6 g。

(二)西医治疗

急性胆囊炎是指在胆道感染中局限于胆囊的一种病理状态,可引起本病的原因有多种,在对于不同患者的治疗选择上应区别对待,其中典型的结石性胆囊炎及非结石性胆囊炎的治疗,更应有所区别,结石性胆囊炎可使用非手术治疗,病情也可得到缓解,适时应用手术治疗或介入治疗。非结石性胆囊炎病情复杂且病情较易恶化,易形成坏疽穿孔,诊断明确后应及早行手术治疗或行PTGD治疗。

1.非手术治疗 是治疗手段,也可视为手术前准备。①饮食控制:禁食水,必要时可行持续胃肠减压,症状缓解时可嘱患者低盐、低脂饮食。②支持疗法:包括营养支持,补充微量元素、维生素,纠正水、电解质及酸碱代谢失衡等。③对症抗感染:可选择应用对革兰氏阴性细菌及厌氧菌有效的抗生素,可使用联合用药。④镇痛解痉:患者自觉疼痛较明显,无法耐受时,可对症予解痉止痛药。⑤体征监测:对老年患者,应及时监测及观察患者生命体征变化、血糖变化,以及心、肺、肾功能的变化。

2.手术治疗 急性胆囊炎使用手术治疗的时机及方式的选择是治疗过程中关键点,但必须注意是否符合手术治疗的适应证,患者入院后可先行非手术治疗,待病情平稳缓解,患者的急性期病情过后,再行指导患者择期行手术治疗,非治疗期间如病情未得到控制,反而进一步发展,应行急诊手术治疗,现有研究建议在非手术治疗过程中,发现以下几点者,应指导患者行急症手术或尽早手术:寒战、高热,白细胞计数在$20×10^9$/L以上;黄疸加重;胆囊肿大,张力高;局部腹膜刺激征;并发重症急性胰腺炎;60岁以上的老人。对于患者行急诊手术时机的讨论上,已有研究表明,急性胆囊炎在72 h以内手术视为最佳手术的时机,手术所用的平均时段,以及术后的并症出现的概率较低。更有学者为了"黄金24 h"的观点,进一步节省患者医疗成本及缩短患者的住院时间。然而在临床实际工作中,对于伴有其他严重病症的患者,可尽快改善合并症,如果病情得到了控制,患者全身情况通过治疗得到改善,即便发病时间超过72 h了,具体病例讨论后,也是应当可以考虑手术的。

【预后】

急性胆囊炎可以进行保守治疗,通过抗感染、解痉止痛,还有对症治疗等,控制炎症;如果在保守治疗无效的情况下,建议患者选择手术治疗。胆囊炎的预后一般是良好的,但急性胆囊炎有可能会引起胆囊的坏死、穿孔、胆囊性腹膜炎甚至感染性休克。

【健康教育】

1.注意劳逸结合,寒温适宜,限烟限酒,心情舒畅。已患有急慢性胆囊炎的患者,应积极治疗,按时服药,预防复发。注意起居有常,防止过劳,避免过度紧张,适当运动,忌恼怒忧思,保持心情舒畅。

2.胆囊炎患者以低脂肪、低胆固醇、适量蛋白和高维生素饮食为宜。急性发作期应禁食或无脂饮食,充分休息,以缓解疼痛。慢性期或缓解期的患者以低脂肪、低胆固醇饮食为主。适量摄入蛋白质和碳水化合物,丰富维生素,避免进食辛辣刺激性食物,要注意卫生,防止肠道寄生虫和细菌感染,注意营养的均衡,规律饮食。

3.应重视对本病癌变的监测,应定期 CT 或 B 超随访,虽然不易发现胆囊内微小病变,但是对胆囊壁增厚变化、胆囊内肿块,以及相邻肝脏病变和肿瘤蔓延情况能直接显示。结合 CT 和 B 超对胆囊癌早发现、早诊断和早治疗,从而提高胆囊癌患者的生存质量。

第三节 肝外胆管结石

肝外胆管结石分为原发性结石和继发性结石,是最常见的胆道系统疾病之一。结石阻塞胆管引起胆汁淤滞,继发细菌感染而导致急性胆管炎发生。胆管反复炎症可造成局部管壁增厚或瘢痕性狭窄,而胆管炎症和狭窄又可以促进结石形成。临床上患者常出现右上腹绞痛、发热、黄疸查科三联征。感染严重者可出现休克和精神异常(Reynokds 五联征),症状反复久之出现胆汁性肝硬化,继而出现门静脉高压症。

本病属于祖国医学"胁痛""胆胀""黄疸""腹痛"等范畴。

【病因病机】

(一)中医病因病机

传统中医认为,肝与胆从其解剖位置、经脉络属、生理功能方面均具有紧密联系。由于肝胆在生理功能上联系紧密相互影响,故肝脏本身原发的病变可导致胆病的发生。肝胆的病理联系主要是肝脏的疏泄功能异常导致胆病的发生。传统中医无"胆石症"病名,根据其临床辨证要点可归属于"胁痛""肝胀""黄疸""胆瘅""癖黄"等范畴。正如《金匮翼·胁痛统论·肝郁胁痛》云:"肝郁胁痛者,悲哀恼怒,郁伤肝气。"临床多表现为右侧胁肋部绞痛或隐痛,可伴有发热畏寒、急躁易怒、胸胁胀闷,善太息等,这也与临床上肝外胆管结石的临床表现一致。从病因上来说,其多与情志抑郁、年老体衰或他病及肝等有关;病机多由以上因素共同作用,使肝失疏泄,胆汁排泄不畅淤积于内以致胆失通降,湿热壅阻,湿热互蒸,蕴久成石;结石位于胆道内,又会加重肝胆气机阻滞进而导致"热结不散,则血肉腐败,酿而成脓。热盛化火,陷入心包,内扰神明",甚则"亡阴""亡阳"。

(二)西医病因及发病机制

其病因复杂,主要与胆道感染、胆道梗阻、胆道寄生虫、遗传因素等有关。原发性结石多为胆色素结石,继发性结石多为胆囊结石排入胆管所致,其多为胆固醇类结石或黑色素结石。梗阻和感染是胆管结石的基本病理改变。结石、梗阻、感染,三者关系密切,互为因素。肝外胆管结石引起的病理改变,主要取决于结石造成的梗阻程度及有无继发性感染。由于结石造成的梗阻,一般是不完全的和间断性的。梗阻近侧的胆管有不同程度的扩张和管壁增厚,胆管内常有胆汁淤积,极易继发革兰氏阴性杆菌感染。梗阻和感染可使近侧胆管内形成更多的结石。因胆管梗阻不完全,一般较少影响肝组织。壶腹部结石易造成完全性梗阻,可影响胰液的排出,引起胰腺的急性和(或)慢性炎症。此时,如发生胆管感染,可产生胆管内高压,胆管中的脓性胆汁和细菌毒素可逆流而上,突破肝毛细血管进入血液循环,引起败血症、休克,即所谓梗阻性化脓性胆管炎。此时常有肝细胞损害,肝细胞坏死,甚至形成胆源性肝脓肿,反复感染和肝损害可导致胆汁性肝硬化。

【临床表现】

1. 主要症状

（1）平时一般无症状或仅有上腹部不适，当结石造成胆管梗阻时可出现腹痛或黄疸，如继发胆管炎时，可出现典型的查科三联征（腹痛、寒战高热、黄疸）的临床表现。

（2）腹痛：上腹部或右上腹部疼痛或绞痛，可放射至右肩背部，重者可伴有冷汗、面色苍白、恶心与呕吐等症状，这是结石下移嵌顿于胆总管下端或壶腹部，胆总管平滑肌或 Oddi 括约肌痉挛所致。若由于胆管扩张或平滑肌松弛而导致结石上浮，嵌顿解除，腹痛可缓解。

（3）寒战高热：因并发胆道细菌感染而引起寒战与高热，体温可达 40 ℃。

（4）黄疸：一般在上腹绞痛、寒战高热后的 12～24 h 即可出现黄疸。发生黄疸的机制多是因结石嵌顿于壶腹部不能松动，胆总管梗阻所致。其轻重程度、发生和持续时间取决于胆管梗阻的程度、部位和有无并发感染。如为部分梗阻，黄疸程度较轻，完全性梗阻时黄疸较深；如结石嵌顿在括约肌部位，则梗阻完全，黄疸进行性加深；合并胆管炎时，胆管黏膜与结石的间隙由于黏膜水肿而缩小甚至消失，黄疸逐渐明显，随着炎症的发作及控制，黄疸呈现间歇性和波动性。出现黄疸时常伴有尿色变深，粪色变浅，完全梗阻时呈陶土样大便；随着黄疸加深，不少患者可出现皮肤瘙痒。

2. 体征　平日无发作时可无阳性体征，或仅有剑突下和右上腹深压痛。如合并胆管炎时可有不同程度的腹膜炎征象，主要在右上腹，严重时也可出现弥漫性腹膜刺激征，并有肝区叩击痛。胆囊或可触及，有触痛。

【实验室及其他检查】

1. 实验室检查　在临床上，对于无症状的胆管结石，其实验室检查常无明显改变，也较少运用实验室检查。但在急性发作期常利用实验室检查以协助诊断，并对治疗提供依据。胆管结石急性发作期合并胆道感染时，白细胞总数常升高到 $10×10^9/L$ 以上，重度感染时，白细胞总数可升高到 $20×10^9/L$ 以上，并出现核左移及中毒颗粒，血小板减少。合并呕吐可出现电解质紊乱，血清总胆红素及结合性胆红素增高，转氨酶及碱性磷酸酶升高，尿中胆红素升高，尿胆原降低或消失，粪中尿胆原减少。注意血清淀粉酶、尿常规、尿淀粉酶的检测，以便早期发现胰腺炎。

2. 辅助检查

（1）B 型超声：B 型超声检查由于具有准确、方便、迅速、安全、无创、可重复及易于接受等优点，已成为肝胆管结石诊断的首选方法。其可探查直径 0.2 cm 的结石，甚至 0.2 cm 以下的小结石及泥沙样结石。它可以对结石的位置、大小、数目进行诊断，还可确定胆囊的收缩功能及胆道情况。

（2）CT 检查：于肝外胆管走行区域内可见圆形高密度影，有的结石呈中心高密度，周边胆汁围绕形成低密度影，也有的结石为斑点状混杂密度影。结石较大时常导致梗阻，结石以上部位胆管扩张。有的可同时发现肝纤维化、肝萎缩及丧失功能的肝段肝叶。

（3）内窥镜逆行胆胰管造影（ERCP）：是用十二指肠纤维镜通过十二指肠，在直视下将细导管插入胆道下端开口处，将造影剂注入胆道，使其显影。在临床上为直接观察十二指肠的病变，为黄疸的鉴别诊断和胰胆系统疾病的检查提供了新的检查方法，它对提高十二指肠疾病及胰胆管疾病的正确诊断起重要作用。ERCP 不仅能显示胆胰系统，必要时还可以取活组织进行病理检查，这一点是其他方法所不能比拟的。

（4）胆管系统的放射性核素检查：可观察出肝胆管的狭窄、阻塞、扩张等病变。主要用于肝胆结石导致的黄疸与内科黄疸的鉴别。

（5）经皮肝穿刺胆道造影（PTC）：虽然诊断价值高，但属于有创检查，有一定危险性，故其应用受到一定限制。

【诊断与鉴别诊断】

(一)诊断

慢性期症状不典型,可有轻微腹痛或消化不良的表现。急性期结石阻塞胆管并继发胆管炎,会出现典型的查科三联征。痛连肩背,恶心呕吐,尿黄,大便可呈陶土色。在梗阻较完全的情况下,可在前述症状的基础上,出现急性梗阻性化脓性胆管炎(AOSC)的 Dargon 与 Reynolds 五联征,即毒血症和感染性休克。查体:巩膜黄染,上腹压痛,可有轻度肌紧张,可能触及肿大胆囊,或有肝大。

(二)鉴别诊断

1. 与急性胃炎的鉴别 本病发作时,表现为上腹部疼痛,有时剧烈,伴恶心、呕吐。严重者有发热,需与胆石症鉴别。但本病发作前数小时至 24 h 常有不洁饮食史,伴有腹泻,且呕吐后感觉舒适。肝胆管结石则不然,且无此病史。本病少有黄疸,且发热多为低热。强酸、强碱等腐蚀剂所致的腐蚀性胃炎,腹痛剧烈,腹肌紧张、有压痛,但有腐蚀史及特殊气味。口腔黏膜及舌苔亦有腐蚀性改变,易与肝胆管结石鉴别。

2. 与胃痉挛的鉴别 本病较常见,发作时表现为上腹部疼痛,有时较剧烈,颇似胆石症。但本病发作常有诱因,如进不洁食物、寒冷、精神紧张、蛔虫等。查体常无腹肌紧张,有时可见胃蠕动波形。无发热、黄疸。注射阿托品十几分钟后,症状多缓解。因此可与胆石症相鉴别。

3. 与右肾结石和右输尿管上段结石的鉴别 本病发生时,起病突然,右上腹绞痛,伴恶心、呕吐。发病早期不伴有其他症状,易误诊为胆石症。但本病腹痛多有向下腹部及会阴部放射,且多伴有血尿或镜下血尿。查体时,肾区有叩击痛,右上腹无明显压痛,无腹肌紧张。X 线腹平片,约有95% 可显示结石;X 线不显影的结石,在造影片上显示负性阴影,若插入输尿管导管并注入空气造影,则结石显影更为清晰。

【治疗】

(一)中医治疗

1. 中医辨证论治

(1)肝郁气滞证

[主症]右胁隐痛或胀痛,痛引右肩,或恶寒发热,或有黄疸,胸脘痞满,食欲减退,恶心呕吐,口苦口干,急躁易怒。舌质淡,苔薄黄或薄白。脉弦或弦数。

[治法]疏肝理气,利胆排石。

[方药]柴胡疏肝散(《景岳全书》卷五十六)加减。

[药物]柴胡、白芍、枳壳、香附、川芎、陈皮、金钱草、炙甘草。

加减:伴有口干苦,失眠,苔黄,脉弦数,气郁化火,痰火扰心者加丹皮、栀子、黄连;伴胸胁苦满疼痛,叹息,肝气郁结较重者加川楝子、香附。

(2)湿热内蕴型

[主症]右季胁持续性或阵发性绞痛,或腹痛拒按;脘腹胀满,纳呆,恶心呕吐,渴不欲饮;高热不退或寒热往来,身热不扬;全身发黄,小便黄,大便干燥,舌质红,苔黄腻。脉弦数或滑数。

[治法]清热利湿,利胆排石,通里攻下。

[方药]大柴胡汤(《伤寒论·太阳病篇》)加减。

[药物]柴胡、黄芩、厚朴、枳实、金钱草、茯苓、茵陈、郁金、大黄、甘草。

加减:热毒炽盛,黄疸鲜明者加龙胆草、栀子;腹胀甚,大便秘结者,大黄用至 20～30 g,并加芒硝、莱菔子;小便赤涩不利者加淡竹叶。

（3）热毒燔炽型

[主症]持续性右上腹或右季胁部剧痛拒按;腹部硬满胁下痞块,高热不退,黄疸加重;或见神昏谵语;精神萎靡,或大汗淋漓,四肢厥逆。舌质红绛,苔黄燥或黄黑。脉弦数或细数,或脉微沉细无力。

[治法]清热解毒,泻火通腑。

[方药]大承气汤合茵陈蒿汤(《伤寒论》)加减。

[药物]大黄、芒硝、厚朴、枳实、茵陈蒿、栀子、蒲公英、金钱草、虎杖、郁金、青皮、陈皮。

加减:黄疸明显者加茵陈蒿、金钱草用至 30～60 g,神昏谵语者,倍用大黄。

2. 常用中成药

（1）胆宁片:疏肝利胆清热。适于肝胆湿热证胆结石。2～3 粒/次,3～4 次/d。

（2）胆石利通片:理气散结,利胆排石。适于肝郁气滞或瘀血阻滞证。6 片/次,2 次/d。

（3）利胆排石片:清热利湿,利胆排石。适于肝胆湿热证。6～10 片/次,2 次/d。

（4）胆舒胶囊:疏肝理气,利胆。适于各型胆石症。4 粒/次,3 次/d。

（5）胆石通胶囊:清热利湿,利胆排石,用于肝胆湿热所致的胁痛、胆胀,症见右胁胀痛、痞满呕恶、尿黄口苦。每次 4～6 粒,每日 3 次,开水送服。

3. 中医外治法

（1）针刺:主穴为肝俞、期门、日月、胆俞、足三里。配穴,黄疸者配至阳;寒热往来,疼痛拒按者加曲池、内庭、上脘、中脘;四肢厥逆,出现休克者加人中、十宣、涌泉。强刺激,每日 2 次,留针 20～30 min。针刺时使感传反射至肝胆区,得气为好。

（2）穴位注射:选右上腹压痛点、日月、期门、胆囊、阳陵泉,用山莨菪碱注射液,1～2 穴/次,5 mg/穴。

（3）耳穴压豆法:将王不留行籽置于 0.5 cm×0.5 cm 的胶布中心,并贴在耳穴上按压,两耳交替（隔日）治疗 1 次。主穴取胆、肝、脾、胃。胆绞痛加膈;大便秘结加大肠;失眠加交感、神门;心慌加心、肺等。早、中、晚及睡前各按压 1 次,以压至耳郭潮红、耳郭有烧灼感或躯体经络传感为度。

（4）耳针疗法:主穴为肝、胆、胃、三焦、阳陵泉、交感、十二指肠。配穴为内分泌及胆、肝、胃、三焦在耳背的对应点。方法:每日 2 次,强刺激,每次留针 15～20 min。每次选主穴 2～3 穴及其他穴的对应点,或加取皮质下、肾上腺、内分泌等穴。

4. 综合疗法

（1）中药+西药:史美瑷等利用中西医疗法治疗肝外胆管结石。利胆排石汤:广金钱草 30 g,海金沙 20 g,大黄 9 g,黄芩 12 g,柴胡 9 g,郁金 12 g,鸡内金 12 g,木香 12 g 等。并随症加减:口干口苦加虎杖 12 g,茵陈 15 g;恶心呕吐加竹茹 12 g,半夏 12 g,陈皮 12 g;疼痛明显加延胡索 12 g,川楝子12 g;伴黄疸加茵陈 20 g,栀子 12 g;发热加蒲公英 20 g,金银花 20 g,败酱草 20 g;便溏乏力而见舌淡胖有齿痕加茯苓 30 g,白术 12 g,党参 12 g。水煎 1 剂,日 2 次分服;西药伴有感染者给予抗生素治疗,服用中药后行胆结石治疗仪治疗,治疗后立即进食高脂餐,随即口服 33% 硫酸镁 20 mL,肌内注射 654–2 针 10 mL。

（2）中药+手术:中药联合胆道镜碎石、腹腔镜胆总管切开取石术(LCBDE)、逆行胰胆管造影术(ERCP)+合十二指肠乳头切开术(EST)等手术治疗方式已越来越普遍,具有微创、安全、术后并发症少、缩短住院天数、复发率低等优点,值得临床深入研究。于庆生等将 LCBDE 患者 40 例分 2 组研究,2 组均按术后抗炎、保肝、补液等对症治疗,治疗组加服疏肝利胆冲剂,结果显示,腔镜配合中药,能更好地控制胆道炎症、恢复肠道功能及肝功能。

5.名医治疗特色

(1)路志正教授认为肝胆管结石的治疗应以化石溶石为要,即"结者散之,坚者削之"。长期情志不舒可使肝郁气滞,疏泄失职,胆汁通降不利;暴饮暴食,饥饱失常,恣食辛辣炙煿,肥甘厚腻,浓茶冷饮,损伤脾胃,化湿生热,煎熬胆汁;地处潮湿,起居失宜,感受寒湿或湿热,影响脾胃运化,土壅木郁,胆气郁滞不通。以上三因均可造成胆汁的淤积,久而成为结石。结石的产生,可阻碍气机,瘀滞血行,内生痰湿,这是本病的共同特点。在治疗上,我们认为与其峻攻不如渐磨,逐渐消磨之法,更适用于老年及体弱患者。《内经》中早有"结者散之""坚者削之"的原则,此为消法的立论依据。《医学心悟》对消法亦有精辟论述:"消者去其壅也,脏腑经络肌肉之间本无此物,而忽有之,必为消散,乃得其平。"消即是通过消导和散结的方法,以使有形之邪得以渐消缓散。溶石、化石法,是以辨证论治为基础,消法为主的治疗方法,方从法立,以法统方,灵活遣药,以期达到结石变小、减少或消失的目的。

(2)张笑平教授在治疗肝外胆管结石方面,认为凡具疏肝理气、利胆通腑之功效的药物也只有用之得当,才能发挥应有的作用,反之则可能引起梗阻等情况,也就是说它有其特定的适应指征,主要适用于分布在胆总管、肝管中的直径不超过 11 mm 且不伴有粘连、嵌顿等情况的小结石,凡不属于上述范围的胆石症,即使循辨证而选用利胆药物,也只能授之于小量。主要应在积极改善临床症状的前提下重用化石类药物。借鉴有关单位曾报道防己黄芪汤及活血化瘀、软坚散结类药物能溶解尿结石的经验。临床采用化石药物主要有黄芪、白术、薏苡仁、金钱草、茵陈、防己、威灵仙、乌梅、鸡内金、鳖甲片等,并经灵活应用收到了一定的效果。实则排石与化石不仅在药物上互有交叉,而且在具体应用上也需加以配合,两者只有主次之分,并无排斥之意。唯对粘连、嵌顿的大结石,应慎用理气之品;而同时对于无粘连、嵌顿之小结石,又当慎用滋腻之品。总的来说,临证应根据临床表现并参考有关实验室检查结果来决定是选用排石之品抑或化石之味,其中的关键乃在于结石的大小及其是否伴有梗阻现象,又当根据辨证审因灵活处方用药。

6.专方专药

(1)利胆汤 1 号:柴胡 9 g,大黄 9 g,白芍 9 g,黄芩 9 g,枳壳 9 g,郁金 9 g,川朴 9 g,木香 6 g,青风藤 10 g,金钱草 30 g。水煎服,每日 1 剂。适用于肝郁气滞型肝胆结石。

(2)利胆汤 2 号:柴胡 9 g,栀子 9 g,半夏 9 g,延胡索 9 g,枳实 9 g,大黄 9 g,芒硝(冲)9 g,郁金 10 g,白芍 12 g,茵陈 15 g,马蹄金 15 g。水煎服,每日 1 剂。适用于湿热内蕴型肝胆结石。

(3)脓毒型用利胆汤 3 号:茵陈 30 g,金钱草 30 g,柴胡 15 g,龙胆草 15 g,郁金 15 g,大黄 15 g,芒硝(冲)15 g,姜黄 15 g,黄芩 15 g,虎杖 15 g,败酱草 15 g,枳实 9 g,蒲公英 24 g。水煎服,每日 1 剂。适用于热毒燔炽型肝胆管结石。

(二)西医治疗

肝外胆管结石仍以手术治疗为主。术中应尽量取尽结石、解除胆道梗阻,术后保持胆汁引流通畅为原则。

1.非手术治疗　也可作为手术前的准备。治疗措施包括:①应用抗生素,应根据敏感细菌选择用药,经验治疗可选用胆汁浓度高的、主要针对革兰氏阴性细菌的抗生素;②解痉;③利胆,包括一些中药和中成药;④纠正水、电解质及酸碱平衡紊乱;⑤加强营养支持和补充维生素,禁食患者应使用肠外营养;⑥护肝及纠正凝血功能异常。争取在胆道感染控制后行择期手术。

2.手术治疗

(1)胆总管切开取石术:可采用开腹或腹腔镜手术。适用于单纯胆总管结石,胆管通畅无狭窄或其他病变。若伴有胆囊结石和胆囊炎,可同时行胆囊切除术,术中可采用胆道造影、超声或纤维胆道镜检查以防结石遗留。取尽结石后,胆总管内通常需放置 T 管引流,胆管壁可用吸收线连续或间断缝闭。

（2）胆肠吻合术:亦称胆汁内引流术。常用的吻合方式为胆管空肠 Roux－en－Y 吻合。因其内引流术废弃了 Oddi 括约肌的功能,仅适用于:胆总管远段炎症狭窄造成梗阻的梗阻无法解除,胆总管扩张;胆胰汇合部异常,胰液直接流入胆管;胆管因病变而部分切除无法吻合,

（3）其他手术:包括纤维胆道镜、体外冲击波碎石（ESWL）手术等在治疗肝外胆管结石方面临床也为常用。需要指出的是近年对单发或少发（2～3 枚）且直径小于 20 mm 的肝外胆管结石可采用经十二指肠内镜取石,获得良好的治疗效果,但需要严格掌握治疗的适应证,对取石过程中行 Oddi 括约肌切开（EST）的利弊仍有争议。

【预后】

肝外胆管结石是我国常见而难治的疾病,发病率高,若不及时治疗,可导致胆管感染、肝脓肿、坏死后肝硬化、胆汁性肝硬化、门静脉高压,并可促使或诱发急性胰腺炎、糖尿病、胃癌、胆管癌等病变。

【健康教育】

1. 养成良好的饮食及卫生习惯,养成饭前便后洗手的习惯,经常洗澡。改善居住的卫生环境。
2. 防治胆道蛔虫。加强卫生宣传,不吃有蛔虫卵污染的生菜之类食物及其他有污染的食物。必要时服用利胆药物。
3. 改善饮食结构,采取均衡饮食。以素食为主者,胆管结石发病率较高;以高蛋白、高脂肪、高糖饮食者,则以胆固醇结石为主的胆囊结石发病率较高。因此应注意均衡饮食。
4. 坚持体育锻炼,避免过度肥胖。胆石症患者中,肥胖体型的人占比例较大,体育锻炼不仅可以提高人体素质,而且也有助于预防高血压、心脏病等其他疾病。
5. 保持心情舒畅,避免精神紧张,有利于胆液的排出。配合治疗,相信依靠目前的医学技术水平能够治愈疾病。

第四节　急性梗阻性化脓性胆管炎

急性梗阻性化脓性胆管炎（acute obstructive suppurative cholangitis,AOSC）亦称为急性重症胆管炎,是一种临床上较为常见的胆道系统疾病,为胆道感染的严重阶段,主要是指由于各种原因导致胆道出现梗阻或感染现象,造成胆管内压力升高,化脓的胆汁逆流上行,引发肝内胆管或胆管周围发生炎症,大量细菌和毒素进入血液循环引起的急性严重感染性疾病,严重者可引起胆源性休克等多器官功能衰竭,具有发病急、病情重和病死率高的疾病特征,为常见的外科急腹症之一。患者通常表现为腹痛、寒战高热、黄疸,即 Charcot 三联征,甚至伴有休克及神经精神症状,即 Reynold 五联征。AOSC 是胆道良性疾病死亡的首要病因。

祖国传统医学认为黄疸是一类以身体皮肤发黄、巩膜黄染、小便黄为主要表现的疾病,根据AOSC 具有发病急、变化快、以黄疸伴发热寒战、上腹痛、意识障碍和败血症性休克的特点,常将AOSC 归属于中医"黄疸"的"急黄"范畴。

【病因病机】

（一）中医病因病机

1. 病因

（1）感受外邪：夏秋季节，暑湿当令，或因湿热偏盛，由表入里，内蕴中焦，湿郁热蒸，不得泄越，而致发病。若湿热夹时邪疫毒伤人，则病势尤为暴急，表现为热毒炽盛，内及营血的危重现象，称为急黄。如《诸病源候论·急黄候》指出："脾胃有热，谷气郁蒸，因为热毒所加，故猝然发黄，心满气喘，命在顷刻，故云急黄也。"

（2）饮食所伤：长期嗜酒无度，或过食肥甘厚腻，或饮食不洁，脾胃损伤，运化失职，湿浊内生，郁而化热，湿热熏蒸，胆汁泛溢，而发为黄疸。如《金匮要略·黄疸病脉证并治》云："谷气不消，胃中苦浊，浊气下流，小便不通……身体尽黄，名曰谷疸。"《圣济总录·黄疸门》云："大率多因酒食过度，水谷相并，积于脾胃，复为风湿所搏，热气郁蒸，所以发为黄疸。"

（3）脾胃虚寒：长期饥饱失常，或恣食生冷，或劳倦太过，或病后脾阳受损，都可导致脾虚寒湿内生，困遏中焦，壅塞肝胆，致使胆液不循常道，外溢肌肤，而为黄疸。如清代林佩琴《类证治裁·黄疸》云："阴黄系脾脏寒湿不运，与胆液浸淫，外渍肌肉，则发而为黄。"《医学心悟·黄疸》云："复有久病之人，及老年人，脾胃亏损，面目发黄，其色黑暗而不明。"

（4）病后续发：胁痛、癥积或其他病证之后，瘀血阻滞，湿热残留，日久损肝伤脾，湿遏瘀阻，胆汁泛溢肌肤，出现黄疸。如清代张璐《张氏医通·杂门》指出："以诸黄虽多湿热，然经脉久病，不无瘀血阻滞也。"并云："有瘀血发黄，大便必黑，腹胁有块或胀，脉沉或弦。"

（5）其他：亦有因砂石、虫体阻滞胆道而导致胆汁外溢而发黄者。

2. 病机　黄疸的病理因素有湿邪、热邪、寒邪、疫毒、气滞、瘀血六种，但以湿邪为主。黄疸形成的关键是湿邪为患，如《金匮要略·黄疸病脉证并治》指出："黄家所得，从湿得之。"湿邪既可从外感受，亦可自内而生。如外感湿热疫毒，为湿从外受；饮食劳倦或病后瘀阻湿滞，属湿自内生。由于湿邪壅阻中焦，脾胃失健，肝气郁滞，疏泄不利，致胆汁输泄失常，胆液不循常道，外溢肌肤，下注膀胱，而发为目黄、肤黄、小便黄之病证。黄疸的病位主要在脾胃肝胆，黄疸的病理表现有湿热和寒湿两端。由于致病因素不同及个体素质的差异，湿邪可从热化或从寒化。因于湿热所伤或过食甘肥酒热，或素体胃热偏盛，则湿从热化，湿热交蒸，发为阳黄。由于湿和热的偏盛不同，阳黄有热重于湿和湿重于热的区别。如湿热蕴积化毒，疫毒炽盛，充斥三焦，深入营血，内陷心肝，可见猝然发黄，神昏谵妄，痉厥出血等危重症，称为急黄。若病因寒湿伤人，或素体脾胃虚寒，或久病脾阳受伤，则湿从寒化。寒湿瘀滞，中阳不振，脾虚失运，胆液为湿邪所阻，表现为阴黄证。阳黄、急黄、阴黄在一定条件下可以相互转化。如阳黄治疗不当，病情发展，病状急剧加重，热势弛张，侵犯营血，内蒙心窍，引动肝风，则发为急黄。如阳黄误治失治，迁延日久，脾阳损伤，湿从寒化，则可转为阴黄。如阴黄复感外邪，湿郁化热，又可呈阳黄表现，病情较为复杂。

（二）西医病因及发病机制

1. 疾病因素　常见病因包括胆道结石（最常见的梗阻原因）、胆管良性狭窄、胆道恶性肿瘤、胰腺恶性肿瘤、反流性胆管炎、胆道寄生虫、先天性胆道畸形、肝移植术后及硬化性胆管炎等各种导致胆道通畅性受阻的因素。胆汁中存在细菌和内镜逆行胰胆管造影是急性胆管炎的危险因素。

2. 手术感染　随着手术水平及微创介入治疗技术的发展，由胆肠吻合、内镜逆行胰胆管造影（endoscopic retrograde cholangiopancreatography，ERCP）、置放内支架、经皮肝穿刺胆管造影（percutaneous transhepatic cholangiography，PTC）等引起的狭窄逐渐增多。梗阻的部位多见于胆总管下端，也可见于肝内胆管，单纯肝内胆管感染又称为肝胆管炎。

3. 发病机制 造成胆道感染的致病菌以革兰氏阴性杆菌为主,约占70%,前5位是大肠埃希菌(30.90%)、肺炎克雷伯菌(12.70%)、铜绿假单胞菌(4.90%)、阴沟肠杆菌(4.50%)和鲍曼不动杆菌(2.20%);革兰氏阳性菌约占30%,以肠球菌属为主,且有25%~30%合并厌氧菌感染。AOSC胆管腔内充满脓性胆汁或脓液,胆管内压力不断增高,胆管壁黏膜充血水肿,上皮细胞糜烂、坏死、脱落,管壁增厚,可有散在小溃疡形成,胆管壁有不同程度的炎性细胞浸润等病理改变,由此可进一步加重胆管梗阻。在胆管高压作用下,肝脏可肿大、肝细胞肿胀、变性,汇管区炎症细胞浸润,胆小管内胆汁淤积。病变后期肝细胞发生大片坏死,可形成肝内多发性小脓肿,胆小管可破裂。胆道梗阻越严重,管腔内压力越高,病情越重;当胆管内压高达30 mmH$_2$O时,胆汁中的细菌和毒素即可逆行进入肝窦,并通过肝静脉进入体循环,大量的细菌毒素引起全身炎症反应、血流动力学改变,产生严重的脓毒血症,导致感染性休克。

【临床表现】

(一)症状

男女发病比例接近,青壮年多见。多数患者有反复胆道感染病史和(或)胆道手术史。发病急,进展迅速,病情凶险。根据患者胆道梗阻的部位,梗阻的程度以及胆道感染程度的不同,临床表现也不尽相同。

1. 左右肝管汇合以上部位梗阻合并感染 黄疸较轻,可有腹痛,以高热、寒战为主要临床表现,常伴有恶心、呕吐等消化道症状。腹部多无明显腹膜炎体征,常表现肝脾大;一侧肝管梗阻可出现不对称性肝大,患侧肝区压痛和叩痛。重症肝胆管炎时,也可出现感染性休克等表现。

2. 肝外胆管梗阻合并感染 突发持续腹痛、寒战高热和黄疸,是本病的典型症状,称为查科(Charcot)三联征。可伴有恶心呕吐,当胆管梗阻和感染进一步加重时,可出现神志改变和低血压,与之前的三项统称为Reynolds五联征。部分患者皮肤巩膜黄染尚不明显时,即可出现血压下降、脉搏增快、神志淡漠,甚至嗜睡、昏迷等症状;合并休克可表现为烦躁不安、谵妄等。如未予及时有效的治疗,病情继续恶化,可在短时间内出现严重的感染中毒性休克,严重者可在短期内死亡。

(二)体征

发热,体温常呈弛张热或持续升高达39~40 ℃,脉搏快而弱,可达120~140次/min,血压降低,呼吸浅快,皮肤巩膜黄染,剑突下压痛和肌紧张,可有腹膜刺激征,Murphy征阳性,如合并有肝脓肿时可触及肿大的肝脏并有压痛或肝区叩痛,胆总管梗阻者可扪及肿大的胆囊。

【辅助检查】

主要包括实验室检查和影像学检查两方面,其他检查包括MRCP及超声内镜检查等。实验室检查、超声、CT能够较为迅速地完成检查。超声、CT、MRI等影像学检查通常难以直接确诊胆管的细菌性炎症,可通过胆管扩张、胆道积气等证明存在胆道梗阻和(或)发现其他病因学证据(肿瘤、胆管结石、寄生虫等),间接支持急性胆管炎的诊断。

1. 实验室检查 血常规白细胞计数可超过20×10^9/L,中性粒细胞胞质内可出现中毒颗粒,提示细菌感染。肝功能有不同程度的损害,凝血酶原时间延长,血总胆红素升高,以结合胆红素升高为主,尿胆红素阳性,ALT、AST、γGGT、ALP等均有不同程度的升高。动脉血气分析可有氧分压下降、氧饱和度降低,提示重症感染。多数患者出现代谢性酸中毒及脱水、低钠血症等电解质紊乱。血培养可有细菌生长,指导抗菌药物治疗。

2. 腹部超声检查 是诊断AOSC的无创初始检查,特异性较高,但敏感性差,影响因素较多,包括有无禁食、肠道内气体等因素干扰诊断。但超声检查具有无创、费用低、易获得等优点。超声检查可发现肝内外胆管不同程度扩张,胆总管或肝内胆管结石,胆管壁增厚,胆囊增大以及胆道蛔虫,肝脓肿,膈下脓肿等。胆总管下端易受胃肠道气体干扰,超声显示不清时,可行 CT 检查。

3.CT 检查　CT 检查快捷方便,检查范围较大,不受肠道气体等因素影响,可显示肝胆系统不同水平、不同层面的图像,诊断胆管阳性结石,灵敏度较高,可清楚地显示胆管扩张,明确梗阻的部位和原因,以及胆道扩张的范围,有助于诊断胆管炎,明确其病因。因此,推荐作为急性胆管炎的首选影像学检查。

4.磁共振胰胆管造影　磁共振胰胆管造影(magnetic retrograde cholangiopancreatography,MRCP)可以清晰地显示肝内外胆管树的全貌,阻塞部位和范围,图像不受梗阻部位的限制,是一种无创伤性的胆道显像技术,有助于诊断急性胆管炎、评估炎症程度和了解病因。可作为腹部超声或 CT 检查诊断困难时的替代选择。

5.超声内镜　超声内镜检查术(endoscopic ultrasonography,EUS)可以对胆总管,尤其是可以对胆总管下段与壶腹部进行近距离超声检查,不受气体干扰,准确性高,可发现超声或 CT 难以发现的阴性结石,且可在 EUS 下对胆管进行穿刺,兼有诊断和治疗双重作用。

【诊断与鉴别诊断】

(一)诊断

AOSC 为胆道感染的严重阶段,具有病情发展迅速,短时间内可因全身炎症反应综合征和(或)脓毒血症造成多器官功能障碍综合征的特点。因此,及时明确诊断与评估严重程度对于治疗方式的选择至关重要(具体见表 3-1 和表 3-2)。典型的 Charcot 三联症,已构成急性胆管炎的诊断;当患者具备腹痛、寒战高热、黄疸、休克和精神症状五联症时,一般不难诊断 AOSC,影像学检查可进一步确诊。在急性梗阻性肝胆管炎中,由于梗阻的部位较高,肝外胆管无梗阻,临床症状可不典型,疼痛不明显,可无黄疸或黄疸程度很轻,且无腹膜刺激征象,而以全身感染和肝区叩痛为主要表现,诊断时应特别注意。如肝内胆管结石并发的急性化脓性胆管炎,因症状不典型,如无腹痛和黄疸等,常常会延误诊断。

表 3-1　急性胆管炎的诊断标准

诊断标准	内容
A.全身炎症	1.发热(体温>38 ℃)和(或)寒战 2.实验室检查:白细胞计数<$4×10^9$/L 或>$10×10^9$/L,C 反应蛋白≥1 g/L
B.胆汁淤积	1.黄疸(总胆红≥34.2 μmol/L) 2.实验室检查:碱性磷酸酶(U/L)>1.5 正常值上限,γ-谷氨酰转肽酶(U/L)>1.5×正常值上限,AST(U/L)>1.5×正常值上限,ALT(U/L)>1.5×正常值上限
C.影像学检查	1.胆道扩张 2.影像学发现病因(狭窄、结石、肿瘤、支架等)

注:怀疑诊断为 A 中 1 项+B 或 C 中 1 项。确切诊断为 A、B、C 中各 1 项。

表 3-2 急性胆管炎严重程度分级

严重程度	内容
Grade Ⅲ（重度） 急性胆管炎	急性胆管炎合并以下≥1 个器官功能不全 1. 心血管功能障碍：低血压需要多巴胺≥5 μg/（kg·min），或使用去甲肾上腺素 2. 神经系统功能障碍：意识障碍 3. 呼吸功能障碍：氧合指数<300 mmHg 4. 肾功能障碍：少尿，血肌酐>176.8 μmol/L 5. 肝功能不全：PT-INR>1.5 6. 凝血功能障碍：血小板计数<100×10^9/L
Grade Ⅱ（中度） 急性胆管炎	急性胆管炎合并以下 2 项可诊断 1. 白细胞计数（>12×10^9/L 或<4×10^9/L） 2. 高热（≥39 ℃） 3. 年龄（≥75 岁） 4. 黄疸（总胆红≥85.5 μmol/L） 5. 低蛋白（<0.7×正常值上限）
Grade Ⅰ（轻度） 急性胆管炎	急性胆管炎不符合 Grade Ⅱ和 Grade Ⅲ诊断标准

注：PT-INR 示凝血酶原时间-国际标准化比值；1 mmHg=0.133 kPa。

（二）并发症诊断

1. 肝脓肿　本病可能因含有病原体的胆汁反流入肝而导致炎症扩散,发生肝脓肿。提高对肝脓肿的警觉性,及时发现和处理好肝脓肿是防治感染性休克和多器官衰竭的重要环节。

2. 胆道出血　严重感染时常涉及胆道,引起胆道出血,胆道出血多能自行停止,呈周期性特征,动脉性出血,尤其是出血量大时,需肝动脉结扎或栓塞治疗,来自门静脉或肝静脉分支出血者,必要时行肝叶或肝段切除。

3. 腹腔脓肿　炎症扩散入腹腔、肝下诸间隙形成的脓肿,可在 B 超或 CT 导向下经皮穿刺脓肿置管引流,如引流疗效差或较大分隔脓肿,则须剖腹探查,脓肿切开置管引流。

4. 脓胸和胆管支气管瘘　严重的化脓性胆管炎反复发作,进而发生肝脓肿及膈下脓肿后穿破入胸,可出现脓胸及肺部感染的症状,因咳胆汁样痰确诊,最终出现急性呼吸困难。病死率高,紧急闭式胸腔引流和胆道引流是暂时缓解胆道梗阻,减轻肺部并发症发展的有效措施。

（二）鉴别诊断

主要鉴别以下 3 类疾病：急性炎症、消化道穿孔性疾病、梗阻或者狭窄性疾病。

1. 急性胆囊炎　多在进食油腻食物后或午夜突发右上腹剧烈疼痛,向右肩背部放射,伴有恶心、呕吐,超声检查见胆囊壁毛糙、渗出、增厚、胆囊内结石则有助于诊断。病情严重者或胆囊内结石脱落至胆总管引起胆道梗阻可表现为 AOSC 症状。

2. 急性胰腺炎　常因过度进食、酗酒诱发,表现为突发剧烈腹痛,呈持续性,常向左腰背部放射,可伴腹胀、恶心、呕吐、发热,血淀粉酶及脂肪酶超过正常值高限的 3 倍,腹部 CT 显示胰腺急性水肿、渗出病变。

3. 急性阑尾炎　以转移性右下腹疼痛为特点。右下腹麦氏点局限性压痛,结肠充气试验常阳性。需注意妊娠妇女、老年人等特殊类型的急性阑尾炎。

4. 右侧胸膜炎、右下大叶性肺炎及膈胸膜炎等　均可引起不同程度的高热、腹痛,胸部 CT 或其他呼吸道症状有助于鉴别。

5.胃十二指肠溃疡穿孔 患者多有上消化道溃疡病史,突发剧烈腹痛、腹膜刺激征和腹部 X 线片见膈下游离气体是其特点。

6.胃癌穿孔 患者年龄通常较大,全身情况差,明显消瘦,呕吐咖啡样胃内容物,穿孔前腹痛不规律,口服抑酸药无效。

7.急性肠穿孔 可因肠坏死、溃疡或外伤等原因引起,多见于肠伤寒、肠结核、急性出血坏死性肠炎、结肠阿米巴病等。腹部 X 线片可见膈下游离气体。

8.急性肠梗阻 急性机械性肠梗阻最常见,腹部立位 X 线片常可见气液平面及肠腔扩张。

9.腹腔脏器急性扭转 胃、大网膜、卵巢等均可发生急性扭转,但很少见。B 超或 CT 检查可见典型影像学表现。

【治疗】

(一)中医治疗

1.中医辨证论治

(1)毒热炽盛

[主症]身目俱黄,迅速加深,尿黄且短少,烦渴或发热,烦躁,呕恶,大便溏或便秘。舌质红,苔黄而干或黄腻,脉滑数。

[治法]清热利湿,解毒退黄。

[方药]茵陈蒿汤合黄连解毒汤加减,常用茵陈、大黄、栀子、黄连、黄芩、黄柏、虎杖、金钱草等。

加减:呕逆重者加竹茹;脘腹胀满者加枳实、厚朴。

(2)邪在营血

[主症]身目发黄,迅速加深,明显出血倾向,如衄血、皮肤发斑甚至呕血、便血等,烦躁,甚则神昏谵语。舌质红绛而干,舌苔黄燥,脉细数。

[治法]清营凉血。

[方药]清营汤合犀角地黄汤加减,常用水牛角、生地黄、赤芍、黄连、牡丹皮、丹参、玄参、金银花、连翘、仙鹤草等。

加减:神昏重者加石菖蒲;出血重者加血余炭、三七等。

(3)阳虚湿阻

[主症]皮肤、巩膜黄染,色泽不鲜明,面色无华,脘痞纳呆,腹胀便溏,倦怠神萎,肢冷浮肿,或见皮肤、巩膜黄染,晦暗不明,面色黧黑等。舌淡体胖或有瘀斑、瘀点,舌苔滑或白腻,脉沉濡缓或弦涩。

[治法]温阳益气,利水渗湿。

[方药]茵陈术附汤合真武汤加减,常用茵陈、苍术、白术、茯苓、泽泻、炮姜、肉桂、附片、陈皮、牛膝、大腹皮、金钱草等。

加减:如有瘀血之象可合用桃核承气汤。

2.黄疸消退后的调治 黄疸消退,有时并不代表病已痊愈。如湿邪不清,肝脾气血未复,可导致病情迁延不愈,或黄疸反复发生,甚至转成积聚、鼓胀。因此,黄疸消退后,仍须根据病情继续调治。

(1)湿热留恋证

[主症]脘痞腹胀,胁肋隐痛,饮食减少,口中干苦,小便黄赤,舌苔腻,脉濡数。

[治法]利湿清热,以除余邪。

［方药］茵陈四苓散加减。常用茵陈、黄芩、黄柏清热化湿;茯苓、猪苓、泽泻淡渗分利;白术、苏梗、陈皮化湿行气宽中。

（2）肝脾不调证

［主症］脘腹痞闷,肢倦乏力,胁肋隐痛不适,饮食欠佳,大便不调,舌苔薄白,脉细弦。

［治法］调和肝脾,理气助运。

［方药］柴胡疏肝散或归芍六君子汤加减。常用当归、白芍、柴胡、枳壳、香附、郁金养血疏肝;党参、白术、茯苓、山药益气健脾;陈皮、山楂、麦芽理气助运。

（3）气滞血瘀证

［主症］胁下结块,隐痛、刺痛不适,胸胁胀闷,面颈部见有赤丝红纹,舌有紫斑或紫点,脉涩。

［治法］疏肝理气,活血化瘀。

［方药］逍遥散合鳖甲煎丸。常用柴胡、枳壳、香附疏肝理气;当归、赤芍、丹参、桃仁、莪术活血化瘀。并服鳖甲煎丸,以软坚消积。

3.中医外治法

（1）中药外敷:可选用芒硝 30 g、生大黄 60 g,均研细末,大蒜头 1 个,米醋适量,共捣成糊状,布包外敷于胆囊区。

（2）针灸疗法

1）体针:取阳陵泉、胆囊穴、中脘、太冲、胆俞等穴,每次选 2～3 穴,用泻法或平补平泻法,每次留针 30 min,每日 2 次。

2）耳针:选用交感、神门、肝、胆、十二指肠,针刺或耳穴敷贴。

3）耳穴压豆法:用耳穴探测仪探查耳穴压痛点后敷贴王不留行籽,每日按压数次。

4.中医专病专方

（1）清梗利胆汤

［方药］生大黄(后下)15～30 g、金钱草 30 g、茵陈 30 g、柴胡 12 g、丹参 30 g、当归 12 g、鸡内金 12 g、枳实 9～12 g、栀子 9 g、杭芍 12 g、甘草 12 g、䗪虫 9 g。

［用法］共煎煮取汁,每次服 50～100 mL,频服,至大便泻下,腹胀痛明显缓解,即停䗪虫,改枳实为枳壳,大黄用量以大便每日 4 次左右为宜,患者无疲倦、虚脱症状。同时配合抗生素、支持疗法和对症处理。

［功效］通泻利胆,活血化瘀,清热退黄,疏肝解郁。

［适应证］黄疸型急性重症胆管炎(热毒炽盛,瘀热内阻型)。症见:上腹部胀痛,呈持续性发作并加重,发热畏寒,恶心呕吐,皮肤、巩膜黄染,舌红苔黄,脉弦数。

（2）大黄清胆汤

［方药］大黄 25～30 g、茵陈 30 g、栀子 15 g、鸡内金 20～30 g、枳实 15～30 g、厚朴 10～15 g、生地黄 15 g、金银花 20～30 g、黄连 5～10 g、黄芩 10 g、虎杖 15～20 g、太子参 20～30 g。

［用法］水煎服,每天 2 次,每日 1 剂。

［功效］清热解毒,通腑泻实,益气养阴。

［适应证］急性重症胆管炎(毒热郁内型)。症见:右上腹部疼痛,寒战高热,体温均达 38.5 ℃以上,黄疸,烦躁不安,谵妄或昏睡,舌红苔黄腻,脉弦数。

临证加减:如出现休克者,加用制附子(先煎)10 g;严重病例,重用大黄、枳实;肾功能不全者,加泽泻 10～20 g。

（3）大柴胡汤合茵陈蒿汤

［方药］柴胡 12 g、黄芩 12 g、郁金 12 g、焦山栀 12 g、枳实 12 g、陈皮 12 g、厚朴 12 g、生大黄(后下)15 g、茵陈 15 g、炙黄芪 15 g、生地黄 20 g、金钱草 30 g。

[用法]在全麻下手术,解除梗阻和胆道引流后,术后第 1 天起行中药剂煎汁 400～600 mL,分早晚 2 次灌肠,待梗阻恢复后改口服。

[功效]疏肝利胆,清热通下,益气养阴。

[适应证]老年急性梗阻性化脓性胆管炎(肝胆湿热型)。症见:腹痛,发热畏寒,恶心呕吐,黄疸,甚至出现精神症状、休克,舌红苔黄腻,脉数。

临证加减:若内热甚者,加蒲公英、金银花;小便短赤者,加车前子、猪苓。

(4)利胆固脱汤

[方药]茵陈 30 g、金钱草 30 g、连翘 30 g、蒲公英 30 g、郁金 30 g、黄芩 15 g、人参 15 g、麦冬 15 g、五味子 15 g、丹参 15 g、玄参 15 g。

[用法]术前 1～3 d 至术后第 5 天服用中药,每日 1 剂,日煎服 3 次,禁食或放置胃肠减压者,药物由胃管注入,夹闭胃管,30 min 后再放开胃管,抽出药物。

[功效]清热利湿退黄,益气养阴固脱。

[适应证]急性重症胆管炎(热毒炽盛型)。症见:右上腹疼痛、寒战高热、黄疸、感染中毒性休克及神经精神症状,舌红苔黄,脉数。

(二)西医治疗

一旦确诊为急性胆管炎,首先要评估患者的一般情况及严重程度。急性胆管炎治疗方式应依据严重程度决定,应注意治疗过程中病情进展情况,及时调整治疗策略。AOSC 患者多数病情严重,应强调尽早行胆管引流,尽早给予全身器官功能的支持治疗,改善器官功能不全,一旦患者能耐受,应尽早行 ERCP 或 PTCD,同时结合广谱抗菌药物治疗,待患者全身情况好转后二期再处理引起梗阻的病因,对于怀疑急性胆管炎的患者,建议行血液培养,如进行胆道引流则需进行胆汁培养,早期应用抗菌药物。因此,迅速解除胆道梗阻,进行胆道引流,控制感染和抗休克治疗,对患者病情常常能暂时改善,有利于争取时间进行进一步治疗。

1.一般治疗 对休克患者,应积极进行液体复苏,在补充晶体液时,应注意补充蛋白,恢复有效循环血容量,纠正水、电解质紊乱和酸碱失衡。

2.抗菌治疗 急性胆管炎抗菌治疗的主要目标是限制全身性脓毒症反应和局部炎症,防止浅表伤口,筋膜或器官空间的手术部位感染,并防止肝脓肿的形成。抗感染是治疗的第一步,对于尤其是合并感染性休克患者,应立即经验性使用抗菌药物,控制感染的发展。在进行经皮、内镜或任何手术操作前,也应予以抗菌治疗。AOSC 常为多重耐药菌感染,首选含 β 内酰胺酶抑制剂的复合制剂(如头孢哌酮/舒巴坦、氨苄西林/舒巴坦、哌拉西林/他唑巴坦)、第三代和四代头孢菌素(头孢哌酮、头孢曲松)、单环类药物(氨曲南);如果无效,可改用碳青霉烯类药物,如美罗培南、亚胺培南/西司他丁。有胆肠吻合病史的患者,抗菌药物应经验性地覆盖厌氧菌。急性胆道感染患者的停药指征:①体温正常 72 h 以上;②腹痛及腹部压痛、反跳痛等临床表现缓解或消失;③血常规白细胞计数正常;④降钙素原<0.05 μg/L;⑤重度以上急性胆道感染患者,血流动力学指标及重要器官功能恢复正常。AOSC 抗菌治疗应至少持续 5～7 d,可根据症状、体征改善以及白细胞计数等指标确定停药时间。感染得到控制后,抗菌药物疗程一般不超过 7 d。应尽可能进行胆汁和血液培养,在明确致病菌后,根据药敏试验结果选择合适的抗菌药物,避免出现双重感染或细菌耐药。

3.减压引流术 所有重症胆管炎的患者均应行胆道引流术。降低胆道压力,才有可能中止胆汁或细菌逆流入血液,阻断病情的进一步恶化,减少抗菌药物的使用。胆道减压引流方式力求简单有效,主要包括:

(1)内镜微创减压:首选治疗性 ERCP,包括内镜下乳头括约肌切开(endoscopic sphincterotomy,EST)、经内镜鼻胆管引流术(endoscopic nasobiliarydrainage,ENBD)或胆管支架内引

流术(endoscopic biliarystenting,EBS)。患者病情容许,可在 EST 基础上,取出胆道结石,再进行引流。当患者病情危重,可以先行 ENBD,引流减压,待病情缓解,再在内镜下取石。ENBD 为外引流,可以观察引流液的情况,但引流管给患者带来不适感,一般适宜于短期引流;EBS 为内引流,患者感觉舒适,但不能观察引流液,无法行胆道冲洗和造影,两者如何选择主要取决于患者的病情。对高位胆管梗阻,如肝门或肝门以上肝内胆管肿瘤、结石或狭窄引起胆道梗阻所致的急性胆管炎,宜采用经皮经肝胆管穿刺引流(percutaneoustranshepatic cholangial drainage,PTCD),常可缓解症状和感染,但引流管容易脱落,可能被结石或肿瘤堵塞而失效,多用于肿瘤患者的姑息治疗。

近年发展的超声内镜下胆管引流术(endoscopicultrasound-guided biliary drainage,EUSBD)可在上消化道梗阻无法找到乳头时,在超声内镜引导下对胆管进行穿刺引流,也可作为 ERCP 失败后的替代手段,但仍需进一步临床研究。

对胆道减压引流困难的患者,如:①结石较大或多发结石等,建议分两次进行,先行胆管引流,待炎症得到控制后再经内镜清除结石;②若患者存在凝血功能障碍,推荐 EBS 作为首选引流方式,尽量避免 EST;③对于正在接受抗凝治疗的 AOSC 患者,由于抗凝药物停药后发生血栓的风险增加,胆管引流方式的选择应权衡手术出血风险与血栓栓塞风险;④对于消化道重建患者,球囊小肠镜辅助内镜逆行胰胆管造影(balloon enteroscopy-assisted ERCP,BE-ERCP)可作为术后解剖异常的急性胆管炎患者进行胆管引流的一线治疗方式。

(2)外科手术引流:对于没有条件进行内镜下胆道引流和 PTCD 的患者,以及内镜操作失败或存在禁忌证的患者,可考虑行外科胆道引流术,如经皮胆囊造瘘或开腹胆道引流术。如患者情况允许,可选择性进行腹腔镜下胆道引流术。应强调尽可能缩短手术时间,并解除梗阻,可先放置 T 管引流,无须强求术中取净结石,待行二期手术解决胆道梗阻病因。肝内胆管结石合并急性肝内胆管炎时,应及时解除胆道梗阻,通畅引流。术中抽取胆汁做细菌培养和药物敏感试验,对术后抗生素的选择有指导意义,若胆汁细菌培养为阳性,则提示急性胆管炎病情严重、预后不佳。任何肝叶切除应慎重选择,应尽量在急性胆道感染完全控制后实施。急诊胆管减压引流一般不可能完全去除病因,如不做后续治疗,可能会反复发作。如患者一般情况恢复,宜在 1~3 个月后根据病因选择合适的手术方法。

【预后】

急性胆管炎起病急骤,病情凶险,若年高体弱者患病,则易致邪陷心营而病情危重,预后差;若素体壮盛,治疗及时者,可转危为安,亦可导致正气虚弱,形成正虚邪恋之阴黄证候。

随着现代诊疗技术的提高及强有力抗菌药物的应用,急性胆管炎的病死率有了明显的下降。轻型急性胆管炎治疗效果较好,其死亡与基础疾病或手术并发症有关。而急性重型胆管炎的病死率仍然较高达 12.3%~34%,其中 AOSC 合并中毒性休克者病死率为 22.4%~40%,合并胆源性肝脓肿者病死率为 40.0%~53.3%,出现多器官功能衰竭者预后极差,病死率高达 60%~70%。

【健康教育】

1. 预防方面 饮食要讲究卫生,勿过食辛热甘肥食物,应戒酒类饮料,养成规律健康饮食习惯和生活习惯,提高自身素质。注意休息,避免疲劳。避免滥用药物。避免血液制品的污染。注意体检中对胆道、胰腺疾病的筛查,胆囊结石患者应早诊早治疗,避免不必要抗生素的使用,减少细菌的耐药性。

2. 调护方面 发病初期,应卧床休息,恢复期和转为慢性久病患者可适当参加体育活动。保持心情愉快舒畅,使肝气条达。进食富于营养而易消化的饮食,以补益肝脾。

3.康复 行手术治疗的患者,术后需要注意预防伤口感染,伤口愈合后开始逐步进行轻度活动,防止伤口粘连。术后饮食需要逐步恢复,以清淡易消化类为主,禁忌辛辣和油腻的食物。患者定时进餐可减少胆汁在胆囊中储存的时间并促进胆汁酸循环,预防结石的形成,防止再次发生胆管梗阻。

4.复诊与随访 定期复查腹部超声或腹部 CT。当再次发生腹痛、发热、黄疸等情况时应及时就医。

第五节 胆管癌

胆管癌(angiocarcinoma,CCA)也称胆管细胞癌,是指源于胆道系统由多种具有胆管细胞分化特征的上皮细胞构成的恶性肿瘤,发病率在消化道恶性肿瘤中居第 5 位,在肝胆系统恶性肿瘤中仅次于肝细胞癌,临床表现常以伴有上腹部不适的进行性黄疸、食欲减退、消瘦、瘙痒等为主,超过 90% 为腺癌,预后极差。因为胆管的位置特殊,CCA 的特点之一就是早期症状不明显,发现多为中晚期,而且 CCA 即使能手术,术后 5 年生存率也很低。因此,CCA 非常凶险,它和胰腺癌并称为癌病中的"王中之王",为生命带来了威胁。CCA 近年来发病率有增多趋势,男性较多,为女性 2 ~ 3 倍,以50 ~ 60 岁为多见。

根据 CCA 发生的胆管部位分为肝内胆管癌(intrahepatic cholangiocarcinoma,ICC)和肝外胆管癌(extra hepatic cholangiocarcinoma,ECC)。ICC 为来源于肝内胆管二级分支以下胆管树上皮的恶性肿瘤,占胆管癌的 5% ~10%。ECC 是指发生在左右肝管至胆总管下端的胆管癌,约占胆管癌的 90%。按其发生部位,可分为以下几种。①肝门胆管癌:又名上段胆管癌或称高位胆管癌。肿瘤位于肝总管、左右肝管汇合部,位于后者的肿瘤又称为 Klatskin 瘤;②中段胆管癌:肿瘤位于胆囊管水平以下、十二指肠上缘以上的胆总管;③下段胆管癌:肿瘤位于十二指肠上缘以下、Vater 壶腹以上的胆总管。其中肝门部胆管癌占肝外胆管癌的 55% ~75% ,中下段胆管癌占 25% ~45% 。

祖国医学中并无对 CCA 的直接命名及论述,根据 CCA 的临床表现,可将其归属于"胁痛""黄疸""痞满"或"胆胀"等范畴。

【病因病机】

(一)中医病因病机

1.病因 《灵枢·经脉篇》有"肝脉挟胃属肝络胆",将胆管视为肝胆之络。《灵枢·胀论》有"胆胀者,胁下胀痛,口中苦,喜太息""肝胀者,胁下满而痛引少腹"。CCA 病位在胆,实为肝气所主,脾胃首当其冲。脾胃健运失司,土壅木郁,浊瘀蕴结,阻于胆络则胀痛,胆汁不循常道外溢则黄,肝气逆伐升降失司则满痛,日久蕴结成毒成积,因此"虚、浊、瘀"为本病的启变要素。所谓"虚",主要指脾胃虚弱,运化失度,机体气血津液输布失常,经络脏腑功能羸弱,抗病能力低下,此为致病的先决条件。"浊",不清也,津液之浑秽者,食饮之糟粕,此外胆汁排泄不畅,清者化浊,乃 CCA 的重要致病因素。"瘀",指凝滞的血液,情志不畅,精神抑郁,气机随之逆乱,血行不畅,脏腑阴阳气血失调,离开经脉的血液成瘀化积。

2.病位 在胆,与肝、脾、胃等脏腑功能失调密切相关。

3.病机 脾胃升降失序,运化失职,痰湿内生;肝胆疏泄失常,浊阴不降,成浊化瘀;痰浊与瘀血蕴结,日久成毒,积结成块。一切局部病变,皆由整体失调所派生,肝胆气机逆乱,久而或痛、或呕、或胆汁外泄;病在血分,耗伤阴血,则暗生郁热,蕴结生毒,毒瘀内结。

4.病机转化　肝郁脾虚为起病条件,脾胃中伤、脾虚体弱为致病关键,因虚致郁(瘀)、因虚致实(浊与积),虚实夹杂,因治而变是疾病演变的要点,"虚""浊""瘀"三者既是致病因素,又是病理产物,为启变要素。

（二）西医病因及发病机制

CCA 的病因尚不清楚。可能与以下因素有关。

1.原发性硬化性胆管炎　原发性硬化性胆管炎是一种严重的慢性胆汁淤积性肝病,以肝内外胆管的弥漫性炎症损伤并伴有纤维化为主要特征,是目前公认的 CCA 发生发展的危险因素。据报道,原发性硬化性胆管炎患者罹患 CCA 的风险较一般人群增加了近 400 倍。

2.病毒性肝炎　流行病学数据显示,肝炎病毒感染与 CCA 之间具有很强的关联性。但乙型肝炎和丙型肝炎感染致病存在地域差异,西方国家主要受丙型肝炎的影响,亚洲则以乙型肝炎感染为主。同时,隐匿性乙型肝炎感染是 CCA 的新兴危险因素。在隐匿性乙型肝炎患者中,乙型肝炎病毒仍保留着生物学特性。

3.肝内胆管结石　肝内胆管结石在我国发病率逐年上升,且呈年轻化趋势。在肝内胆管结石高发地区,CCA 发病率也随之增高。高达 94% 的肝内胆管结石患者会发生胆道系统感染,因此对于肝内胆管结石导致 CCA 的发病途径,一般认为是由于结石堵塞胆道,造成胆汁停滞,局部胆汁石胆酸增多,加上结石对胆管壁的长期刺激,形成胆道细菌感染及慢性炎症损伤,继而引起胆管黏膜上皮的不典型增生,导致 CCA 的发生。

4.寄生虫感染　已有大量流行病学数据支持肝吸虫病在 CCA 发生发展中起到了重要作用,尤其是主要流行于东南亚地区的华支睾吸虫和后睾吸虫,使得患病风险增加 2~5 倍。在泰国,后睾吸虫感染是 CCA 的主要危险因素,可使 CCA 患病风险增加 4.54 倍。

5.其他　非酒精性脂肪肝、糖尿病、肥胖症等代谢性疾患与慢性肝病和肝硬化的发生密切相关,是 CCA 发生发展的重要危险因素。石棉和氡等化学性致癌物质的暴露可使 CCA 的患病风险增加数百倍。此外,吸烟、嗜酒、遗传易感性等因素也与 CCA 的发生密切相关。而控烟控酒、使用他汀类药物、降糖药物等可降低 CCA 发病风险,提示饮食生活习惯的改善和基础代谢疾病的控制对于预防 CCA 发生发展有积极作用。

【临床表现】

CCA 早期症状很少。任何症状都很模糊,比如恶心和食欲缺乏。CCA 可能的症状包括腹部不适、食欲缺乏、恶心、疲劳、高温和寒战及消瘦。CCA 通常很少有特定的症状,直到疾病发展到晚期可能出现明显的症状。

1.黄疸　CCA 患者早期缺乏典型症状,大部分患者多因黄疸而就诊,黄疸是 CCA 最早也是最重要的症状,有 90%~98% 的胆管癌患者都有不同程度的皮肤、巩膜黄染。黄疸的特点是进行性加重加深,且多属无痛性,少数患者黄疸呈波动性。上段胆管癌黄疸出现较早,中、下段胆管癌因有胆囊的缓冲,黄疸可较晚出现。

2.腹痛　半数左右的腹痛患者有右上腹痛胀痛或不适,体重减轻,食欲缺乏等症状。这些症状常被视为 CCA 早期预警症状。腹痛一开始,有类似胆石症、胆囊炎。据临床观察,CCA 发病仅 3 个月便可出现腹痛和黄疸。

3.皮肤瘙痒　可出现在黄疸出现的前或后,也可伴随其他症状如心动过速、出血倾向、精神委顿、乏力和脂肪泻、腹胀等,皮肤瘙痒是因血液中胆红素含量增高刺激皮肤末梢神经而致。

4.胆囊改变　肿瘤发生在胆囊以下胆管时,常可触及肿大的胆囊,Murphy 征可呈阴性;当肿瘤发生在胆囊以上胆管和肝门部胆管时,胆囊常缩小而不能触及。

5.肝大　部分患者可出现肝大,质硬,右腹触痛或叩痛;晚期患者可在上腹部触及肿块,可伴有腹水和下肢水肿。

6.其他　伴随着黄疸、腹痛等症状,还会有诸如恶心、呕吐、消瘦、尿色深黄,如酱油或浓茶样,大便色浅黄甚至陶土色等。晚期肿瘤溃破引起胆道出血时可有黑便、大便隐血试验阳性,甚者可出现贫血;有肝转移时可出现肝大、肝硬化等征象。

如果出现上述症状,一旦是CCA,那么往往也是中晚期,所以CCA的早期诊断存在很多困难,缺乏特异性的临床表现。

【实验室及其他检查】

1.血清检测　CCA患者的血清总胆红素、血清直接胆红素、γ-谷氨酸转肽酶、碱性磷酸酶等结果,通常表现为异常增高,尿胆红素阳性,转氨酶不一定升高。肿瘤标志物目前应用较为广泛的肿瘤标志物包括CA19-9、CA50、CEA,将3种标志物联合检测则敏感度和特异度增加。因此在临床中最好是能够联合检测各种标志物,提高确诊率。

2.影像学检查　目前CCA诊断主要依靠影像学检查和临床表现,其中影像学主要表现为胆道占位与梗阻。除了诊断CCA,影像学结果也能为手术方案的选择及预后提供依据。临床中常用的诊断方法包括腹部超声、电子计算机断层扫描(CT)、经皮经肝穿刺胆道造影(PTC)、逆行胰胆管造影(ERCP)、磁共振成像(MRI)和磁共振胰胆管成像(MRCP)、正电子发射断层显像(PET)等。

(1)腹部超声:超声检查之所以在CCA诊断上被认为首选检查因为它是一种无创、简便易行、经济性好、可重复的检查,同时在选择性门静脉栓塞(PVE)及引导经皮经肝胆道引流(PTBD)等方面也有用。CCA超声一般表现为:①肝内胆管扩张,扩张的胆管在肝门附近截断,且可见高、低或者中等肿瘤回声;②远端胆管和胆囊空虚;③胰头不肿大,胆总管不扩张。彩色多普勒超声在检测肝动脉及门静脉受累情况方面优势较大。而B型超声主要用来判断胆道梗阻部位。B超的缺点是易受肥胖、遮挡、积气及医生经验的影响。近期发展较快的超声内镜检查法(EUS)可直接进入体内进行检查克服此类缺点,但其属于侵入性检查术前应进行充分的讨论。

(2)电子计算机断层扫描:电子计算机断层扫描(CT)及增强CT和B超相比对CCA的敏感度更高,检测准确率高达62%,是术前必检项目之一。不同部位的胆管癌在CT上表现各不相同,周围型ICC可见边缘不规则肿块,可伴有肝叶萎缩及局部肝内胆管扩张。近肝门区的ICC有时可见肝叶肥大-萎缩复合征。ECC则在肝门或壶腹周围可见肿块,伴有肝外胆管壁增厚及近端胆管扩张。增强CT能显示梗阻近端的胆管扩张、肝内转移病灶和区域淋巴结肿大,尚能显示胆管壁增厚或胆管腔内肿瘤。CCA多为硬化型,纤维组织丰富而血供少,因此CCA的强化不明显且多为延迟性强化。

(3)经皮经肝穿刺胆道造影和逆行胰胆管造影:经皮经肝穿刺造影(PTC)及内镜下逆行胰胆管造影(ERCP)是从不同途径向胆管内注入造影剂使胆管显影,有共同影像特征:负性充盈缺损;恶性截断征;间接征象:近端胆管不同程度的扩张,可呈为"软藤征"或"垂柳征"改变。

(4)磁共振成像和磁共振胰胆管成像:磁共振成像(MRI)在胆道肿瘤评估方面得到越来越多支持,CCA的MRI表现是胆管壁不规则增厚,在T1加权相表现为低信号影,在T2加权相表象为高信号影。磁共振胰胆管成像(MRCP)是一种根据水成像技术进行胆道、胰管三维重建的非入侵检查,使得含水分的胆管结构显影,清晰地显示出梗阻癌变的部位和范围,并在三维重建后反映梗阻上下两端的胆道情形,因此对于诊断有较高的作用,有研究表明MRCP对于CCA的诊断正确率高达95.7%。CCA的MRCP主要表现包括:①肝内胆管扩张呈"蟹足、软藤样";②肝总管、左右肝管呈现不规则狭窄、截断;③肝门部软组织肿块向腔外或腔内扩张,直径为2~4 cm;④病变部位显示黑色空白。MRI 对 CCA 的术前分期、可切除性评估、手术方式的选择及评估预后等具有较高价值。

（5）正电子发射断层显像：正电子发射断层显像（PET）的原理是依靠 18-氟-2-脱氧葡萄糖在肝细胞和 CCA 细胞中被磷酸化的不同程度，通过这种葡萄糖类似物在癌变细胞中积累而成的热点及信号背景的增强来诊断。目前 PET 与 CT 结合使用较多，PECT 不仅利用了 PET 功能显像来探测肝门部占位的生化代谢信息，也利用 CT 形态显像精确定位病灶及侵袭范围，可用于辨别区域淋巴结、腹膜有无转移及远处转移。但该方法在病变评估及可切除性诊断中并没有优势。

（6）纤维胆道镜诊断：随着胆道镜器械和技术的不断发展，加上其操作方便、安全可靠且并发症较少，可显著提高胆管疾病的诊断率，因此胆道镜的应用愈发广泛重要。和影像学检查比较，其可方便直观地了解病况，可对可疑病灶进行活检，亦可展开胆道置管内瘘术、狭窄扩张、支架术等多种治疗。另外，影像学检查及手术探查均未发现明显病变和部位时，可通过术中或术后纤维胆道镜诊断和活检确诊。

【诊断与鉴别诊断】

（一）诊断

CCA 早期一般没有特殊临床表现，患者常因进行性加重的黄疸而无痛就医，发现肿瘤时多已经处于中晚期，已侵犯邻近器官，对化疗、放疗都不敏感，手术切除较为困难，预后也很差，这给诊断造成较大困难，如何提高早期诊断率是治疗该病的关键。就诊的患者特征性临床表现为：①进行性加重的无痛性梗阻性黄疸；②不同程度的上腹不适；③肝门部肿块；④肝内胆管扩张；⑤胆囊萎缩、空虚，胆总管不扩张；⑥皮肤瘙痒症状；⑦发热；⑧全身乏力、体重下降；⑨食欲缺乏，尿黄，陶土样便；⑩胆汁淤积性肝硬化和门静脉高压症。有上述症状结合实验室和影像学检查便可确诊 CCA。

（二）鉴别诊断

1. 上、中、下段 CCA 鉴别　上段 CCA 位于左右肝管至胆囊管开口以上，发病率为 50% ~ 75%，黄疸出现最早，进行性加重，胆囊不肿大甚至缩小；中段 CCA 位于胆囊管开口至十二指肠上缘，发病率为 10% ~ 25%，黄疸出现早，胆囊可肿大；下段 CCA 位于十二指肠上缘至十二指肠乳头，发病率为 10% ~ 20%，出现比较晚，典型无痛，胆囊明显肿大。

2. CCA 与混合型肝癌鉴别　CCA 的病理学诊断需与混合型肝癌相鉴别，主要根据 WHO 2010 版分类标准。混合型肝癌的组织病理学诊断要点为单个肿瘤结节内同时表现肝细胞癌和 CCA 组织结构，并同时表达两种恶性肿瘤的生物学标志物。

3. CCA 与低分化肝细胞癌鉴别　CCA 与低分化肝细胞癌的鉴别有时存在困难，如能在肿瘤组织内多处取材[推荐中华医学会病理学分会建议的"7 点"基线取材法，即分别在 12 点、3 点、6 点和 9 点位置的癌组织与癌旁肝组织交界处取材；在肿瘤组织内至少取材 1 块；在距离肿瘤边缘≤1 cm（近癌旁）和>1 cm（远癌旁）范围内肝组织区域分别取材 1 块]，并应用肝细胞癌和 CCA 标志物对同一病理组织切片分别进行免疫组织化学染色，通常可以做出鉴别诊断。

4. CCA 与胆总管结石鉴别　胆总管结石特点是发作性胆道不全性梗阻，伴有胆石性胆管炎特有的三联症；而恶性梗阻性黄疸一般为持续性。胆总管下端的恶性肿瘤往往伴胆囊肿大，而结石性梗阻较少见。

5. CCA 与胰腺癌鉴别　CCA 与胰腺癌是在临床表现上具有相似性，都有黄疸、胆囊肿大、肝大、胆道感染、实验室检查 CA19-9 都明显升高。但是这个检查可以通过 CT、核磁共振检查来明确 CCA 和胰腺癌的鉴别。一般来说 CCA 表现为肝外胆道的恶性肿瘤，胰腺癌表现为胰头、胰体、胰尾部的恶性肿瘤，这就是两者的区别。

【治疗】

(一)中医治疗

1. 中医辨证论治 CCA患者,病症表现不一,病情变化多端,总以"虚""浊""瘀"为病机启变关键,因而应了解西医常规的治疗手段,并掌握临床中医各证型间的相互转化,疾病分期的融合变化,注意辨病为标,辨证为本,在辨病的基础上理解审因辨证,以升清降浊解郁为治疗主法。

本病病性总属本虚标实,病机演变与正气有关,"虚""浊""瘀"三者因治而变,贯穿疾病始终,治法应以升清、降浊、解郁为总纲,兼顾辨病分期论治。明确"升清"即扶助脾运以升清补虚,以期提高机体抗病能力;"降浊"即疏泄胆汁以循常道,使土得木而达,肝胆疏利,浊者自清,恢复胆汁的正常功能;"解郁"即疏肝理气,调畅气机,使脏腑气机升降功能归于正常,气血关系协调,血液正常运行,利于化瘀,此为治病求本。中医以辨病分期与辨证分型综合治疗,辨病分期具体如下。

(1)胆管细胞癌早期,西医之攻伐手段尚未尽用,中医干预以祛邪为主,同时兼顾扶正,为患者下一步治疗奠定基础,组方常用紫苏叶、枳实、陈皮、郁金以理气消积,茵陈、栀子、大黄、竹茹、黄连、金钱草以利胆清热,代赭石、半夏、桑叶、菊花等以平肝降逆。

(2)中期属毒瘀胶结,常合用手术及放化疗等西医治法,此期正邪相争,正气耗伤,治宜祛邪扶正兼顾,组方多选用鳖甲、川贝母、丹参以化瘀宁络;延胡索、川楝子理气疏肝止痛;半边莲、白花蛇舌草、大黄化瘀消积,石斛、花粉、金银花等清热养阴。

(3)晚期为邪气久稽,重叠应用西医治法难免伤正,正气虚衰,阴阳俱损,治疗要以扶正为主,组方多以党参、茯苓、白扁豆、陈皮、半夏、薏苡仁、淮山药等药健脾升清、助阳缓中;麦冬、阿胶、仙鹤草之类滋阴补血以免化瘀伤阴;有消瘦畏寒者,或少用附子、肉桂以益火消翳;纳差食少者用陈皮、砂仁、六神曲和胃化湿。

2. 辨证分型

(1)肝气郁结证

[主症]以右胁隐痛、胀痛或闷痛为多,舌质淡红或淡黯、苔薄,脉弦细。

[治法]疏肝利胆。

[方药]大柴胡汤(《金匮要略》)合大黄䗪虫丸(《金匮要略》)。

[药物]柴胡、大黄、半夏、黄芩、枳实、白芍、大枣、生姜、土鳖虫、水蛭、蛴螬、干漆、桃仁、炒苦杏仁、地黄、甘草。

加减:胁痛甚者,加青皮、郁金理气止痛;口干苦,溺黄便秘者,加栀子、黄连等清泻肝火;胁痛肠鸣者,加泽泻、白术等淡渗利湿。

(2)肝胆湿热证

[主症]以右上腹持续性胀痛为主,兼见身目黄染,口苦咽干,口渴,恶心呕吐,大便秘结,小便短赤,舌红苔黄腻,脉弦滑。

[治法]清热利胆、化湿退黄。

[方药]茵陈蒿汤(《金匮要略》)。

[药物]茵陈蒿、栀子、大黄。

加减:恶心呕吐重者加橘皮、竹茹等降逆止呕;心中懊憹者,加黄连、龙胆草泻火清心;伴有结石者,加金钱草、海金沙利胆排石;小便短少者,加木通、车前草等以清热利尿。

(3)脾虚湿阻证

[主症]多见右上腹隐痛,脘闷腹胀,纳差,面目虚肿,舌质淡嫩或淡胖,苔白,脉细弱无力或虚大。

［治法］健脾益气,利湿退黄。

［方药］参苓白术散(《太平惠民和剂局方》)合茵陈五苓散(《金匮要略》)。

［药物］白扁豆、白术、茯苓、甘草、桔梗、莲子、人参、砂仁、山药、薏苡仁、茵陈蒿、泽泻、猪苓、桂枝。

加减:便血加仙鹤草、蒲黄炭;便溏加苍术、淮山药、石榴皮等;气虚甚,去党参,改用红参单煎频服,重用黄芪;伴发热、口干者,酌加石斛、知母、银花等。

(4)瘀毒内结证

［主症］以持续性右上腹胀兼刺痛为主,且触有包块,疼痛拒按,舌暗红有瘀斑,苔腻,脉弦或沉涩。

［治法］清肝利胆,活血化瘀。

［方药］龙胆泻肝汤(《太平惠民和剂局方》)合桃红四物汤(《医垒元戎》)。

［药物］龙胆草、栀子、黄芩、木通、车前子、泽泻、生地黄、当归、柴胡、甘草、桃仁、红花、芍药、川芎。

加减:刺痛甚伴舌下络脉粗胀者,稍用三棱、莪术、五灵脂等破血祛瘀之品;胁痛甚者,加延胡索、川楝子理气止痛;腹胀甚者,加莱菔子、厚朴理气消滞;伴口渴之血热阴伤者,加滑石、白芍、预知子以养阴柔肝。

3.常用中成药

(1)大柴胡颗粒:和解少阳,内泻热结。用于因少阳不和、肝胆湿热所致的右上腹隐痛或胀满不适、口苦、恶心呕吐、大便秘结、舌红苔黄腻、脉弦数或弦滑证候者。

(2)大黄䗪虫丸:凉血清热,起破积聚,推陈致新。主治虚劳内有干血,形体羸瘦,腹满不能饮食,肌肤甲错,两目黯黑;亦治妇女经闭,腹中有块,或胁下癥瘕刺痛。

(3)胆胃康胶囊:舒肝利胆,清利湿热。用于肝胆湿热所致的胁痛,黄疸,以及胆汁反流性胃炎,胆囊炎见上述症状者。

(4)西黄解毒胶囊:解毒散结、消肿止痛。用于胃癌、肠癌、肝癌、CCA、乳腺癌等常见中晚恶性肿瘤,能减轻患者腹部疼痛等不适的表现。

(5)香菇多糖胶囊:益气健脾、补虚扶正。出现 CCA 的症状可服用本品治疗,从而缩短病程时间。也用于消化道肿瘤的放、化疗辅助药。

4.中医外治　艾灸是治疗 CCA 的非药物疗法之一。通常情况下 CCA 患者可以通过艾灸足三里、肝俞、三阴交、胆囊穴等部位来进行治疗,虽然治疗的效果不是很明显,但是能在一定的程度上增强体质,减轻一些常见的临床症状。

(二)西医治疗

目前治疗 CCA 的方法较多,包括外科手术切除、放化疗、介入性治疗和生物治疗等。不同患者的病情特点有所差异,在给患者制定治疗方案时要考虑个体化治疗。然而 CCA 对放疗化疗都不太敏感,因此外科手术切除是 CCA 最主要的治疗方法也是唯一能够使患者延长生存时间的手段。随着医疗器械的发展及外科手术的逐步发展,大大提高了 CCA 的根治切除率和患者生存率。

1.外科手术治疗　肝内胆管癌、肝门胆管癌、中下段胆管癌因位置不同,故手术方式也不完全相同。具体手术方式如下。

(1)肝内胆管癌手术方式:①选择性门静脉栓塞(portal vein embolization,PVE)。PVE 通常经皮穿刺置入导管到门静脉系统后注入栓塞剂到想要阻塞的静脉分支。②手术切除。手术切除是 CCA 目前的主要治疗方法,可分为根治性切除与姑息性切除。根治性切除的原则是切缘阴性,淋巴结及肝内转移阴性,手术具体方案取决于 CCA 的临床分型分期、癌细胞侵犯范围、病变区域大小及有没有神经血管侵犯等。目的在于彻底切除肿瘤并便于肝管与空肠吻合,手术包括切除十二指肠以上的肝外胆管、胆囊,肿瘤在内的左右肝管,清除肝十二指肠韧带内淋巴结和脂肪组织,必要时切除患侧半肝和尾状叶,脉络化处理肝动脉和门静脉,再实施肝门部胆管与空肠吻合重建胆汁引流,根据肿瘤的位置和范围,近年有选择地施行缩小范围的肝切除或合并血管重建的扩大根治。③受累胆管切除:CCA 根治性切除以肝胆管的断端及周围无残留癌细胞为标准,对 CCA 而言,足够宽的近端胆管切缘距离(至少>5 mm)才算得上 R0 切除,可行术中冰冻病理检查,若切缘阳性则继续向上切除胆管或者改为 R1 切除。④联合肝叶切除。肝切除联合肝外胆管切除术增加 R0 切除率和长期生存率,应考虑标准治疗。Bismuth Corlette Ⅲa 病变通常需要扩大右半肝切除术,而 Bismuth Corlette Ⅲb 需要一个左肝切除病变,完整的尾状叶切除术也被证实可以改善局部复发率和长期生存率。⑤肝移植。排除标准包括与病变在胆囊管水平的患者,肿瘤>3 cm,肝内或肝外转移的证据,或经腹膜活检阳性病史。⑥姑息手术及引流。姑息手术包括了镜下切缘阳性(R1)切除和肉眼切缘阳性(R2)切除。主要用来引流胆汁减轻黄疸,以减轻梗阻性黄疸所致的肝损害及其他功能脏器的影响,使患者生存质量提升,同时为其他辅助治疗创造条件。

(2)肝门胆管癌的手术方式:①肝门胆管癌根治性切除术。实施肝门胆管癌骨骼化切除,将包括肿瘤在内的肝、胆总管、胆囊、部分左右肝管及肝十二指肠韧带内除血管以外的所有软组织整块切除,将肝内胆管与空肠做 Roux-en-Y 吻合。②肝门胆管癌扩大根治性切除术。在肝外胆管骨骼化切除的同时,一并施行扩大左半肝、右半肝联合尾叶切除,门静脉部分切除或整段切除甚至胰十二指肠切除的扩大根治术(HpD)。Bismuth Ⅰ~Ⅱ型:肝方叶切除±尾叶切除;Bismuth Ⅲa:右半肝+尾叶切除;Bismuth Ⅲb:左半肝+尾叶切除;Bismuth Ⅳ:扩大左右半肝+尾叶切除,肝移植等。③围肝门切除(哑铃状切除)。对不能耐受大范围肝切除(尤其是扩大右半肝+尾叶切除)的患者,在根治切除基础上,尽可能保留肝门远侧肝组织。④肝门胆管癌姑息性部分切除术。包括肝门胆管癌部分切除、狭窄肝管记忆合金内支架植入、肝管空肠 Roux-Y 吻合,术中可同时行胃十二指肠动脉插管、药泵皮下埋置以利术后区域灌注化疗。⑤姑息性胆道引流术。保存肿瘤的肝管空肠 Roux-enY 吻合术;间置胆囊肝管空肠 Roux-Y 吻合术;肝管置管内引流或外引流术;经 PTBD 或 ERCF 记忆合金胆道内支架植入等;经 ERCP 鼻胆管引流术或塑料内支撑管植入术。⑥全肝切除后原位肝移植术。目前尚有争议。⑦体外肝切除+自体肝移植术。手术并发症发生率和死亡率较高,临床应用少。⑧联合肝脏分割和门静脉结扎的分阶段肝切除术(ALPPS)。该手术主要针对部分晚期肝癌侵及过多正常肝组织,常规切除手术由于剩余正常肝组织过少而不可行,则将患者肝切除手术分两期进行:一期手术为将患侧肝脏与正常肝脏分割和患侧肝脏门静脉结扎,一段时间后待患侧肝脏萎缩同时健侧肝脏代偿长大再行二期手术,切除患侧肝脏。

(3)中段胆管癌手术方式:①根治性切除术。胆管部分切除、胆管空肠 Roux-en-Y 吻合术:肿瘤比较局限,胆管上下切缘阴性(>1 cm);胰十二指肠切除术:胆管下切缘阳性;累及胰腺者。②姑息性胆道引流术,同肝门胆管癌。

(4)下段胆管癌手术方式:①胰十二指肠切除术。②姑息性胆道引流术,同肝门胆管癌。③胃空肠吻合术,出现十二指肠梗阻时,可行胃空肠吻合术;或经胃镜植入金属支架解除梗阻。

2.淋巴结清扫 CCA 的淋巴结转移较为常见,是影响手术切除预后的重要因素,但目前对是否需要预防性区域淋巴结清扫仍存在争议。国外指南及专家共识指出,由于 30%~35% 的 CCA 患者存在淋巴结转移,且对预后影响大,因此,推荐术中常规行淋巴结清扫。

3.局部治疗 由于缺乏症状,大约 70% 的 CCA 患者在确诊时已是疾病晚期,无法切除。无法手术治疗的患者经常使用局部疗法。主要是经动脉局部治疗,包括通过病变组织的肝动脉系统输送化疗药物(TACE)或放射治疗(^{90}Y 放射性栓塞)。这些技术应用的基础是:健康的肝实质通过门静脉分支获得大部分血液供应,而 CCA 和其他肝脏恶性肿瘤往往通过肝动脉系统获得大部分血液供应。类似地,肝动脉灌注,持续地向肝脏注入药物已经在 CCA 中成功地使用,使更多的药物局部递送,同时全身毒性最小化。这些疗法已经被用于治疗晚期 CCA,以使不能切除的患者疾病获得有效的控制,并减少全身性细胞毒性化疗。

4. 放射、化疗 有研究表明,对于 HC 姑息性行经皮胆道支架置入术,同时辅助以放射治疗相结合的治疗方式可延长支架所起到的作用是治疗晚期 HC 患者的安全有效的方法。化疗对于 CCA 的作用目前尚不十分清晰,由于 CCA 发病率较低,对于放疗和化疗缺乏大样本临床研究。

5. 药物治疗 ①ICC 药物治疗推荐吉西他滨联合铂类药物的联合方案,条件允许可在此方案上再联合度伐利尤单克隆抗体;对于体能状况良好的患者,三药联合化疗方案(白蛋白结合型紫杉醇+吉西他滨+顺铂)或化疗基础上序贯免疫、靶向药物治疗的三联方案有效率和转化率较高,Ⅲ期临床试验已批准(特瑞普利单克隆抗体联合仑伐替尼和 GEMOX 方案),建议酌情选择。经吉西他滨联合顺铂双药一线治疗后发生肿瘤进展的患者推荐 FOLFOX 方案二线治疗,亦可尝试伊立替康为主的联合方案,如伊立替康联合卡培他滨或脂质体伊立替康联合 5-氟尿嘧啶和亚叶酸。②建议 ICC 患者进行基因检测,FGFR2 融合或重排者推荐使用佩米替尼,NTRK 融合阳性者推荐使用恩曲替尼或拉罗替尼;对于 IDH1 突变者,酌情推荐艾伏尼布。③未知驱动基因的 ICC 患者,经系统化疗后可选择靶向联合免疫治疗,如特瑞普利单克隆抗体联合仑伐替尼,相关系列临床研究正在积极探索中。

6. 光动力疗法 光动力疗法(photodynamic therapy,PDT)是光敏剂通过静脉注射后积聚在癌细胞内。光活化导致单线态氧自由基的形成和附近细胞的破坏。但有 30% 的患者皮肤光毒性。多个前瞻性回顾表明在行胆道支架置入术姑息治疗的 CCA 患者加用光动力疗法可增加 2~3 个月的生存期。

7. 射频消融 射频消融可以产生热损伤,导致细胞凝固性坏死,在原发性肝癌等肿瘤的治疗中已有较成熟的应用,近年来有学者尝试内镜下的射频消融治疗 CCA。有研究显示射频消融可以较好地控制局部肿瘤,在支架前行射频消融可提高支架置入的成功率,对于覆膜金属支架闭塞的患者行射频消融可使支架再通,在局部肿瘤控制上有可能取得与 PDT 相当的效果。但目前关于射频消融治疗 CCA 的研究较少,需要更大样本的前瞻性研究进一步证实。

8. 免疫治疗 CCA 细胞毒性 T 淋巴细胞可以识别和破坏癌细胞,但受到恶性肿瘤生物学各种机制的抑制。例如,肿瘤免疫微环境中的恶性细胞和(或)其他细胞类型表达所谓的检查点蛋白,如细胞毒性 T 淋巴细胞相关蛋白 4 和程序化细胞死亡蛋白-1(PD-1)。免疫检查点抑制剂以及阻断这些蛋白的抗体,在一部分患者中具有有效的作用,现在已被批准用于多种癌症的治疗。

9. 靶向治疗 人们对 CCA 的分子和基因组成具有一定的了解,因此探索靶向治疗。可操作分子靶点的发生率从 38.5% ~68% 不等,最常见的突变是 IDH1 和 KRAS。

【预后】

1. ICC 预后 ①根治性手术是 ICC 患者获得长期生存的有效治疗方法。ICC 肝切除术后 10 年生存率可达 8.4%。手术是 TNM 分期Ⅰ~Ⅲ期患者的主要治疗方式,手术切除可以使Ⅰ~Ⅲ期 ICC 患者的总体生存率明显延长。对于术后复发的 ICC 患者,积极的重复手术切除亦可为患者提供良好的预后。②淋巴结转移是 ICC 预后不良的因素之一,有淋巴结转移和无淋巴结转移患者的 5 年总生存率分别为 33.7% 和 60.9%,有淋巴结转移的 ICC 患者的死亡风险是无淋巴结转移患者的 3 倍。淋巴结转移的数量也与切除的 ICC 患者的肿瘤影响显著相关,淋巴结转移数量≥5 的风险比高于≤4 的患者。③血管侵犯是肿瘤恶性生物学行为表现之一,提示肿瘤细胞转移、扩散,预后较差。④T 分期、N 分期是 ICC 患者预后独立影响因素;TNM 分期为晚期的患者预后较差。

2. 肝门部胆管癌 肝门部胆管癌总体 5 年生存率为 1%。即使在根治性切除术之后,由于肿瘤的局部浸润性,其 5 年存活率也仅为 20%。R0 为根治性手术的关键,术前最高血清、术前 CEA、姑息治疗、TNM 分期为Ⅲ~Ⅳ期食肝门部胆管癌患者预后不良的重要危险因素。

3. 中下段胆管癌根治性手术切除　是中下段胆管癌患者获得治愈的唯一手段,但术后复发率和远处转移率较高,5 年总生存率仅为 27%。中下段胆管癌术后患者的预后与多种因素有关,神经周围浸润、淋巴结转移、R0 切除和肿瘤分化程度是患者 5 年生存率的重要预后因素。

【健康教育】

1. 情志调摄　CCA 患者往往存在一定程度的情志失调、肝气郁结,所以保持心情舒畅尤为重要,宜疏导患者,树立积极乐观的心态,及时调节好心情,以利疾病早日康复。

2. 饮食宜忌　①应选择易于消化吸收的食物,多食新鲜蔬菜和水果,不吃或少吃油类、高脂肪食物,有黄疸出现时应禁食油腻饮食,天天保证摄入充足的纤维素,必须禁酒戒烟,可以多吃具有抗感染、抗癌作用的食物:荞麦、绿豆、油菜、香椿、芋艿、葱白、苦瓜、百合、马兰头、地耳、鲤鱼、虾、泥鳅、海蜇、黄颡鱼、针鱼。可以吃具有利胆通便作用的食物:羊蹄菜、牛蒡根、无花果、胡桃、芝麻、金针菜、海参。②忌食动物脂肪及油腻食物。忌暴饮暴食、饮食过饱。忌辛辣刺激性食物,忌霉变、油煎、烟熏、腌制食物,忌坚硬、黏滞不易消化食物。

3. 用药指导　CCA 的患者并无什么特殊的禁忌药物,但是患者也需避免擅自用药,以免对身体造成不利的影响。因为很多药物包括西药,中药都存在有一定的不良反应,可能会存在各种骨髓抑制及胃肠道反应等的不良反应。所以患者不要擅自用药,如果有任何身体不舒服的症状,需要及时就诊,听从专业医生的指导建议,进行正规有效的治疗。

4. 起居调摄　①保持乐观心情,适当运动(如散步、钓鱼、太极等)。②对于 CCA 的患者一定要每日三餐定时定量,应该多吃一些抗肿瘤的一些食物,比如临床上鼓励患者可以适当地吃一些木耳、山药、猴头菇以及一些豆制品、麦麸等一些食品,这些都有抗肿瘤的作用。

5. 预防措施　①积极治疗基础病,如患者本身患有正在发生的慢性肝内胆管结石、胆总管结石、慢性肝吸虫感染等有关胆管系统的疾病,积极、主动地治疗这些疾病,这样可以防止因这些疾病而导致的 CCA 的发生。②戒烟戒酒,烟草和酒精都是致癌的物质,其能够加剧 CCA 发展的速度,因此我们应该尽量戒烟戒酒,减少这类物质摄入我们的身体,损害我们的健康,此外,长时间吸烟和喝酒也是导致 CCA 发生的一个原因,因此,戒烟戒酒对防止 CCA 的发生是有好处的。③合理安排饮食,多吃一些容易消化、低脂肪的食物,要注意补充足够的蛋白质,如蛋类、肉类等食品,但是也不要一次性补得过多;不要吃剩饭、剩菜、腌制的产品、熏制和发霉的食物,避免致癌物通过这些不健康的食物进入我们身体里面,从而导致癌病的发生。④适当地锻炼身体,要积极适当地锻炼身体,一方面可以增强我们身体的抗病能力,也就是我们说的抵抗力,另一方面可以让我们保持合理健康的体重,这样还可以减少胆汁中的胆固醇含量,从而达到防止胆管结石发生的目的。

第四章　胰腺疾病

第一节　急性胰腺炎

急性胰腺炎(acute pancreatitis,AP)是多种病因导致胰腺组织自身消化所致的胰腺水肿、出血及坏死等炎症性损伤。临床以急性上腹痛及血淀粉酶或脂肪酶升高为特点。多数患者病情轻,预后好;少数患者可伴发多器官功能障碍及胰腺局部并发症,死亡率高。

中医学无急性胰腺炎之病名,根据其临床表现,可归属于中医学"脾心痛""腹痛""胰瘅"等范畴。若疼痛范围侧重于胃脘部,则归属中医胃脘痛范畴;侧重于心下范围,则归属于中医结胸范畴;侧重于腹痛范围为主,则归属于中医腹痛范畴。

【病因病机】

(一)中医病因病机

1.病因　急性胰腺炎发生是由于虫石内积致肝胆失于疏泄,湿热蕴结,气机受阻;酒食不节致实热内积,湿热邪毒壅积;跌扑损伤致胰脏受损,腑气不通;情志不舒致肝气郁结,感受外邪所致的湿热瘀毒阻滞中焦,使脾胃升降传导失司,肝胆疏泄失常,脏腑气机阻滞。

2.病位　病位在脾,与肝、胆、胃密切相关,并涉及肠、心、肺、肾、脑。

3.病机　本病初起多因气滞食积或肝胆脾胃郁热,继而生湿蕴热,进而演变为热毒炽盛,气滞血瘀,气滞、湿热、瘀毒互结,可入营入血,或上迫于肺,或内陷心包,或热盛阴竭阳亡,产生厥脱危证,后期则正虚邪恋,出现气血阴阳之不足故本病的基本病机为"不通则痛"。"湿、热、瘀、毒"为本病复杂多变、危重难治的病理因素。

(二)西医病因及发病机制

1.病因

(1)胆道疾病:胆石症及胆道感染等是 AP 的主要病因。由于胰管与胆总管汇合成共同通道开口于十二指肠壶腹部,一旦结石、蛔虫嵌顿在壶腹部、胆管内炎症或胆石移行时损伤 Oddi 括约肌等,将使胰管流出道不畅,胰管内高压。微小胆石容易导致 AP,因其在胆道系统内的流动性,增加了临床诊断的困难。

(2)酒精:酒精可促进胰液分泌,当胰管流出道不能充分引流大量胰液时,胰管内压升高,引发腺泡细胞损伤。酒精在胰腺内氧化代谢时产生大量活性氧,也有助于激活炎症反应。此外,酒精常与胆道疾病共同导致 AP。

(3)胰管阻塞:胰管结石、蛔虫、狭窄、肿瘤(壶腹周围癌、胰腺癌)可引起胰管阻塞和胰管内压升高。胰腺分裂是一种胰腺导管的先天发育异常,即主、副胰管在发育过程中未能融合,大部分胰液经狭小的副乳头引流,容易发生引流不畅导致胰管内高压。

(4)十二指肠降段疾病:球后穿透溃疡、邻近十二指肠乳头的肠憩室炎等炎症可直接波及胰腺。

(5)手术与创伤:腹腔手术、腹部钝挫伤等损伤胰腺组织,导致胰腺严重血液循环障碍,均可引起 AP。经内镜逆行胆胰管造影(ERCP)插管时导致的十二指肠乳头水肿或注射造影剂压力过高等也可引发本病。

(6)代谢障碍:高甘油三酯血症可能因脂球微栓影响胰腺微循环及胰酶分解甘油三酯致毒性脂肪酸损伤细胞而引发或加重 AP。当血甘油三酯>11.3 mmol/L,实验研究提示极易发生 AP。I 型高脂蛋白血症多见于小儿或非肥胖、非糖尿病青年,因严重高甘油三酯血症而反复发生 AP,此为原发性高甘油三酯血症 AP。肥胖患者发生 AP 后,因严重应激、炎症反应,血甘油三酯水平迅速升高,外周血样本可呈明显脂血状态,常作为继发的病因加重、加速 AP 发展。甲状旁腺肿瘤、维生素 D 过多等所致的高钙血症可致胰管钙化、促进胰酶提前活化而促发本病。

(7)药物:噻嗪类利尿剂、硫唑嘌呤、糖皮质激素、磺胺类等药物可促发 AP,多发生在服药最初 2 个月,与剂量无明确相关。

(8)感染及全身炎症反应:可继发于急性流行性腮腺炎、甲型流感、肺炎衣原体感染、传染性单核细胞增多症、柯萨奇病毒等,常随感染痊愈而自行缓解。在全身炎症反应时,作为受损的靶器官之一,胰腺也可有急性炎症损伤。

(9)过度进食:进食量是否过度因人而异,难以量化。进食后分泌的胰液不能经胰管流出道顺利排至十二指肠,胰管内压升高,即可引发 AP。进食尤其是荤食,也因此常成为 AP 的诱因,应仔细寻找潜在的病因。一般单纯过度进食作为病因的 AP 相对较少。

(10)其他:各种自身免疫性的血管炎、胰腺主要血管栓塞等血管病变可影响胰腺血供,这一病因在临床相对少见。少数病因不明者,称为特发性 AP。

2. 发病机制　各种致病因素导致胰管内高压,腺泡细胞内 Ca^{2+} 水平显著上升,溶酶体在腺泡细胞内提前激活酶原,大量活化的胰酶消化胰腺自身。①损伤腺泡细胞,激活炎症反应的枢纽分子核因子-κβ,它的下游系列炎症介质如肿瘤坏死因子-α、白介素-1、花生四烯酸代谢产物(前列腺素、血小板活化因子)、活性氧等均可增加血管通透性、导致大量炎性渗出。②胰腺微循环障碍使胰腺出血、坏死。炎症过程中参与的众多因素可以正反馈方式相互作用,使炎症逐级放大,当超过机体的抗炎能力时,炎症向全身扩展,出现多器官炎症性损伤及功能障碍。

3. 病理

(1)胰腺急性炎症性病变:可分为急性水肿及急性出血坏死型胰腺炎。急性水肿型可发展为急性出血坏死型,其进展速度可在数小时至数天。急性水肿型较多见,病变累及部分或整个胰腺。胰腺肿大、充血、水肿和炎症细胞浸润,可有轻微的局部坏死。急性出血坏死型相对较少,胰腺内有灰白色或黄色斑块的脂肪组织坏死,出血严重者,则胰腺呈棕黑色并伴有新鲜出血,坏死灶外周有炎症细胞浸润,常见静脉炎和血栓。

(2)胰腺局部并发症:①急性胰周液体积聚。AP 早期,胰腺内、胰周较多渗出液积聚,没有纤维隔,可呈单灶或多灶状,约半数患者在病程中自行吸收。②胰瘘(pancreatic fistula)。胰腺炎症致胰管破裂,胰液从胰管漏出,即为胰瘘。胰内瘘是难以吸收的胰腺假性囊肿及胰性胸、腹腔积液的原因。胰液经腹腔引流管或切口流出体表,为胰外瘘。③胰腺假性囊肿(pancreatic pseudocyst)。胰性胸、腹腔积液含有胰内瘘的渗出液积聚,常难以吸收,病程 1 个月左右,纤维组织增生形成囊壁,包裹而成胰腺假性囊肿,形态多样、大小不一。与真性囊肿的区别在于,由肉芽或纤维组织构成的囊壁缺乏上皮,囊内无菌生长,含有胰酶。大量胰腺炎性渗出伴胰内瘘可导致胰性胸、腹腔积液。④胰腺坏死。单纯胰腺实质坏死、胰周脂肪坏死及胰腺实质伴胰周脂肪坏死发生的概率分别约为 5%、20% 及 75%。早期急性坏死物集聚(acute necrotic collection,ANC)含有实性及液体成分,通常边界不清。1 个月左右,随着病变周围网膜包裹、纤维组织增生,这些实性及液性坏死物被包裹、局限,称为包裹的坏死物(walled-off necrosis,WON)。⑤胰腺脓肿(pancreatic abscess)。胰周积液、胰腺假性囊肿或胰腺坏死感染,发展为脓肿。⑥左侧门静脉高压(left-side portal hypertension,LSPH)。胰腺坏死严重、大量渗出、假性囊肿压迫和迁延不愈之炎症,导致脾静脉血栓形成,继而脾大、胃底静脉曲张。

3.AP 导致的多器官炎性损伤病理 全身炎症反应可波及全身其他脏器如小肠、肺、肝、肾等,各脏器呈急性炎症病理改变。

【临床表现】

根据病情程度,AP 临床表现多样。

1.急性腹痛 是绝大多数患者的首发症状,常较剧烈,多位于中左上腹甚至全腹,部分患者腹痛向背部放射。患者病初可伴有恶心、呕吐,轻度发热。常见体征:中上腹压痛,肠鸣音减少,轻度脱水貌。

2.急性多器官功能障碍及衰竭 在上述症状基础上,腹痛持续不缓、腹胀逐渐加重,可陆续出现循环、呼吸、肠、肾及肝衰竭,表 4-1 列出了多器官功能障碍的部分症状及体征。

表 4-1 急性多器官功能障碍的症状及体征

症状及体征	病理生理改变
低血压、休克	大量炎性渗出、严重炎症反应及感染
腹痛、腹胀、呕吐、全腹膨隆、张力较高,广泛压痛及反跳痛,移动性浊音阳性,肠鸣音少而弱,甚至消失	肠麻痹、腹膜炎、腹腔间隔室综合征
少尿、无尿	休克、肾功能不全
黄疸加深	胆总管下端梗阻;肝损伤或肝衰竭
Grey-Turner 征、Cullen 征	胰腺出血坏死
体温持续升高或不降	严重炎症反应及感染
意识障碍、精神失常	胰性脑病
上消化道出血	应激性溃疡,左侧门静脉高压
猝死	严重心律失常

3.胰腺局部并发症 急性液体积聚、胰腺坏死、胰性腹腔积液时,患者腹痛、腹胀明显,病情进展迅速时,可伴有休克及腹腔间隔室综合征。大量胰性胸腔积液时,患者呼吸困难。病程早期出现胸腔积液,提示易发展为重症急性胰腺炎。胰腺坏死出血量大且持续时,除休克难以纠正,血性腹腔积液可在胰酶的协助下渗至皮下,常可在两侧腹部或脐周出现 Grey-Turner 征或 Cullen 征。假性囊肿<5 cm 时,6 周内约 50% 可自行吸收;囊肿大时,可有明显腹胀及上、中消化道梗阻等症状。

从 ANC 到 WON,可以是无菌的,也可能是感染性的。胰腺实质坏死>30% 时,感染概率明显增加。胰腺感染通常发生在 AP 发作 2 周后,少部分胰腺坏死的患者可在起病后 1 周,即发生感染,表现为:①体温>38.5 ℃,白细胞计数>16×10^9/L;②腹膜刺激征范围超过腹部两个象限,若腹膜后间隙有感染,可表现为腰部明显压痛,甚至可出现腰部丰满、皮肤发红或凹陷性水肿;③CT 发现 ANC 或 WON 内有气泡征;④胰腺脓肿患者因病程长,除发热、腹痛外,常有消瘦及营养不良症状及体征。胰腺坏死患者痊愈后,根据坏死范围而出现程度不同的胰腺外分泌功能不足表现,如进食不耐受,餐后腹胀、腹痛、进食少,持续轻泻甚至脂肪泻,营养不良等。左侧门静脉高压可在 SAP 早期发生,随胰腺、胰周炎症消退而呈一过性。当胰腺、胰周炎症迁延,伴有假性囊肿、脓肿等并发症时,LSPH 将难以逆转。患者因胃底静脉曲张,而有黑便、呕血甚至致命性大出血。

【实验室及其他检查】

1. 诊断 AP 的重要血清标志物

(1)淀粉酶:AP 时,血清淀粉酶于起病后 2 ~ 12 h 开始升高,48 h 开始下降,持续 3 ~ 5 d。由于唾液腺也可产生淀粉酶,当患者无急腹症而有血淀粉酶升高时,应考虑其来源于唾液腺,循环中淀粉酶可通过肾脏排泄,AP 时尿淀粉酶因此升高;但轻度的肾功能改变将影响尿淀粉酶检测的准确性和特异性,故对临床诊断价值不大。当患者尿淀粉酶升高而血淀粉酶不高时,应考虑其来源于唾液腺。

(2)脂肪酶:血清脂肪酶于起病后 24 ~ 72 h 开始升高,持续 7 ~ 10 d,其敏感性和特异性均略优于血淀粉酶。血清淀粉酶、脂肪酶的高低与病情程度无确切关联,部分患者两个胰酶可不升高。胰源性胸、腹腔积液、胰腺假性囊肿囊液的上述两个胰酶水平常明显升高。

2. 反映 AP 病理生理变化的实验室检测指标　见表 4-2。

表 4-2　反映 AP 病理生理变化的实验室检测指标

检测指标	病理生理变化
白细胞↑	炎症或感染
C 反应蛋白>150 mg/L	炎症反应
血糖升高	胰岛素释放减少、胰高血糖素释放增加、胰腺坏死;急性应激反应
TB、AST、ALT↑	胆道梗阻、肝损伤
白蛋白↓	大量炎性渗出、肝损伤
尿素氮、肌酐↑	休克、肾功能不全
血氧分压↓	成人呼吸窘迫综合征
血钙<2 mmol/L	Ca^{2+}内流入腺泡细胞,胰腺坏死
血甘油三酯↑	既可能是 AP 的病因,也可能系急性应激反应所致
血钠、钾、pH 异常	肾功能受损、内环境紊乱

3. 胰腺等脏器影像变化

(1)腹部超声是 AP 的常规初筛影像检查,因常受胃肠道积气的干扰,对胰腺形态观察多不满意,但可了解胆囊及胆管情况,是胰腺炎胆源性病因的初筛方法。当胰腺发生假性囊肿时,常用腹腹部超声诊断、随访及协助穿刺定位。

(2)腹部 CT 平扫有助于确定有无胰腺炎、胰周炎性改变及胸、腹腔积液;增强 CT 有助于确定胰腺坏死程度,一般宜在起病 1 周左右进行。胰腺发病早期较重要的 CT 征象是发病初期胰腺周围散在低密度网状影以及边缘模糊、毛糙。总之 CT 检查对急性胰腺炎有很大的诊断价值,CT 能较全面了解病变范围、病变程度及愈后情况,可以对急性胰腺炎做出早期正确诊断,并可以明确显示胰腺组织的坏死及积液、脓肿、坏死、出血等胰外侵犯的程度,为临床医生及时提供信息,对不同阶段的病理改变做出较为全面的判断,为临床提供确切的病变程度、范围等资料(表 4-3)。

表4-3 急性胰腺炎 CT 评分

积分	胰腺炎症反应	胰腺坏死	胰腺外并发症
0	胰腺形态正常	无坏死	
2	胰腺+胰周炎性改变	变坏死<30%	胸、腹腔积液,脾、门静脉血栓,胃流出道梗阻等
4	单发或多个积液区或胰周脂肪坏死	坏死>30%	

注:评分大于等于4分为 MSAP 或 SAP。

【诊断与鉴别诊断】

(一)诊断

作为常见急腹症之一,诊断内容包括如下。

(1)确定是否为 AP。应具备下列3条中任意2条:①急性、持续中上腹痛;②血淀粉酶或脂肪酶>正常值上限3倍;③AP 的典型影像学改变。此诊断一般应在患者就诊后48 h 内明确。

(2)确定 AP 程度。根据器官衰竭(organ failure,OF)、胰腺坏死及胰腺感染情况,将 AP 程度分为下列4种程度:①轻症急性胰腺炎(mild acute pancreatitis,MAP);②中度重症急性胰腺炎(moderately severe acute pancreatitis,MSAP);③重症急性胰腺炎(severe acute pancreatitis,SAP);④危重急性胰腺炎(critical acute pancreatitis,CAP)(表4-4)。

表4-4 AP 程度诊断

项目		MAP	MSAP	SAP	CAP
器官衰竭		无	<48 h 内恢复	>48 h	>48 h
		和	和(或)	或	和
胰腺坏死		无	无菌性	感染性	感染性

关于器官衰竭,主要依据呼吸、循环及肾功能的量化指标进行评价(表4-4)。上述器官评分大于等于2分,则存在器官功能衰竭。肠功能衰竭表现为腹腔间隔室综合征。急性肝衰竭表现为病程中出现2期及以上肝性脑病,并伴有:①极度乏力,明显厌食、腹胀、恶心、呕吐等严重消化道症状;②短期内黄疸进行性加深;③出血倾向明显,血浆凝血酶原活动度鉴≤40%(或 INR≥1.5),且排除其他原因;④肝脏进行性缩小。

表4-5 器官功能衰竭的改良 Marshall 评分

项目	0	1	2	3	4
呼吸(PaO_2/FiO_2)	>400	301～400	201～300	101～200	<101
循环(收缩压,mmHg)	>90	<90 补液后可纠正	<90 补液不能纠正	<90 pH<7.3	<90 pH<7.2
肾脏(肌酐,mmol/L)	< 134	134～169	170～310	311～439	>439

注:PaO_2 为动脉血氧分压,正常值95～100 mmHg;FiO_2 为吸入氧气浓度,空气(21%),纯氧2 L/min(25%),纯氧4 L/min(30%),纯氧6～8 L/min(40%),纯氧9～10 L/min(50%)。

胰腺感染通常根据前述临床表现及实验室检测可建立诊断,高度怀疑胰腺感染而临床证据不足时,可在 CT、超声引导下行胰腺或胰周穿刺,抽取物涂片查细菌或培养。

(3)寻找病因。住院期间应努力使 80% 以上患者的病因得以明确,尽早解除病因有助于缩短病程、预防 SAP 及避免日后复发。胆道疾病仍是 AP 的首要病因,应注意多个病因共同作用的可能。CT 主要用于 AP 病情程度的评估,在胆胰管病因搜寻方面建议采用 MRCP。

(二)鉴别诊断

急性胰腺炎常需与胆石症、消化性溃疡、心肌梗死及急性肠梗阻等鉴别。这些急腹症时,血淀粉酶及脂肪酶水平也可升高,但通常低于正常值的 2 倍。

【治疗】

(一)中医治疗

1. 中医辨证论治　AP 可分急性期和恢复期,其中急性期分为 5 个证型,恢复期分 2 个证型。

(1)急性期

1)肝郁气滞证

[主症]脘腹胀痛,腹胀得矢气则舒,善太息、恶心或呕吐、嗳气、大便不畅。舌淡红,苔薄白或薄黄,脉弦紧或弦数。

[治法]疏肝解郁,理气通腑。

[方药]柴胡疏肝散。

[药物]柴胡、香附、川芎、白芍、枳壳、陈皮、甘草。

加减:因胆道蛔虫病引起者加乌梅、苦楝根皮;痛甚加青皮、佛手、延胡索;大便干结者加芦荟、芒硝。

2)肝胆湿热证

[主症]脘腹胀痛,大便黏滞不通,胸闷不舒,发热,烦渴引饮,小便短黄,身目发黄。舌质红,苔黄腻或薄黄,脉弦数。

[治法]清热化湿,利胆通腑。

[方药]茵陈蒿汤(《伤寒论》)合龙胆泻肝汤(《医方集解》)。

[药物]茵陈蒿、栀子、大黄、龙胆草、黄芩、泽泻、木通、车前子、当归、生地黄、柴胡、生甘草。

加减:黄疸热重者加蒲公英、败酱草、紫花地丁,大便黏滞不爽者加滑石、薏苡仁。

3)腑实热结证

[主症]腹满硬痛拒按,大便干结不通,日晡潮热,胸脘痞塞,呕吐,口臭,小便短赤。舌质红,苔黄厚腻或燥,脉洪大或滑数。

[治法]清热通腑,内泻热结。

[主方]大柴胡汤(《伤寒论》)合大承气汤(《伤寒论》)。

[药物]柴胡、黄芩、半夏、生姜、大枣、枳实、大黄、芍药、厚朴、芒硝。

加减:呕吐重者加紫苏梗、竹茹。

4)瘀毒互结证

[主症]腹部刺痛拒按,痛处不移,大便燥结不通,躁扰不宁,皮肤青紫有瘀斑,发热,小便短涩,舌质红或有瘀斑,脉弦数或涩。

[治法]清热泻火,祛瘀通腑。

[方药]泻心汤(《伤寒论》)或大黄牡丹汤(《金匮要略》)合膈下逐瘀汤(《医林改错》)。

[药物]半夏、黄芩、干姜、人参、黄连、大枣、甘草、大黄、桃仁、冬瓜子、芒硝、赤芍、延胡索、香附、

桃仁、红花、当归、牡丹皮、川芎、枳壳。

加减:便血或呕血者加三七粉、茜草根,瘀重者加三棱、莪术。

5)内闭外脱证

[主症]意识模糊不清,大便不通,肢冷抽搦,呼吸喘促,大汗出,小便量少甚或无尿,舌质干绛,苔灰黑而燥,脉微欲绝。

[治法]通腑逐瘀,回阳救逆。

[方药]小承气汤(《伤寒论》)合四逆汤(《伤寒论》)。

[药物]大黄、厚朴、枳实、附子、干姜、炙甘草。

加减:大便不通者加芒硝,汗多亡阳者加煅龙骨、煅牡蛎。注:禁饮食者,可置空肠营养管,推注食物及相关药物。

(2)恢复期

1)肝郁脾虚证

[主症]胁腹胀满,便溏,纳呆,恶心,善太息。舌苔薄白或白腻,脉弦缓。

[治法]疏肝健脾,和胃化湿。

[主方]柴芍六君子汤(《医宗金鉴》)。

[药物]柴胡、白芍、党参、白术、茯苓、陈皮、半夏、甘草、钩藤、生姜、大枣。

加减:食积者加焦三仙、莱菔子,腹胀明显者加莱菔子、木香。

2)气阴两虚证

[主症]少气懒言,胃脘嘈杂。神疲,口燥咽干,饥不欲食,大便干结。舌淡红少苔或无苔,脉细弱。

[治法]益气生津,养阴和胃。

[主方]生脉散(《医学启源》)或益胃汤(《温病条辨》)。

[药物]人参、麦冬、五味子、沙参、麦冬、冰糖、生地、玉竹。

加减:口渴明显者加玄参、天花粉。

2. 中成药

(1)柴胡舒肝丸:疏肝理气,消胀止痛。适用于肝气不舒证。

(2)龙胆泻肝丸:清肝胆、利湿热,适用于肝胆湿热证。但本药长期服用可导致肝肾损伤,需在医生指导下使用。

(3)消炎利胆片:清热、祛湿、利胆。适用于肝胆湿热证。

(4)胆石通胶囊:清热利湿、利胆排石。适用于肝胆湿热证。

(5)大黄利胆胶囊:清热利湿、解毒退黄。适用于肝胆湿热证。

(6)茵栀黄颗粒:清热解毒、利湿退黄。适用于肝胆湿热热证。

3. 中医外治法

(1)针刺治疗:是根据中医理论,在归经与辨证的基础上,对病情的气血虚实及归属脏腑经络进行辨别,选择相应的穴位,并实施针刺补泻手法,通过疏通经络,调和气血阴阳,从而达到减轻急性胰腺炎的腹痛腹胀、恶心呕吐、发热、便秘等症状。常用穴:足三里、下巨虚、内关、胆俞、脾俞、胃俞、中脘等,一般采用强刺激,也可采用电刺激。临床亦可酌情选取公孙、神阙、天枢、合谷、章门、气海、内庭、阳陵泉、期门、血海、膈俞、太冲、膻中等穴,以增强疗效。

(2)穴位敷贴疗法:在辨证论治、整体观念、经络学说的中医基础理论的指导下,根据病情变化调配药膏,利用腧穴具有双向调节的特殊性,使药物持续刺激腧穴而产生整体调节作用,达到疏通经络、调和阴阳的目的。常取神阙穴、中脘、胃俞、脾俞及足三里,利用药物和穴位的双重刺激效果,通络止痛,调理气血,增强机体免疫力。

(3)穴位注射:是通过注射药物对穴位的刺激和药理作用,调整机体功能,改善脏腑功能及促进机体免疫力的治疗方法,常用穴位为足三里穴、曲池穴、天枢穴。

(4)中药外敷治疗:结合了药物与热敷的双重作用,疗效明显,是临床中常用的热疗方法,能增强胃肠动力,改善功能障碍和抑制炎症反应,促进血液循环,显著缓解临床症状,常选用芒硝、莱菔子、大黄、六合丹、五味双柏散等外敷腹部治疗急性胰腺炎。将芒硝500~1 000 g研磨成粉末状,置于专门的外敷袋中,随后将外敷袋平铺均匀置于患者的中上腹部,当芒硝出现结晶变硬后更换,更换2~4次/d。

(5)中药灌肠疗法:急性胰腺炎的患者在发病初期多出现肠蠕动减弱,肠鸣音减弱,肛门排气、排便减少或者消失,伴剧烈腹痛及腹胀,严重者甚至出现中毒性肠麻痹、肠梗阻等表现,中药保留灌肠能通过中药的吸收及对肠道的刺激作用,有利于排出肠内容物,减轻细菌及内毒素,改善腹腔脏器血供和毛细血管通透性,有效解除肠麻痹性梗阻。生大黄30 g,加水200 mL煮沸后再文火煎5 min,过滤去渣冷却至38~40 ℃后灌肠,插管深度为30~35 cm,保留1~2 h,2次/d。

(二)西医治疗

AP治疗的两大任务:①寻找并去除病因;②控制炎症。AP,即使是SAP,应尽可能采用内科及微创治疗。临床实践表明,SAP时手术创伤将加重全身炎症反应,增加死亡率。如诊断为胆源性AP,应尽可能在本次住院期间完成内镜治疗或在康复后择期行胆囊切除术,避免今后复发。胰腺局部并发症如有明显临床症状的胰腺假性囊肿、胰腺脓肿及左侧门静脉高压,可通过内镜或外科手术治疗。

1. 监护 从炎症反应到器官功能障碍至器官衰竭,可经历时间不等的发展过程,病情变化较多,应予细致的监护,根据症状、体征、实验室检测、影像学变化及时了解病情发展。高龄、肥胖(BMI>25 kg/m^2)、妊娠等患者是SAP的高危人群,采用急性生理慢性健康-Ⅱ评分(acute physiological and chronic health evaluation Ⅱ,APACHE Ⅱ评分)有助于动态评估病情程度。该评分系统包括急性生理评分、年龄评分及慢性健康评分三部分,急性疾病的严重度通过量化多项生理学参数而予以评估。评估方法:下载APACHE Ⅱ软件,输入可在多数医院获得的APACHE Ⅱ评分所列参数即可。患者APACHE大于等于8,发生SAP的概率约为70%,也是SAP的高危人群。

2. 器官支持

(1)液体复苏:旨在迅速纠正组织缺氧,也是维持血容量及水、电解质平衡的重要措施。起病后若有循环功能障碍,24 h内是液体复苏的黄金时期。MSAP患者在没有大量失血情况下,补液量宜控制在3 500~4 000 mL/d,在用晶体进行液体复苏时,应注意补充乳酸林格平衡液,避免大量生理盐水扩容,导致氯离子堆积。缺氧致组织中乳酸堆积,代谢性酸中毒较常见,应积极补充碳酸氢钠。重症患者胰腺大量渗液,蛋白丢失,应注意补充清蛋白,才能有效维持脏器功能。补液量及速度虽可根据中心静脉压进行调节,但AP时常有明显腹胀、麻痹性肠梗阻,中心静脉压可因此受影响,参考价值有限。进入SAP,补液量应根据每日出量考虑,不宜大量补液。液体复苏临床观察指标有心率、呼吸、血压、尿量、血气分析及pH、血尿素氮、肌酐等。

(2)呼吸功能:轻症患者可予鼻导管、面罩给氧,力争使动脉氧饱和度>95%,当出现急性肺损伤、呼吸窘迫时,应给予正压机械通气,并根据尿量、血压、动脉血pH等参数调整补液量,总液量宜<2 000 mL,可适当使用利尿剂。

(3)肠功能维护:导泻及口服抗生素有助于减轻肠腔内细菌、毒素在肠屏障功能受损时的细菌移位及减轻肠道炎症反应,导泻可减少肠腔内细菌过生长,促进肠蠕动,有助于维护肠黏膜屏障,可予以芒硝(硫酸钠)40 g+开水600 mL分次饮入。大便排出后,可给予乳果糖,保持大便每1~2 d 1次,可口服抗生素可用左氧氟沙星0.5 g,每日1次,联合甲硝唑每次0.2 g,每日3次,疗程4 d。胃肠减压有助于减轻腹胀,必要时可以使用。

(4)连续性血液净化:当患者出现难以纠正的急性肾功能不全时,连续性血液净化通过具有选择或非选择性吸附剂的作用,清除部分体内有害的代谢产物或外源性毒物,达到净化血液的目的。SAP 早期使用,有助于清除部分炎症介质,有利于患者肺、肾、脑等重要器官功能改善和恢复,避免疾病进一步恶化。

3. 减少胰液分泌

(1)禁食:食物是胰液分泌的天然刺激物,起病后短期禁食,降低胰液分泌,减少胰酶对胰腺的自身消化。让胰腺休息一直是治疗 AP 的理论基础,但 AP 时,腺泡细胞处于广泛凋亡甚至是坏死状态,胰腺外分泌功能严重受损,通过禁食抑制胰液分泌对胰腺炎的治疗效果有限。病初 48 h 内禁食,有助于缓解腹胀和腹痛。

(2)生长抑素及其类似物:胃肠黏膜 D 细胞合成的生长抑素可抑制胰泌素和缩胆囊素刺激的胰液基础分泌。

4. 控制炎症

(1)液体复苏:成功的液体复苏是早期控制 AP 引发全身炎症反应的关键措施之一。

(2)生长抑素:是机体重要的抗炎多肽,AP 时,循环及肠黏膜生长抑素水平显著降低,胰腺及全身炎症反应可因此加重。外源性补充生长抑素或生长抑素类似物奥曲肽不仅可抑制胰液的分泌,更重要的是有助于控制胰腺及全身炎症反应。对于轻症患者,可在起病初期予以生长抑素 250 μg/h 或奥曲肽 25 μg/h,持续静脉滴注共 3 d,对于 SAP 高危患者或 MSAP 患者,宜在起病后 48 h 内予以生长抑素 500 μg/h 或奥曲肽 50 μg/h,3 ~ 4 d 后分别减量为 250 μg/h 或 25 μg/h,疗程 4 ~ 5 d,这不仅有助于预防 SAP 的发生,也可部分缓解 SAP。

(3)早期肠内营养:肠道是全身炎症反应的策源地,早期肠内营养有助于控制全身炎症反应。

5. 镇痛 多数患者在静脉滴注生长抑素或奥曲肽后,腹痛可得到明显缓解。对严重腹痛者,可肌内注射哌替啶止痛,每次 50 ~ 100 mg。由于吗啡可增加 Oddi 括约肌压力、胆碱能受体拮抗剂如阿托品可诱发或加重肠麻痹,故均不宜使用。

6. 急诊内镜治疗去除病因 对胆总管结石性梗阻、急性化脓性胆管炎、胆源性败血症等胆源性急性胰腺炎应尽早行内镜下 Oddi 括约肌切开术、取石术、放置鼻胆管引流等,既有助于降低胰管内高压,又可迅速控制胰腺炎症及感染。这种微创对因治疗,疗效肯定,创伤小,可迅速缓解症状、改善预后、缩短病程、节省治疗费用,避免 AP 复发。

7. 预防和抗感染 AP 本是化学性炎症,但在病程中极易感染,是病情向重症发展甚至死亡的重要原因之一。其感染源多来自肠道:预防胰腺感染可采取:①导泻及口服抗生素;②尽早恢复肠内营养,有助于受损的肠黏膜修复,减少细菌移位;③当胰腺坏死>30% 时,胰腺感染风险增加,可预防性静脉给予亚胺培南或美罗培南 7 ~ 10 d,有助于减少坏死胰腺继发感染,疑诊或确定胰腺感染时,应选择针对革兰氏阴性菌和厌氧菌的、能透过血胰屏障的抗生素,如碳青霉烯类、第三代头孢菌素+抗厌氧菌类、喹诺酮+抗厌氧菌类,疗程 7 ~ 14 d,抗生素选择推荐采用降阶梯策略。随着 AP 进展,胰腺感染细菌谱也相应变化,菌群多从单一菌和革兰氏阴性菌(大肠杆菌为主)为主向多重菌和革兰氏阳性菌转变。此外,如疑有真菌感染,可经验性应用抗真菌药。

8. 早期肠内营养 旨在改善胃肠黏膜屏障,减轻炎症反应,防治细菌移位及胰腺感染及一般 AP 起病后获得及时、有效治疗,MAP 及 MSAP 患者可在病后 48 ~ 72 h 开始经口肠内营养。如患者腹胀症状明显,难以实施肠内营养时,可在呕吐缓解、肠道通畅时再恢复经口肠内营养。恢复饮食宜从易消化的少量碳水化合物食物开始,辅以消化酶,逐渐增加食量和少量蛋白质,直至恢复正常饮食。对于病程长,因较大的胰腺假性囊肿或 WON 致上消化道不全梗阻患者,可在内镜下行胃造瘘,安置空肠营养管,进行肠内营养。

9.择期内镜、腹腔镜或手术去除病因 胆总管结石、胰腺分裂、胰管先天性狭窄、胆囊结石、慢性胰腺炎、壶腹周围癌、胰腺癌等多在 AP 恢复后择期手术,尽可能选用微创方式。

10.胰腺局部并发症

(1)胰腺假性囊肿:<4 cm 的囊肿几乎均可自行吸收。>6 cm 者或多发囊肿则自行吸收的机会较小,在观察 6~8 周后,若无缩小和吸收的趋势,则需要引流。其方式包括经皮穿刺引流、内镜引流、外科引流。

(2)胰腺脓肿:在充分抗生素治疗后,脓肿不能吸收,可行腹腔引流或灌洗,如仍不能控制感染,应施行坏死组织清除和引流手术。

【预后】

轻症患者常在 1 周左右康复,不留后遗症。重症患者死亡率约 15%,经积极抢救器官衰竭、幸免于死亡的患者多有胰腺假性囊肿、WON、胰腺脓肿和脾静脉栓塞等并发症,遗留不同程度胰腺功能不全。未去除病因的部分患者可经常复发 AP,反复炎症及纤维化可演变为慢性胰腺炎。积极治疗胆胰疾病,适度饮酒及进食,部分患者需严格戒酒。

【健康教育】

①在急性胰腺炎早期,应告知患方患者存在的 SAP 高危因素及可能的不良预后;②积极寻找 AP 病因,在病史采集、诊疗等方面取得患方配合;③治疗性 ERCP 在 AP 诊疗中的重要作用;④呼吸机或连续性血液净化的必要性;⑤肠内营养的重要性及实施要点;⑥对有局部并发症者,请患者出院后定期随访。

第二节 胰腺癌

胰腺癌(carcinoma of pancreas)是指胰外分泌腺的恶性肿瘤,临床主要表现为腹痛、食欲缺乏、消瘦和黄疸,恶性程度高,预后差。一旦确诊,80%以上的患者属于晚期。胰腺癌在近 40 年中的生存率无明显变化,是全世界致死率最高的恶性肿瘤之一。2018 年全球癌症数据库(GLOBOCAN)的统计显示,新发胰腺癌 458 918 人,死亡 432 242 人;与 2012 年相比分别增长了 26.35% 和 23.43%,居癌症发病率的第 14 位,是第 7 大癌症死亡原因。我国 2018 年肿瘤流行病学调查发现胰腺癌发病率位于第 9 位;2017 年的全国调查还发现胰腺癌患者 5 年生存率较 10 年前下降了 45%。研究推测到 2030 年它将成为第 2 大癌症死亡原因,而其他大多数肿瘤呈下降趋势。究其原因是发病机制不清、缺乏特异性临床表现、早期诊断十分困难,尚无筛选胰腺癌高危患者的标准方案、现有的治疗手段极其有限。目前,外科根治性手术可能是治愈胰腺癌的重要手段,而其他的治疗方法多以改善患者症状及延长生存期为目的。

中医经典古籍中并无"胰腺癌"的直接描述,中医认为癌病是由于脏腑组织发生异常增生,以肿块逐渐增大、表面高低不平、质地坚硬、时有疼痛、发热,常伴乏力、纳差、消瘦并进行性加重为主症的疾病。历代医著中的"积聚""癥""癖""岩""菌""痕""瘤"等与癌病有相似之处。

【病因病机】

(一)中医病因病机

癌病的发生多由正气内虚、感受邪毒、情志怫郁、饮食失调、宿有旧疾等因素导致脏腑功能失调,气血津液运行失常,产生气郁、血瘀、痰凝、湿浊、毒聚等病理变化,蕴结于脏腑,相互搏结,日久渐积而成。

1. 病因

(1)素体内虚:素体虚弱,或宿有旧疾,久病正虚,或年高体衰,正气内虚,阴阳失衡,脏腑失调,客邪留滞不去,终致痰瘀互结而成肿块。《医宗必读·积聚》曰:"积之成也,正气不足,而后邪气踞之。"

(2)六淫邪毒:外感六淫之邪,或烟毒、工业废气、放射性物质等邪毒之气,由外入里,深伏久滞,酿生癌毒,正不胜邪,脏腑气血阴阳失调,气郁、痰浊、血瘀等与癌毒互结,形成肿块。

(3)饮食失调:饮食不节,饥饱失常,如嗜食醇甘、辛辣、腌炸、烧烤,或海腥发物,或食物;过热过冷等,久伤脾胃,痰湿内生,浊毒郁热,日久耗气伤阴,脏腑功能失调,气血津液紊乱,邪盛生毒而致癌病。《医宗必读·痰饮》云:"脾土虚湿,清者难升,浊者难降,留中滞隔,淤而成痰。"

(4)内伤七情:情志不遂,七情怫郁,气机郁结,或气不布津,痰湿内生,或气滞血瘀,或郁热伤阴,虚实夹杂,终致痰湿与血瘀互结,渐成肿块。《类证治裁·郁证》云:"七情内起之郁,始而伤气,继必及血。"

2. 病机 癌病的基本病机是正气亏虚,脏腑功能失调,气机郁滞,痰瘀久羁,酿生癌毒,相互搏结,成为有形之肿块。病理因素有郁、痰、湿、热(火)、瘀、毒等,其中癌毒是导致癌病发生发展的主要病理因素。病理性质为标实本虚,虚实夹杂,常见全身属虚而局部属实。发病初期,癌毒偏盛而正虚不显;中晚期由于癌毒耗伤人体气血津液,多出现气虚、阴伤、气血亏虚或阴阳两虚等。由于邪愈盛而正愈虚,本虚标实,病变错综复杂,病势日益深重。

癌毒致病具有隐匿、凶顽、多变、损正、难消等特性。癌肿一旦形成,常生长迅速,难以遏制;病势凶猛,易走注他脏,传变无常。随着病情的进展,毒恋正虚,胶着难解,恶化迅速,形体逐渐消瘦,神疲乏力,食欲缺乏,甚则出现大肉下陷、大骨枯槁、面枯神衰等危重证候。气血阴阳俱衰败,病情危重,预后往往不良。

(二)西医病因及发病机制

胰腺癌的发病原因尚未完全阐明,流行病调查资料提示胰腺癌可能与长期吸烟、高热量、高饱和脂肪酸、高胆固醇饮食、糖尿病、肥胖、某些职业暴露、家族性恶性肿瘤综合征和遗传性胰腺炎等因素有关,一般认为可能是由于基因和环境多种因素共同作用的结果。

1. 吸烟 吸烟是目前公认的胰腺癌的危险因素,19%的胰腺癌发生可归因于吸烟,目前吸烟者较非吸烟者胰腺癌死亡危险增加 1.2~3.1 倍。胰腺癌的发生还与吸烟量呈正相关,大于 40 支/d 的吸烟者危险度增加 10 倍;吸烟量增加 5 支/d,胰腺癌发病风险增加 27%。研究显示吸烟与胰腺癌原癌基因 K-ras 基因突变有关,吸烟者 K-ras 突变频率较不吸烟者高,提示烟草中的致癌物如芳香胺物质导致 DNA 损伤可能是胰腺癌发生的重要原因。

2. 肥胖或超重 2007 年世界癌症研究基金和美国癌症研究所证实,超重或肥胖可增加胰腺癌的发病风险。美国癌症协会的一项研究发现,肥胖与胰腺癌病死率的增加有关:与正常体重指数(BMI<25 kg/m^2)的男性和女性相比,肥胖男性和女性(BMI≥30 kg/m^2)患胰腺癌的风险相对危险度达 2.08。肥胖与胰腺癌发病的具体机制尚不清楚,有研究提出可能与肥胖伴随的慢性炎症、内质网应激和线粒体功能异常所导致的自噬活性降低有关。

3.糖尿病 目前针对糖尿病是胰腺癌的病因,还是胰腺癌的临床表现之一仍存在争议。有研究发现,患有 1 型糖尿病和 2 型糖尿病的患者,其胰腺癌的发病风险增加了 1 倍。来自意大利的研究发现约 9.7% 的胰腺癌患者归因于糖尿病。美国国家癌症研究所的研究提示,糖尿病患者发生胰腺癌风险可增加 1.8 倍,尤其是西班牙男性和亚洲人。另有研究发现,胰腺癌发病风险随着糖尿病病程的延长而降低;此外,口服治疗糖尿病药物或应用胰岛素与降低胰腺癌风险有关;这些均提示糖尿病与胰腺癌发病有密切的关系。目前,糖尿病引起腺癌的机制仍不明。

4.饮食因素 饮食涉及多种食材,其对胰腺癌的影响各有不同。有研究显示,高热量摄入、高饱和脂肪酸、高胆固醇食品、富含亚硝胺的食品与胰腺癌发病率的增加有关,而饮食纤维、维生素及水果、蔬菜等对胰腺癌的发生起保护作用,但 Michaud 等进行的一项队列研究认为,脂肪的摄入与胰腺癌的发生风险无关,同时该研究未证实肉类和奶类消费量与胰腺癌风险之间存在关联。Coughlin 等在一项前瞻性研究中也未发现胰腺癌的死亡率的高低与蔬菜、柑橘类水果的消费量以及红色肉类的消费量有关。流行病学调查显示胰腺癌的发病率与饮食中动物的脂肪有关,高甘油三酯和(或)高胆固醇,低纤维素饮食似可促进或影响胰腺癌的发生,日本人的胰腺癌的发病率几十年前较低,但自 20 世纪 50 年代开始随着欧化饮食的普及,发病率增高 4 倍,当人体摄入高胆固醇饮食后,部分胆固醇在体内转变为环氧化物,后者可诱发胰腺癌,此外摄入高脂肪饮食后可促进胃泌素、胰泌素、胆泌素、胆囊收缩素、胰酶泌素等大量释放,这些胃肠道激素为强烈的胰腺增殖性刺激剂,可使胰管上皮增生、间变和促进细胞更新,并增加胰腺组织对致癌物质的易感性。某些亚硝胺类化合物可能具有胰腺器官致癌特异性。另外,曾有报道每日饮用 3 杯以上咖啡者与不饮用咖啡者比较,发生胰腺癌的危险性增加 2.7 倍。但随后的研究未得到证实。在研究饮食与胰腺癌之间关系时,由于食物中许多营养物质间存在高度共线性,因此,以饮食习惯为基础,代表营养素及食物组合的饮食模式与胰腺癌的关系将成为一个新的研究热点,这种研究比单一的营养素对健康结局影响可能更有效率。

5.慢性胰腺炎 由于慢性胰腺炎和胰腺癌患者有遗传史、高龄、男性、吸烟、饮酒、饮食过度等诸多共同的危险因素,两者的相关性得到认同。尤其是遗传性慢性胰腺炎患者,在年龄达到 70 岁时,发生胰腺癌的累积危险性达到 40%,如果双亲同时存在这种遗传模式,胰腺癌的累积危险性甚至达到近 75%。2017 年一项荟萃分析发现诊断慢性胰腺炎 5 年内的患者发生胰腺癌的风险增加了近 8 倍。并建议在诊断为慢性胰腺炎后的第 1 年进行密切的随访,以避免忽视胰腺癌。中国抗癌协会胰腺癌专业委员会对我国 2 340 例胰腺癌患者回顾性分析发现,2.3% 的胰腺癌患者有慢性胰腺炎病史。另一项汇总了 9 个病例对照的研究发现,2 034 例胰腺癌患者中有 65 例患慢性胰腺炎,4 039 例对照者中仅有 37 例患慢性胰腺炎。胰腺癌尸体解剖的研究发现其中慢性胰腺炎的发生率更高,但此类研究无法确定两者发生的先后顺序。总之,慢性胰腺炎与胰腺癌的相关性明确,但两者的因果关系仍不确定。从发病机制来讲,两者存在的共同危险因素可能是经过慢性胰腺炎形成后才体现其易感因子的致病作用,也可能是这些危险因素通过不同的分子机制诱发了慢性胰腺炎和胰腺癌。

6.职业暴露 多数学者认为长期接触某些化学物质可能对胰腺癌有致癌作用,已发现化学工业、煤矿和天然气开采、金属工业、皮革、纺织、铝制造业和运输业的工人中胰腺癌的发生率明显增加,有报道接触 β-萘酚胺、联苯胺、甲基胆蒽、N-亚硝基甲胺、乙酰氨基芴、烃化物等化学制剂者,胰腺癌的发病率亦明显增加。

7.遗传因素 家族遗传也是胰腺癌的高危因素,大约 10% 胰腺癌病例具有家族遗传性。患有遗传性胰腺炎、波伊茨-耶格综合征(Peutz-Jeghers syndrome)、家族性恶性黑色素瘤及其他遗传性肿瘤疾患的患者,胰腺癌的风险显著增加。目前这些遗传易感性的遗传基础尚未清楚,多达 80% 的胰腺癌患者没有已知的遗传原因。*CDKN2A*、*BRCA1/2*、*PALB2* 等基因突变被证实与家族性胰腺癌发病密切相关。分子生物学研究提示,癌基因激活与抑癌基因失活及 DNA 修复基因异常对胰腺癌的发生起着重要作用,如 90% 的胰腺癌可有 *K-ras* 基因第 12 号密码子的点突变。

8.感染及其他因素　幽门螺杆菌(Helicobacter pylori, H. pylori)与胰腺癌发病的相关性受到关注,但仍不明确。1998 年澳大利亚的一项病例对照研究发现,胰腺癌的 H. pylori 感染率为 65% , H. prlori 阳性者与阴性者发生胰腺癌的风险比为 2.1(95% CI:1.1 ~ 4.1);但也有研究报道两者无相关性。2008 年瑞典的一项回顾性病例对照研究,分析比较了随机选取的 87 例胰腺癌患者与 263 例未发病的同性别、年龄健康者,结果并未发现 H. pylori 抗体阳性者发生胰腺癌的更高风险。乙型肝炎病毒(HBV)与胰腺癌发病是否相关,国内外报道亦有不同结果。中国一项纳入 943 例胰腺癌患者与 1 128 例相匹配的对照研究发现,慢性乙型肝炎及 HBsAg 携带者患胰腺癌的风险显著增加(OR = 1.60,95% CI:1.15 ~ 2.24)。韩国的一项研究发现 201 975 人中诊断胰腺癌 664 例,却未发现 HBsAg 阳性与胰腺癌的相关性。此外,其他可能涉及胰腺癌相关因素有生育史、药物、便秘等,因此胰腺癌的发病因素仍不清晰,仍需要进一步研究予以明确。

【临床表现】

(一)症状

胰腺癌恶性程度较高,进展迅速,但起病隐匿,早期症状不典型,临床就诊时大部分患者已属于中晚期。首发症状往往取决于肿瘤的部位和范围,如胰头癌早期便可出现梗阻性黄疸;而早期胰体尾部肿瘤一般无黄疸。主要临床表现包括以下几点。

1.腹部不适或腹痛　是常见的首发症状。多数胰腺癌患者仅表现为上腹部不适或隐痛、钝痛和胀痛等。易与胃肠和肝胆疾病的症状混淆。若还存在胰液出口的梗阻,进食后可出现疼痛或不适加重。中晚期肿瘤侵及腹腔神经丛可导致持续性剧烈腹痛。

2.消瘦和乏力　80% ~90% 胰腺癌患者在疾病初期即有消瘦、乏力、体重减轻,与缺乏食欲、焦虑和肿瘤消耗等有关。

3.消化道症状　当肿瘤阻塞胆总管下端和胰腺导管时,胆汁和胰液不能进入十二指肠,常出现消化不良症状。胰腺外分泌功能损害可能导致腹泻。晚期胰腺癌侵及十二指肠,可导致消化道梗阻或出血。

4.黄疸　与胆道出口梗阻有关,是胰头癌最主要的临床表现,可伴有皮肤瘙痒、深茶色尿和陶土样便。

5.其他症状　部分患者可伴有持续或间歇低热,且一般无胆道感染。部分患者还可出现血糖异常。

(二)体格检查

胰腺癌早期无明显体征,随着疾病进展,可出现消瘦、上腹压痛和黄疸等体征。

1.消瘦　晚期患者常出现恶病质。

2.黄疸　多见于胰头癌,由于胆道出口梗阻导致胆汁淤积而出现。

3.肝大　为胆汁淤积或肝脏转移的结果,肝脏质硬、大多无痛,表面光滑或结节感。

4.胆囊肿大　部分患者可触及囊性、无压痛、光滑且可推动的胆囊,称为库瓦西耶征(Courvoisier sign),是壶腹周围癌的特征。

5.腹部肿块　晚期可触及腹部肿块,多位于上腹部,位置深,呈结节状,质地硬,不活动。

6.其他体征　晚期胰腺癌可出现锁骨上淋巴结肿大、腹水等体征。脐周肿物,或可触及的直肠-阴道或直肠-膀胱后壁结节。

【实验室及其他检查】

（一）一般实验室检查

1. 血液生化检查　早期无特异性血生化改变，肿瘤累及肝脏、阻塞胆管时可引起相应的生化指标，如谷丙转氨酶、谷草转氨酶、胆汁酸、胆红素等升高。肿瘤晚期，伴随恶病质，可出现电解质紊乱以及低蛋白血症。另外，血糖变化也与胰腺癌发病或进展有关，需注意患者的血糖变化情况。

2. 血液肿瘤标志物检测　临床上常用的与胰腺癌诊断相关肿瘤标志物有 CA19-9、CEA、CA125 等，其中 CA19-9 是胰腺癌中应用价值最高的肿瘤标志物，可用于辅助诊断、疗效监测和复发监测。血清 CA19-9>37 U/mL 作为阳性指标，重复检测通常优于单次检测，而重复测定应至少相隔 14 d。未经治疗的胰腺导管癌，CA19-9 可表现为逐步升高，可高达 1 000 U/mL，敏感度与肿瘤分期、大小及位置有关，特异度 72% ~90%。CA19-9 测定值通常与临床病程有较好的相关性，外科根治术（Ⅰ期）后 2 ~4 周内，升高的 CA19-9 可恢复正常水平；肿瘤复发、转移时，CA19-9 可再次升高。但需要指出的是，3% ~7% 的胰腺癌患者为 Lewis 抗原阴性血型结构，不表达 CA19-9，故此类胰腺癌患者检测不到 CA19-9 水平的异常。而且，CA19-9 在胆道感染（胆管炎）、炎症或胆道梗阻（无论病因为何）的病例中可能出现假阳性，无法提示肿瘤或晚期病变。因此 CA19-9 水平的术前检测最好在胆道减压完成和胆红素正常后进行。

（二）影像学检查

1. 超声检查　超声检查因简便易行、灵活直观、无创无辐射、可多轴面观察等特点，是胰腺癌诊断的重要检查方法。常规超声可以较好地显示胰腺内部结构，观察胆道有无梗阻及梗阻部位，并寻找梗阻原因。彩色多普勒超声可以帮助判断肿瘤对周围大血管有无压迫、侵犯等。实时超声造影技术可以揭示肿瘤的血流动力学改变，帮助鉴别和诊断不同性质的肿瘤，凭借实时显像和多切面显像的灵活特性，在评价肿瘤微血管灌注和引导介入治疗方面具有优势。超声检查的局限性包括视野较小，受胃肠道内气体、患者体型等因素影响，有时难以完整观察胰腺，尤其是胰尾部。

2. CT 检查　CT 检查具有较好的空间和时间分辨率，是目前检查胰腺最佳的无创性影像检查方法，主要用于胰腺癌的诊断、鉴别诊断和分期。平扫可显示病灶的大小、部位，但不能准确定性诊断胰腺病变，显示肿瘤与周围结构的关系较差。三期增强扫描能够较好地显示胰腺肿物的大小、部位、形态、内部结构及与周围结构的关系，并能够准确判断有无肝转移及显示肿大淋巴结。CT 的各种后处理技术[包括多平面重建（MPR）、最大密度投影（MIP）、最小密度投影（MinP）、表面遮盖显示（SSD）、容积再现技术（VRT）]联合应用可准确提供胰腺癌病变本身情况、病变与扩张胰管及周围结构的关系等信息，其中 MIP 和 MPR 是最常用的后处理技术。近年来 CT 灌注成像技术日趋成熟，它可以通过量化的方式反映肿瘤内部的血流特点和血管特性，以期鉴别肿瘤的良恶性、评价肿瘤疗效，预测肿瘤的恶性程度以及转归等。

3. MRI 及磁共振胰胆管成像（MRCP）　MRI、MRCP 不作为诊断胰腺癌的首选方法。随着 MRI 扫描技术的改进，时间分辨率及空间分辨率的提高，大大改善了 MRI 的图像质量，提高了 MRI 诊断的准确度，在显示胰腺肿瘤、判断血管受侵、准确的临床分期等方面均显示出越来越高的价值，同时 MRI 具有多参数、多平面成像、无辐射的特点，胰腺病变鉴别诊断困难时，可作为 CT 增强扫描的有益补充；当患者对 CT 增强对比剂过敏时，可采用 MRI 代替 CT 扫描进行诊断和临床分期；MRCP 及多期增强扫描的应用，在胰腺癌的定性诊断及鉴别诊断方面更具优势，有报道 MRI 使用特定组织的对比剂可诊断隐匿性胰头癌。MRI 还可监测胰腺癌，并可预测胰腺癌的复发、血管的侵袭，也可以预测胰腺肿瘤的侵袭性，而胰腺癌组织的侵袭可作为生存预测的指标。MRCP 可以清楚显示胰胆管系统的全貌，帮助判断病变部位，从而有助于壶腹周围肿瘤的检出及鉴别诊断，与内镜下逆行胰胆管造影术(ERCP)及经皮胰胆管穿刺造影(PTC)相比,具有无创的优势;另外,MRI功能成像可以从微观角度定量反映肿瘤代谢信息,包括弥散加权成像(DWI)、灌注加权成像(PWI)及波谱成像(MRS),需与MRI常规序列紧密结合才能在胰腺癌的诊断、鉴别诊断及疗效观察中发挥更大作用。

4.正电子发射计算机断层成像(PECT)　PECT可显示肿瘤的代谢活性和代谢负荷,在发现胰外转移、评价全身肿瘤负荷方面具有明显优势。临床实践过程中:①不推荐作为胰腺癌诊断的常规检查方法,但它可以作为CT和(或)MRI的补充手段,对不能明确诊断的病灶,有助于区分肿瘤的良恶性,然而其对于诊断小胰腺癌作用有限。②PECT检查在排除及检测远处转移病灶方面具有优势,对于原发病灶较大、疑有区域淋巴结转移及CA19-9显著升高的患者,推荐应用。③在胰腺癌治疗后随访中,鉴别术后、放疗后改变与局部肿瘤复发,对CA19-9升高而常规影像学检查方法阴性时,PECT有助于复发转移病灶的诊断和定位。④对不能手术而行放化疗的患者可以通过葡萄糖代谢的变化早期监测疗效,为临床及时更改治疗方案以及采取更为积极的治疗方法提供依据。

5.骨扫描　探测恶性肿瘤骨转移病变方面应用最广、经验丰富、性价比高,且具有较高的敏感度。对高度怀疑骨转移的胰腺癌患者可以常规行术前骨扫描检查。

(三)胰腺癌的内镜检查

1.内镜下逆行胰胆管造影(ERCP)　ERCP主要通过胰管及胆总管的解剖形态学变化对胰腺癌做出诊断,对胆管末端和胰管阻塞或有异常改变者有较大的诊断价值。另外,胰腺癌还具有一些特有的ERCP征象,如"双管征""软藤征",这些征象对胰腺癌诊断有着相对特异性的价值。因绝大多数胰腺癌均起源于胰管上皮,所以在内镜下行胰管刷检细胞学检查在胰腺癌的诊断中具有较高的地位。刷检获得的标本既可用于传统的细胞学检查,也可用于癌基因突变的检测。ERCP对早期胰腺癌的诊断价值有限,且由于其侵袭性和相关并发症,诊断性ERCP逐渐被侵袭性更小和更敏感的技术所取代,MRCP以其无创、不应用造影剂等优点,在很大程度上取代了ERCP。

2.超声内镜(EUS)　在内镜技术的基础上结合了超声成像,提高了胰腺癌诊断的敏感度和特异度;特别是EUS引导细针穿刺活组织检查(EUS-FNA),成为目前胰腺癌定位和定性诊断最准确的方法。此外,EUS也有助于肿瘤分期的判断。

(1)早期诊断:EUS是将探头插入胃、十二指肠贴近胰腺显像,由于超声内镜探头离胰腺距离近,探头频率高,并且避免了胃肠道气体的干扰,故诊断胰腺疾病的敏感度大大提高,可检出直径<1 cm的胰腺癌,对小胰癌诊断价值极高。

(2)TNM分期诊断:EUS可显示胰腺癌的大小,肿瘤是否侵犯周围血管、胆总管、十二指肠壁、肝脏、肾脏、肾上腺,以及有无转移性淋巴结,有较高的TNM分期诊断正确率。EUS对T1~T2期胰腺癌诊断的敏感度和特异度分别为90%和72%,对于T1~2期肿瘤检查优于影像学检查。EUS对T3~4期的敏感度和特异度分别为72%和90%。EUS在判断淋巴结分期的敏感度和特异度(分别为62%~74%)低于对周围血管浸润情况的判断(分别为87%~92%)。EUS预测胰腺肿瘤的可切除敏感度达90%。对于临床高度怀疑胰腺占位而首次影像学检查未发现的患者或病灶周围血管受侵及淋巴结转移情况,EUS能够提供比CT、MR更多的信息,可作为CT、MR的重要补充。

(3)超声内镜引导下介入技术:随着内镜技术的进展,该技术在胰腺肿瘤的诊疗中的作用越来越大,主要包括以下几个方面。①EUS-FNA:对于胰腺癌的诊断,EUS-FNA具有极高的准确率,是胰腺肿瘤进行病理学诊断的首选方式。对于大多数胰腺肿瘤,EUS-FNA都可以提供足够的组织进行病理评估。在近期的一项荟萃分析中,其总体敏感度和特异度可分别达到85%和98%。②超声内镜引导下细针注射治疗(EUS-FNI):一种新兴的姑息性介入治疗技术,已逐渐被应用于中晚期胰腺癌的治疗。该技术均在EUS-FNA技术基础上进行。包括溶腺瘤病毒注射术、光动力治疗术、射频消融术、物理治疗术(局部高温、低温治疗)、放疗粒子种植术。③超声内镜引导下胆管引流术

（EUS-BD）：是指超声内镜引导下的经胃穿刺胆管或经十二指肠穿刺的胆道造影置入胆管支架进行胆管内引流，是近年来发展起来的一项新的胆管引流技术，EUS 提供的精确成像使其成为较经皮经肝胆道引流更少侵入性的操作。依据途径不同分为经肝内胆管和经肝外胆管，主要根据肝内胆管的扩张情况、胃出口梗阻情况及十二指肠降部的通畅情况。主要适用于常规 ERCP 失败或由于胃肠管腔梗阻或外科手术后畸形（如 Whipple 术后、Binwth Ⅱ 胃空肠吻合术、肝管空肠吻合术、胃旁路术）或先天畸形（乳头旁憩室）等造成的无法行常规乳头插管时，要首先考虑 EUS-BD，其操作成功率达90%左右。④超声内镜引导下胰管引流术：主要适用于良性胰管梗阻所造成的胰管高压和胰腺实质压力增高，出现腹痛症状，无法行 ERCP 或 ERCP 失败的患者。⑤对于一些无法进行外科手术切除的胰腺肿瘤患者，可行超声内镜引导下的腹腔神经丛的药物封闭及阻滞，缓解患者疼痛，提高患者的生存质量。⑥超声内镜引导下胃肠吻合术（EUS-GJ）：EUS-GJ 即完全在超声内镜下经胃穿刺到近端小肠，放置导丝后，经导丝放置一大口径全覆膜支架，以打通胃和小肠之间的通路，也就是重新"造"了 1 条胃与小肠之间的"新路"，从而解决十二指肠梗阻的问题。相较于十二指肠支架术，EUS-GJ 避免了十二指肠支架被肿瘤堵塞或者移位，从而需要再次放置支架的情况，EUS-GJ 可长期有效微创地改善梗阻症。相较于以往的开腹胃空肠吻合术，该术式创伤小，手术时间短，痛苦小，恢复快，充分体现了内镜微创的优势。

【诊断与鉴别诊断】

（一）诊断

胰腺癌的早期诊断困难。当患者出现明显的食欲缺乏、消瘦、进行性无痛性黄及发现腹部包块时，一般属晚期。对于 40 岁以上出现无诱因消瘦、乏力、上腹不适或腹痛、不能解释的糖尿病或糖尿病突然加重、腰背部酸痛、多发性深静脉炎或游走性静脉炎、有胰腺癌家族史及慢性胰腺炎等应视为胰腺癌的高危人群，需警惕胰腺癌的可能性。由于胰腺癌临床表现缺乏特异性等特点，在临床诊治过程中，应注意与相关疾病相鉴别。

（二）鉴别诊断

1.慢性胰腺炎　慢性胰腺炎是一种反复发作的渐进性的广泛胰腺纤维化病变，导致胰管狭窄阻塞，胰液排出受阻，胰管扩张。主要表现为腹部疼痛、恶心、呕吐以及发热。与胰腺癌均可有上腹不适、消化不良、腹泻、食欲缺乏、体重下降等临床表现，二者鉴别如下。①慢性胰腺炎发病缓慢，病史长，常反复发作，急性发作可出现血尿淀粉酶升高，且极少出现黄疸症状。②腹部 CT 检查可见胰腺轮廓不规整，结节样隆起，胰腺实质密度不均。③慢性胰腺炎患者腹部平片和 CT 检查胰腺部位的钙化点有助于诊断。④血清 IgG4 的升高是诊断慢性胰腺炎的特殊类型-自身免疫性胰腺炎较敏感和特异的实验室指标，影像学检查难以鉴别时需要病理检查协助鉴别。

2.壶腹癌　壶腹癌发生在胆总管与胰管交汇处。黄疸是最常见症状，肿瘤发生早期即可以出现黄疸，鉴别如下。①因肿瘤坏死脱落，胆道梗阻缓解，可出现间断性黄疸。②十二指肠低张造影可显示十二指肠乳头部充盈缺损、黏膜破坏双边征。③超声、CT、MRI、ERCP 等检查可显示胰管和胆管扩张，胆道梗阻部位较低，双管征，壶腹部位占位病变。④超声内镜作为一种新的诊断技术，在鉴别胰腺癌和壶腹癌有独到之处，能发现较小的病变并且能观察到病变浸润的深度、范围、周围肿大淋巴结等。

3.胰腺囊腺瘤与囊腺癌　胰腺囊性肿瘤临床少见，多发生于女性患者。影像检查是将其与胰腺癌鉴别的重要手段，肿瘤标记物 CA19-9 无升高。超声、CT、EUS 可显示胰腺内囊性病变、囊腔规则，而胰腺癌只有中心坏死时才出现囊变且囊腔不规则。

4.胆总管结石　胆总管结石往往反复发作，病史较长，黄疸水平波动较大，发作时多伴有腹痛、寒战发热、黄疸三联征,多数不难鉴别。

5.胆管癌 胆管癌患者临床多表现为进展性、无痛性、梗阻性黄疸,并伴有周身皮肤瘙痒、尿深色和粪色浅。还可伴有胆管炎的表现,即有寒战、发热等。超声检查多可发现胆管扩张,以中、下段胆管癌较明显,肿瘤可见光团并无声影。PTC、ERCP检查可发现病变处胆管呈偏心性狭窄、不规则充盈缺损、完全梗阻及近端胆管扩张等征象。MRCP对胆管梗阻的部位、胆管扩张的显影较好,还有助于判断肿瘤大小、侵及范围、与周围组织关系等。

6.胰腺其他占位性病变 主要包括胰腺假性囊肿、胰岛素瘤、实性假乳头状瘤等,临床上肿物生长一般较缓慢,病程较长。同时可有特定的临床表现,如胰岛素瘤可表现发作性低血糖症状,胰腺假性囊肿患者多有急性胰腺炎病史,结合CT等影像学检查一般不难鉴别,必要时可通过穿刺活组织检查及病理检查协助诊断。

【治疗】

(一)中医治疗

1.中医辨证论治 癌病的治疗原则是扶正祛邪,攻补兼施。要结合病史、病程、证候、实验室检查等综合分析,辨证论治,重点把握不同癌病及不同病程阶段,扶正与祛邪的主次先后。早期邪盛正虚不明显,重在祛邪抗癌,重攻轻补;中期正气日渐耗损,宜攻补兼施;晚期正气虚弱,重在补虚扶正,辅以祛邪抗癌。手术之后机体虽正气亏虚,但常余邪未尽,易于复发转移,仍当扶正与祛邪结合。

(1)气郁痰瘀

[主症]胸膈痞闷,脘腹胀满,或胀痛不适,或隐痛或刺痛,善太息,神疲乏力,纳呆食少,便溏,或呕血、黑便,或咳嗽咳痰,痰质稠黏,痰白或黄白相间,舌质暗隐紫,苔薄腻,脉弦或细涩。

[治法]行气解郁,化痰祛瘀。

[方药]越鞠丸合化积丸加减。前方行气解郁,化痰散结;后方活血化瘀,软坚消积。

[药物]香附、槟榔行气活血;苍术、半夏燥湿祛痰行气;三棱、莪术、瓦楞子、五灵脂、川芎、苏木活血化瘀,行气消痞;炒谷麦芽、神曲消食行气。

加减:若疼痛明显者,加郁金、延胡索、石见穿活血定痛;肿块明显者,加桃仁、半夏、浙贝母、土鳖虫破血逐瘀,软坚散结;呕血、黑便者,加三七粉、白及、仙鹤草止血。

(2)热毒炽盛

[主症]局部肿块灼热疼痛,发热,口咽干燥,心烦寐差,或热势壮盛,久稽不退,咳嗽,无痰或少痰,或痰中带血,甚则咳血不止,胸痛或腰酸背痛,小便短赤,大便秘结或便溏、泄泻,舌质红,苔黄腻或薄黄少津,脉细数或弦细数。

[治法]清热解毒,凉血散瘀。

[方药]犀角地黄汤合犀黄丸加减。前方清热解毒,凉血散瘀;后方清热解毒,活血止痛。

[药物]水牛角清心、凉血、解毒;丹皮、石上柏、半枝莲、白花蛇舌草凉血散瘀;土茯苓、苦参、藤梨根清热祛湿,解毒散结;山慈菇清热解毒,化痰散结;龙葵、红藤清热解毒,活血抗癌;重楼清热解毒,消肿止痛;冬凌草清热解毒,散瘀消肿。

加减:若热毒伤阴,口咽干燥,咳嗽少痰者,加天冬、麦冬、生地黄、北沙参;热毒久稽,损伤络脉,痰中带血或尿血者,加大蓟、小蓟、藕节炭、侧柏叶、白茅根;热毒壅盛,腑气不通者,加生大黄、芒硝。

(3)湿热郁毒

[主症]时有发热,恶心,胸闷,口干口苦,心烦易怒,胁痛或腹部阵痛,身黄,目黄,尿黄,便中带

血或黏液脓血便,里急后重,或大便干稀不调,肛门灼热,舌质红,苔黄腻,脉弦滑或滑数。

[治法]清热利湿,解毒散结。

[方药]龙胆泻肝汤合五味消毒饮加减。前方泻肝胆实火,清下焦湿热,后方清热解毒,消散肿结。

[药物]龙胆草、黄芩、栀子、泽泻、木通、车前子、金银花、野菊花、蒲公英、紫花地丁、天葵子。

加减:若大便脓血黏液,泻下臭秽者,加白头翁、败酱草、苦参、马齿苋清热解毒;身目发黄,尿黄,便秘者,合用茵陈蒿汤加金钱草、田基黄清热利湿退黄。

(4)瘀毒内阻

[主症]局部肿块,质地坚硬,面色晦暗,或肌肤甲错,胸痛或腰腹疼痛,痛有定处,如锥如刺,痰中带血或尿血,血色暗红,口唇紫暗,舌质暗或有瘀点、瘀斑,苔薄或薄白,脉涩或细弦或细涩。

[治法]化瘀软坚,理气止痛。

[方药]血府逐瘀汤。

[药物]桃仁、红花、五灵脂、丹皮、赤芍、当归、川芎、香附、乌药、枳壳。

加减:若发热者,加丹皮、丹参、白薇清热凉血;反复咳血者,去桃仁、红花,加蒲黄、三七、藕节、仙鹤草、茜草根祛瘀止血;肢体麻木疼痛者,加桂枝、鸡血藤活血通络。

(5)气阴两虚

[主症]神疲乏力,口咽干燥,盗汗,头晕耳鸣,视物昏花,五心烦热,腰膝酸软,纳差,大便秘结或溏烂,舌质淡红,少苔,脉细或细数。

[治法]益气养阴,扶正抗癌。

[方药]生脉地黄汤。

[药物]人参、麦冬、五味子、生地黄、熟地黄、玄参、百合、麦冬、甘草。

加减:若阴虚甚者,加沙参、石斛、炙鳖甲;气虚甚者,加生黄芪、太子参、白术;口渴明显者,加芦根、天花粉、知母滋阴生津;咳痰不利,痰少而黏者,加贝母、百部、杏仁润肺化痰;五心烦热,潮热盗汗者,加知母、地骨皮、煅龙骨、煅牡蛎清退虚热,安神敛汗。

(6)气血两虚

[主症]形体消瘦,面色无华,唇甲色淡,气短乏力,动则尤甚,伴头昏心悸,目眩眼花,动则多汗,口干舌燥,纳呆食少,舌质红或淡,脉细或细弱。

[治法]补益气血,扶正抗癌。

[方药]十全大补丸。

[药物]人参、生黄芪、炒白术、茯苓、炙甘草、当归、白芍、熟地黄、川芎。

加减:若血虚甚者,加阿胶、首乌、鸡血藤;纳呆食少者,加砂仁、薏苡仁、焦山楂、神曲、炒谷麦芽运脾开胃;下利清谷,腰酸膝冷者,加补骨脂、肉豆蔻、吴茱萸、五味子温补脾肾,涩肠止泻。

2. 中医外治法

(1)针法:取内关、足三里、中脘、合谷穴,直刺,留针 15~20 min,用泻法。用于腹痛实证。

(2)灸法:取中脘穴和(或)神阙穴,用隔姜灸或温火灸。适于腹痛虚证。

(3)推拿法:在第 2~4 胸椎棘突处用手指按压,有时可立即止痛。或用轻快的一指禅推法和摩法于上脘、中脘、下脘、气海、天枢等进行操作,然后揉按足三里、脾俞、胃俞和内关穴各 10 min。

(4)耳针:取胃、小肠、大肠、肝、脾、交感、神门、皮质下。每次选三五穴。毫针刺法,或埋针法、压丸法。

(5)穴位注射:取天枢、足三里。选用 654-2 或阿托品注射液,常规穴位注射。

(6)结肠滴注:大黄、枳实、厚朴各 20 g,桃仁、丹皮、败酱草各 15 g,煎汤 200 mL,装入灌肠瓶,经结肠点滴。用于腑实内结,腹部胀痛,腑气不通的患者。

（二）西医治疗

胰腺癌的治疗主要包括手术治疗、化学治疗、放射治疗、介入治疗和支持治疗等。综合治疗是任何分期胰腺癌治疗的基础,但对每一个病例需采取个体化处理的原则,根据不同患者身体状况、肿瘤部位、侵及范围、黄疸以及肝肾功能水平,有计划、合理地应用现有的诊疗手段,以其最大幅度地根治、控制肿瘤,减少并发症和改善患者生活质量。

1. 外科治疗　手术切除是胰腺癌患者获得治愈机会和长期生存的唯一有效方法。然而,超过80%的胰腺癌患者因病期较晚而失去手术机会。外科手术应尽力实施根治性切除(R0)。外科切缘采用 1 mm 原则判断 R0/R1 切除标准,即距离切缘 1 mm 以上无肿瘤为 R0 切除,否则为 R1 切除。在对患者进行治疗前,应完成必要的影像学检查及全身情况评估,多学科会诊应包括影像诊断科、病理科、化疗科、放疗科等。

根治性手术切除指征包括:①年龄<75 岁,全身状况良好。②临床分期为 Ⅱ 期以下的胰腺癌。③无肝转移,无腹水。④术中探查肿物局限于胰腺内,未侵犯肠系膜门静脉和肠系膜上静脉等重要血管。⑤无远处播散和转移。主要手术方式包括:①肿瘤位于胰头、胰颈部可行胰十二指肠切除术。②肿瘤位于胰腺体尾部可行胰体尾加脾切除术。③肿瘤较大,范围包括胰头、颈、体时可行全胰切除术。④微创根治性胰腺癌根治术在手术安全性、淋巴结清扫数目和 R0 切除率方面与开腹手术相当,但其"肿瘤学"获益性有待进一步的临床研究证实,推荐在专业的大型胰腺中心由有经验的胰腺外科医师开展。胰腺切除后残端处理的目的是防止胰漏,胰肠吻合是常用的吻合方式,胰肠吻合有多种吻合方式,应选择恰当的吻合方式,减少胰漏的发生。

对于肿瘤可能切除的患者获得 R0 切除率较低,最佳治疗策略一直存在争议。提倡新辅助治疗先行的治疗模式,即多学科讨论有可能获益患者考虑新辅助治疗(化疗,或者放化疗,或者诱导化疗后同期放化疗等),评估达到肿瘤降期,再行手术治疗。对于新辅助治疗后序贯肿瘤切除的患者,联合静脉切除如能达到 R0 根治,则患者的生存获益与可切除患者相当。联合动脉切除对患者预后的改善存在争论,尚需前瞻性大样本的数据评价。此外,对于局部晚期不可切除胰腺癌的患者,积极手术治疗仍有可能获得较好的治疗效果。对暂未出现十二指肠梗阻但预期生存期≥3 个月的患者,若有临床指征,可做预防性胃空肠吻合术;肿瘤无法切除但合并胆道梗阻患者,或预期可能出现胆道梗阻的患者,可考虑进行胆总管/肝总管空肠吻合术;十二指肠梗阻患者,如预期生存期≥3 个月,可行胃空肠吻合术。术中可采用术中放疗、不可逆电穿孔治疗(纳米刀消融)等方式对肿瘤进行局部治疗,达到增加局部控制率,缓解疼痛的作用,术后需联合化疗±放疗。

2. 化学治疗　对于无法行根治性手术治疗的进展期和伴有转移的胰腺癌患者而言,化疗是其最主要的姑息性治疗手段。化疗策略主要包括:术后辅助化疗,新辅助化疗,局部进展期不可切除或合并远处转移患者的姑息性化疗等。然而现有的化疗方案在延长患者生存期和缓解胰腺癌症状方面的作用并不十分令人满意。联合化疗可以在一定程度上延长生存期,但是由于其明显的不良反应,只能应用于身体状况较好的患者。临床实践中往往根据患者的身体状况来决定患者是接受单药化疗还是联合化疗。多药治疗方案有可能增强患者的抗肿瘤应答,但同时也意味着更强的药物毒性和更多的不良事件。

(1)以吉西他滨(gemcitabine,GEM)为基础的化疗:①GEM 单药治疗。1997 年 JCO 报告 GEM治疗晚期胰腺癌,结果临床获益率23.8%,中位生存期(mOS)5.7 个月,1 年生存率18%,显著优于5-FU,成为晚期胰腺癌的标准化疗方案。②GEM 联合治疗。2013 年的一项 Ⅲ 期临床研究(MPACT)显示,在 GEM 单药基础上联合白蛋白结合型紫杉醇(Nab-P)可显著延长患者中位总生存期(8.5 个月 *vs* 6.7 个月,P<0.01)。GEM 联合 Nab-P 在一般状况较好的晚期胰腺癌的治疗首选。近期一项 GEM 与 S1 联合治疗晚期胰腺癌的研究显示联合治疗显著延长生存,推荐一线治疗选择。

(2)以 5-FU 为基础的化疗:1996 年以前,氟尿嘧啶类是治疗晚期胰腺癌的一线用药。以氟尿嘧啶类药物为基础的联合化疗方案中,PRODIGE 研究比较了 FOLFIRINOX(5-FU+亚叶酸钙+伊立替康+奥沙利铂)方案与 GEM 单药治疗转移性胰腺癌的疗效与安全性,结果显示 FOLFIRINOX 较 GEM 显著改善总生存期和无进展生存期,但 FOLFIRINOX 方案毒性较大,推荐 FOLFIRINOX 方案用于治疗体能状态好的局部进展期或晚期胰腺癌患者。2013 年,日本和中国台湾地区开展的 GEST 研究探索了替吉奥在晚期胰腺癌一线治疗效果,结果证实,单药替吉奥疗效并不劣于单药 GEM,且耐受性良好。替吉奥可作为晚期胰腺癌患者的标准治疗药物之一。

(3)分子靶向治疗:厄洛替尼联合 GEM 与单药 GEM 的对比研究结果,虽然联合治疗较 GEM 有统计学显著生存获益,但获益时间非常有限。

3. 放射治疗 放射治疗是胰腺癌的重要局部治疗手段之一,贯穿各个分期。研究表明,放射治疗同化疗相结合的治疗方式比单独采取放射治疗在延长胰腺癌患者生存期方面更具优势,放化疗结合的治疗效果也优于单用化疗药物,因此目前临床多采用放射与化疗相结合的治疗手段。多项前瞻性研究显示,术前给予胰腺癌患者新辅助放射治疗及化疗,可以使手术切除率达到 87% ~ 100%。有研究显示,对于胰腺癌患者在术前给予新辅助放射治疗结合新辅助化疗,并在外科手术中给予术中放射治疗,可以降低患者的复发率。术后给予患者辅助性放化疗可以延长患者的生存期及 2 年存活率。新出现的立体定向放疗技术可以提高治疗的精准性,避免对其他脏器的损害,减少放疗次数,具有一定优势。调强适形放疗技术使得射线集中作用于肿瘤组织,避免对周围正常组织的损伤。

胰腺癌的放疗指征包括以下几点。①可手术切除胰腺癌:对于拒绝接受手术治疗或因医学原因不能耐受手术治疗的可手术切除局限期胰腺癌,推荐接受高剂量少分次或 SBRT 放疗。②临界可切除的胰腺癌:对于临界可切除胰腺癌可直接接受高剂量少分次放疗或 SBRT,放疗后行手术提高 R0 切除率,有利于改善患者生存。③局部晚期胰腺癌:对于局部晚期胰腺癌,推荐接受高剂量少分次 IMRT 或 SBRT 联合化疗,与常规放疗模式相比,可拥有更好的预后。④寡转移性胰腺癌:全身系统治疗疗效好,或进展速度相对慢的转移性胰腺癌患者,原发灶和转移灶均接受高剂量放疗,局部控制率可转化成生存时间延长。⑤复发性胰腺癌:术后或射频治疗等其他局部治疗后复发性胰腺癌,因胃肠改道不利于显影及之前的治疗损伤,行放疗较初诊患者风险高。⑥术后辅助放疗:术后辅助放疗尚存争议,目前缺乏高级别的循证医学依据。与单独化疗相比,采用常规放疗模式联合化疗可改善肿瘤局部复发率。

4. 介入治疗 胰腺癌的介入治疗原则主要包括以下几点。

(1)必须具备数字减影血管造影机,严格掌握临床适应证及禁忌证,强调规范化和个体化治疗。

(2)介入治疗主要适用于以下情况:①经影像学检查评估不能手术切除的局部晚期胰腺癌。②因其他原因失去手术机会的胰腺癌。③灌注化疗作为特殊形式的胰腺癌新辅助化疗方式。④术后预防性灌注化疗或辅助化疗。⑤伴肝脏转移的胰腺癌。⑥控制疼痛、出血、消化道梗阻及梗阻性黄疸等胰腺癌相关并发症的治疗。介入治疗的目的主要针对胰腺癌及胰腺癌转移瘤的介入治疗及胰腺癌相关并发症的治疗,常见治疗手段包括经动脉灌注化疗、消融治疗、经皮肝穿刺胆道引流(percutaneous transhepatic cholangiodrainage,PTCD)、胆道支架植入、消化道支架植入、出血栓塞治疗、癌痛腹腔神经丛阻滞治疗(celiacplexus neurolysis,CPN)等。

5. 支持治疗 支持治疗的目的是预防或减轻痛苦,提高生活质量。

(1)控制疼痛:胰腺癌侵袭疼痛是绝大多数胰腺癌患者就诊时的主要症状。胰腺癌所致疼痛主要原因包括胰腺癌对周围神经的直接浸润、胰腺周围神经炎症、胰腺肿物所致包膜张力增加和胰头肿块致胰管内压力增高。疼痛治疗以镇痛药物治疗为基础,常需要联合运用手术、介入、神经阻滞、化疗、放疗、心理等多学科合作和多方式联合,选择最佳的镇痛治疗方法。首先需要明确疼痛的原因,对于消化道梗阻或穿孔等急症引起的非癌性疼痛,常需外科处理。镇痛药物治疗遵循 WHO"三阶梯"镇痛药物治疗。对于癌痛,要明确疼痛的程度,根据患者的疼痛程度,按时、足量口服阿片类止痛药。避免仅肌内注射哌替啶等。注意及时处理口服止痛药物的不良反应如恶心呕吐、便秘、头晕头痛等。

(2)改善营养状况:对胰腺癌患者需要进行常规营养筛查及评估,如果有营养风险或营养不良,应该给予积极的营养支持治疗,以预防或迟滞癌症恶病质的发生发展。建议热量 25 ～ 30 kcal/kg(体重),蛋白质 1.2 ～ 2.0 g/kg(体重),视患者营养及代谢状况变化调整营养供给量。有并发症者,热量可增加至 30 ～ 35 kcal/kg(体重),视患者营养及代谢状况变化调整营养供给量。常用的营养支持治疗手段包括营养教育、肠内营养、肠外营养。推荐遵循营养不良"五阶梯"原则进行营养治疗。

(3)胰腺癌的中医药治疗:中医药有助于促进胰腺癌术后机体功能恢复,减少放疗、化疗及靶向药物治疗的毒性反应,缓解患者症状,改善患者生活质量,可能延长生存期,可以作为胰腺癌治疗的重要手段之一,可单独应用或与其他抗肿瘤药物联合应用。

【预后】

本病预后甚差,在症状出现后平均寿命约 1 年左右,死亡率高。胰腺癌由于转移早,发现晚,手术切除率低,手术后远期疗效不满意,术后 5 年生存率不足 20%,总的来说预后很差,改进预后的关键是早期诊断和综合治疗。在现有条件主要是尽早诊断,尽早手术治疗,因此应重视胰腺癌高危人群的检测,建立胰腺癌诊治的绿色通道,以提高胰腺癌的手术切除率和远期生存时间,改善患者的生活质量。

1.一级预防　目前没有确切的方法来预防胰腺癌。一些风险因素如年龄、性别、种族和家族史是无法控制的。但是仍然有些措施可以降低患胰腺癌的风险。

(1)戒烟:吸烟是胰腺癌最重要的可避免的危险因素。戒烟有助于降低风险。

(2)保持健康的体重:保持健康的体重有助于降低患病风险。虽然锻炼身体和健康饮食对胰腺癌风险的影响还不太清楚,但这两者都能帮助保持健康的体重。多吃植物性食物,可以选择全麦面包、意大利面和谷类食品,少吃精制谷物;吃鱼、家禽或豆类,少吃加工肉类和红肉。

(3)限制饮酒:一些研究表明大量饮酒与胰腺癌有关。大量饮酒也会导致慢性胰腺炎等疾病,慢性胰腺炎会增加胰腺癌的风险。

(4)限制在工作场所接触某些化学物质:避免在工作场所接触某些化学物质可能会降低患胰腺癌的风险。

2.二级预防　由于胰腺是位于后腹膜的器官,胰腺癌患者起病隐匿、临床症状常不典型,早期诊断非常困难,目前尚缺乏有效的筛查方案和策略。

3.三级预防　胰腺癌的预后不佳,治疗过程中尽量改善患者的生活质量,不仅要改善身体机能,还要改善心理状态。

【健康教育】

应加强普查工作,做到早发现、早诊断、早治疗,对预后有积极意义。做好预防对减少发病有重要意义。针对癌病的病因,采取相应的预防措施,如虚邪贼风,避之有时,起居有节,调畅情志,饮食适宜,不妄作劳,戒烟戒酒,对预防本病有重要意义。

既病之后,要使患者树立战胜疾病的信心,积极配合治疗。起居有节,调畅情志,饮食清淡并易于消化,适当锻炼。治疗用药要"衰其大半而止",过度放化疗或使用中药攻邪之品常易耗伤正气。

一般宜"缓缓图之",最大限度地延长患者生存期,减少痛苦,提高生活质量。加强对个体化治疗方案的合理选择,采用包括中医药在内的综合疗法,对于提高疗效、减少毒副反应、提高生存质量、延长生存期等具有积极意义。

第五章　肠道疾病

第一节　克罗恩病

克罗恩病(Crohn's disease,CD)是一种慢性肉芽肿性的炎症性疾病,多见于末段回肠及邻近结肠,但口至肛门的各段消化管也可累及,呈节段性、跳跃式发展。临床以腹胀痛、泄泻、体重减少、腹部包块及肠梗阻为主要特点,可伴有发热以及四肢关节、皮肤、口腔、眼睛等其他肠外损伤。随着人民生活水平的提高和饮食结构的改变,CD 的发病率呈现逐年上升的趋势。其他症状取决于病变累及部位与严重程度,可伴发热、食欲缺乏、疲劳、贫血的全身表现,可有关节、皮肤、黏膜、眼、肝胆等器官受累的肠外表现,可伴有肛周病变(肛周脓肿、肛周瘘管、皮赘、肛裂等)、瘘管形成、腹腔脓肿、肠腔狭窄和肠梗阻、消化道出血、穿孔等并发症。CD 虽无明显致命性,但其病程长、易反复、难根除的特点严重影响着患者的正常生活,给患者造成较为严重的心理及经济负担。

中医并没有关于 CD 病名记载,由于其病程长,临床症状复杂多样,应根据疾病阶段及相关症状进行命名,可将其归属为"腹痛""肠痈""泄泻""肠癖""便血"等范畴。

【病因病机】

(一)中医病因病机

《内经》曰:"寒气客于小肠……故后泄腹痛矣。热气留于小肠……故痛而闭不通矣。"《医学心悟》又言:"腹中痛,其寒热、食积、气血、虫蛊,辨法亦与心痛相符","诸痛皆属于肝,肝木乘脾,则腹痛"。关于肠痈《诸病源候论》记载:"肠痈者,由寒温不适,喜怒无度,……血肉腐坏,化而为脓。"《金匮要略》提出:"肠痈之为病,其身甲错,腹皮急,按之濡,如肿状……薏苡附子败酱散主之。"故本病成因多与外邪、饮食、情志密切相关。

1.病因

(1)饮食所伤:饮食不节,暴饮暴食;或嗜食肥甘厚腻,生冷不洁之物损伤脾胃,致使升清降浊失司,水湿内停,化而为痰,湿邪日久化热,热邪不散,血腐肉败而成痈肿。

(2)感受外邪:感受寒湿、暑热、湿热、疫毒等邪气,损伤脾胃,导致运化功能失调,邪停于中,气机阻滞而致病。

(3)情志失调:肝气疏泄不及或太过,致肝郁气滞,肝木横逆犯脾土,脾胃升降失常,水液代谢失司,进而生湿、痰、瘀。

(4)脾胃虚弱:素体本虚,寒、湿、热邪气侵入肠中,经络受阻,肠道传导失司,气机运行不畅,不通则痛,气病则血病,郁久成瘀,久病及肾。禀赋不足或他病迁延日久,脾胃虚弱,运化失司,水反为湿,谷反为滞,而致腹痛腹泻。

2.病机　本病多因饮食所伤、外感时邪、情志失调、脾胃虚弱等致脾胃运化失调,水谷清浊不分,湿邪内阻,气机郁滞。本病病位在肠,与脾胃、肾有关。湿邪阻于肠道,气机郁滞,瘀血内生,或郁而化热,湿热蕴结,酿脓成毒,延绵日久,而成虚实夹杂之证。

现代名老中医普遍认为 CD 的发病关键在于本虚标实,虚者责之脾肾先后二天之本,因素体其本阳虚不固,久而气郁水停,脉络不通,瘀血内阻,加之外邪如浊毒、郁火等感邪发病。王爱华教授认为 CD 发病时病机繁多,常兼夹气滞、湿热,病变呈脾虚久损肾,终致脾肾俱损的规律性演变过程。何永恒教授认为 CD 的主要病因为脾虚气结、毒瘀夹杂。陈锦峰认为 CD 发病是由于先天禀赋不足,脾胃虚弱加之后天饮食不节使脾土受损,累及肠道所致。赵智强认为 CD 多由脾虚生湿,郁而化热、湿毒为患,痰瘀互结、阻滞肠道引起,病理因素涉及痰、瘀、湿、热、毒等。

(二)西医病因及发病机制

CD 的形成原因较为复杂,目前其病因及具体发病机制尚未明确,现代医学普遍认为可能涉及环境因素、遗传因素、肠道菌群失调和免疫功能失调等多个方面,这些致病因素导致肠黏膜组织内免疫系统异常应答,致使肠道炎症发生。

1. 环境因素 在环境因素中,饮食被广泛认为在 CD 的发展中起着关键作用,近几年由于饮食的西方化,而西方饮食主要由高糖、低纤维、动物蛋白和脂肪组成,且蔬菜摄入量低。有动物研究表明,西方饮食增加了小鼠对葡聚糖硫酸钠所诱导的结肠炎易感性,并增加了巨噬细胞的浸润,还可通过增加黏附性侵袭性强的大肠杆菌的定植改变宿主肠道屏障功能,且高脂肪饮食也已被证实可通过改变管腔胆盐的组成来破坏肠道屏障功能。

2. 遗传因素 CD 发病具有遗传倾向。遗传因素在 CD 的发病机制中发挥着十分重要的作用。近年来凭借着全基因组关联研究、全外显子测序、精细定位等技术,CD 易感基因研究迅速发展。核苷酸结合寡聚化结构域蛋白 2(NOD2)在潘氏细胞中表达,潘氏细胞通过合成和分泌抗菌肽或蛋白质,在肠道微生物群的先天调节中起重要作用。NOD2 突变导致宿主-微生物相互作用失调,增加了对异常回肠炎症的易感性。自噬是细胞内降解的分解代谢过程,在感染期间发挥作用,如果 ATG16L 的基因发生突变,它会导致正常菌群的转移,造成肠道内的病变及溃疡。巨噬细胞在宿主的免疫和炎症反应中起关键作用。全基因组关联研究发现的多个 CD 相关位点中,NOD2、ATG16L、IL-23R 与杀死巨噬细胞内的细菌高度相关。巨噬细胞刺激 1 中的同义单核苷酸多态性与中国人群中的 CD 显著相关。东西方 CD 患者人群的易感基因存在差别,不同人种的易感基因也有所不同,NOD2、自噬相关基因(ATG16L1、IRGM)和 IL-23R 是欧洲 CD 患者的易感基因,但与东亚 CD 患者疾病发生无明显相关性。

3. 肠道菌群失调 肠道菌群的平衡对维持人体健康至关重要,人类肠道中有数万亿的细菌、古细菌、真核菌和病毒,细菌占较大的比例,其中 4 种主要微生物门(厚壁菌门、拟杆菌门、变形杆菌门和放线菌门)占肠道微生物群的 98%。

回肠末段与结肠是细菌定植的常见部位。黏附性、侵袭力较强的大肠埃希菌(AIEC)是 CD 患者发病的关键因素。在 CD 患者中 AIEC 的检出率为 3.7% ~ 75.0%。黏附性、侵袭力较强的 AIEC 似乎在 CD 的发病机制中起着核心作用。CD 患者的肠道菌群与健康人群相比,致病菌数量明显增多,益生菌数量明显减少。

4. 免疫功能失调 免疫功能紊乱现在是国际公认 CD 病因之一。T 细胞向肠道转移是导致 CD 患者特异免疫应答的关键,通过黏附蛋白,附着在血管内皮上滚动,淋巴细胞受到刺激释放多种细胞因子。活动期的 Th17/Treg 和 Th1/Treg 反应失衡、Treg 细胞数量减少及抑制 Th17 细胞功能障碍均可导致免疫失耐受。CD4$^+$T 细胞的异常活化是导致肠黏膜异常免疫和后续炎症的重要原因。Th17 细胞可分泌 IL-17A、IL-17F、IL-21 等细胞因子,在自身免疫反应中 Th17 细胞是关键因素,细胞释放 IL-17 以刺激 Th17 细胞产生转化生长因子和干扰素-α,可引起持续炎症和纤维化。

【病理】

1. CD 大体形态特点 ①病变呈节段性;②病变黏膜呈纵行溃疡及鹅卵石样外观,早期可呈鹅口疮溃疡;③病变累及肠壁全层,肠壁增厚变硬,肠腔狭窄。溃疡穿孔引起局部脓肿,或穿透至其他肠段、器官、腹壁,形成内瘘或外瘘。肠壁浆膜纤维素渗出、慢性穿孔均可引起肠粘连。

2. CD 的组织学特点 ①非干酪性肉芽肿,由类上皮细胞和多核巨细胞构成,可发生在肠壁各层和局部淋巴结;②裂隙溃疡,呈缝隙状,可深达黏膜下层、肌层甚至浆膜层;③肠壁各层炎症,伴固有膜底部和黏膜下层淋巴细胞聚集、黏膜下层增宽、淋巴管扩张及神经节炎等。

【临床表现】

起病大多隐匿、缓慢,从发病早期症状至确诊有时需数个月至数年。病程呈慢性隐匿过程,长短不等的动期与缓解期交替,迁延不愈,有终生复发倾向。少数急性起病,可表现为急腹症,部分患者可误诊为急性阑尾炎。腹痛、腹泻和体重下降是本病的主要临床表现。但本病的临床表现复杂多变,与临床类型、病变部位、分期及并发症有关。

(一)消化系统表现

1. 腹痛 为最常见症状。多位于右下腹或脐周,间歇性发作。体检常有腹部压痛,部位多在右下腹。出现持续性腹痛和明显压痛,提示炎症波及腹膜或腹腔内脓肿形成。阵发性痉挛性腹痛是该病最常见的症状,于进食后加重,排便或排气后缓解。病变侵犯回肠末端可出现持续性腹痛,这是因内脏或腹膜层的神经末梢受到病变刺激引起;病变侵犯胃和十二指肠时,腹痛与消化性溃疡相似,并常伴有幽门和十二指肠梗阻;病变侵犯回盲部时,疼痛常发生在脐周,以后局限于右下腹部;病变侵犯空肠,可表现为上腹痛;发展为肉芽肿性脓肿和广泛的肠系膜损害时,常以背痛为主诉而被误诊为骨骼或肾脏病变。

2. 腹泻 粪便多为糊状,可有血便,多为间歇性发作,后期可转为持续性,主要因病变肠段炎症渗出、蠕动增加及继发性吸收不良导致。病变累及下段结肠或肛门直肠者,可有黏液血便及里急后重。广泛弥漫性小肠病变可有水样便或脂肪便。

3. 腹部包块 见于 10% ~20% 患者,由于肠粘连、肠壁增厚、肠系膜淋巴结肿大、内瘘或局部脓肿形成所致。多位于右下腹与脐周。

4. 瘘管形成 是 CD 较为常见且较为特异的临床表现,因透壁性炎性病变穿透肠壁全层至肠外组织或器官而成。分内瘘和外瘘,前者可通向其他肠段、肠系膜、膀胱、输尿管、阴道、腹膜后等处,后者通向腹壁或肛周皮肤。肠段之间内瘘形成可致腹泻加重及营养不良。肠瘘通向的组织与器官因粪便污染可致继发性感染。外瘘或通向膀胱、阴道的内瘘均可见粪便与气体排出。

5. 肛门周围病变 包括肛门周围瘘管、脓肿及肛裂等病变。有时肛周病变可为本病的首发症状。

(二)全身表现

1. 发热 为常见的全身表现之一,与肠道炎症活动及继发感染有关。间歇性低热或中度热常见,少数患者以发热为主要症状,甚至较长时间不明原因发热之后才出现消合化道症状。出现高热时应注意合并感染或脓肿形成。

2. 营养缺乏 肠道的广泛病变可引起吸收面积减少,菌群失调,以致发生腹泻。由慢性腹泻、食欲减退及慢性消耗等因素所致,主要表现为体重下降,可有贫血、低蛋白血症和维生素缺乏等表现。青春期前发病者常有生长发育迟滞。

（三）肠外表现

本病可伴发多发性关节炎,当病变减轻或手术切除后可消失。皮肤可出现荨麻疹、多形性红斑、结节性红斑等。此外可出现结膜炎、虹膜睫状体炎、角膜溃疡、角膜炎。还可发生脂肪肝、淀粉样变性、肝硬化等。

（四）临床分型

有助于全面估计病情和预后,制订治疗方案。

1.临床类型　依疾病行为(B)可分为非狭窄非穿透型(B_1)、狭窄型(B_2)和穿透型(B_3)及伴有肛周病变(P)。各型可有交叉或互相转化。

2.病变部位(L)　可分为回肠末段(L_1)、结肠(L_2)、回结肠(L_3)和上消化道(L_4)。

3.严重程度　根据主要临床表现的程度及并发症计算 CD 活动指数(CDAI),用于区分疾病活动期与缓解期、估计病情严重程度(轻、中、重)和评定疗效。

（五）并发症

肠狭窄或梗阻最常见,其次是腹腔脓肿,偶可并发急性穿孔或大量便血。炎症迁延不愈者癌变风险增力。

【实验室及其他检查】

1.实验室检查　血常规中贫血常见,活动期周围血白细胞计数增高,但明显增高常提示合并感染。血生化检查中人血白蛋白常有降低。粪便隐血试验检常呈阳性。有吸收不良综合征者,粪脂排出量增加并可有相应吸及收功能改变。疾病活动性生物学指标传统使用的一些较肯定的指标有红细胞沉降率、急性期蛋白,尤其是血清类黏蛋白与 C 反应蛋白、白细胞及血小板计数、白蛋白等。

2.内镜检查　结肠镜应作为 CD 的常规首选检查,镜检应达末端回肠。镜下一般表现为节段性非对称性的各种黏膜炎症,其中具有特征性的表现为非连续性病变、纵行溃疡和卵石样外观。胶囊内镜适用于怀疑小肠 CD 者,检查前应先排除肠腔狭窄,以免增加胶囊滞留的风险。小肠镜适用于病变局限于小肠,其他检查手段无法诊断、特别是需要取组织学活检者。

3.活组织检查　可表现为非干酪样肉芽肿、裂隙状溃疡、固有膜底部和黏膜下层淋巴细胞聚集,而隐窝结构正常,杯状细胞不减少,固有膜中炎症细胞浸润以及黏膜下层增宽。

4.CT 或磁共振检查　可反映肠壁的炎症改变、病变分布的部位和范围、狭窄的存在、肠腔外并发症如瘘管形成、腹腔脓肿或蜂窝织炎等,可作为小肠 CD 的常规检查。活动期 CD 典型的 CTE 表现为肠壁明显增厚、肠黏膜明显强化伴有肠壁分层改变,黏膜内环和浆膜外环明显强化,呈"靶征"或"双晕征";肠系膜血管增多、扩张、扭曲,呈"木梳征";相应系膜脂肪密度增高、模糊;肠系膜淋巴结肿大等。盆腔磁共振有助于确定肛周病变的位置和范围、了解瘘管类型及其与周围组织的解剖关系。

5.胃肠钡剂造影及钡剂灌肠检查　阳性率比较低,已被内镜及 CTE/MRE 所代替。对于条件有限的单位仍可作为 CD 的检查手段。可见肠黏膜皱襞粗乱、纵行性溃疡或裂沟、鹅卵石征、假息肉、多发性狭窄或肠壁僵硬、瘘管形成、肠管假憩室样扩张等征象,病变呈节段性分布特性。

6.腹部超声检查　对发现瘘管、脓肿和炎性包块具有一定价值,可用于指导腹腔脓肿的穿刺引流。

【诊断与鉴别诊断】

1. 诊断要点

(1)患者以中青年者多见,病变具有透壁性及肉芽肿炎的特点。典型的病变部位在回肠末端和邻近结肠或肛周部位。

(2)主要表现为慢性反复发作性右下腹或脐周痛、腹泻、腹块,可伴有梗阻、肠瘘、肛门病变和反复口腔溃疡,体重下降、发热。

(3)行 X 线或(和)结肠镜检查,发现肠道炎性病变主要在回肠末端与邻近结肠且呈节段性分布者,应考虑本病的诊断,活检黏膜固有层,见非干酪坏死性肉芽肿或大量淋巴细胞聚集更支持。

2. 诊断标准 见表5-1。

表5-1 克罗恩病的诊断标准

项目	临床	影像	内镜	活检	切除标本
1. 非连续性或节段性病变		+	+		+
2. 卵石样黏膜或纵行溃疡		+	+		+
3. 全壁性炎症反应改变	+(腹块)	+(狭窄)	+(狭窄)		+
4. 非干酪性肉芽肿				+	+
5. 裂沟、瘘管	+	+			+
6. 肛门部病变	+			+	+

注:具有上述1、2、3者为疑诊;再加上4、5、6三者之一可确诊;具备第4项者,只要再加上1、2、3三者之二也可确诊。

3. 鉴别诊断

(1)与肠结核的鉴别:节段性分布不明显,溃疡多为横行,浅表而不规则;临床表现少有瘘管、腹腔脓肿和肛门周围病变;干酪样肉芽肿是肠结核的特征性病理组织学改变;结核菌素试验强阳性、血清结核分枝杆菌相关性抗原和抗体检测阳性等倾向肠结核诊断。对鉴别困难者建议先行诊断性抗结核治疗,肠结核经抗结核治疗2~6周后症状有明显改善,治疗2~3个月后内镜所见明显改善或好转。有手术指征者可行手术探查,病变肠段或肠系膜淋巴结病理组织学检查发现干酪样肉芽肿可确诊。

(2)与溃疡性结肠炎(UC)的鉴别:UC 为结肠性腹泻,常呈血性,口炎与腹块少见;CD 腹泻不定,常有腹痛和营养障碍,口炎、腹块与肛周病变常见。内镜与影像上,UC 为直肠受累、弥漫性、浅表性炎症;CD 以回肠和右半结肠多见,病变呈节段性、穿壁性、非对称性,典型者可见鹅卵石样改变、纵行裂隙样溃疡。组织学上,UC 为弥漫性黏膜或黏膜下炎症,伴浅层的糜烂溃疡;CD 为肉芽肿性炎症,呈节段性损害。中性粒细胞胞质抗体(ANCA)与酿酒酵母菌抗体(ASCA)检测有助于两者鉴别。

(3)与小肠恶性淋巴瘤的鉴别:原发性小肠恶性淋巴瘤可较长时间内局限在小肠,部分患者肿瘤可呈多灶性分布,与 CD 鉴别有一定困难。原发性小肠恶性淋巴瘤病程一般进展较快,X 线检查见一肠段内广泛侵蚀、呈较大的指压痕或充盈缺损,B 超或 CT 检查肠壁明显增厚、腹腔淋巴结肿大。必要时手术探查及内镜活检可获病理确诊。

(4)与急性阑尾炎的鉴别:腹泻少见,常有转移性右下腹痛,压痛、反跳痛限于麦氏点,血象中白细胞计数增高更为显著,有时需剖腹探查才能明确诊断。

(5)与其他疾病的鉴别:包括肠系膜淋巴结炎、放射性肠炎、贝赫切特病、非肉芽肿性溃疡性空肠回肠炎、嗜酸性粒细胞性肠炎、缺血性肠病、血吸虫病、阿米巴肠炎及盆腔炎等。

【治疗】

(一)中医治疗

1.中医辨证论治 本病辨证首辨虚实,一般初病为实,久病为虚或虚实夹杂,实者痛甚,拒按,脉盛;虚者痛势较缓,喜按,脉虚。次辨寒热,寒者喜暖,遇寒更甚;热则遇热更甚,得寒痛减。再辨在气在血,一般初病在气,久病在血,在气者痛处不定,时轻时重;在血者痛处固定,可有便血。后辨在脏在腑,初病在腑,在腑者积极治疗预后较好;久病及脏,在脏则病情较重,出现虚赢证候,预后较差。

本病治疗以运脾化湿、行气化瘀为主。初病有夹寒夹热的不同,分别予温化或寒化。气机阻滞,瘀血内生者应行气化瘀,日久酿脓成毒者应清热解毒,病至后期虚实夹杂者应攻补兼施。

(1)寒湿困脾证

［主症］腹痛泄泻,泄泻清稀,甚则为水样或完谷不化,脘腹痞满,喜温恶寒,不思饮食,口淡无味,或兼呕吐,四肢困倦,面色晦暗,舌苔薄白或白腻,脉濡或缓。

［治法］除湿散寒,健脾温中。

［方药］胃苓汤(《世医得效方》)加减。

［药物］苍术、厚朴、陈皮、甘草、生姜、大枣、猪苓、茯苓、泽泻、炒白术、桂枝。

加减:腹痛怕凉喜暖者加炮姜,温中散寒;湿重加薏苡仁、砂仁、白蔻仁,健脾燥湿;呕者加公丁香、吴茱萸,降逆止呕;伴嗳气者加法半夏,燥湿降逆。

(2)脾胃湿热证

［主症］胃脘痞闷,腹痛泄泻,里急后重,泻下臭秽,黏滞不爽,肛门灼热,口苦口臭,烦热口渴,小便短黄,舌红苔黄腻,脉滑数或濡数。

［治法］除湿清热。

［方药］葛根芩连汤(《伤寒论》)或白头翁汤(《伤寒论》)加减。

［药物］葛根、黄芩、黄连、白芍、甘草、生姜、大枣、炒白术、茯苓。

加减:湿重于热者,加藿香、苍术、茯苓、猪苓、泽泻化湿;热甚者,加黄芩、黄柏、栀子清热兼以利湿;腹痛者加木香、枳实行气止痛;食滞者加麦芽、鸡内金等。

(3)热毒积滞证

［主症］平素腹痛腹泻,近日右少腹或脐周疼痛拒按,时作时止,进食加重,排气排便后减轻,可触及包块,发热,大便秘结或不通,脉数,苔黄燥。

［治法］清热解毒,通腑导滞。

［方药］五味消毒饮(《医宗金鉴》)或仙方活命饮(《校注妇人良方》)合小承气汤(《伤寒论》)加减。

［药物］野菊花、蒲公英、金银花、紫花地丁、熟大黄、枳实、厚朴。

加减:若热毒炽盛者加鱼腥草、败酱草、连翘,清热解毒消痈;成脓者加玄参、牡丹皮、冬瓜仁、桃仁,活血散瘀消痈;燥屎内结者加芒硝,软坚散结;腹痛者加赤芍、白芍。

(4)气滞血瘀证

［主症］反复泄泻,包块内结,按之坚积难动,疼痛固定,面色黧黑,舌瘀脉涩。

［治法］行气散结,活血化瘀。

［方药］膈下逐瘀汤(《医林改错》)加减。

[药物]五灵脂、当归、川芎、桃仁、牡丹皮、乌药、延胡索、甘草、香附、红花、枳壳。

加减：腹痛明显者加蒲黄、乳香、没药，活血祛瘀止痛；有包块者加穿山甲（鳖甲代）、皂角刺，活血消积，软坚散结。

（5）中气下陷证

[主症]泻水样便，面色萎黄，形体消瘦，肢体倦怠、少气懒言，视物模糊、反复口疮，四肢痹痛，舌淡苔薄，脉沉细或虚大无力。

[治法]补脾举陷。

[方药]补中益气汤（《脾胃论》）加减。

[药物]黄芪、党参、炒白术、枳实、甘草、升麻、柴胡、当归、陈皮。

加减：泄泻严重者加诃子、肉豆蔻，涩肠止泻；视物模糊者加枸杞子补肾明目。

（6）脾肾阳虚证

[主症]腹痛隐隐，时作时止，黎明即泻或久泻不愈，脐中腹痛，喜温喜按，腰膝酸软，形寒肢冷，食少纳差，舌质淡、胖或有齿痕，苔白润，脉沉细。

[治法]温肾健脾。

[方药]四神丸（《证治准绳》）或阳和汤（《外科证治全生集》），加减。

[药物]补骨脂、吴茱萸、肉豆蔻、五味子、熟地黄、肉桂、炒白术、甘草。

加减：腹痛甚者加白芍，缓急止痛；寒甚加附子、炮姜，温里散寒；大便滑脱不禁加赤石脂、诃子，涩肠止泻。

2.针灸治疗　针灸是中医传统疗法之一，针灸治疗 CD 具有调和人体阴阳平衡，调整脏腑功能，补虚泻实的功效，可促使机体恢复平和。临床治疗 CD 以气海、天枢、中脘、足三里、上巨虚为主穴，隔药灸、毫针刺、电针为主要干预方法，均可有效修复患者被破坏的肠道黏膜。其中，电针和隔药灸在缓解患者临床症状时疗效相当，临床上可根据实际情况选择具体的治疗方法。可在辨证的基础上，针刺或艾灸胃经、膀胱经、任脉经穴，如足三里、上巨虚、大肠俞、中脘、气海、胃俞、温溜、关元、气海等。丁香粉与肉桂粉混合、桂附理中丸等敷脐（即神阙穴）。

3.其他治疗　中药保留灌肠、穴位埋线、穴位贴敷、穴位注射、塞肛、磁疗等。中药保留灌肠亦是 CD 的特色疗法，该疗法可使药物直达病灶，促使药物充分发挥疗效且无毒副作用。临床上单以灌肠或联合其他疗法均获良效。用穴位贴敷法（取神阙、肠俞、上巨虚、天枢、三阴交穴），将生姜汁、凡士林与白头翁 100 g、黄柏 100 g、乌梅 100 g、五倍子 100 g、三七粉 100 g 调成糊状为贴敷药物治疗湿热内蕴型溃疡性结肠炎，可提高患者的机体免疫力，并能修复受损的肠黏膜，且本方法操作简单，安全高效。

（二）西医治疗

克罗恩病的治疗目标是控制发作，维持缓解，防止并发症。治疗的关键环节是黏膜愈合。活动期以控制症状为主要目标，缓解期则继续控制发作，预防复发。

1.一般治疗　强调饮食调理和营养补充，一般给高营养低渣饮食，适当给予叶酸、维生素 B$_{12}$ 等多种维生素及微量元素。研究表明，肠内营养可作为缓解本病的首选治疗，在给患者补充营养同时还能控制病变的活动性，特别适用于无局部并发症的小肠 CD。

2.药物治疗

（1）氨基水杨酸类：包括美沙拉秦、巴沙拉嗪等，是轻、中度 CD 的首选药物，适用于结肠型、回肠型和回结肠型。可通过抑制结肠中环氧合酶和前列腺素的生成而减轻其局部炎症。氨基水杨酸类药物对 CD 疗效有限，仅适用于病变局限在回肠末段或结肠的轻症患者。有报道 4 g/d 有降低活动性肠道炎症的作用，但效果仍不肯定。如症状不能控制、疾病进展，应及时改用其他治疗方法。

（2）糖皮质激素：对控制疾病活动有较好疗效，适用于各型中至重度患者及对 5-ASA 无效的轻度患者。部分患者表现为激素无效或依赖（减量或停药短期内复发），对这些患者应考虑加用免疫抑制剂。病变局限在回肠末端、回肠与结肠交界处的患者可考虑使用局部作用的激素布地奈德，口服剂量每次 3 mg，3 次/d。

（3）免疫抑制剂：硫唑嘌呤或巯嘌呤适用于激素治疗无效或对激素依赖的患者，标准剂量为硫唑嘌呤 1.5~2.5 mg/(kg·d) 或巯嘌呤 0.75~1.5 mg/(kg·d)，该类药显效时间需 3~6 个月。应注意消化系统反应、骨髓抑制、肝功能损伤等不良反应，主要不良反应为白细胞减少等骨髓抑制表现，建议每 4 周复查血常规、肝功能。出现白细胞计数降低，立即补充叶酸（5 mg/周）。对硫唑嘌呤或巯嘌呤不耐受者可试换用甲氨蝶呤。氨甲蝶呤有致畸效应，怀孕期间忌用。

（4）抗菌药物：主要用于并发感染的治疗，如合并腹腔脓肿或肛周脓肿的治疗，在充分引流的前提下使用抗生素。常用有硝基咪唑类及喹诺酮类药物，也可根据药敏选用抗生素。

（5）生物制剂：抗 TNF-α 的单克隆抗体如英夫利昔单抗及阿达木单抗对传统治疗无效的活动性 CD 有效，可用于 CD 的诱导缓解与维持治疗。其他生物制剂如阻断淋巴细胞迁移的维多珠单抗及拮抗 IL-12/IL-23 与受体结合的尤特克单抗也被证实有良好疗效。

（6）全肠内营养：对于常规药物治疗效果欠佳或不能耐受者，特别是青少年患者，全肠内要素饮食对控制症状，降低炎症反应有帮助。营养支持治疗能够诱导 CD 缓解，促进黏膜愈合，并可能有助于维持缓解。对于合并营养不良或有营养风险的患者，或不适于使用糖皮质激素或生物制剂的患者以及围手术期患者，全肠内营养是最佳选择。但营养支持治疗也存在多种并发症，包括胃肠道并发症（腹泻、腹胀、恶心、呕吐等）、代谢并发症（水和电解质平衡异常、血糖波动等）、感染并发症（吸入性肺炎、营养液污染等）及导管相关并发症（鼻窦炎、鼻咽部黏膜损伤、造口旁瘘、营养管堵塞或易位、营养管错误连接等）。肠内营养的摄入方式包括口服和管饲。持续泵注管饲能够提高胃肠道耐受性，改善吸收，增加输注量，减少肠内营养的胃肠道并发症（腹泻、恶心、呕吐、腹胀）等。欧洲肠外肠内营养学会指南提出，口服营养补充剂可以在不影响成人正常食物摄入的情况下实现高达 2 510.4 kJ/d 的补充摄入量。如果患者经口喂养不可行，才考虑经鼻胃管或鼻肠管喂养。

缓解期氨基水杨酸类药物仅用于症状轻且病变局限的 CD 的维持治疗。硫唑嘌呤或巯嘌呤是常用的维持治疗药物，剂量与活动期相同。使用英夫利昔单抗取得缓解者，推荐继续使用以维持缓解，也可在病情缓解后改用免疫抑制剂维持治疗。维持缓解治疗用药时间可至 4 年以上。

3. 对症治疗　纠正水、电解质平衡紊乱；贫血者可输血，低蛋白血症者输注人血白蛋白。重症患者酌用要素饮食及营养支持治疗。全肠内要素饮食除营养支持外，还有助于诱导缓解。腹痛、腹泻必要时可酌情使用抗胆碱能药物或止泻药，合并感染者静脉途径给予广谱抗生素。

4. 手术治疗　因手术后复发率高，故手术适应证主要是针对并发症，包括肠梗阻、腹腔脓肿、急性穿孔、不能控制的大量出血及癌变。瘘管的治疗比较复杂，需内外科医生密切配合，根据具体情况决定个体化治疗方法，包括内科治疗与手术治疗。对于病变局限且已经切除者，术后可定期随访。

【预后】

克罗恩病属于疑难病，病因不明，尚无有效的根治方案。临床多呈慢性迁延性，可自行缓解，但易复发，发病 15 年生存率为 50%。本病经治疗可好转，部分患者也可自行缓解。但多数患者反复发作，迁延不愈，其中部分患者在其病程中因出现并发症而需手术治疗。

【健康教育】

本病预防以强壮体魄，提高机体免疫力为主，适寒温，饮食规律，保持心情舒畅，预防肠道感染,劳逸结合。已发病者应中西医结合积极治疗。

1. 休息 告知急性期重症患者要卧床休息,为其提供安静的休息环境、空气流通、温度适宜、保证睡眠时间。

2. 调节情绪 克罗恩病病程长,病情反复,使患者神经过敏,情绪紧张,这往往是本病的病因。所以,在病情允许的情况下指导患者适度活动,多与病友交流,分散注意力,使其心情愉悦。也可让患者了解本病的诱因、治疗方法及注意事项,可消除紧张,解除顾虑。

3. 饮食宜忌 克罗恩病是一种终身性疾病,营养不良常见。所以除配合治疗外,还应养成合理的饮食习惯、注意膳食的调配。主食宜精细,用富强粉优质大米等。禁用粗制粮食如玉米面、小米、全麦粉制成的食品,以增加肠道负担和损害。副食可选用瘦肉、鱼、鸡、肝、蛋等,活动期限制牛乳,不食胀气食物如黄豆、葱头等。蔬菜可选用土豆、山药、胡萝卜等含粗纤维少的食物。食物要易于消化,各种食品均应切碎,禁用油炸食品。

4. 用药指导 克罗恩病的治疗首选柳氮磺吡啶,联合应用糖皮质激素与免疫抑制剂。教会患者认识药物的种类、服用方法、时间、作用特点、不良反应。磺胺类药物可引起恶心、呕吐、皮疹、肾功损害,应大量饮水、定期尿液镜检,糖皮质激素与免疫抑制剂能诱发加重感染与溃疡、低血钾、高血压与糖尿、应定期检查血生化,观察消化道出血倾向。

第二节 溃疡性结肠炎

溃疡性结肠炎(ulcerative colitis,UC)是一种发病机制尚未清晰,以结直肠黏膜连续性、弥漫性、炎症性病变为特点的慢性非特异性肠道疾病,在中医属"肠澼""痢疾""大瘕泄"等证证范畴,临床可见腹痛、腹泻、黏液脓血便等症状。溃疡性结肠炎发病率存在地域差异,通常在西方发达国家较多见,但近年来受生活方式、饮食习惯等因素影响,该病在我国发生率表现出上升趋势,已被列为重大疑难疾病行列。溃疡性结肠炎具有病程长、反复发作、难以治愈等特点,目前中西医针对该病的治疗主要以促进黏膜愈合、维持临床缓解、防止并发症和改善患者生存质量为主。

【病因病机】

(一)中医病因病机

1. 感受外邪 感受外邪是病因之一,夏暑受湿热邪气郁蒸;或感寒伤湿后,寒湿之邪伤中;或疫毒时邪侵袭入里,与肠中气血相搏,致气血壅滞,化生脓血,而致本病。

2. 饮食不节 饮食不节是本病重要病因,嗜食肥甘厚味,痰湿内生,积久化热;或恣食生冷之品,耗损阳气,寒湿内生;或误食不洁之物使毒邪入里,大肠气机失衡,气滞血瘀,肠络受阻,血败肉腐,而致本病。

3. 先天不足 禀赋不足亦与本病相关,先天不足或后天失养致脾肾气虚,正气不足,易受外邪入侵,病邪停聚,肠络失养,而致本病。

4. 情志不遂 情志不遂所致本病,主要因为精神紧张,忧虑过度,忧思气结,思虑伤脾,恼怒、暴怒、郁怒致肝气亢盛或郁结,横逆犯脾,致脾失健运,胃失和降,谷反为滞,水反为湿,水湿不化,积滞内停,日久生热,湿热疫毒蕴结肠中,阻滞脉络,腑气壅塞,气机失调,血败肉腐而罹患腹痛、腹泻、黏液脓血便诸症。

本病病位在肠,与脾胃、肾有关,初期多为实证,日久可发展为虚证或虚实夹杂。本病活动期轻症主要病机为邪蕴大肠,气血不调,而重症以热毒、瘀毒、浊毒等邪毒壅结于肠为主;缓解期主要病机为脾虚湿恋,运化失健,临床上应注意区分不同时期病机侧重点。难治性溃疡性结肠炎的病机关键主要为脾肾两虚,湿浊稽留,气血同病,寒热错杂,虚实并见。

(二)西医病因及发病机制

1.遗传因素　流行病学调查显示部分患者具有 UC 家族遗传史,一级亲属中存在 UC 患者会使患 UC 风险升高。现代基因测序技术已发现 200 多个和 UC 相关的基因易感位点,虽然如此,仅靠遗传因素并不能完全解释 UC 发生机制。

2.饮食因素　食物对 UC 发病的影响不容小觑,白种人群 UC 发病率高与他们以蛋、奶、红肉为主的饮食结构不无关系。摄入蔬菜、水果等富含膳食纤维食物的行为习惯与 UC 发生呈负相关,饮食结构以肉类为主者患 UC 风险较高,以红肉为主者尤甚。此外,酒精、咖啡及碳酸饮料的摄入也可能增加 UC 发生的风险。

3.免疫因素　在正常人的肠道黏膜中,免疫细胞通过维持促炎因子和抗炎因子的水平调控肠道的免疫平衡,免疫调节失衡会引发炎性细胞功能紊乱,促炎因子与抗炎因子水平失衡,肠黏膜屏障受损,从而出现严重的肠道炎症,肠道黏膜炎症细胞分子之间失衡,肠道组织见大量免疫细胞浸润,上皮细胞的损伤和肠道屏障功能障碍均为 UC 的发病特征。

4.肠道微生态　肠道微生物群的生态失调是 UC 发病及疾病恶化的原因之一,并在一定程度上决定了炎症的严重程度。肠道微生物稳态失衡通过影响上皮能量代谢,破坏上皮细胞屏障功能,诱导损伤性免疫反应等促进 UC 患者肠道炎症的发生,而肠道炎症的加剧进一步激化了肠道微生物环境的生态失调。

5.其他因素　吸烟和情绪也参与 UC 发病过程,吸烟被认为是 UC 的危险因素之一,但近年来有研究表明吸烟与 UC 无显著相关性,甚至能缓解活动期 UC 症状,这可能与其增加血管灌注及 CO 介导的抗炎作用有关。UC 疾病复杂,病程长,患者易出现抑郁、焦虑等负面情绪加重肠道炎症反应,目前认为情绪对 UC 的作用可能与“脑-肠轴”相关。既往阑尾切除史被认为是 UC 的保护因素,目前认为阑尾作为免疫器官,切除阑尾的同时切除了大量淋巴结,重新调整体内免疫平衡,从而降低 UC 发作及复发的可能性。

【临床表现】

UC 是一种慢性、间歇性、反复发作性疾病,发病时症状轻重不一,多数起病缓慢,少数急性起病,偶见急性暴发,病程多表现为发作期与缓解期交替,少数症状持续并逐渐加重,发作间歇期可因劳累、精神刺激等发作或加重,临床表现与病变范围、病型及病期有关,包括消化道症状、全身症状、肠外表现,病程多在 4~6 周。

1.消化系统症状　主要包括持续或反复发作的腹泻、黏液脓血便伴腹痛、里急后重等。黏液脓血便是 UC 活动期的重要表现,大便次数及便血程度反映病情轻重。也有部分 UC 患者消化道症状表现为便秘,这是由于直肠病变导致排便障碍。轻型或缓解期 UC 见轻度腹痛或无腹痛,活动期 UC 腹痛明显,中毒性结肠扩张可见持续性剧烈腹痛。其他症状可见腹胀、食欲缺乏、恶心、呕吐。体征可见左下腹轻压痛,严重时可见明显压痛、腹肌紧张、肠鸣音减弱等。

2.全身症状　一般出现在中、重型患者,活动期 UC 见轻度至中度发热,急性暴发性 UC 可见高热,重症 UC 或病情持续活动可见衰弱、食欲缺乏、贫血、体重减轻等全身症状。

3.肠外表现　UC 患者还可伴见不同程度的肠外表现,其中最常见的是关节、皮肤黏膜及眼部病变,肝、胆、胰等其他器官病变发生率较低,肠外表现包括外周关节炎、结节性红斑、坏疽性脓皮病、反复口腔溃疡、巩膜炎、葡萄膜炎、骶髂关节炎、强直性脊柱炎、原发性硬化性胆管炎等。

【实验室及其他检查】

1. 血液检查　血液检查结果虽不具有特异性,但对病情判断有辅助意义。血红蛋白在轻型多正常或轻度下降,中、重型可有轻、中度下降,甚至重度下降。白细胞计数在活动期可有增高。红细胞沉降率和 C 反应蛋白增高是活动期的标志。UC 严重时可有血清白蛋白下降、电解质紊乱、凝血酶原时间延长。

2. 粪便检查　黏液脓血便显微镜检可见红细胞和脓细胞,急性发作期可见巨噬细胞。病原学检查目的是要排除感染性结肠炎,这是 UC 诊断的一个重要步骤,需要反复多次进行(强调至少连续 3 次),包括细菌、阿米巴及血吸虫检查。中性粒细胞源性蛋白质如钙卫蛋白、弹性蛋白酶、溶菌酶、S100A12、乳铁蛋白等在 UC 患者的粪便中表达增高,可辅助 UC 的诊断及预后和疾病活动性评估。

3. 结肠镜检查　结肠镜检查合并活组织检查是发现 UC 的主要依据。结肠镜下可见 UC 病变多从直肠开始,呈连续性、弥漫性分布,表现为:①黏膜血管纹理模糊、紊乱或消失、充血、水肿、质脆、自发性或接触性出血和脓性分泌物附着,亦常见黏膜粗糙、呈细颗粒状;②病变明显处可见弥漫性、多发性糜烂或溃疡;③缓解期可见结肠袋变浅、变钝或消失及假息肉、黏膜桥等。

4. 黏膜活组织检查　活组织检查是判断 UC 疾病活动性的有效工具。活动期和缓解期 UC 有不同的组织学表现。

活动期:①固有膜内弥漫性急性、慢性炎症细胞浸润,包括中性粒细胞、淋巴细胞、浆细胞、嗜酸性粒细胞等;②隐窝急性炎症细胞浸润,尤其是上皮细胞间有中性粒细胞浸润和隐窝炎,甚至形成隐窝脓肿,可有脓肿溃入固有膜;③隐窝上皮增生,杯状细胞减少;④可见黏膜表面糜烂、浅溃疡形成和肉芽组织增生。

缓解期:①固有膜内中性粒细胞消失,慢性炎症细胞减少;②隐窝大小、形态不规则和排列紊乱加重;③腺上皮与黏膜肌层间隙增宽;④Paneth 细胞化生(结肠脾曲以远)。

5. 钡剂灌肠检查　随着结肠镜检查的出现普及,钡剂灌肠检查在临床使用率下降,但其仍是 UC 诊断的主要手段之一。UC 钡剂灌肠检查可见:黏膜粗乱和(或)颗粒样改变;肠管边缘呈锯齿状或毛刺样改变,肠壁有多发性小充盈缺损;肠管缩短,袋囊消失呈铅管样。重度 UC 患者行钡剂灌肠存在肠腔扩张、肠穿孔风险,因此不推荐该项检查。

6. 超声检查　腹部超声检查对小肠或结肠炎症的诊断敏感性高达 80% ～90%。经腹超声和水灌肠超声可间接对 UC 病变范围进行定位。超声检查的优势为方便、快捷、经济、无创、无辐射,但其结果准确性十分依赖操作者的技术,鉴别 UC 与他原因所致结肠炎症的特异性低。

7. CT 检查　CT 检查被认为是诊断肠外并发症,尤其是脓肿的"金标准"。对于某些 UC 急性并发症如梗阻和穿孔,CT 检查可在不做肠道准备的情况下直接进行。肠道 CT 检查(包括常规 CT 和 CT 肠道显像/造影)与 MR 相比,虽组织识别能力稍弱,但其能提供与 MR 相似的信息。

8. MR 检查　MR 检查可准确评估 UC 患者肠道炎症情况,优点是无电离辐射,尤其对于需反复成像者,相比 CT 而言 MR 是更合适的选择。MR 与钡剂灌肠检查相比,MR 在发现早期黏膜病变上存在一定局限性,MR 更适用于评估已确诊患者,可为 UC 患者提供疾病活动性的信息,从而指导治疗,并对炎症成纤维化引起的肠腔狭窄有鉴别意义,对肠外并发症如脓肿有很高的敏感性。盆腔 MR 检查能检出肛周病变,可作为肛门内超声检查的补充。

【诊断与鉴别诊断】

(一)诊断

1. UC 诊断　并无金标准,目前主要通过综合分析临床表现、内镜结果和活组织检查结果,在排除感染性和其他非感染性结肠炎的基础上做出诊断,完整的诊断应包括临床病程、病情程度、病变范围及疾病分期。

(1)具有持续或反复发作腹泻、黏液脓血便和腹痛,伴有(或不伴)不同程度全身症状等典型临床表现者为临床疑诊,安排进一步检查。

(2)在排除细菌性痢疾、阿米巴痢疾、慢性血吸虫病、肠结核等感染性肠炎及克罗恩病、缺血性肠炎、放射性肠炎等基础上。

(3)同时具备上述结肠镜和(或)放射影像学特征者,可临床拟诊。

(4)如再具备上述黏膜活检和(或)手术切除标本组织病理学特征者,可以确诊。

(5)初发病例如临床表现、结肠镜检查和活检组织学改变不典型者,暂不确诊 UC,应予密切随访。

2. 临床分型

(1)按病情分型

初发型:无既往史的首次发作。

慢性复发型:发作期与缓解期交替。

慢性持续型:症状持续,无缓解期出现,或间断出现加重的急性发作。

急性暴发型:起病急,病情重,可伴有中毒性巨结肠扩张、毒血症、肠穿孔等。

(2)按病情严重程度分型

轻型:腹泻次数<4 次/d,无便血或轻度便血,无发热,脉搏正常,血红蛋白正常,红细胞沉降率正常。

中型:介于轻型与重型之间。

重型:腹泻次数>6 次/d,有明显黏液脓血便,体温>37.7 ℃持续 2 d 以上,脉搏>90 次/min,血红蛋白<75 g/L,红细胞沉降率>30 mm/h,血清白蛋白<30 g/L,体重短期内明显减轻。

(3)按照病变范围分型:为直肠炎、直肠乙状结肠炎、左半结肠炎(结肠左曲以远)、广泛性结肠炎或全结肠炎(扩展至结肠左曲以近或全结肠)。

3. UC 分期

(1)活动期:临床症状明显,结肠镜检查见黏膜血管纹理模糊、紊乱或消失、充血、水肿、质脆、自发性或接触性出血和脓性分泌物附着,亦常见黏膜粗糙、呈细颗粒状;病变明显处可见弥漫性、多发性糜烂或溃疡。黏膜活组织检查见固有膜内弥漫性急性、慢性炎症细胞浸润,包括中性粒细胞、淋巴细胞、浆细胞、嗜酸性粒细胞等;隐窝急性炎症细胞浸润,尤其是上皮细胞间有中性粒细胞浸润和隐窝炎,甚至形成隐窝脓肿,可有脓肿溃入固有膜;隐窝上皮增生,杯状细胞减少;可见黏膜表面糜烂、浅溃疡形成和肉芽组织增生。

(2)缓解期:仅见腹泻或腹部不适,结肠镜可见结肠袋变浅、变钝或消失及假息肉、黏膜桥等。组织学检查见:①固有膜内中性粒细胞消失,慢性炎性细胞减少;②隐窝大小、形态不规则和排列紊乱加重;③腺上皮与黏膜肌层间隙增宽;④Paneth 细胞化生(结肠脾曲以远)。

(二)鉴别诊断

1. 与慢性细菌性痢疾鉴别　慢性细菌性痢疾常有急性菌痢史,粪便检查可分离出痢疾杆菌,结肠镜取黏液脓性分泌物培养阳性率高,抗菌药物治疗有效。

2.与阿米巴肠炎鉴别 阿米巴肠炎病变主要侵犯右侧结肠,溃疡较深,边缘潜行,溃疡间黏膜多正常。粪便检查可见阿米巴滋养体或包囊,结肠镜取溃疡渗出物行镜检更易找到阿米巴滋养体。抗阿米巴治疗有效。

3.与血吸虫病鉴别 血吸虫病既往有疫水接触史,见肝脾大,粪便检查有血吸虫卵,孵化毛蚴阳性,急性期直肠镜检可见黄褐色颗粒,活检黏膜压片或组织病理检查可发现血吸虫卵。

4.与克罗恩病鉴别 UC主要与结肠克罗恩病鉴别,单纯累及结肠的克罗恩病见腹泻,少有脓血便,病变节段性分布,病变多见于回肠末端,直肠少见,肠腔多偏心狭窄,伴瘘管形成,结肠镜检查可见裂隙状、纵行溃疡,周围黏膜正常或鹅卵石样改变。病理可见节段性全壁炎、裂隙性溃疡、非干酪性肉芽肿等。

5.与大肠癌鉴别 大肠癌多见于中老年患者,直肠指诊常可及肿物,结肠镜及钡灌肠可帮助与UC鉴别。

6.与其他肠道病变鉴别 其他感染性肠炎多可通过流行病学史、粪便培养等鉴诊;另有缺血性肠病、放射性肠炎、结肠息肉病及结肠憩室炎等均可通过病史及下述检查以鉴别。

【治疗】

UC整体治疗目标:诱导并维持临床缓解以及黏膜愈合,防治并发症,降低重症患者手术率,改善患者生命质量,加强对患者的长期管理。

中西医结合治疗能更好地实现治疗UC目标,对于轻度UC可单独使用中医、西医治疗或二者结合;中度UC建议采用中西医结合治疗,遵循中西并重的原则;重度UC建议采用中西医结合疗法,遵循西医为主、中医为辅的原则,缓解期UC则建议在西医治疗的基础上联合中医药疗法以维持UC的长期缓解,降低复发率。

(一)中医治疗

1.中医辨证论治

(1)湿热蕴肠证

[主症]腹痛,腹泻,便下黏液脓血,里急后重,肛门灼热,身热,小便短赤,口干口苦,口臭。舌质红,苔黄腻,脉滑数。

[治法]清热化湿,调气和血。

[方药]芍药汤。

[药物]芍药、槟榔、大黄、黄芩、黄连、当归、官桂、甘草、木香。

加减:若脓血便明显加白头翁、地锦草、马齿苋等;若血便明显,加地榆、槐花、茜草等。

(2)热毒炽盛证

[主症]便下脓血或血便,量多次频,发热,里急后重,腹胀,口渴,烦躁不安,腹痛明显。舌质红,苔黄燥,脉滑数。

[治法]清热祛湿,凉血解毒。

[方药]白头翁汤。

[药物]白头翁、黄柏、黄连、秦皮。

加减:若血便频多,加仙鹤草、紫草、槐花、地榆、牡丹皮等;若腹痛较甚,加徐长卿、白芍、甘草等;热甚者,加金银花、葛根等。

(3)浊毒内蕴证

[主症]大便脓血并重,里急后重,大便黏腻或排便不爽,口干口苦或口黏,头身困重,面色秽滞,小便不利,腹痛。舌质红,苔黄腻,脉弦滑。

［治法］化浊解毒。

［方药］翁连解毒汤。

［药物］白头翁、黄连、大血藤、秦皮、地榆、葛根、升麻、白芍、防风、茯苓、薏苡仁、白术、陈皮、甘草。

加减：若便血明显加白及；若里急后重明显者加厚朴、苍术；若腹痛明显加延胡索。

（4）脾虚湿蕴证

［主症］腹泻夹有不消化食物，黏液脓血便，白多赤少，或为白冻，肢体倦怠，神疲懒言，腹部隐痛，脘腹胀满，食少纳差。舌质淡红，边有齿痕，苔白腻，脉细弱或细滑。

［治法］益气健脾，化湿和中。

［方药］参苓白术散。

［药物］白扁豆、白术、茯苓、甘草、桔梗、莲子、人参、砂仁、山药、薏苡仁。

加减：若大便白冻黏液较多，加苍术、白芷、仙鹤草等；若久泻气陷者，加黄芪、炙升麻、炒柴胡等。

（5）寒热错杂证

［主症］下痢稀薄，夹有黏冻，反复发作，四肢不温，腹部灼热，腹痛绵绵，口渴不欲饮。舌质红或淡红，苔薄黄，脉弦或细弦。

［治法］温中补虚，清热化湿。

［方药］乌梅丸。

［药物］乌梅、细辛、干姜、黄连、当归、附子、蜀椒、桂枝、人参、黄柏。

加减：若大便稀溏明显，加山药、炒白术等；若久泻不止者，加石榴皮、诃子等。

（6）肝郁脾虚证

［主症］常因情志因素诱发大便次数增多，大便稀烂或黏液便，腹痛即泻，泻后痛减，排便不爽，饮食减少，腹胀肠鸣。舌质淡红，苔薄白，脉弦或弦细。

［治法］疏肝理气，健脾化湿。

［方药］痛泻要方。

［药物］陈皮、白术、白芍、防风。

加减：若腹痛伴肠鸣明显者，加木香、木瓜、乌梅等；腹泻明显者加党参、茯苓、山药、芡实等。

（7）瘀阻肠络证

［主症］腹痛拒按，痛有定处，下利脓血、血色暗红或夹有血块，面色晦暗，腹部有痞块，胸胁胀痛，肌肤甲错，泻下不爽。舌质暗红，有瘀点瘀斑，脉涩或弦。

［治法］活血祛瘀，行气止痛。

［方药］少腹逐瘀汤。

［药物］小茴香、干姜、延胡索、没药、当归、川芎、官桂、赤芍、生蒲黄、五灵脂。

加减：若两胁痛明显，加郁金、合欢皮等；若症见血虚者，可加熟地黄、白芍等。

（8）脾肾阳虚证

［主症］久泻不止，大便稀薄，夹有白冻，或伴有完谷不化，甚则滑脱不禁，腹胀，食少纳差，腹痛喜温喜按，形寒肢冷，腰酸膝软。舌质淡胖，或有齿痕，苔薄白润，脉沉细。

［治法］健脾补肾，温阳化湿。

［方药］附子理中丸。

［药物］附子、人参、干姜、甘草、白术。

加减：若腰酸膝软者，加菟丝子、益智仁等；若畏寒怕冷者，加肉桂等；若大便滑脱不禁者，加赤石脂、禹余粮等。

2. 常用中成药

(1)虎地肠溶胶囊:清热、利湿、凉血。用于 UC 湿热蕴结证。

(2)补脾益肠丸:益气养血,温阳行气,涩肠止泻。用于脾虚气滞所致腹胀疼痛、肠鸣泄泻、黏液血便。

(3)固本益肠片:健脾温肾,涩肠止泻。用于脾虚或脾肾阳虚所致腹痛绵绵、大便清稀或有黏液及黏液血便、食少腹胀、腰酸乏力、形寒肢冷、舌淡苔白、脉虚。

(4)肠胃宁片:健脾益肾,温中止痛,涩肠止泻。用于脾肾阳虚型 UC。

(5)固肠止泻丸:调和肝脾,涩肠止痛。用于肝脾不和型 UC。

(6)龙血竭片:活血散瘀,定痛止血,敛疮生肌。用于瘀血阻滞型 UC。

(7)克痢痧胶囊:解毒辟秽,理气止泻。用于急性暴发性 UC,应注意中病即止,避免长期使用。

3. 中药灌肠 中药灌肠有助于较快缓解症状,促进肠黏膜损伤的修复。常用药物有清热化湿类如黄柏、黄连、苦参、白头翁、马齿苋、秦皮等;收敛护膜类如诃子、赤石脂、石榴皮、五倍子、乌梅、枯矾等;生肌敛疮类如白及、三七、血竭、青黛、儿茶、生黄芪、炉甘石等;宁络止血类如地榆、槐花、紫草、紫珠叶、蒲黄、大黄炭、仙鹤草等;清热解毒类如野菊花、白花蛇舌草、败酱草等。睡前排便后灌肠为宜,120～150 mL 灌肠液以适宜温度灌入肠内,尽量保留药液在肠内 1 h 以上,可取左侧卧位 30 min,平卧位 30 min,右侧卧位 30 min 以增强灌肠效果。此外,还有部分灌肠用中成药,如具有活血化瘀、清肠止泻功效的结肠宁,可解毒化腐的锡类散等。

4. 针灸疗法 针刺、艾灸是治疗 UC 特色外治法之一。穴位多取中脘、气海、神阙等任脉穴位,脾俞、胃俞、大肠俞等背俞穴,天枢、足三里、上巨虚等足阳明胃经穴位,三阴交、阴陵泉、太冲等足三阴经穴位,可单独使用针刺、灸法,也可针灸结合。缓解期 UC 可配合穴位埋线维持治疗,防止复发,取脾俞、足三里、关元等,埋线治疗 21 d 为 1 个疗程,疗程间休息 3～5 d。

(二)西医治疗

1. 一般治疗 应嘱咐 UC 患者注意作息规律、饮食均衡、保证营养充足。活动期 UC 患者应充分休息,以减少精神压力,并予流质饮食,待好转后改为营养丰富的少渣饮食。部分患者发病可能与乳制品过敏或不耐受有关,应限制相关食物摄入。重症或暴发型 UC 应入院治疗,确保水、电解质平衡,及时对贫血、低蛋白血症等情况对症治疗。病情严重时,应禁食,给予完全肠外营养治疗。

2. 药物治疗

(1)氨基水杨酸制剂:对轻、中度活动期 UC,氨基水杨酸制剂是主要治疗药物。氨基水杨酸制剂包括传统的柳氮磺吡啶(SASP)和各种不同类型的 5-氨基水杨酸(5-ASA)制剂。氨基水杨酸制剂与其他药物的不同之处在于,该类药物直接作用于肠壁而起效,因此临床医师在选择药物时应考虑到药物释放部位与病变部位是否一致的问题。SASP 疗效与其他 5-ASA 制剂相似,但不良反应远较 5-ASA 制剂多见。

柳氮磺吡啶属 5-氨基水杨酸与磺胺吡啶的偶氮化合物,于结肠释放,临床主要剂型为片剂,每日 3～4 g 口服。5-ASA 类药物美沙拉秦在临床广泛使用,制剂类型多样,口服型有颗粒剂、片剂,每日 2～4 g,分次口服或顿服;局部用药剂型有栓剂、灌肠剂、泡沫剂、凝胶。

(2)糖皮质激素:足量氨基水杨酸制剂治疗后(一般 2～4 周)症状控制不佳者,尤其是病变较广泛者,应及时改用激素。糖皮质激素是强有力的抗炎药物,适用于治疗中重度 UC,对于维持 UC 缓解无效。用于治疗 UC 的糖皮质激素的常用剂型包括口服制剂、静脉制剂和局部制剂,口服制剂包括泼尼松、泼尼松龙、布地奈德,静脉制剂包括甲泼尼龙、氢化可的松,局部制剂有栓剂、泡沫剂和灌肠剂,药物包括氢化可的松、倍他米松、布地奈德。糖皮质激素的剂量选择是临床医师需要重视的问题,剂量不足达不到疗效,过量激素不会增加疗效,同时对人体有负面影响。对于轻、中度 UC,按泼尼松 0.75～1 mg/(kg·d)给药;对于重度 UC,静脉使用糖皮质激素为首选治疗,甲泼尼龙 40～60 mg/d,或氢化可的松 300～400 mg/d。需要注意的是达到症状缓解后需逐渐缓慢减量至停药,快速减量会导致 UC 早期复发。

(3)免疫抑制剂:目前常用的免疫抑制剂主要包括硫唑嘌呤(azathioprine,AZA)和 6-巯基嘌呤(6-mercaptopurine,6-MP)、环孢素 A(CsA)等,免疫抑制剂适用于激素无效或依赖,或不耐受氨基水杨酸制剂的 UC 患者,以及重度 UC 患者静脉使用足量糖皮质激素治疗无效时的"拯救"治疗。目前推荐低剂量 AZA 1.5～2.5 mg/(kg·d)用于难治性 UC 治疗或 UC 缓解期维持,但由于目前仍缺乏指导使用此类药物的临床共识,因此临床医师使用时需谨慎。对于激素无效重度 UC 患者的"拯救"治疗,硫嘌呤类药物因起效较慢而不适用,环孢素 A(CsA)起效快,本次共识意见推荐剂量为 2～4 mg/(kg·d)静脉滴注,使用该药期间需定期监测血药浓度,严密监测不良反应。其他免疫抑制剂包括甲氨蝶呤(MTX)、沙利度胺等,这些药物用于治疗 UC 较少见,但对于 AZA、6-MP 治疗无效或不耐受者或许是可选择的二线用药,若诱导 UC 缓解,推荐应用 MTX 剂量为肌内注射 20～25 mg/周,一般起效时间为 8～12 周。沙利度胺可抑制肿瘤坏死因子-α(TNF-α)产生,适用于难治性 UC 治疗,但不作为首选药物推荐,临床应用的具体剂量和疗效有待探讨。临床上,UC 治疗时常会将氨基水杨酸制剂与硫嘌呤类药物合用,但氨基水杨酸制剂会增加硫嘌呤类药物骨髓抑制的毒性,应特别注意。

(4)生物制剂:当激素和上述免疫抑制剂治疗无效或激素依赖或不能耐受上述药物治疗时,可考虑英夫利西单克隆抗体(infliximab,IFX)治疗。IFX 使用方法为 5 mg/kg,静脉滴注,在第 0、2、6 周给予作为诱导缓解;随后每隔 8 周给予相同剂量行长程维持治疗。使用 IFX 前接受激素治疗时应继续原来治疗,在取得临床完全缓解后将激素逐步减量直至停用。对原先使用免疫抑制剂无效者,不必继续合用免疫抑制剂;但对 IFX 治疗前未接受过免疫抑制剂治疗者,IFX 与硫唑嘌呤合用可提高撤离激素缓解率和黏膜愈合率。维持治疗期间复发者,应查找原因,包括药物谷浓度及抗药抗体浓度检测。如为浓度不足,可增加剂量或缩短给药间隔时间;如为抗体产生而未合用免疫抑制剂者,可加用免疫抑制剂,也可换用其他治疗方案。目前,对 IFX 维持治疗达 1 年,可保持无激素治疗下的缓解伴黏膜愈合者,可考虑停用 IFX。对停用 IFX 后复发者,再次使用 IFX 可能仍然有效。

3.手术治疗 在转换治疗前应与外科医师和患者密切沟通,以权衡先予"转换"治疗或立即手术治疗的利弊,视具体情况决定。手术指征如下。①绝对指征:大出血、穿孔、癌变,以及高度疑为癌变。②相对指征:积极内科治疗无效的重度 UC,合并中毒性巨结肠内科治疗无效者宜更早行外科干预;内科治疗疗效不佳和(或)药物不良反应已严重影响生命质量者,可考虑外科手术。全结直肠切除回肠贮袋肛管吻合术(IPAA)指在切除全部结直肠后,用末端回肠构建贮袋与肛管吻合,该术式在切除全部病变靶器官的同时,保留了完整的肛门括约肌功能,通过回肠储袋代替了直肠的部分蓄便功能,兼顾疾病根治与功能保留,是目前 UC 的首选手术方式,回肠贮袋形状设计包括 J 形、S 形、H 形和 W 形贮袋,目前较为普遍采用的是 J 形贮袋。对术前诊断 UC 合并异型增生或癌变者实施全结直肠切除术,需按肿瘤根治性手术的标准切除以及淋巴结清扫。

【预后】

UC 为慢性难治性疾病,终身存在复发可能,缓解期也需要维持用药,轻型 UC 及长期缓解者预后较好,重症、急性起病、并发中毒性巨结肠、癌变、肠道大出血、急性肠穿孔者多预后不良。因患 UC 时间越长发生癌变风险就越大,为预防 UC 恶变,应做好病情监测,定期复查结肠镜,必要时完善活组织检查:病史已达 8 年及以上的 UC 患者应完成 1 次结肠镜检查,以确定当前病变的范围。蒙特利尔分型为 E3 型(广泛结肠型)UC 患者,应在此后间隔 1 年完成一次结肠镜检查,20 年后改为每年一查;E2 型(左半结肠型)患者需从起病 15 年后开始隔年完成一次结肠镜复查;E1 型(直肠型)患者,无须结肠镜监测。若合并原发性硬化性胆管炎者,从该诊断确立开始每年结肠镜复查。

【健康教育】

1.情志管理　心理压力的变化与 UC 的病情活动密切相关,长时间承受较大压力可能会导致 UC 患者的病情复发或加重,积极调整心态,稳定情绪对改善病情至关重要,患者以乐观、平稳的心态看待生活,对待疾病,能促进疾病向好的方向发展。UC 病程较长,患者宜出现内向、悲观、抑郁、对各种刺激情绪反应强烈等心理问题。医务人员应多与患者沟通,消除其不良情绪,全面了解患者的性格特征,针对性地进行疏导,以减轻其心理压力。患者要学会建立自己的社会支持力量,保持情绪稳定,心情愉快,避免不良刺激和精神过度紧张。

2.饮食管理　规律、合理的饮食,有助于提高疗效,缩短病程,减少复发次数。UC 的饮食原则:急性活动期给予流质或半流质饮食,必要时禁食,病情好转后改为高热量、高蛋白、高维生素、少油少渣饮食;宜柔软易消化,宜少量多餐,不宜辛辣,不宜饮酒,注意饮食卫生。

3.生活管理　规律作息和服药是保证 UC 治疗效果的基本要求,同时,适当的运动、锻炼可以强身健体、愉悦心神、增强体质,有助于疾病维持缓解。可选择的运动方式:医疗体操、功能锻炼、有氧训练、太极拳、太极剑、软气功等非竞技体育项目。此外,日常生活中患者还须注意保暖,避免着凉,保持环境清洁,注意个人卫生,避免不洁食物,防止肠道感染。

4.合并症管理　合并营养不良、关节、眼、皮肤等肠外表现的 UC 患者,除积极治疗 UC 外,可结合中医辨证,随症加减中药,必要时与专科医师共同商议治疗策略。

第三节　肠易激综合征

肠易激综合征(irritable bowel syndrome,IBS)是一种反复腹痛、腹胀或腹部不适,并伴排便异常或排便习惯改变的功能性肠病。根据 IBS 患者排便异常时的主要粪便性状 IBS 可分为腹泻型肠易激综合征(IBS-D)、便秘型肠易激综合征(IBS-C)、混合型肠易激综合征(IBS-M)和未定型肠易激综合征(IBS-U)4 种亚型。我国普通人群的 IBS 总体患病率为 1.4% ~11.5%,女性 IBS 患病率略高于男性,IBS 在各年龄段人群中均有发病,但以中青年(年龄 18 ~59 岁)更常见,老年人(年龄 ≥ 60 岁)的 IBS 患病率有所下降。肠易激综合征是典型的消化系统心身疾病之一,严重影响患者的生活质量。频繁到医院就诊的 IBS 患者大多是由于长时间腹痛及肠道外症状,且多伴有心理障碍。根据临床主要表现,IBS 的中医病名属于"泄泻""便秘""腹痛"范畴。

【病因病机】

(一)中医病因病机

1.病因　IBS 的发病基础多为先天禀赋不足和(或)后天失养,情志失调、饮食不节、感受外邪等是主要的发病诱因。

2.病位　IBS 的病位在肠,涉及肝、脾(胃)、肾等脏腑,与肺、心亦有一定的关系。

3.病机　IBS 初期,多为肝气郁结,失于疏泄,肝气横逆乘脾;继则脾失健运,湿从中生;脾虚日久而致脾阳不足,以致肾阳受累。所以此病以湿为中心,以肝气郁结贯穿始终,气机失调为标,脾肾阳虚为本。在整个发病过程中,肝失疏泄,脾失健运,脾阳及肾阳失于温煦,最终导致 IBS 的病机转归由实转虚,虚实夹杂。

（二）西医病因及发病机制

1. 病因

（1）饮食因素：饮食因素可诱发或加重 IBS 症状，而与各亚型无关。饮食因素包括免疫性（过敏）因素及非免疫性因素（不耐受）。其中食物不耐受是 IBS 的主要危险因素，而由过敏直接引起 IBS 的并不常见。通常有食物过敏史的患者 IBS 危险性增加。研究认为某些富含发酵性寡糖、双糖、单糖和多元醇（fermentable oligosaccharides，disaccharides，monosaccharides and polyols，FODMAP）的食物在 IBS 发病中起重要作用，低 FODMAP 饮食能够缓解这类症状。

（2）肠道感染：肠道感染是中国人群患 IBS 的重要危险因素，约 10% 的肠道感染会发展为 IBS，有肠道感染史的患者 IBS 发病率是无肠道感染史患者的 5 倍。

2. 发病机制

（1）脑-肠互动异常：IBS 的病理生理机制尚未被完全阐明，目前认为是多种因素共同作用引起的肠-脑互动异常。大脑和肠道通过脑-肠轴紧密联系，精神心理因素可与肠道症状相互作用。

（2）内脏高敏感：内脏高敏感即内脏对刺激的感受性增强，内脏高敏感是导致 IBS 患者发生腹痛、腹部不适症状的核心机制，IBS-D 患者内脏高敏感更为普遍。控制内脏高敏感可改善 IBS 症状。除结、直肠外，IBS 患者的食管、胃和小肠也存在高敏感的状态。IBS 患者进食后可诱发内脏高敏感有关症状。

（3）胃肠道动力异常：IBS 患者胃肠道动力异常主要表现在结肠，而食管、胃、小肠、直肠和肛门也存在一定程度的动力异常。IBS 患者胃肠道动力异常在不同亚型间的表现存在不同。

（4）肠道低度炎症：肠道低度炎症可通过激活肠道免疫-神经系统参与感染后肠易激综合征（postinfectious irritable bowel syndrome，PI-IBS）和 IBS-D 的发病。各种细菌、病毒感染等诱发因素可使肠黏膜肥大细胞或其他免疫炎症细胞释放炎症细胞因子，这些细胞因子作用于肠道神经和免疫系统，引起肠黏膜的屏障功能障碍，最终肠道功能紊乱可导致肠黏膜内细胞结构改变。

（5）精神心理因素：精神心理因素与 IBS 的发生密切相关。相当比例的 IBS 患者伴有不同程度的精神情绪障碍，包括焦虑、紧张、抑郁、压力、失眠和神经过敏等。精神症状与肠道症状的严重程度和发生频率呈正相关，合并精神症状严重影响 IBS 患者的生活质量。作为一种脑-肠互动异常性疾病，IBS 与应激刺激密切相关，急性和慢性应激均可诱发或加重 IBS 症状。精神心理因素不仅可与周围及中枢神经内分泌、免疫系统互相影响而参与疾病的发展，还可通过脑-肠轴与消化道生理功能相互作用，影响肠道运动，导致内脏高敏感，造成低度炎症，以及引起肠道菌群的改变。

（6）肠道微生态失衡：IBS 患者肠道微生态失衡包括肠道菌群构成比例和代谢产物活性的改变，此外 IBS 患者还存在着明显的小肠细菌过度生长。肠道菌群与中枢神经系统存在双向沟通，通过脑-肠轴进行双向调节，维持正常的机体平衡，被称为"第二大脑"。肠道菌群与 IBS 肠-脑相互作用，构成"菌群-肠-脑轴"，其作用机制研究将为 IBS 的防治带来新的视角。

【临床表现】

IBS 的临床表现以反复发作的腹痛、腹胀或腹部不适为主要症状，症状与排便有关或伴随排便习惯如频率和（或）粪便性状的改变。2016 年的罗马Ⅳ标准中仅以腹痛为主要症状，但我国 2020 年的专家共识意见认为应将腹胀、腹部不适均纳入 IBS 的定义。IBS 患者还常伴有上消化道症状及不同程度的精神症状。

【实验室及其他检查】

对可疑 IBS 患者进行检查，主要是为了排除器质性疾病。

一般情况良好、具有典型 IBS 症状者,粪便常规(红细胞、白细胞、潜血试验、寄生虫)为必要的检查,建议将结肠镜检查作为除外器质性疾病的重要手段。其他辅助检查包括腹部超声检查、全血细胞计数、粪便培养、肝功能、肾功能、红细胞沉降率、消化系统肿瘤标志物等生化检查,必要时行腹部 CT 扫描,钡剂灌肠检查酌情使用。

【诊断与鉴别诊断】

(一)诊断

IBS 的诊断主要基于症状,在全面询问其是否存在警报征象、排器质性疾病的基础上,尽早做出 IBS 诊断,避免不必要的检查和手术。对有警报征象的患者,应有针对性地选择辅助检查以排除器质性疾。

IBS 常与功能性消化不良、胃食管反流等重叠,诊断 IBS 时应全面了解患者的消化道症状,对重叠疾病也应明确诊断。IBS 的严重程度与肠道症状、肠道外症状、精神心理状态及生活质量密切相关,在诊断 IBS 时应从多方面进行临床评估。

1. IBS 的诊断 反复发作腹痛、腹胀、腹部不适,具备以下任意 2 项或 2 项以上(①与排便相关;②伴有排便频率改变;③伴有粪便性状或外观改变),诊断前症状出现至少 6 个月,近 3 个月符合以上诊断标准。

2. IBS 亚型的诊断 IBS 分为 IBS-D、IBS-C、IBS-M 和 IBS-U 4 种亚型。IBS 亚型的诊断基于患者排便异常时的主要粪便性状,粪便性状参照 Bristol 粪便性状量表(表 5-2)。IBS 亚型的诊断标准见表 5-3。

表 5-2 Bristol 粪便性状量表

1 型		分散的干球粪,如坚果,很难排出
2 型		腊肠状,多块的
3 型		腊肠样,表面有裂缝
4 型		腊肠样或蛇状,光滑而柔软
5 型		柔软团块,边缘清楚(容易排出)
6 型		软片状,边缘毛糙或糊状
7 型		水样,无固形成分

表5-3 IBS亚型的诊断标准

IBS亚型	诊断标准
腹泻型(IBS-D)	Bristol 6或7型>异常排便天数的1/4,且Bristol 1或2型<异常排便天数的1/4
便秘型(IBS-C)	Bristol 1或3型>异常排便天数的1/4,且Bristol 6或7型<异常排便天数的1/4
混合型(IBS-M)	Bristol 1或3型>异常排便天数的1/4,且Bristol 6或7型>异常排便天数的1/4
未定型(IBS-U)	患者的排便习惯无法准确归入IBS-D、IBS-C、IBS-M中的任何一型

3.警报征象 警报征象包括年龄>40岁、便血、粪便隐血试验阳性、夜间排便、贫血、腹部包块、腹水、发热、非刻意体重减轻、结直肠癌和IBD家族史。

(二)鉴别诊断

IBS与其他功能性肠病及功能性排便障碍病(如功能性腹泻、功能性腹胀或腹部膨胀、功能性便秘、非特异性功能性肠病)存在转换、重叠,应基于主要症状群做出鉴别诊断。不同IBS亚型需进行鉴别的疾病谱有所差异,IBS-D主要注意与IBD、肠道感染、肿瘤、乳糜泻、显微镜下结肠炎等疾病进行鉴别。

1.与慢性细菌感染鉴别 多次粪便常规及培养有阳性发现,以及充分有效地抗生素系统性治疗,症状改善明显,可明确诊断。

2.与慢性阿米巴痢疾鉴别 多次大便找阿米巴及甲硝唑试验治疗可明确诊断。

3.与血吸虫感染鉴别 血吸虫疫区患者可作乙状镜检查,取直肠黏膜找血吸虫卵,或用粪便孵化法和其他方法加以鉴别。

4.与吸收不良综合征鉴别 有腹泻,但大便中常有脂肪和未消化食物。

5.与肠肿瘤鉴别 小肠的良性小肿瘤可发生腹泻和间歇性发作的部分肠梗阻。结肠肿瘤也可以出现类似肠道功能性疾病的症状。特别是对老年人应注意。可进行X线钡剂造影检查或结肠镜检查以明确诊断。

6.与溃疡性结肠炎鉴别 有发热、脓血便等异常表现。经X线钡剂造影或结肠镜检查可以鉴别。

7.与克罗恩病鉴别 常有发热、贫血、虚弱等全身症状。X线钡剂造影或结肠镜检查即可鉴别。

8.与乳糖酶缺乏鉴别 乳糖耐量试验可以鉴别。乳糖酶缺乏有先天和后天之分。临床表现为吃乳制品后有严重的腹泻,大便含有大量泡沫和乳糖、乳酸。食物中去掉牛奶或奶制品,症状即可改善。酸牛奶经乳酸菌将乳糖分解,可供这类患者食用。

9.与胃肠道内分泌肿瘤鉴别 胃泌素瘤可出现严重的腹泻和顽固的溃疡病,血清促胃液素水平极高,一般治疗无效。血管活性肠肽瘤(Vipoma)也引起严重腹泻;血清VIP水平增高。

10.与甲状腺疾病鉴别 甲状腺功能亢进可出现腹泻。甲状旁腺功能亢进可出现便秘。可作甲状腺、甲状旁腺功能检查以进行鉴别。

【治疗】

IBS的治疗目标是改善症状、提高生活质量,应采取包括饮食、生活方式调整、药物治疗、精神心理、认知和行为学干预在内的个体化综合治疗策略。

(一)中医治疗

1. IBS-D 辨证论治

(1)肝郁脾虚证

[主症]腹痛即泻,泻后痛减,急躁易怒。两胁胀满,纳呆,身倦乏力。舌淡胖,也可有齿痕,苔薄白,脉弦细。

[治法]抑肝扶脾。

[方药]痛泻要方(《丹溪心法》)。

[药物]白术、白芍、防风、陈皮。

加减:腹痛甚者,加延胡索、香附;嗳气频繁者,加柿蒂、豆蔻;泻甚者,加党参、乌梅、木瓜;腹胀明显者,加槟榔、大腹皮;烦躁易怒者,加牡丹皮、栀子。

(2)脾虚湿盛证

[主症]大便溏泻,腹痛隐隐,劳累或受凉后发作或加重,神疲倦怠,纳呆。舌淡,边可有齿痕,苔白腻。脉虚弱。

[治法]健脾益气,化湿止泻。

[方药]参苓白术散(《太平惠民和剂局方》)。

[药物]莲子肉、薏苡仁、砂仁、桔梗、白扁豆、茯苓、人参、甘草、白术、山药。

加减:舌白腻者,加厚朴、藿香;泻下稀便者,加苍术、泽泻;夜寐差者,加炒酸枣仁、夜交藤。

(3)脾肾阳虚证

[主症]腹痛即泻,多晨起时发作,腹部冷痛,得温痛减。腰膝酸软,不思饮食,形寒肢冷。舌淡胖,苔白滑,脉沉细。

[治法]温补脾肾。

[方药]附子理中汤(《太平惠民和剂局方》)合四神丸(《内科摘要》)。

[药物]附子、人参、干姜、甘草、白术、补骨脂、肉豆蔻、吴茱萸、五味子。

加减:忧郁寡欢者,加合欢花、玫瑰花;腹痛喜按、怯寒便溏者,加重干姜用量,另加肉桂。

(4)脾胃湿热证

[主症]腹中隐痛,泻下急迫或不爽,大便臭秽,脘闷不舒,口干不欲饮,或口苦,或口臭,肛门灼热。舌红,苔黄腻,脉濡数或滑数。

[治法]清热利湿。

[方药]葛根黄芩黄连汤(《伤寒论》)。

[药物]葛根、甘草、黄芩、黄连。

加减:苔厚者,加石菖蒲、藿香、豆蔻;口甜、苔厚腻者,加佩兰;腹胀者,加厚朴、陈皮;脘腹痛者,加枳壳、大腹皮。

(5)寒热错杂证

[主症]大便时溏时泻,便前腹痛,得便减轻,腹胀或肠鸣,口苦或口臭,畏寒,受凉则发。舌质淡,苔薄黄,脉弦细或弦滑。

[治法]平调寒热,益气温中。

[方药]乌梅丸(《伤寒论》)。

[药物]乌梅、细辛、干姜、黄连、附子、当归、黄柏、桂枝、人参、花椒。

加减:少腹冷痛者,去黄连,加小茴香、荔枝核;胃脘灼热或口苦者,去花椒、干姜、附子,加栀子、吴茱萸;大便黏腻不爽、里急后重者,加槟榔、厚朴、山楂炭。

2. IBS-C 辨证论治

（1）肝郁气滞证

[主症]排便不畅，腹痛或腹胀，胸闷不舒，嗳气频作，两胁胀痛。舌暗红，脉弦。

[治法]疏肝理气，行气导滞。

[方药]四磨汤（《症因脉治》）。

[药物]枳壳、槟榔、沉香、乌药。

加减：腹痛明显者，加延胡索、白芍；肝郁化热，见口苦或咽干者，加黄芩、菊花、夏枯草；大便硬结者，加麻仁、杏仁、桃仁。

（2）胃肠积热证

[主症]排便艰难，数日一行，便如羊粪，外裹黏液，少腹或胀或痛，口干或口臭，头晕或头胀，形体消瘦。舌质红，苔黄少津，脉细数。

[治法]泄热清肠，润肠通便。

[方药]麻子仁丸（《伤寒论》）。

[药物]火麻仁、白芍、枳实、大黄、厚朴、杏仁。

加减：便秘重者，加玄参、生地黄、麦冬；腹痛明显者，加延胡索，原方重用白芍。

（3）阴虚肠燥证

[主症]大便硬结难下，便如羊粪，少腹疼痛或按之胀痛，口干，少津。舌红苔少根黄，脉弱。

[治法]滋阴泻热，润肠通便。

[方药]增液汤（《温病条辨》）。

[药物]玄参、麦冬、生地黄。

加减：烦热或口干或舌红少津者，加知母；头昏脑涨者，加枳壳、当归。

（4）脾肾阳虚证

[主症]大便干或不干，排出困难，腹中冷痛，得热则减，小便清长，四肢不温，面白。舌淡苔白，脉沉迟。

[治法]温润通便。

[方药]济川煎（《景岳全书》）。

[药物]当归、牛膝、肉苁蓉、泽泻、升麻、枳壳。

加减：舌边有齿痕、舌体胖大者，加炒白术、炒苍术；四肢冷或小腹冷痛者，加补骨脂、肉豆蔻。

（5）肺脾气虚证

[主症]大便并不干硬，虽有便意，但排便困难，便前腹痛，神疲气怯，懒言，便后乏力。舌淡苔白，脉弱。

[治法]益气润肠。

[方药]黄芪汤（《金匮翼》）。

[药物]黄芪、陈皮、白蜜、火麻仁。

加减：气虚明显者，可加党参、白术；久泻不止、中气不足者，加升麻、柴胡、黄芪；腹痛喜按、畏寒便溏者，加炮姜、肉桂；脾虚湿盛者，加苍术、藿香、泽泻。

3. 中成药

（1）痛泻宁颗粒

药物组成：白芍、青皮、薤白、白术。

功能主治：柔肝缓急、疏肝行气、理脾运湿。用于肝气犯脾所致的腹痛、腹泻、腹胀、腹部不适等症。

用法用量：口服，每次 5 g，每天 3 次。

（2）参苓白术颗粒

药物组成：人参、茯苓、白术、山药、白扁豆、莲子、薏苡仁、砂仁、桔梗、甘草。

功能主治：健脾、益气。用于体倦乏力，食少便溏。

用法用量：开水冲服，每次 6 g，每天 3 次。

（3）人参健脾丸

药物组成：人参、白术、茯苓、山药、陈皮、木香、砂仁、黄芪、当归、酸枣仁、远志。

功能主治：健脾益气，和胃止泻。用于脾胃虚弱所致的饮食不化、脘闷嘈杂、恶心呕吐、腹痛便溏、不思饮食、体弱倦怠。

用法用量：口服，水蜜丸每次 8 g，大蜜丸每次 2 丸，每天 2 次。

（4）补脾益肠丸

药物组成：黄芪、党参、砂仁、白芍、当归、白术、肉桂、延胡索、荔枝核、干姜、甘草、防风、木香、补骨脂、赤石脂。

功能主治：益气养血，温阳行气，涩肠止泻。用于脾虚气滞所致的泄泻，症见腹胀疼痛、肠鸣泄泻。

用法用量：口服，每次 6 g，每天 3 次。

（5）四神丸

药物组成：肉豆蔻、补骨脂、五味子、吴茱萸、大枣。

功能主治：温肾散寒，涩肠止泻。用于肾阳不足所致的泄泻，症见肠鸣腹胀、五更溏泻、食少不化、久泻不止、面黄肢冷。

用法用量：口服，每次 9 g，每天 1~2 次。

（6）固本益肠片

药物组成：党参、白术、补骨脂、山药、黄芪、炮姜、当归、白芍、延胡索、木香、地榆炭、赤石脂、儿茶、甘草。

功能主治：健脾温肾、涩肠止泻。用于脾肾阳虚所致的泄泻，症见腹痛绵绵、大便清稀或有黏液、食少腹胀、腰酸乏力、形寒肢冷，舌淡苔白，脉虚。

用法用量：口服，每次 4 片，每天 3 次。

（7）葛根芩连丸

药物组成：葛根、黄连、黄芩、炙甘草。

功能主治：解肌透表，清热解毒，利湿止泻。用于湿热蕴结所致的泄泻腹痛、便黄而黏、肛门灼热。

用法用量：口服，每次 3 g，每天 3 次。

（8）香连丸

药物组成：木香、黄连（吴茱萸制）。

功能主治：清热燥湿，行气止痛。用于泄泻腹痛，便黄而黏。

用法用量：口服，每次 3~6 g，每天 2~3 次。

（9）克痢痧胶囊

药物组成：白芷、苍术、石菖蒲、细辛、荜茇、鹅不食草、猪牙皂、丁香、硝石、白矾、雄黄、冰片。

功能主治：解毒辟秽，理气止泻。用于泄泻和痧气（中暑）。

用法用量：口服，每次 2 粒，每天 3~4 次。

（10）胃肠安丸

药物组成：木香、沉香、枳壳（麸炒）、檀香、大黄、厚朴（姜炙）、人工麝香、巴豆霜、大枣（去核）、川芎。

功能主治:芳香化浊,理气止痛,健胃导滞。用于湿浊中阻、食滞不化所致的腹泻、纳差、恶心、呕吐、腹胀、腹痛;消化不良、肠炎、痢疾见上述证候者。

用法用量:口服,成人一次4丸,一日3次。

(11)四磨汤口服液

药物组成:木香、枳壳、槟榔、乌药。

功能主治:顺气降逆,消积止痛。用于中老年气滞、食积证,症见脘腹胀满、腹痛、便秘。

用法用量:口服,每次20 mL,每天3次。

(12)麻仁润肠丸

药物组成:火麻仁、苦杏仁、大黄、木香、陈皮、白芍。

功能主治:润肠通便。用于肠胃积热,胸腹胀满,大便秘结。

用法用量:口服,一次1~2丸,每天2次。

(13)六味能消胶囊

药物组成:大黄、诃子、干姜、藏木香、碱花、寒水石。

功能主治:宽中理气,润肠通便,调节血脂。用于胃脘胀痛、厌食、纳差及大便秘结。

用法用量:口服,每次2粒,每天3次。

4.针灸治疗　泄泻取足三里、天枢、三阴交,实证用泻法,虚证用补法。脾胃虚弱加脾俞、章门;脾肾阳虚加肾俞、命门、关元,也可用灸法;肝郁加肝俞、行间。便秘取背俞穴、腹部募穴及下合穴为主,一般取大肠俞、天枢、支沟、丰隆,实证宜泻,虚证宜补,寒证加灸。热秘加合谷、曲池;气滞加中脘、行间,用泻法。

5.中医外治　中医按摩、药浴、穴位注射、穴位埋线等外治法对改善患者临床症状有一定的帮助。推荐采用以神阙穴为主的敷贴疗法。①虚性体质:当归、升麻、党参等。②实性体质:大黄、黄芪、牡丹皮等。贴敷时间及疗程:每日1次,每次2~4 h,7 d 1个疗程。采用多维度的综合治疗方法可以提高临床疗效。

(二)西医治疗

1.饮食及生活方式调整　调整饮食和生活方式是IBS疾病管理流程的起点,应注意避免诱发或加重症状的因素。

2.药物治疗

(1)常规药物治疗

1)解痉剂:对于存在腹痛症状的IBS患者,可以选择肠道平滑肌解痉剂如匹维溴铵、奥替溴铵、阿尔维林、曲美布汀进行治疗。

2)止泻剂:对于IBS-D患者,应用止泻剂如洛哌丁胺、双八面体蒙脱石治疗可减少患者腹泻症状。

3)肠道不吸收的抗生素:肠道不吸收的抗生素可改善非IBS-C患者的总体症状及腹胀、腹泻症状,其中包含药物主要为利福昔明,但应注意的是小肠细菌过度生长阳性是否可作为利福昔明治疗IBS的指征仍有待进一步证实,且重复使用利福昔明是否会引发耐药尚不明确。

4)渗透性泻剂:对于IBS-C患者,渗透性泻剂通过在肠腔内形成高渗环境,促进肠道分泌,从而软化粪便、加快肠道传输。应用聚乙二醇可显著改善IBS-C患者排便频率、粪便硬度等便秘症状。而乳果糖可能会加重IBS-C者的腹痛、腹胀症状,故较少被推荐用于IBS-C的治疗。

5)促分泌剂:对于IBS-C的患者,促分泌剂(包括鸟苷酸环化酶C激动剂和选择性氯离子通道激动剂)通过激活肠上皮细胞相关离子通道促进肠上皮细胞分泌,从而软化粪便、改善便秘症状。其中鸟苷酸环化酶C激动剂同时对腹痛的疗效明显。

6）益生菌：许多研究表明 IBS 患者存在肠道菌群紊乱，可能与 IBS 发生、发展相关。益生菌对改善 IBS 症状有一定疗效。

3.心理认知和行为学指导　仅靠常规药物治疗来改善 IBS 症状很难达到令人满意的程度，尤其对于心理及躯体共病的 IBS 患者，还需重视及借助心理认知及精神药物治疗以达到更佳的治疗效果。

对于以下患者应考虑尽早实施心理干预（仅限于有资质的医疗机构实施）：①社会支持不足、历史上有创伤性事件或人际关系失调的 IBS 患者；②精神疾病共病患者；③常规药物疗效不理想的患者；④对 12 个月后药物治疗无效并发展为难治性 IBS 的患者。

4.神经递质调节药　神经递质调节药物可用于 IBS 患者的治疗，IBS 合并存在精神心理障碍的临床表现（包括抑郁、焦虑和躯体化症状等）时，仅使用常规药物治疗时常效果欠佳，尽管此类患者以胃肠道症状为主，但是精神类药物对精神心理障碍表现和 IBS 症状可能均有帮助；对于消化专科常规药物疗效不理想的难治性 IBS，患者躯体症状与精神症状之间的界限非常模糊，患者治疗过程尝试使用神经递质调节药物可能会有获益。

【预后】

IBS 病程较长，反复发作，但预后一般较好，大部分患者症状在 12 个月内消失，并很少引起新的疾病。提示预后不好的因素包括严重心理障碍、病程长和既往有手术史等。

【健康教育】

肠易激综合征患者应当注意生活方式、饮食习惯和心理的调整，生活方式和社会行为的调整能够减轻肠易激综合征症状。如减少烟酒摄入、注意休息、充足睡眠等行为改善。肠易激综合征患者应当避免长期过度劳累。在冬春季节尤需注意生活调摄，避免受凉，宜经常锻炼。限制的食物种类包括：①富含 FODMAP（难吸收的短链碳水化合物，如果糖、乳糖、多元醇、果聚糖、低乳半聚糖）等成分的食物；②高脂肪、辛辣、麻辣和重香料的食物；③高膳食纤维素食物可能对便秘有效，但对腹痛和腹泻不利，寒凉食物可能会加重腹泻；④一旦明确食物过敏原，应避免摄入含有该过敏原成分的食物。

肠易激综合征患者应保持心情舒畅，培养积极的生活心态，避免不良情绪的刺激，必要时可向心理医师咨询。

第四节　肠梗阻

肠梗阻是临床常见的一种外科急腹症，约占临床急腹症总数的 15%，仅次于急性阑尾炎和胆道疾病，位居第三。肠梗阻发生后，其不仅引起肠管在形态和功能上发生改变，也会引起一系列全身病理改变，甚至危及患者生命。临床主要以腹胀、腹痛、呕吐、停止排气排便为主要症状。

中医古典文献并无肠梗阻病名记载，根据其临床表现，归属于中医学"腹痛""胃痛""肠结"等范畴。

【病因病机】

（一）中医病因病机

1.病因　本病的发生病因复杂多样，包括寒、热、虚、实、燥、瘀血、食积、虫、痰湿等外因及情志内伤、素体虚弱等。寒邪之气客于胃脘部进而导致血脉瘀阻不通,或食滞于胃肠,或虫团阻塞于肠,久之郁而化热,或感受暑湿热邪,脾运化功能失常,水液无法代谢,湿邪内生,部分患者患病日久,"喜怒无常,过之为害"。情志不舒,肝气郁结;或疾病初愈,年老体弱,胃肠无力运化;或手术或外伤史致胃肠受针刀所伤,运化功能失调,中焦气机不畅,气滞而血瘀。根据其病因复杂,不同医家有不同认识,本章节将其分为气滞热结型(痞结型)、气滞血瘀型(瘀结型)、肠腑寒凝、疽结型。

2. 病位 《灵枢》曰:"腹中常鸣,气上冲胸,喘不能久立。邪在大肠,饮食不下,膈塞不通,邪在胃脘。"后世医家认为其病位在胃肠,与肝、脾等诸多脏腑密切相关。

3. 病机 《素问》曰:"大肠者,传导之官,变化出焉。小肠者,受盛之官,化物出焉。"胃肠属六腑,具有传导、化物之功能。六腑皆以通为用,以降为顺,传化物而不藏,实而不能满,故基本病机为肠道阻塞,腑气不通所致。因此确定本病的基本治疗原则以通下为首要。

(二)西医病因及发病机制

肠梗阻的分类较为复杂,临床上较常用的分类有如下几种。

1. 按病因分类 可分为机械性肠梗阻和非机械性肠梗阻两类。其中机械性肠梗阻最常见,约占90%,是指因多种肠内外因素导致肠腔狭窄或不通,影响肠内容物通过引发的疾病;原因包括:①肠外因素,如粘连及束带压迫、疝嵌顿、肿瘤压迫等;②肠壁因素,如肠套叠、肠扭转、肿瘤、先天性畸形等;③肠内因素,如异物、粪块、蛔虫或胆石堵塞等,非机械性肠梗阻又可分为动力性(包括麻痹性和痉挛性)和血运性,前者是指神经抑制或毒素导致肠壁运动功能紊乱,进而发生肠内容物滞留,占2.5%～8.5%,多见于腹腔手术后、低钾血症等,而后者主要是由于肠系膜血栓致肠壁血运障碍,肠蠕动丧失,较少见,发生于急性肠炎、肠功能紊乱等。

2. 按血运分类 可分为单纯性肠梗阻和绞窄性肠梗阻,后者存在肠系膜血运障碍,易发生肠管坏死和穿孔。二者在治疗和预后方面有很大差异,因此如何鉴别两者也是临床上肠梗阻诊断的重点。

3. 按梗阻程度分类 可分为完全性肠梗阻和不完全性肠梗阻,完全性肠梗阻是指肠内容物完全不能通过梗阻部位,而不完全性肠梗阻是指仍有少量肠内容物可通过梗阻部位。根据病程发展快慢,可分为急性和慢性肠梗阻。慢性不完全性肠梗阻是单纯性肠梗阻,一般绞窄性肠梗阻都是急性肠梗阻。

4. 按梗阻部位分类 可分为高位(空肠)梗阻、低位小肠(回肠)梗阻和结肠梗阻。

5. 闭袢性肠梗阻 特殊类型肠梗阻,是指肠管两端受压、扭曲,致使中央肠管明显扩张,从而形成一个闭袢。此类型病情发展迅速,容易发生绞窄性肠梗阻或肠穿孔。

上述类型肠梗阻其在病理过程中是可以相互转化的。临床过程中需要根据患者病情及时做出治疗方案的调整。

发病机制:肠梗阻发生后肠腔内容物不能顺利通过,以机械型肠梗阻为例,梗阻以上肠蠕动增加,肠内气体和液体的积聚而使肠腔膨胀,压力不断增高,导致肠壁静脉回流受阻,肠壁充血水肿,肠功能紊乱,胃肠道分泌的液体不能被吸收返回全身循环积聚在肠腔,同时肠壁液体继续向肠腔内渗出,导致水、电解质酸碱平衡的失衡。同时肠壁及毛细血管通透性增加,肠壁有出血,并有血性渗出液渗入肠腔和腹腔,导致血容量下降,另外肠梗阻发生时蛋白质分解增多,合成蛋白数量下降,加剧血浆蛋白的减少和血容量下降,引起内环境紊乱等一系列改变。随着肠内压增高及血运障碍加剧,可出现肠坏死、穿孔及肠黏膜屏障功能的紊乱,可出现大量细菌渗入腹腔,导致腹膜炎发生,全身中毒症状的出现,甚至休克发生。

【临床表现】

1. 主要症状 肠梗阻虽然病因、类型复杂多样,但临床症状却相似,主要包括腹痛、恶心或呕吐、腹胀以及排气排便停止。

(1)腹痛:机械性肠梗阻早期常呈腹部阵发性绞痛,多位于中腹部,是由于肠内容物排空障碍使得肠管产生剧烈蠕动,之后由于肠管肌过度疲劳而呈暂时性迟缓状态,腹痛消失。腹痛往往伴有高亢的肠鸣音,当肠腔有积气积液时,肠鸣音呈过气水声或高调金属音。患者常自觉有气体在肠内窜行。腹部绞痛有一定的发作频率,如梗阻部位位于空肠或上段回肠,则一般每 3~5 min 发作一次,而梗阻部位位于回肠末段或大肠,则一般每 6~7 min 发作一次。当肠梗阻晚期,梗阻部位以上的肠管经过长期过度地扩张、疲劳,逐渐收缩无力,因而疼痛的程度和频率会相应减轻,最终发展成为肠麻痹后疼痛转变为持续性胀痛。如果腹痛的间歇期不断缩短,或者突然出现持续性剧烈腹痛,不能缓解,则应该警惕是否有绞窄性肠梗阻或肠穿孔的可能。

(2)恶心呕吐:肠梗阻发生之后,肠管的逆向蠕动会使患者产生恶心、呕吐。高位梗阻的呕吐出现较早,呕吐频繁,呕吐物为未消化的胃和十二指肠内容物,随后可有胆汁;低位小肠梗阻呕吐出现较晚,并且呕吐量少,初期为胃内容物,后期的呕吐物为积聚在肠内并经细菌的分解作用呈"粪便样"的肠内容物。呕吐后肠管内压力有所下降,因而腹痛也会有所缓解。当呕吐物呈现棕色或血性时,则应怀疑是否有肠绞窄的可能。麻痹性肠梗阻时呕吐物多呈溢出性。

(3)腹胀:因肠管的不断扩张,逐渐出现腹胀症状。腹胀的程度与梗阻的部位和严重程度有关,高位肠梗阻由于频繁地呕吐使肠管内压力下降,因而腹胀常不明显,而低位肠梗阻由于肠管内压力不断升高,因而腹胀明显,遍及全腹。腹壁较薄的患者,常可显示梗阻以上肠管膨胀,出现肠型。结肠梗阻由于回盲瓣的存在使肠内容物难以向回肠逆向流动,因而局部肠管扩张明显,呈闭袢性肠梗阻,腹胀尤为明显,且常表现出不对称的腹部膨胀,有时可触及扩张的肠袢。绞窄性肠梗阻时,也可出现腹部不对称性膨胀,并触及膨大的肠袢。

(4)停止排气排便:不完全性肠梗阻可有少量排气排便,而完全性肠梗阻一般均有排气排便的停止。但是在某些高位完全性肠梗阻中,梗阻部位的远端肠管分泌物仍然可以通过大肠排出,因而仍可持续一段时间的排气排便。当出现血性黏液粪便时,则提示有绞窄性肠梗阻、肠套叠、肠系膜血管栓塞或肠道肿瘤的可能。

(5)其他症状:肠梗阻患者由于呕吐和进食困难,常出现水、电解质平衡紊乱,表现为脱水、乏力、疲软、嗜睡等症状。当肠梗阻导致腹腔感染或全身炎症反应时,可出现畏寒、发热等感染表现。此外,不同病因的肠梗阻,也有一些不同的临床症状,如胆石堵塞性肠梗阻,有 15% 患者可出现黄疸症状。

2.体征

(1)视诊:机械性肠梗阻见肠型和胃型蠕动波;肠扭转时腹胀不对称;麻痹性肠梗阻时腹胀均匀。

(2)触诊:单纯性肠梗阻有轻度压痛,但无腹膜刺激征。绞窄样肠梗阻时可有固定压痛和腹膜刺激征。腹部触及肿痛的包块常为梗阻的肠袢、肠套叠或肿物。

(3)叩诊:绞窄样肠梗阻时因腹腔有大量渗出液时,可出现移动性浊音。

(4)听诊:肠鸣音亢进,有气过水声和金属音是机械性肠梗阻的表现。肠鸣音减弱或消失则是麻痹性肠梗阻的特征。

单纯性肠梗阻早期全身情况无明显变化。后期可因呕吐、脱水,以及水、电解质紊乱可出现唇舌干燥、眼窝内陷、皮肤弹性减退、脉搏细弱等。伴有感染时出现寒战、发热等中毒表现。

【实验室及其他检查】

1.实验室检查 肠梗阻早期实验室检查对诊断意义不大,随着病情发展,失水即血液浓缩,可有白细胞计数、血红蛋白、血细胞比容等指标的升高。尿比重增高。电解质钠、钾、氯等变化。肾功能变化可用于了解全身循环量情况。呕吐物及便常规大量红细胞,应考虑肠管血运障碍。

2.辅助检查

(1)X线:是肠梗阻诊断的常规检查。一般 4~6 h,X 检查即可显示肠腔内气体。梗阻平面以上肠管扩张及长短不一的液气平面,小肠扩张大于 3 cm,结肠扩张至大于 6 cm 或盲肠扩张大于 9 cm。梗阻部位不同时,X线各有其特点,空肠黏膜的环状皱襞在肠腔充气时呈"鱼骨刺状"样,结肠充气可显示结肠袋,肠腔充气的肠袢是在梗阻以上的部位;小肠完全梗阻时结肠将不显示,左侧结肠梗阻时,右侧结肠可以有充气,低位结肠梗阻时,左半结肠可以有充气。

(2)CT 检查:相比 X 线,CT 能够更准确地诊断不同位置的肠梗阻。CT 检查对肠梗阻的诊断有较高的敏感性和特异性。CT 能显示出肠管充气扩张、液平面、肠壁增厚及肠外变化、腹水等相应改变。胆石性肠梗阻 CT 可见胆道少量积气、肠袢扩张积液积气以及肠管内钙化的胆石,肠套叠表现为腹腔内分层状软组织肿块、套叠肠管呈靶环改变。

(3)MRI 检查:MRI 下肠梗阻表现为扩张的肠管内充满液体,在 T2WI 上形成鲜明对比,有利于对梗阻部位及原因的确定。与 CT 相比,二者在敏感性与特异性上相差不大。

(4)胃肠道造影:胃肠道造影是通过口服或灌入肠内硫酸钡后再行 X 线检查,从而观察肠管的形态、扩张程度、狭窄部位、排空时间以及肿块阴影。钡剂造影可观察全消化道,适用于不全梗阻的检查,但对于完全性肠梗阻,可能会加重病情,应谨慎使用。

(5)超声检查:B 型超声是一种简单方便、安全无创的检查方法,可用于儿童、孕妇或者病重无法搬动的患者,B 超能更好地显示肠管内和腹腔的积液情况,以及对引起肠梗阻进行病因诊断,例如可显示肿瘤、粪石、胆石、柿石等原因引起的肠梗阻。

(6)其他检查:内镜检查包括十二指肠镜、结肠镜、胶囊内镜、双气囊小肠镜等在临床中因其直观、可以获取图像以及病理活检等优点,在肠梗阻的诊断中也有重要的价值。

【诊断与鉴别诊断】

(一)诊断

首先根据肠梗阻的临床表现共同特点,确定是否肠梗阻,进一步确定肠梗阻的类型和性质,最后明确肠梗阻的部位和原因。这是诊断肠梗阻不可缺少的步骤。

1.是否肠梗阻　根据临床症状和体征,并结合相应的实验室和影像学检查,一般可做出诊断。

2.是机械性肠梗阻还是动力性肠梗阻　机械性肠梗阻具有阵发性绞痛、亢进的肠鸣等肠蠕动亢进的表现,且早期腹胀不显著,X线示肠梗阻胀气限于梗阻以上部分肠管。麻痹性肠梗阻无阵发性绞痛、肠鸣音减弱或消失、腹胀显著的特点,并且在 X 线中可显示大小肠全部充气扩张。

3.是单纯性还是绞窄性肠梗阻　下列表现者,应考虑绞窄性肠梗阻可能。

(1)腹痛发作急骤,初始即为持续性剧烈疼痛,或在阵发性加重之间仍有持续性疼痛。有时出现腰背部痛。

(2)病情发展迅速,早期出现休克,抗休克治疗后改善不明显。

(3)有腹膜炎的表现,体温上升、脉率增快、白细胞计数增高。

(4)腹胀不对称,腹部有局部隆起或触及有压痛的肿块(孤立胀大的肠袢)。

(5)呕吐出现早而频繁,呕吐物、胃肠减压抽出液、肛门排出物为血性。腹腔穿刺抽出血性液体。

(6)X线显示孤立扩大的肠袢。

(7)经保守治疗临床表现无明显改善。

4. 是高位还是低位梗阻　高位小肠梗阻的呕吐发生早而频繁,腹胀不明显;低位小肠梗阻的腹胀明显,呕吐出现晚而次数少,并可见吐粪样物;结肠梗阻与低位小肠梗阻的临床表现很相似,因回盲瓣具有单向阀的作用致形成闭袢型梗阻。X 线检查有助于鉴别,低位小肠梗阻,扩张的肠袢在腹中部,呈"阶梯状"排列,结肠梗阻时扩大的肠袢分布在腹部周围,可见结肠袋,胀气的结肠阴影在梗阻部位突然中断,盲肠胀气最显著。

5. 是完全性还是不完全性梗阻　完全性梗阻时呕吐频繁,如为低位梗阻则有明显腹胀,完全停止排便排气。X 线检查见梗阻以上肠袢明显充气扩张,梗阻以下结肠内无气体。不完全性梗阻呕吐与腹胀都均较轻,X 线所见肠样充气扩张都较不明显,结肠内可见气体存在。

6. 是什么原因引起梗阻　根据肠梗阻不同类型的临床表现,结合年龄、病史、体征、X 线检查。临床上粘连性肠梗阻最为常见,多发生于以往有过腹部手术、损伤或炎症史的患者。嵌顿性或绞窄性腹外疝是常见的肠梗阻原因。新生儿以肠道先天性畸形为多见,2 岁以内的小儿多为肠套叠。蛔虫团所致的肠梗阻常发生于儿童。老年人则以肿瘤及粪块堵塞为常见。

(二)鉴别诊断

1. 急性胆囊炎与肠梗阻的鉴别　急性胆囊炎可出现腹痛、呕吐等症状,有时易于肠梗阻混淆,可通过病史及影像学检查进一步鉴别。急性胆囊炎患者一般可有胆囊结石病史,超声典型表现为胆囊肿大、壁增厚或毛糙,呈"双边征",多伴有胆囊结石。而肠梗阻患者行 CT、MRI 检查,可见肠管充气扩张,液气平、肠壁增厚及肠管直径增大。

2. 输尿管结石与肠梗阻的鉴别　结石急性发作可出现急性肾绞痛症状,疼痛有时表现出向腰部及会阴部放射,伴有恶心、呕吐、血尿等症状。彩超检查可提示有结石或肾积水。X 线下结石可表现出高密度阴影。

3. 急性胰腺炎与肠梗阻的鉴别　急性胰腺炎主要表现为腹痛、恶心、呕吐,也可表现出腹膜刺激征,伴有血尿淀粉酶和(或)脂肪酶的升高。腹部 X 线平片检查见肠内气液平面,可以和急性胰腺炎进行鉴别。

4. 胃十二指肠穿孔与肠梗阻的鉴别　前者可出现恶心、呕吐、剧烈腹痛,伴有腹膜刺激征,有时易于肠梗阻混淆,需通过 X 线检查进一步鉴别。如肠梗阻发生 4~6 h,X 线检查可见液平面及气胀肠袢,胃十二指肠穿孔的 X 线检查可见膈下游离气体。十二指肠穿孔 CT 还能直接显示空腔脏器壁的病变形态、大小、与邻近组织的关系,可对穿孔部位、原因做出判断。

【治疗】

(一)中医治疗

1. 辨证论治

(1)气滞热结型(痞结型)

[主症]阵发性腹痛,恶心呕吐,腹胀,不排气不排便。舌质紫、苔黄厚,脉沉。

[治法]泻热通下,行气祛瘀。

[方药]复方大承气汤加减。

[药物]枳实 12 g、厚朴 12 g、炒莱菔子 30 g、桃仁 12 g、大黄(后下)20 g、芒硝(冲服)10 g、木香 10 g、延胡索 10 g、川楝子 10 g。

如肠内积液多,腹胀重或肠麻痹,可选用大陷胸汤加减:炒莱菔子 10 g,大黄 30 g,芒硝(冲服)10 g,甘遂末(冲服)1.5 g,木香 10 g,枳壳 10 g,厚朴 10 g。

(2)气滞血瘀型(瘀结型)

[主症]腹痛持续,痛有定处,排气排便停止。舌质紫或有瘀点,苔黄,脉涩。

[治法]活血攻下。

[方药]桃红承气汤加减。

[药物]桃仁10 g、当归15 g、赤芍15 g、红花10 g、厚朴10 g、大黄(后下)20 g、芒硝(冲服)10 g、木香10 g、延胡索10 g、川楝子10 g。如果腹痛不甚,间断有排气或腹部大手术后,可选用粘连松解汤:厚朴10 g、炒莱菔子15 g、芒硝(冲服)10 g、木香10 g、乌药10 g、桃仁10 g、赤芍10 g、番泻叶(泡服)20 g、桃仁10 g、红花10 g、蒲黄10 g。

(3)肠腑寒凝

[主症]腹痛剧烈,痛有定处而怕冷喜热,面色青晦。舌质淡,苔薄白,脉沉迟或沉紧。

[治法]温里通腑。

[方药]大黄附子细辛汤加味。

[药物]大黄、附子、细辛、肉苁蓉、枳实、乌药等。

(4)痞结型:临床特点为患者一般情况差,脉细数无力,体温升高,腹胀及腹膜刺激征明显加重,感染性休克。宜立即手术治疗。

2. 中药外敷疗法 外敷中药:艾叶30 g、防风30 g、荆芥30 g、红花30 g、五灵脂15 g、赤芍15 g、五加皮12 g、附子12 g、乳香9 g、没药9 g、透骨草30 g、泽泻12 g,25 cm×20 cm 布包打包封口,加热后,外敷于腹部20 min,3 次/d。

生大黄、芒硝、栀子等打磨成粉,葱白汁调成膏,然后摊于20 cm×25 cm 的纱布上,外敷于腹部疼痛部位,1 次/d,保留时间8 h 以上。

3. 针灸 选穴:足三里、上巨虚、三阴交、天枢等穴位针刺治疗。留针时间为30 min,每日2 次。

4. 中药灌肠 大承气汤灌肠,方药:生大黄5 g、芒硝10 g、枳实10 g、厚朴10 g。每剂煎出约150 mL 保留灌肠,药液温度以40 ℃左右为宜,每日一次,共5 d。

对于恶性肠梗阻可选用加味大承气汤灌肠,方药:生大黄10 g、厚朴15 g、枳实12 g、芒硝9 g、半枝莲30 g。恶心、呕吐者加旋覆花、代赭石;腹痛甚者加芍药、甘草、延胡索;腹胀甚者加枳壳、木香。每日灌肠2 次。每次100 ~ 200 mL,保留灌肠,使药液充分吸收。

5. 穴位贴敷 生大黄研磨成粉后调成糊状涂抹于胶布后贴敷于神阙穴。

6. 腹部按摩 提前将小便排空,取仰卧位,双膝屈曲,保持呼吸自然,操作者双手用甘油润滑,左手叠放于右手背上,自患者右下腹开始按摩,按结肠顺时针方向按摩15 次,随后逆时针按摩5 次,再由剑突部直线向下按摩5 次,注意按摩力度由轻至重,逐渐加压,使腹部下陷2 ~ 3 cm。由剑突向下按摩时,注意右手大拇指指腹需紧贴腹部皮肤,适当用力下压,如此作为一个循环,按摩速度略慢,约1 min 为一个循环,再从右下腹开始下一个循环,持续按摩15 min,2 次/d,2 h 后继续开放胃肠减压,连续治疗5 d。

7. 中成药

(1)通便灵胶囊:泻热导滞,润肠通便。用于热结便秘,长期卧床便秘,一时性腹胀便秘,老年习惯性便秘。一次5 ~ 6 粒,一日1 次。

(2)麻仁润肠丸:润肠通便。用于肠胃积热,胸腹胀满,大便秘结。一次1 ~ 2 丸,一日2 次。

(3)大黄蛰虫丸:活血破瘀,通经消癥。适用于痞结型肠梗阻发作期或梗阻缓解后,特别适用于粘连性肠梗阻。一次2 丸,一日2 ~ 3 次。

8. 综合疗法

(1)中药口服+针刺:张娇等应用厚朴三物汤方联合针刺治疗粘连性肠梗阻,中药组成:生白术20 g,厚朴、莱菔子各15 g,生大黄12 g(后下),枳实、砂仁各9 g,川楝子6 g,煎煮200 mL,早晚服用,1 剂/d。气虚者加黄芪、党参各10 g;阴虚者加生地黄、麦冬各10 g;阴虚发热者加青蒿9 g,地骨皮30 g;湿重者加藿香、佩兰各3 g;呕吐剧烈者加旋覆花、半夏各9 g,7 d 为1 个疗程,共治疗2 个疗程。针灸选穴位:百会、印堂、风池、中脘、天枢、子宫、上巨虚、下巨虚、曲泉、三阴交,均取双侧穴位,刺入 2～5 cm,快速捻转进针,每隔 10 min 行针 1 次,得气后留针 30 min,1 次/d,6 次为 1 个疗程,两个疗程之间间隔 1 d,共治疗 2 个疗程。

(2)西医+中药+灌肠:杨大庆等治疗急性粘连性肠梗阻,具体方案如下:西医常规给予禁食或胃肠持续减压、纠正水、电解质和酸碱平衡紊乱、抗感染、低压空气灌肠复位等对症治疗。中药口服予自拟逐瘀复元汤:大黄 10 g,当归 15 g,黄芪 15 g,赤芍 10 g,桃仁 10 g,川芎 5 g,延胡索 10 g,旋覆花 15 g,郁金 10 g,小茴香 5 g,肉桂 5 g,三七 5 g,甘草 5 g。日 1 剂,水煎浓缩 100 mL,早晚各服 1 次。中药灌肠方选择大承气汤:大黄 15 g,厚朴 30 g,枳实 15 g,芒硝 10 g。水煎 200 mL,早晚保留灌肠,5 d 为 1 个疗程,共治疗 2 个疗程。

9. 名医治疗特色

(1)周筱斋教授认为,急性肠梗阻发病较急,病情危重,病情复杂多变。可因热壅、气滞、寒凝、食积、湿阻、血瘀、虫结等多种原因影响大肠的传导功能,浊阴不能下行以致不通则痛。治疗当遵循"六腑以通为用""通则不痛"等原则,采用攻下通腑法。但应根据临床表现,辨证施治。

其一,通腑攻下,当分寒热。急性肠梗阻之腑实证表现以实热结滞、腑气不通为多见,治疗以"三承气汤"为主方,但亦可因素体阴盛或伤于寒、湿、生冷食物等,导致浊音内结,腑气壅塞,表现寒实内结之腑实证。症见卒然腹部冷痛,得温缓解,大便秘结,腹胀如鼓,苔白或白厚腻,脉紧。同一腑实,证有寒、热之别,治疗亦有寒下与温下之异。温下代表方为三物备急丸、大黄附子汤。药用大黄、巴豆、附子、干姜、细辛、肉桂、厚朴、高良姜、荜澄茄、蜀椒。

其二,通降气机,勿忘疏肝。急性肠梗阻,在表现腑实的同时,多见胃、肠气机通降失常,气机闭阻。治疗亦当在通腑的同时,调畅胃肠气机,破滞开闭,使气行腑通。肝主疏泄,人体的气机调畅,脾胃之气的升降,亦有赖于肝气之条达。如若肝气郁结,疏泄失司,木郁土壅,则可导致或加重中焦脾胃气机郁滞,故辨证若属肝郁气滞,胃肠传导失司,两胁胀痛,呕吐酸苦,情志抑郁,脉弦者,治疗应加用疏肝理气之品。肝气疏畅,木达土开,脾胃之气随之通畅。药用柴胡、佛手片、青皮、枸杞、炒枳壳、香附、郁金、川楝子。

其三,消导食滞,须辨何积。急性肠梗阻常为食积内停,滞于中焦,肠胃传导失司,腑气不通。因此治疗通腑的同时,还当审因论治,配合以消导食滞之品。临床上应根据患者伤于何种食物而选用相应药物。如因猪、羊等肉积者,重用山楂、枳实、鸡内金;如因米、麦饮食积者,当用焦谷麦芽;若因面积者,重用莱菔子、神曲;豆制品积者,加用生萝卜汁;食滞加虫积者,重用槟榔、苦楝根皮;小儿或老年人消化不良及杂食乱进、多种食积者,应配合使用多种消导之品。

(2)潘智敏教授在证治肠梗阻方面有独到的经验,认为肠梗阻可分为痞结、瘀结、疽结 3 个阶段。早期为痞结,多为肠腑气机不利,滞塞不通,呈现痛、胀、吐、闭四大症状;中期为瘀结,肠腑瘀血阻滞,痛有定处,胀无休止,甚至瘀积成块或血不归经,导致呕血、便血;后期为疽结,气滞血瘀进一步发展,郁久而化热生火,热与瘀血壅积不散,血肉腐败,热毒炽盛,邪实正虚甚至正不克邪而产生亡阴亡阳之危象。临床上肠梗阻病情复杂,上述三期并非决然分开,往往相互夹杂。但无论痞结、瘀结、疽结其基本病机均表现为腑气不通或闭绝。据其病机潘教授认为治疗当首重理气攻下。理气可重用川朴、枳壳;攻下可重用大黄、芒硝,尤其是大黄的用量,如用量不足,难以取效。整个病程均可兼有热邪,热邪煎熬最易致瘀,热与瘀结,可变生败证,故治疗肠梗阻宜及早使用清热解毒之品,以阻截病情向瘀结、疽结阶段发展。常选用蒲公英、红藤、败酱草、黄柏、黄芩等药以解热邪。另外,肠梗阻早期,痞结实为气滞,气滞日久可致血瘀,而瘀结、疽结本有血瘀,认为瘀阻亦是肠梗阻的基本病理因素之一,故活血化瘀也为常用的治疗方法。及早使用活血化瘀之品,使热无所依,可阻截肠梗阻患者病情向瘀结、疽结阶段发展。另外,老年性肠梗阻病机以正虚为本,腑气不通为标,病机表现为虚、闭。治疗虽在于解决腑实证,但也需兼顾扶正。扶正攻下,标本兼顾。常用中药方如下:生大黄(后下)12~30 g,芒硝 15~30 g,川朴 12~30 g,枳壳 12~30 g,蒲公英 30 g,败酱草 15 g,桃仁 9 g,虎杖根 30 g,杏仁 9 g,郁金 12 g,瓜蒌仁 30 g,炒莱菔子 30 g,大腹皮 12 g。

(3)张圣德先生认为术后粘连性肠梗阻,其治疗应遵循理气活血、清热导滞、通腑散结的原则。擅长运用复元活血汤、木香槟榔丸和枳实导滞丸为辨证论治基本方加减,重点针对气滞血瘀证、饮食积滞证、湿热内蕴证辨证论治。复元活血汤主要针对瘀血(恶血、败血、死血)留于体内,因此腹痛为主选择复元活血汤加减;腹胀为主选择枳实导滞丸加减;呕吐、停止排气排便为主选择木香槟榔丸化裁,胃肠道湿热蕴结为主,以木香、槟榔等行气药配伍大黄、黄连等清湿热泄腑热之品。或者以复元活血汤为基本方分别配伍木香槟榔丸和枳实导滞丸,取两方合方化裁。随证加减:食滞明显加莱菔子、山楂、鸡内金消食化积;气滞痞满加紫苏梗、苏叶、枳壳等理气化湿消胀;呕吐、不排矢气加玄明粉 3~10 g 冲服或者大剂量 20~30 g 配伍大黄 20~30 g 保留灌肠,以求软坚散结通腑之功。

10.专方专药

(1)毛炜用自拟通络解粘汤口服治疗粘连性肠梗阻,方剂组成:红藤、络石藤、忍冬藤、丹参、延胡索、生白芍各 30 g;川楝子 15 g;川芎、地龙、甘草、小茴香、乌药各 10 g;水煎,每次 50 mL 经胃管注入胃内,2 次/d。共治疗 7 d。

(2)刘莹用增液承气汤加减保留灌肠治疗肠梗阻,方药组成:玄参 30 g,麦冬 25 g,生地黄 25 g,大黄 9 g(后下),芒硝 6 g(冲化)。腹胀重者加枳实、厚朴各 6 g,腹痛甚者加甘草、芍药各 6 g。每日 1 剂,水煎 100 mL 共 2 袋,利用直肠给药导管进行直肠保留灌肠,每次保留 2 h 左右,每日2 次。同时给予西医常规保守治疗包括禁食水、持续胃肠减压、生长抑素抑酸护胃、营养支持,抗感染治疗。

(3)通腑清肠汤:乌药、地骷髅各 20 g,延胡索、厚朴、金银花、赤芍、当归各 15 g,葫芦壳、蒲公英各 30 g,炒枳壳、炒枳实各 12 g,炒黄连 6 g。加减:血瘀甚者加丹参 15 g,桃仁 10 g,红花 6 g;痰湿者加半夏、陈皮各 10 g,苍术 15 g;气虚者加党参、黄芪各 20 g;腑实者加生大黄、芒硝各 10 g;阴液亏虚者加太子参 30 g,麦冬、生地各 15 g。每日 1 剂,水煎服。1 周 1 疗程,连续 2 个疗程。

(4)许履和主任医师验方:姜汁炒川连 2 g,姜半夏 6 g,川厚朴 6 g,青、陈皮克,赤苓、白苓各 10 g,广木香 6 g,槟榔 10 g,制香附 15 g,桂杭芍、甘草、姜半夏各 9 g,川椒 3 g,大枣 12 枚。水煎,须频服。配合针刺内关、天枢、足三里、中脘、关元。用途及疗效:用于肠梗阻寒邪内结,腑气不通者。案例服药 5 h 后诸症消失,梗阻解除。

(二)西医治疗

肠梗阻的治疗原则是纠正因肠梗阻引起的全身生理紊乱和解除梗阻。具体治疗方案的确定要以肠梗阻的类型、原因、部位以及患者病情决定。

1.一般治疗

(1)禁食、胃肠减压:减少胃肠道内的气体和液体,降低肠腔内压力,改善肠壁血液循环,减轻腹胀和毒素吸收,有利于改善局部病变和全身情况。

(2)灌肠:是肠梗阻治疗的有效方法,主要用于不完全性肠梗阻,它的作用主要有稀释溶解肠内的粪块,促进排出;通过插管和加压的刺激,促进肠蠕动;灌肠剂润滑肠黏膜,促进排气排便;高压灌肠可使肠套叠复位。也可选择中药灌肠。

(3)纠正水、电解质紊乱和酸碱失衡:应及早给予纠正,早期可给予平衡盐液,根据检查结果补充电解质与酸碱紊乱。根据患者心肺功能,调整输液速度及用量,必要时行尿量监测,在单纯性肠梗阻的晚期或绞窄性肠梗阻,常有大量血浆和血液渗出至肠腔或腹腔,必要时需输血浆或全血。

(4)抗感染:因肠梗阻时肠黏膜屏障功能受损发生肠道细菌移位等情况下,可针对大肠埃希菌和厌氧菌选用抗生素治疗。

(5)对症处理:吸氧、镇静、解痉、营养支持等。需要指出的是如腹痛严重可使用解痉药物如山莨菪碱,麻痹性肠梗阻禁用抗胆碱药物。

2.手术治疗 手术治疗的目的是发现并解决导致梗阻的因素,从而解除肠道的梗阻状态,特别是绞窄状态。根据病因的不同,术式的选择也不相同。

(1)粘连松解术、肠套叠或肠扭转复位术、肠切开取石或蛔虫术可单纯解除梗阻。

(2)肠断切除术:用于肠管肿瘤、炎性肠狭窄、肠壁坏死等应作肠切除。

(3)肠短路吻合术:做梗阻近端与远端肠袢侧一侧吻合术。适用于梗阻原因不能简单解除或不能切除者,如肿瘤广泛浸润、肠粘连成团与周围组织愈合者。

(4)肠造口或肠外置术:适用于全身情况差不允许做复杂手术,又伴急性结、直肠梗阻者,可待二期手术治疗原发病。另可根据情况做腹腔引流,有腹腔内严重感染时(如绞窄性肠梗阻)均应引流。

3.其他治疗 根据肠梗阻的病因可口服或胃肠灌注生植物油、低压空气或钡剂灌肠使肠套叠复位,或经乙状结肠镜插管等方法复位。也可参考以上中医内外治法部分内容。在治疗期间,必须严密观察,如症状、体征不见好转或反有加重,即应手术治疗。

【预后】

肠梗阻患者可通过胃肠减压、灌肠、手术等治疗后,明显改善症状,得到较好的预后,但对于肠道肿瘤患者,应避免其复发。

【健康教育】

1.肠梗阻患者待症状缓解后,可选择进食流质或半流质食物等易消化食物,注意膳食多样化,避免不规律进食、暴饮暴食。可选择一些高优质蛋白、高维生素、清淡易消化的饮食。避免辛辣刺激、生冷的食物,忌饮酒。

2.对于肠梗阻术后的患者应注意伤口情况,保持切口清洁,观察敷料有无渗湿和血迹,及时更换处理;保持大便通畅,尽早下床活动,遵医嘱定期复查。

附:肠梗阻类型

一、粘连性肠梗阻

粘连性肠梗阻是肠梗阻最常见的类型,占肠梗阻的40%～60%。先天性者较少见,可因发育异常或胎粪性腹膜炎所致;后天性者多见,常由于腹腔内手术炎症,创伤、出血、异物等引起,临床上以手术后所致的粘连性肠梗阻为最多。粘连性肠梗阻一般发生在小肠,结肠梗阻少见。粘连的肠梗阻有多种类型包括肠袢粘连成团、腹壁粘着扭转、系膜粘着扭转、粘连系带、粘连内疝、粘连呈角扭转。急性粘连性肠梗阻临床症状主要为小肠机械性梗阻的表现,当粘连性肠梗阻间歇期时并无症状,当合并其他因素则出现症状,比如腹泻炎症加重肠腔狭窄、肠腔内容物过多加剧黏着部锐角使管腔不通、剧烈变动引起扭转等。单纯性肠梗阻可先行保守治疗,绞窄性和完全性则应及时手术治疗。反复发作可根据病情行即期或择期手术。需要指出的是虽然术后仍有可能形成粘连性肠梗阻,但在保守治疗效果不能解除梗阻时,手术仍是有效办法。

腹部手术减少组织损伤,减轻组织炎症反应,有利于减少粘连性肠梗阻的发生。同时可避免一些可避免的因素:清除手套的淀粉、滑石粉,不遗留线头、棉花纤维等异物于腹腔内;不作大块组织结扎,避免组织缺血;注意无菌操作,减少渗出;保护肠浆膜面,防止损伤与干燥;冲洗腹腔内积血、积液,必要时放引流管;及时控制腹腔内炎症,防止炎症扩散;术后早期活动和促进肠功能恢复。

二、肠扭转

肠扭转是一段肠管甚至全部小肠及其系膜沿系膜轴扭转360°~720°,因此,既有肠管的梗阻,更有肠系膜血液循环受阻,是肠梗阻中病情凶险,发展迅速的一类。该病发病急,发展迅速。早期腹痛剧烈且无间隙期,早期即可出现休克,好发于小肠和乙状结肠。及时的手术治疗,可降扭转的肠祥回转复位可降低死亡率。复位后观察肠壁血运,明确有坏死的肠段应予切除。

三、肠套叠

肠的一段套入其相连的肠管腔内称为肠套叠,以小儿最多见,其中以2岁以下者居多。原发性肠套叠绝大部分发生于婴幼儿,主要由于肠蠕动节律紊乱,而肠蠕动节律的失调可能由于食物性质的改变所致。继发性肠套叠多见于成年人,肠腔内或肠壁部器质性病变使肠蠕动节律失调,近段肠管的强力蠕动将病变连同肠管同时送管入远段肠管中。其临床表现主要为腹痛、血便和腹部肿块。腹痛表现为突然发作剧烈的阵发性,病儿阵发哭闹不安,有安静如常的间歇期。伴有呕吐和果酱样血便。腹部触诊常可扪及腊肠形、表面光滑、稍可活动、具有压痛的肿块,常位于脐右上方,而右下腹扪诊有空虚感。随着病程的进展逐步出现腹胀等肠梗阻症状。钡剂胃肠道造影对诊断肠套叠有较高的准确率。慢性复发性肠套叠多见于成人,可能与肠息肉、肿瘤、憩室有关,症状较轻。可应用空气、氧气或钡剂灌肠,不仅是诊断方法,也是有效的治疗办法,适用于回盲型或结肠型的早期。若套叠不能复位,怀疑有肠梗死、全身病情恶化等,及时手术治疗。

第五节　结肠癌

结肠癌(colorectal cancer,CRC)是较为常见的一种疾病,属于胃肠道恶性肿瘤,在全球范围内均属于高发性疾病。它是一种多步骤、多阶段及多基因参与的细胞遗传性疾病,也是最常见的胃肠道恶性肿瘤之一。临床上根据肿瘤的大体形态可将其区分为溃疡型、肿块型、浸润型3型,而根据组织学分类可将其区分腺癌(包括管状腺癌、乳头状腺癌、黏液腺癌、印戒细胞癌)、腺鳞癌和未分化癌。由于结肠癌早期常无特殊症状,病至晚期才会出现排便习惯与粪便性状的改变、腹部包块、腹痛、梗阻症状以及贫血、消瘦、乏力等全身症状的临床表现,因此临床上常出现漏诊误诊。同时由于结肠在解剖及生理功能上的特殊性,结肠癌中发生于不同部位和不同病理类型的肿瘤,其临床表现也会有一定的差异。如升结肠的肠腔较大,则右半结肠癌以隆起型多见,易出现坏死、消化道出血及感染,主要临床表现为腹痛、腹部包块和贫血、消瘦等全身症状;而降结肠的肠腔较小,因此左半结肠癌以浸润型多见,并易引起肠腔狭窄,进而出现排便习惯与粪便性状改变,甚至梗阻症状等临床表现。结肠癌发病大多随着年龄增长而发病率有所提高。据统计,超过75岁的结肠癌(CRC)患者占比近1/3之多。近年来在我国,41~65岁人群中,在北京、广州等部分大城市,根据疾病发展进程来看,CRC很可能超过胃癌等疾病跃升为我国最常见的消化系统恶性肿瘤。据IARC最新发布的统计结果显示,2020年全球新增癌症患者约1 930万,其中大约51.8%患者死亡。并且数据显示,2020年全球新增癌症病例中,乳腺癌以11.7%高发率位居第一,结肠癌(CRC)新增病例则位居全球第三,占约10.0%。而针对致死率方面,肺癌患者生存人数最低,约占总人数的18%,结肠癌(CRC)位居第二,所占人数为9.4%。目前,结肠癌治疗的研究已经不小的成效,晚期结肠癌患者的平均寿命因为新药的出现而得到了明显的延长。随着近年来中医治疗的引入,尤其是中医药的综合性治疗手段,明显提高了结肠癌临床治疗的效果。有大量的研究结果已经证明中医药能够通过调节机体免疫功能、增强化放疗的敏感性、减轻放化疗的不良反应、延缓耐药的发生,以缓解结肠癌患者临床症状、改善患者生存质量、延长其生存期。

结肠癌是现代医学病名,在中医学并无相应的病名,但根据疾病的症状以及疾病发生的体征,中医可将结肠癌归属于"肠风""积聚""脏毒"等疾病范畴,又有将其唤之"肠风下血"等。

【病因病机】

(一)中医病因病机

1.病因 本病的病因较为广泛和复杂,主要为感受外邪营卫阻滞、湿热毒邪蕴结脏腑、饮食不节感受毒邪、劳逸失度湿毒潴留等病因。

2.病位 本病病位在结肠,与脾、胃、肾脏腑功能失调密切相关。

3.病机 中医理论认为结肠癌是一种局部属实、整体属虚的病症。正如《医宗必读·积聚》中说"积之成者,正气不足,而后邪气踞之",结肠癌的发病及转移由气虚所致,尤与脾、胃、肝、肾等脏腑关系密切。结肠癌患者正气本虚,经手术、放化疗等治疗后正气进一步受损,气虚更加明显,可致气机失调、升降失司、固摄失度,令癌毒停留郁结并流窜至他脏,形成他脏转移。研究发现,正气虚衰是大肠癌发生转移的根本原因,气血亏耗,固摄失司,脏腑失养致使癌毒肆意流窜他脏从而产生转移。

中医古籍有"怪病多痰"之说。研究发现"痰"也与结肠癌的转移密切相关。《灵枢·百病始生》篇云:"是故虚邪之中人也……,留著于脉,稽留而不去,息而成积。"与现代医学恶性肿瘤转移理论有着惊人相似之处,可谓异曲同工。肿瘤的浸润、侵袭及转移可能与痰浊流注的特性相关。痰浊内生积聚形成肿瘤,或随气而动,或与他邪相合,或由经脉或由脏腑而周流全身,造成局部或远端的转移。痰分有形之痰和无形之痰,其流动并不受血运、淋巴道及具体脏器的限制,易播散全身。而痰浊质偏稠厚,有黏滞缠绵的特性,易停滞某处形成转移灶,故痰浊流注可能为结肠癌转移的病机。《丹溪心法》曰:"凡人身上、中、下有块者多是痰。"《杂病源流犀烛》云:"痰之为物,流动不测,故其为害,上致巅顶,下至涌泉,随气升降,周身内外皆到,五脏六腑俱有。"《灵枢百病始生》云:"是故虚邪之中人也……留之不去,传舍于肠胃之外,募原之间,留著于脉,稽留不去,息而成积或著孙脉,或著络脉,或著输脉,或著于伏冲之脉,或著于膂筋,或著于肠胃之募原,上连于缓筋,邪气淫佚,不可胜论。"虚邪成积,由此向彼转移,稽留他处。有研究表明,结肠癌的发生始于痰浊内生,而痰、气、火相杂是产生结肠癌的重要病机。另外,有研究学者发现消痰通腑方可抑制结肠癌肝转移,其机制可能与调节结肠癌肝转移组织中 IGF-I、IGF-IR、IGFBP-3 蛋白表达相关。

"毒邪"可分为"内毒"及"外毒",二者均在结肠癌的发病中起到重要作用。"外毒"多属外邪侵入机体郁久成毒或风、寒、暑、湿、燥、火邪气过甚转化为毒;"内毒"主要是指机体阴阳失调,气血及脏腑功能紊乱,正常或异常的代谢产物不能及时清除,郁结、停滞于体内而生内毒。癌毒具有扩散及消耗正气的特点;癌毒积聚体内形成肿瘤,随经络、血脉流注扩散至五脏六腑乃至全身,造成肿瘤的转移,癌毒扩散可能为结肠癌转移的病机。《仁斋直指附遗方》谓:"癌者,上高下深,岩穴之状,颗粒累垂,毒根深藏。"《中藏经》云:"痈疽疮肿之所作也,皆五脏六腑蓄毒之不流则生矣,非独营卫壅塞而发者也。"所言肿瘤之生发乃"脏腑蓄毒"。周仲瑛根据多年的临床经验认为癌病为患必夹毒伤人,首倡"癌毒学说",认为癌毒是在内外多种因素作用下,在人体脏腑功能失调基础上产生的一种对人体有明显伤害性的病邪,其存在是恶性肿瘤形成的先决条件。研究发现,癌毒是恶性肿瘤的致病因素,肿瘤的转移或许是由存于体内的癌毒发生转移所导致的。恶性肿瘤所产生的内源性毒邪是肿瘤转移的中心环节,解毒抗癌是治疗恶性肿瘤的主要方法。

瘀血普遍存在于恶性肿瘤患者中,随肿瘤的病程进展及转移,瘀血将表现得更加突出,如《疡科心得集》中说:"癌瘤者,乃五脏血瘀,浊气痰滞而成。"清代王清任认为:"肚腹结块,必有形之血凝聚。"瘀血阻滞脉络,血行滞涩,淤血不去,新血不生,留瘀日久,局部可形成肿块;随肿瘤的病程进展及转移,瘀血将表现得瘀滞日久,聚而结为癌栓,随血运转移他处形成转移灶。气为血帅,血为气母,血瘀与气郁常相伴相生,若本脏气机失调,癌栓则易随周身气机流动而流窜他脏,继而形成转移,故癌栓瘀滞可能为结肠癌转移的病机。

(二)西医病因及发病机制

目前结肠癌的病因尚未完全清楚,但许多与本病相关的高危因素逐渐被人们熟知,如大量脂肪的摄入、膳食纤维素食物的缺乏以及肥胖、吸烟、饮酒等因素。又如已被公认为癌前病变的家族性腺瘤性息肉病,据统计约有70%的结肠癌是由其恶变而来。除此之外,家族成员中患有遗传性非息肉性结肠癌并携带错配修复基因突变的人群,也被视为结肠癌的高危人群。另有研究表明,溃疡性结肠炎等炎症性肠病及糖尿病、结肠血吸虫病肉芽肿等疾病与结肠癌的发病也有紧密的联系。

结肠癌的发病机制也存在多种学说,其中受到广泛认同便是"腺瘤-癌变"学说。研究表明,从腺瘤到癌的病变过程需要 10~15 年,其中包括多个步骤、不同阶段及多种基因的参与,如原癌基因的激活、抑癌基因的失活、错配修复基因的突变以及部分基因的过度表达等。近年来有研究学者发现 APC 基因的失活导致杂合性缺失,进而启动 APC/β-catenin 信号通路促成腺瘤癌变;另外,有研究学者认为错配修复基因突变会导致基因不稳定,进而引发林奇综合征(Lynch syndrome),即遗传性非息肉性结肠癌。

【临床表现】

本病男女差别不大,但其中结肠癌男性多见,我国结肠癌发病率从 50 岁开始明显上升,75~80 岁间到达高峰,然后缓慢下降。

结肠癌起病隐匿,早起常仅见粪便隐血试验阳性,随后可出现以下临床症状。

1. 排便习惯与粪便性状改变　排便习惯与粪便性状改变常为本病最早出现的症状。它常以血便为突出表现,或有痢疾样脓血便伴里急后重。有时表现为顽固性便秘,大便形状变细。也可以表现为腹泻与糊状大便,或腹泻与便秘交替,粪质无明显变化,多见于右侧结肠癌。

2. 腹痛　多见于右侧结肠癌。表现为右侧腹部钝痛,或同时涉及右侧上腹部、中上腹部。因病变是胃结肠疼痛增加,可出现餐后腹痛。结肠癌并发肠梗阻时腹痛加重或阵发性绞痛。

3. 腹部肿块　表现为结肠癌中晚期,其位置则取决于癌肿的部位。

4. 直肠肿块　多数直肠癌患者经指检可以发现直肠肿块。质地坚硬。表面呈结节状,有肠腔狭窄,指检后进指套上有血性黏液。

5. 全身情况　部分患者还会出现贫血、低热,多见于右侧结肠癌。晚期患者有进行性消瘦、恶病质、腹水等。

右侧结肠癌以全身症状、贫血和腹部肿块为主要表现;左侧结肠癌则以便血、腹泻、便秘和肠梗阻等症状为主。并发症见于晚期,主要有肠梗阻、肠出血及癌肿腹腔转移引起的相关并发症。左侧结肠癌有时会以急性完全性肠梗阻为首次就诊原因。

【实验室及其他检查】

1. 粪便隐血　粪便隐血试验对本病的诊断虽无特异性,亦非确诊手段,但方法简单易行,可作为普查筛检或早期诊断的线索。

2. 结肠镜　对结肠癌具有确诊价值。通过结肠镜能直接观察全结直肠的肠壁、肠腔的改变,并确定肿瘤的部位、大小,初步判断浸润范围,取活检可获确诊。早期结直肠癌的内镜下形态分为隆起型和平坦型。

结肠镜下黏膜染色技术可显著提高微小病变尤其是平坦型病变的发现率。采用染色放大结肠镜技术结合腺管开口分型有助于判断病变性质和浸润深度。超声内镜技术有助于判断结直肠癌的浸润深度,对结直肠癌的 T 分期准确性较高,有助于判定是否适合内镜下治疗。

3. X 线钡剂灌肠　临床上可采用钡灌肠气钡双重对比造影分析用于结直肠肿瘤的辅助检查,但其诊断价值不如内镜。可发现充盈缺损、肠腔狭窄、黏膜皱襞破坏等征象,显示癌肿部位和范围。对结肠镜检查因肠腔狭窄等原因未能继续进镜者,钡剂灌肠有助于对肠镜未及肠段的检查。

4. CT 结肠成像　CT 结肠成像主要用于了解结肠癌肠外浸润及转移情况,有助于进行临床病理分期,以制定治疗方案,对术后随访亦有价值。但对早期诊断价值有限,且不能对病变活检,对细小或扁平病变存在假阴性,因粪便可出现假阳性等。

5. 肿瘤抗原标志物血清检测　结肠癌的血清学诊断尚不具备灵敏和特异性,CEA 和 CA125、CA19-9 等传统肿瘤抗原标志物的血清学检测,可能对结肠癌手术效果判断与术后复发的监视有一定作用价值。

【诊断与鉴别诊断】

(一)诊断

诊断主要通过结肠镜以及黏膜活检来确定。对高危患者出现排便习惯与粪便性状改变、腹痛、贫血等,应及时进行结肠镜检查。

1. 临床表现　早期结肠癌可无明显症状,病情发展到一定程度可出现下列症状:排便习惯改变、大便性状改变(变细、血便、黏液便等)、腹痛或腹部不适、腹部肿块、肠梗阻相关症状、全身症状如贫血、消瘦、乏力、低热等。

2. 疾病史和家族史　结肠癌发病可能与以下疾病相关:溃疡性结肠炎、结肠息肉、克罗恩病、血吸虫病、家族性腺瘤性息肉病等。

3. 体格检查　腹部视诊和触诊,检查有无肠型、肠蠕动波,腹部是否可触及肿块;腹部叩诊及听诊,了解有无移动性浊音及肠鸣音异常。检查全身浅表淋巴结特别是腹股沟及锁骨上淋巴结的情况。

4. 实验室检查　血常规、尿常规、大便常规、大便隐血试验、电解质及肝肾功能、外周血 CEA、CA19-9,有肝转移患者建议检测 AFP;疑有腹膜、卵巢转移患者建议检测 CA125。

5. 内镜检查　疑似结肠癌患者均推荐全结肠镜检查,结肠镜提示占位或溃疡,同时对可疑病变行病理学活组织检查提示结肠癌。

6. 影像学检查　推荐行全腹+盆腔 CT(平扫+增强)扫描,可以兼顾肿瘤本身及转移瘤好发部位肝脏。影像科医师需评价结肠癌 TNM 分期及有无壁外血管侵犯。其他远处转移瘤如肺转移瘤的筛查,推荐行胸部 CT 检查;PECT 有助于筛查全身转移瘤。

7. 组织病理学检查　活检病理学报告是结肠癌的治疗依据。活检诊断为浸润性癌的病例进行规范性结直肠癌治疗。推荐对所有结肠癌患者进行错配修复蛋白表达或微卫星不稳定检测,用于遗传性非息肉病性结肠癌筛查、预后分层及指导免疫治疗等。

8.开腹或腹腔镜探查术　以下情况,建议行开腹或腹腔镜探查术。①经过各种诊断手段尚不能明确诊断且高度怀疑结肠肿瘤。②出现肠梗阻,保守治疗无效。③可疑出现肠穿孔。④保守治疗无效的下消化道大出血。

（二）鉴别诊断

1.与克罗恩病鉴别　克罗恩病一般起病多隐匿,从发病早期症状出现至确诊往往需要数月至数年。病程呈慢性、长短不等的活动期与缓解期交替,有终生复发倾向。少数急性起病,可表现急腹症,如急性阑尾炎或者急性肠梗阻。腹痛、腹泻及体重下降三大症状是本病的主要临床症状。但本病的临床表现复杂多变,这与疾病的临床类型、病变部位、病期以及并发症有关。

2.与溃疡性结肠炎鉴别　溃疡性结肠炎的主要临床症状为反复发作的腹泻、黏液脓血便及腹痛。起病多为亚急性,少数急性起病。病程呈慢性经过,发作与缓解交替,少数症状持续并逐渐进行性加重。病程轻重与病变范围、临床分型及病期等有关。

3.与肠结核鉴别　肠结核一般见于中青年人,女性稍多于男性,比例约为1.85∶1。当有以下几点方可与CRC鉴别:①中青年患者有肠外结核,主要为肺结核。②有腹痛、腹痛、便秘等消化道症状;右下腹压痛、腹部包块或原因不明的肠梗阻;伴有发热、盗汗等结核毒血症状。③X线钡剂检查发现跳跃征、溃疡、肠管变形和肠腔狭窄等征象。④结肠镜检查发现主要位于回盲部的炎症、溃疡、炎症息肉或肠管狭窄。⑤结肠菌素试验呈强阳性或T-SPOT阳性。如病理活检发现干酪性肉芽肿,具有确诊意义;活检组织中找到抗酸杆菌有助于临床诊断。对高度怀疑肠结核的病例,如抗核治疗数周内(2～6周)症状明显改善,2～3个月后肠镜检查病变明显改善或好转,可做出肠结核的临床诊断。

【治疗】

（一）中医治疗

1.中医辨证论治

（1）肠风虚寒型

[主症]颜面萎黄,食欲缺乏,体乏无力,大便下血,少腹时有隐痛,大便时干时稀,次数时多时少,脉沉细,舌质胖淡,苔薄白。

[治法]健脾益气、温中止血。

[方药]香砂六君子汤、黄土汤、附子理中汤加味。

[药物]党参10 g,白术10 g,茯苓12 g,甘草6 g,干姜6 g,附片6 g,黄连3 g,黄芩10 g,黄柏10 g,白术10 g,阿胶10 g(烊化),虎杖10 g,蒲公英20 g,生薏苡仁25 g,红枣4枚,木香10 g。

加减:伴恶心呕吐者,加生代赭石30 g;伴明显腹痛者,加延胡索10 g、川楝子10 g。水煎服,每日1剂。适应早期大肠癌患者。

（2）肠风夹热型

[主症]消瘦,衰竭,贫血,乏力,发热身困,脐周及少腹阵阵作痛,大便每日3～4次,里急后重,黏液血便或下血,排便不畅,舌质红,苔黄腻,脉滑数而无力。

[治法]清热燥湿、行气止痛。

[方药]芍药汤、佛平汤、黄连泻心汤加味。

[药物]当归10 g,苍术9 g,枳壳10 g,黄芩10 g,黄连6 g,厚朴10 g,槟榔10 g,生黄芪30 g,木香6 g,川芎6 g,生薏苡仁30 g,陈皮10 g,防风12 g,甘草6 g。

加减:纳呆,加焦三仙各9 g;腹痛著,加延胡索10 g、川楝子10 g;乏力甚者,加太子参30 g。水煎服,每日1剂。

(3)脏毒积聚型

[主症]腹满肛门重坠,腹部可触及明显之包块,患者已呈恶病质,行动困难,腹痛腹泻,黏液血便或便血,一部分患者腹胀难忍,有肠梗阻表现;一部分患者高热不退;一部分患者全身淋巴结肿大,肝大,舌红苔黄腻,脉滑数中空。

[治法]清热泻火、解毒逐瘀。

[方药]二白饮加味、白花蛇舌草汤、抗癌五味消毒饮,小承气加味。

[药物]白花蛇舌草30 g,半枝莲30 g,草河车15 g,冬瓜子15 g,槐花15 g,山慈菇15 g,白术20 g,莪术10 g,女贞子15 g,旱莲草15 g,生薏苡仁60 g,丹参15 g,蒲公英15 g,败酱草15 g,紫花地丁15 g,乌药10 g,水蛭3 g。水煎服,每日1剂。此型患者已属大肠癌晚期,大多合并远端脏器及淋巴结转移。

(4)湿热蕴结型

[主症]腹胀腹痛,大便溏薄,黏液血便,纳少,里急后重,舌苔黄腻,脉滑数。

[治法]清热化湿。

[方药]葛根芩连汤加减。

[药物]葛根、黄连、黄芩、厚朴、鸡内金、薏苡仁。

加减:湿盛加马齿苋、虎杖清热利湿;便脓血者加白头翁、地榆、槐花清热止血;腹泻次数多加芡实、莲子利湿止泻;里急后重加枳实破气除胀,腹胀腹痛加延胡索、瓜蒌、香附行气止痛。

(5)瘀毒内结型

[主症]腹部满闷,刺痛,口干,发热,便下脓血,里急后重,舌质紫黯,苔薄黄,脉细涩或弦数。

[治法]行气活血,化瘀解毒。

[方药]膈下逐瘀汤加减。

[药物]川芎、当归、赤芍、丹皮清、桃仁、红花、乌药、香附、延胡索、枳壳。

加减:如腹部肿块疼痛加夏枯草、海藻、昆布;便血不止,去桃仁、红花,加地榆炭;里急后重加黄柏、黄连、秦皮、赤芍、木香;腹腔化疗后燥屎内结致腑气不通,必先通利六腑,使邪有出路,常合木香槟榔丸治疗。

(6)脾胃虚弱型

[主症]大便时溏时泻,稍进油腻之物则大便次数增多,水谷不化兼有黏液,肢倦乏力,面色萎黄,舌淡,苔白脉细弱。

[治法]健脾理气。

[方药]香砂六君子汤加减。

[药物]白术、茯苓、陈皮、半夏、木香、砂仁。

加减:如兼血虚者加炒白芍、全当归;畏寒肢冷加补骨脂、杜仲;肛门下坠加葛根、升麻、黄芪;汗出加生晒参、麻黄根、糯稻根、生牡蛎益气健脾止汗。

(7)脾肾阳虚型

[主症]大晨起腹痛肠鸣,腹泻,泻后则安,腰酸膝软,形寒肢冷,舌淡苔白,脉沉细。

[治法]温肾固肠。

[方药]四神丸加减。

[药物]补骨脂、赤石脂、肉蔻、诃子、干姜、吴茱萸、肉桂、五味子。

加减:晨大便频加益智仁、黄芪、升麻、禹余粮。

(8)肝肾阴虚型

[主症]下痢频数,消瘦,五心烦热,头晕耳鸣,恶心呕吐,口干溺赤。舌红少苔,脉弦细。

[治法]滋阴益肾、降火解毒。

[方药]知柏地黄丸加减。

[药物]熟地黄、知母、黄柏、山萸肉、干山药、泽泻、牡丹皮、茯苓。

加减:放、化疗后,阴虚火旺,加沙参、麦冬、白芍、枸杞、五味子,稍佐陈皮使补而不滞;解毒加栀子、大黄、银花、蒲公英、红花、苦参。

2.常用中成药

(1)华蟾素胶囊:益气养阴,清热解毒,活血化瘀,软坚散结。用于气阴两虚所致的头晕乏力、自汗盗汗、少气懒言、手足心发热、小便短赤、便秘。

(2)复方斑蝥胶囊:健脾益气,生津养血,消瘀散结。用于晚期结肠癌所致的腹痛、周身乏力、便血。

(3)平消胶囊:扶正祛邪,补虚止痛,散结消痞。用于正气先虚,留滞客邪,气滞血瘀,邪毒积聚成块所致的腹胀、腹痛、气短乏力。

3.中医外治

(1)针灸疗法:针灸是祖国传统医学中重要的一部分,具有疏经通络、调和阴阳、扶正祛邪的作用。近年来国内外研究发现,针灸治疗在结肠癌疼痛、术后并发症、放化疗不良反应的治疗中也取得了不错的疗效。常用的针刺治疗穴位:针刺穴位足三里、大椎、血海、关元、天枢等,采用补泻结合手法,1 次/d,15 ~ 30 min/次。用于提高血小板数目及机体免疫力,减轻化疗反应,维持化疗顺利进行;或用毫针针刺足三里、血海、膈俞、三阴交、中脘、胃俞、脾俞,行泻法,得气后留针 20 ~ 30 min,1 次/d,10 次为 1 疗程,用于大肠癌化疗后的辅助治疗。

(2)中药灌肠:中药灌肠是中医治疗大肠癌有效治法之一。在一般性治疗的基础上,采用中药内服和保留灌肠同步治疗。基本方剂:大黄 15 g、川朴 20 g、枳实 15 g、芒硝 15、炒莱菔子 25 g、桃仁 15 g、赤芍 15 g、黄芪 30 g。每天一剂,上下午常法煮煎,各取 100 ~ 150 mL 灌肠,剩余药液内服或胃管注入,夹管 2 ~ 3 h。

(3)中药外敷治疗:中药外敷是将特制药物敷于相应穴位或病变部位以发挥局部治疗作用。查阅文献总结张东岳教授治疗大肠癌的经验,治疗过程中内服与外敷并举。外敷疗法:早期大肠癌患者每日 1 次敷二味拔毒膏(雄黄 15 g,枯矾 10 g,冰片 1.5 g,研细后茶汁调匀);中期大肠癌患者每日 1 次敷二味拔毒散加皮癌散(红砒 21 g,指甲 3 g,头发 10 g,大枣 20 g;取发面头包裹以上诸药,烧炭后研末),癌肿破溃者用药面干撒,未溃者凡士林调敷;晚期大肠癌患者每日 1 次敷二味拔毒散加艾粉散,视癌肿情况干撒或调敷。

(4)中药药浴治疗:中药药浴可起到疏经通络,促进气血运行以改善局部及全身症状的作用。研究发现,采用清热止疡汤坐浴(药物组成:黄柏,蒲公英,苦参,没药,大黄,紫花地丁,乳香,五倍子,槐花,地榆等),药物水煎后每日 2 次坐浴,对于大肠癌术后吻合口炎患者有较显著的效果。

(二)西医治疗

结肠癌(CRC)的治疗主要针对其发病机制,治疗关键在于早期发现与早期诊断,以利于根治疾病。CRC 的治疗分为以下几大部分:一般治疗包括生活方式的改变、药物治疗、结肠镜下治疗、手术治疗、化疗及放射治疗等。治疗目标为缓解临床症状,提高患者生活质量,树立患者信心,预防复发和并发症。

1.手术治疗 外科手术治疗仍是结肠癌最主要的治疗方式,根据患者病情及肿瘤的病理分期可以选择根治性手术或姑息性手术。结肠癌根治性手术要求整块切除肿瘤及其远、近两端 10 cm 以上的肠管,并包括其肠系膜和区域淋巴结,常用术式包括右半结肠切除术、横结肠切除术、左半结肠癌切除术、乙状结肠切除术。若结肠癌并发急性梗阻,则应以实施胃肠减压,纠正水、电解质紊乱以及酸碱失衡等为首要治疗原则,待生命体征平稳后,再评估能否行根治术。若患者已发生局部广泛性浸润或远处多脏器转移,抑或是患者身体无法耐受根治手术时,则应行姑息性手术,切除原发肿块,在保证患者生活质量的情况下尽量延长其生存期。现如今,随着微创理念的不断深入人心以及腹腔镜手术技术的不断成熟,腹腔镜取代传统开腹在结肠癌的手术治疗中运用也越来越广泛,研究表明,腹腔镜手术相比于开腹手术具有手术损伤小,免疫损伤小,术中出血量小,术后粘连小及术后恢复快等优势。

2.化学疗法　结肠癌对化疗一般不敏感,早期结肠癌根治后一般不需要化疗。但是作为一种辅助疗法,常在术后应用。由于早期结肠癌存在临床症状不明显,漏诊误诊率高等问题,导致大部分结肠癌患者在中晚期才得到确诊,此时单纯手术治疗不能保证根除结肠肿瘤,而适宜的化学治疗可以抑制术后残留的肿瘤细胞,并预防肿瘤的复发与转移,有效提高患者生存获益率。据指南推荐,Ⅰ期和Ⅱ期低危的患者术后不需要进行化学治疗;Ⅱ期普危的患者术后应行氟尿嘧啶单药化疗;Ⅱ期高危和Ⅲ期患者术后应行联合化疗方案如 mFOLFOX6(奥沙利铂+亚叶酸钙+氟尿嘧啶)或 CapeOx(奥沙利铂+卡培他滨)方案;Ⅳ期患者则应先行新辅助化疗如 mFOLFOX6、CapeOx 及 FOLFIRI(伊立替康+亚叶酸钙+氟尿嘧啶)方案,再综合考虑能否行根治性手术或姑息性手术。

3.放射治疗　用于结肠癌,术前放疗可提高手术切除率和降低术后复发率;术后放疗仅用于手术未达根治或术后局部复发者,其主要并发症为放射性结肠炎。

4.分子靶向治疗　随着分子生物学技术的发展,靶向治疗在晚期结肠癌治疗中也显现较好的疗效,对患者病情恶变有一定的抑制作用。

5.结肠镜治疗　结肠腺瘤癌变和黏膜内的早期癌变可经结肠镜用高凝电凝切除、黏膜切除术或黏膜剥离术,回收切除后的病变组织做病理检查,如果癌未累及基底部则可认为治疗完成;如果累及根部,需要追加手术,彻底切除有癌组织的部分。

【预后】

本病预后取决于早期诊断与手术根治。

【健康教育】

结肠癌具有明确的癌前疾病,而且发展到中晚期癌有相对较长时间,为我们有效预防提供了机会。

首先,针对高危人群要开展筛查工作,及早发现癌前疾病。包括通过问卷调查和粪便隐血试验等将高危者从一般人群中区分开来再做进一步诊断。肛门指诊、乙状结肠镜以及全结肠镜检查等非常重要。

其次,无论是针对腺瘤的一级预防和腺瘤内镜下摘除后的二级预防,均应注意以下几点:①体育锻炼和改善饮食结构,增加膳食纤维的摄入;②适当补充维生素和戒烟;③结肠肿瘤的高危人群超过50岁,特别是男性、有结肠肿瘤或其他癌家族病史、吸烟者、超重或有胆囊手术史、血吸虫病史等,可考虑应用包括阿司匹林等在内的非甾体抗炎药物(NSAID)和选择性环氧合酶-2 抑制剂进行预防,但长期使用应避免其不良反应;④结肠镜下摘除结肠腺瘤可预防结肠癌的发生,内镜术后仍需要视患者情况定期复查肠镜,以及时切除再发腺瘤。

第六节　肠结核

肠结核(intestinal tuberculosis,ITB)是结核分枝杆菌(Mycobacteriu m tuberculosis,MTB)引起的

肠道慢性特异性感染,常继发于肺结核,是腹部结核中最常见的一种。ITB 的感染途径多样,常因患开放性肺结核或喉结核患者吞咽下含有 MTB 的痰液引起,也可由血源性及邻近组织感染。肠结核85%~90%位于回盲部,即位于回盲瓣及其相邻的回肠和结肠,其他部位依次为升结肠、空肠、横结肠、降结肠、阑尾、十二指肠和乙状结肠等,偶见胃和食管结核。肠结核依据其病理形态分为 3 型:①溃疡型,约占60%,容易发生慢性肠穿孔,病变处大量纤维组织增生和瘢痕形成可导致肠管变形和狭窄,影像学检查或肠镜检查显示以病变处见溃疡;②增生型,约占10%,表现为肠壁增厚、管腔狭窄,易引起肠梗阻;③混合型,约占30%,兼有溃疡和增生两种病变并存,在临床上也较为多见。

根据肠结核的常见临床表现腹痛、腹泻、右下腹包块,中医认为应属中医"腹痛""泄泻""积聚"等范畴。

【病因病机】

(一)中医病因病机

1.病因　本病多由肺痨未及时治愈"痨虫"侵及肠道,或饮食不洁,起居不慎,痨虫乘虚而入肠道,导致肠道气机阻滞,不通则痛,痨虫蚀伤肠道,肠道传导失司,而致泄泻。久病不愈,久而成积,而成肠中积聚,且耗伤人体气血,而致阴阳两虚。

2.病位　在大肠,与肺、脾、肾等脏腑功能失调密切相关。

3.病机　中医上认为肠结核是一种本虚标实证,主要是由于患者的脾胃气虚,邪毒入侵引起的。脾胃为后天之本、气血生化之源,脾胃弱则饮食运化不利,水湿内生、气滞血瘀,容易导致脘痛、便秘,久而久之则脾阳亏虚、机体失养。其病理产物肿块是因气血受阻与毒邪互结积聚而成。气滞血瘀致肠内痰湿积聚,邪盛则腹泻,聚久而化热,致肠道失润,大便干结。湿热之邪相互为害,导致肠道的排泄功能失调,因而出现腹痛、腹胀等症状。

(二)西医病因及发病机制

90%以上的肠结核主要由人型结核分枝杆菌引起,多因患开放性肺结核或喉结核而吞下含菌痰液或常与开放性肺结核患者共餐而忽视餐具消毒等而被感染。该菌为抗酸菌,很少受胃酸影响,可顺利进入肠道后多在回盲部引起病变。这是因为:①含结核分枝杆菌的肠内容物在回盲部停留较久,增加了局部黏膜的感染机会;②该菌易侵犯淋巴组织,而回盲部富有淋巴组织。

少数因饮用未经消毒的带菌牛奶或乳制品而发生牛型结核分枝杆菌肠结核。此外,本病也可由血行播散引起,见于粟粒性肺结核;或由腹(盆)腔内结核病灶直接蔓延引起。

【临床表现】

1.腹痛　多位于右下腹或脐周,间歇发作,餐后加重,常伴腹鸣,排便或肛门排气后缓解。其发生可能与进餐引起胃肠反射或肠内容物通过炎症、狭窄肠段,引起局部肠痉挛或加重肠梗阻有关。腹部可有压痛,多位于右下腹。

2.大便习惯改变　溃疡型肠结核常伴腹泻,粪便呈糊样,多无脓血,不伴里急后重。有时腹泻与便秘交替。增生型肠结核以便秘为主。

3.腹部肿块　多位于右下腹,质中、较固定、轻至中度压痛。多见于增生型肠结核;而溃疡型者亦可因病变肠段和周围肠段、肠系膜淋巴结粘连形成腹块。

4.全身症状和肠外结核表现　结核毒血症状多见于溃疡型肠结核,为长期不规则低热、盗汗、消瘦、贫血和乏力,如同时有活动性肠外结核也可呈弛张热或稽留热。增生型者全身情况一般较好,无明显结核毒血症状。

并发症见于晚期患者,以肠梗阻及合并结核性腹膜炎多见,瘘管、腹腔脓肿、肠出血少见。

【实验室及其他检查】

1.实验室检查 红细胞沉降率多明显增快,可作为估计结核病活动程度的指标之一。粪便中可见少量脓细胞与红细胞。结核菌素试验呈强阳性或结核感染 T 细胞斑点试验(T-SPOT)阳性均有助本病的诊断。

2.X 线钡剂灌肠 溃疡型肠结核,钡剂于病变肠段呈现激惹征象,排空很快,充盈不佳,而在病变的上、下肠段则钡剂充盈良好,称为 X 线钡剂激惹征。增生型者肠黏膜呈结节状改变,肠腔变窄、肠段缩短变形、回肠和盲肠的正常角度消失。

3.结肠镜 内镜下见回官部等处黏膜充血、水肿,溃疡形成,大小及形态各异的炎症息肉,肠腔变窄等。病灶处活检,发现肉芽肿、干酪坏死或抗酸杆菌时,可以确诊。

【诊断与鉴别诊断】

(一)诊断

以下情况应考虑本病:①中青年患者有肠外结核,主要是肺结核;②有腹痛、腹泻、便秘等消化道症状,右下腹压痛、腹块或原因不明的肠梗阻,伴有发热、盗汗等结核毒血症状;③X 线钡剂检查发现跳跃征、溃疡、肠管变形和肠腔狭窄等征象;④结肠镜检查发现主要位于回盲部的炎症、溃疡、炎症息肉或肠腔狭窄;⑤结核菌素试验强阳性或 T-SPOT 阳性。如病理活检发现干酪性肉芽肿,具确诊意义;活检组织中找到抗酸杆菌有助诊断。对高度怀疑肠结核的病例,如抗结核治疗数周内(2~6 周)症状明显改善,2~3 个月后肠镜检查病变明显改善或好转,可做出肠结核的临床诊断。

(二)鉴别诊断

1.与克罗恩病鉴别

(1)临床表现及发病部位的区别:从临床表现来看,肠结核多继发于肺结核,可出现结核中毒症状,PPD 试验呈强阳性;而克罗恩病一般不出现中毒症状,PPD 试验呈阴性,克罗恩病患者在活动期会出现发热、贫血、腹泻等非特异性的全身症状,多伴有肛周病史。

克罗恩病好发于回肠及右半结肠,病变呈节段性、跳跃性是其特点,易发生窦道及肠梗阻;肠结核亦好发于回盲部回肠及胃等,亦有跳跃性征象,可造成肠瘘。

(2)影像学鉴别:克罗恩病腹部 CT 主要表现为节段性肠壁增厚,一般厚度在 15 mm 以内,急性期肠壁可显示分层现象,表现为靶征或双晕征,低密度环为黏膜下组织水肿所致,增强扫描时处于炎症活动期的黏膜和浆膜可强化;慢性期可表现为肠腔狭窄。

肠结核腹部 CT 检查主要表现为回盲部肠壁向心性增厚,偶见盲肠内侧壁不对称性增厚;CT 增强扫描可显示分层现象,这与克罗恩病的影像学表现相类似。但肠结核邻近肠系膜处可能存在淋巴结肿大伴中心低密度灶(提示干酪样液化)。存在结核性腹膜炎时表现为中少量腹水,小肠常互相粘连,壁腹膜增厚呈线带状并有强化。

(3)肠腔内黏膜溃疡在 ITB 与克罗恩病的影像学及纤维肠镜下表现:克罗恩病为多发纵横交错的线形溃疡,以纵行溃疡为特点;肠结核则以横行的、全周性的带状溃疡和星状溃疡为特点。克罗恩病溃疡易穿透肠壁形成瘘管、肠管外炎性肿块和脓肿,而肠结核这些并发症有个案。

(4)病理表现的不同:克罗恩病与肠结核鉴别困难时需依靠病理检查,克罗恩病组织病理观察无干酪样病变,而肠结核可出现干酪样病变。

2.与右侧结肠癌鉴别 本病比肠结核发病年龄大,一般无结核毒血症表现。结肠镜检查及活检较易确诊。

3.与阿米巴病或血吸虫病性肉芽肿鉴别 既往有相应感染史,脓血便常见,粪便常规或孵化检查可发现有关病原体。结肠镜检查多有助鉴别诊断,相应特效治疗有效。

4.与其他疾病鉴别 应注意与肠恶性淋巴瘤、伤寒、肠放线菌病等鉴别。

【治疗】

(一)中医治疗

1.中医辨证论治 传统医学以"补虚培元,抗痨杀虫"为基本治疗原则。中医内科学将其证型分为以下几种。

(1)脾肾虚寒证

[主症]胃痛隐隐,绵绵不休,冷痛不适,喜温喜按,空腹痛甚,得食则缓,劳累或食冷或受凉后疼痛发作或加重,泛吐清水,食少,神疲乏力,手足不温,大便溏薄,舌淡苔白,脉虚弱。

[治法]健脾补肾。

[方药]参苓白术散合四神丸配合百部等杀虫药加减。

[药物]人参、白术、茯苓、山药、莲子肉、白扁豆、薏苡仁、砂仁、桔梗、炒甘草、肉豆蔻、补骨脂、五味子、吴茱萸、大枣、百部。

(2)中气下陷证

[主症]饮食减少,体倦肢乏,少气懒言,面色萎黄,头晕眼花,大便稀溏,舌质淡,脉虚,以及脱肛、子宫脱垂、久泻久痢、阴挺等。伴有头晕目眩,肢体困重倦怠,声低懒言。

[治法]补中益气。

[方药]补中益气汤合杀虫药加减。

[药物]黄芪、人参、白术、炙甘草、当归、陈皮、升麻、柴胡、生姜、大枣。

(3)阴阳两虚证

[主症]少气无力,消瘦面黄,声暗音哑,潮热盗汗,骨蒸痨热,泄溏便急,痰白沫状或血痰,心悸气短,寡言少欲,纳果,自汗,滑精,闭经,苔黄燥,脉微细或虚大无力。

[治法]扶阳益阴。

[方药]桂枝龙骨牡蛎汤加味合杀虫药。

[药物]桂枝、芍药、生姜、甘草、大枣、龙骨、牡蛎。

(4)瘀血内结证

[主症]腹部积块明显,质地较硬,固定不移,隐痛或刺痛,形体消瘦,纳谷减少,面色晦暗黧黑,面颈胸臂或有血痣赤缕,女子可见月事不干,舌质紫或有瘀斑瘀点,脉细涩等。

[治法]活血化瘀,软坚消积。

[方药]少腹逐瘀汤合杀虫药加减。

[药物]小茴香、干姜、延胡索、没药、当归、川芎、官桂、赤芍、蒲黄、五灵脂。

2.常用中成药

(1)补中益气汤:补中益气,升举阳气。可显著提高临床有效率,患者临床症状明显减轻,安全性好。

(2)参苓白术散:益气健脾、补阳益阴。可有效地改善患者的肠道黏膜屏障功能,减轻肠道炎症损伤,效果显著,安全性高。

(3)抗痨丸:活血止血,散瘀生新,祛痰止咳。用于浸润型肺结核,痰中带血。

(4)羊胆丸:止咳化痰,止血。用于痰火咳嗽,痰中带血,百日咳。

(二)西医治疗

治疗目的是消除症状、改善全身情况、促使病灶愈合及防治并发症。强调早期治疗,因为肠结核早期病变是可逆的。

1.抗结核化学药物治疗 是本病治疗的关键。常用的抗结核病药物如下。

(1)异烟肼:异烟肼(isoniazid,INH,H)是单一抗结核药物中杀菌力,特别是早期杀菌力最强者。INH 对巨噬细胞内外的结核分枝杆菌均具有杀菌作用。最低抑菌浓度为 $0.025 \sim 0.05$ μg/mL。口服后迅速吸收,血中药物浓度可达最低抑菌浓度的 $20 \sim 100$ 倍。脑脊液中药物浓度也很高。用药后经乙酰化而灭活,乙酰化的速度决定于遗传因素。成人剂量每日 300 mg,顿服;儿童为每日 $5 \sim 10$ mg/kg,最大剂量每日不超过 300 mg。结核性脑膜炎和血行播散型肺结核的用药剂量可加大,儿童 $20 \sim 30$ mg/kg,成人 $10 \sim 20$ mg/kg。偶可发生药物性肝炎,肝功能异常者慎用,需注意观察。如果发生周围神经炎可服用维生素 B_6(吡哆醇)。

(2)利福平:利福平(rifampicin,RFP,R)最低抑菌浓度为 $0.06 \sim 0.25$ μg/mL,对巨噬细胞内外的结核分枝杆菌均有快速杀菌作用,特别是对 C 菌群有独特的杀菌作用。INH 与 RFP 联用可显著缩短疗程。口服 $1 \sim 2$ h 后达血高峰浓度,半衰期为 $3 \sim 8$ h,有效血浓度可持续 $6 \sim 12$ h,药量加大持续时间更长。口服后药物集中在肝脏,主要经胆汁排泄,胆汁药物浓度可达 200 μg/mL。未经变化的药物可再经肠吸收,形成肠肝循环,能保持较长时间的高峰血浓度,故推荐早晨空腹或早饭前半小时服用。利福平及其代谢物为橘红色,服后大小便、眼泪等为橘红色。成人剂量为每日 $8 \sim 10$ mg/kg,体重在 50 kg 及以下者为 450 mg,50 kg 以上者为 600 mg,顿服。儿童每日 $10 \sim 20$ mg/kg。间歇用药为 $600 \sim 900$ mg,每周 2 次或 3 次。用药后如出现一过性转氨酶上升可继续用药,加保肝治疗观察,如出现黄疸应立即停药。流感样症状、皮肤综合征、血小板减少多在间歇疗法出现。妊娠 3 个月以内者忌用,超过 3 个月者要慎用。其他常用利福霉素类药物有利福喷丁(rifapentine,RFT),该药血清峰浓度(C_{max})和半衰期分别为 $10 \sim 30$ μg/mL 和 $12 \sim 15$ h。RFT 的最低抑菌浓度为 $0.015 \sim 0.06$ μg/mL,比 RFP 低很多。上述特点说明 RFT 适于间歇使用。使用剂量为 $450 \sim 600$ mg,每周 2 次。RFT 与 RFP 之间完全交叉耐药。

(3)吡嗪酰胺:吡嗪酰胺(pyrazinamide,PZA,Z)具有独特的杀菌作用,主要是杀灭巨噬细胞内酸性环境中的 B 菌群。在 6 个月标准短程化疗中,PZA 与 INH 和 RFP 联合用药是 3 个不可缺的重要药物。对于新发现初治涂阳患者 PZA 仅在头两个月使用,因为使用 2 个月的效果与使用 4 个月和 6 个月的效果相似。成人用药为 1.5 g/d,每周 3 次用药为 $1.5 \sim 2.0$ g/d,儿童每日为 $30 \sim 40$ mg/kg。常见不良反应为高尿酸血症、肝损害、食欲缺乏、关节痛和恶心。

(4)乙胺丁醇:乙胺丁醇(ethambutol,EMB,E)对结核分枝杆菌的最低抑菌浓度为 $0.95 \sim 7.5$ μg/mL,口服易吸收,成人剂量为 $0.75 \sim 1.0$ g/d,每周 3 次用药为 $1.0 \sim 1.25$ g/d。不良反应为视神经炎,应在治疗前测定视力与视野,治疗中密切观察,提醒患者发现视力异常应及时就医。鉴于儿童无症状判断能力,故不用。

(5)链霉素:链霉素(streptomycin,SM,S)对巨噬细胞外碱性环境中的结核分枝杆菌有杀菌作用。肌内注射,每日量为 0.75 g,每周 5 次;间歇用药每次为 $0.75 \sim 1.0$ g,每周 $2 \sim 3$ 次。不良反应主要为耳毒性、前庭功能损害和肾毒性等,严格掌握使用剂量,儿童、老人、孕妇、听力障碍和肾功能不良等要慎用或不用。

(6)抗结核药品固定剂量复合制剂的应用:抗结核药品固定剂量复合制剂(fixed-dose combination,FDC)由多种抗结核药品按照一定的剂量比例合理组成,由于 FDC 能够有效防止患者漏服某一药品,而且每次服药片数明显减少,对提高患者治疗依从性,充分发挥联合用药的优势具有重要意义,成为预防耐药结核病发生的重要手段。目前 FDC 的主要使用对象为初治活动性肺结核患者。

复治肺结核患者、结核性胸膜炎及其他肺外结核也可以用 FDC 组成治疗方案。

2. 对症治疗　腹痛可用抗胆碱能药物;摄入不足或腹泻严重者应注意纠正水、电解质与酸碱平衡紊乱;对不完全性肠梗阻患者,需进行胃肠减压。

3. 手术治疗适应证　①完全性肠梗阻或部分性肠梗阻内科治疗无效者;②急性肠穿孔,或慢性肠穿孔瘘管形成经内科治疗而未能闭合者;③肠道大量出血经积极抢救不能有效止血者;④诊断困难需开腹探查者。

【预后】

本病的预后取决于早期诊断与及时治疗。当病变尚在渗出性阶段,经治疗后可以痊愈,预后良好。

【健康教育】

应多休息,避免合并其他感染。加强营养,给予易消化、营养丰富的食物;肠道不全梗阻时,应进食流质或半流质食物;肠梗阻明显时,应暂禁食,及时就医。按时服药,坚持全疗程治疗;定期随访,评价疗效,监测药物不良反应。

第七节　结肠直肠息肉

结肠直肠息肉是指结直肠黏膜上长出的赘生物,是一种消化科常见病、多发病,息肉数目有单发和多发之分,大小从数毫米至数厘米,大部分患者无任何临床表现,仅在体检肠镜时发现息肉。目前原因不明,可能与遗传、饮食、肠道疾病相关。早期的结肠镜检测,及时发现及治疗结肠直肠息肉,可以预防部分结肠癌的发生,随着结肠镜日益普及,消化道息肉检出率在逐年增加,内镜下治疗技术的成熟标志着消化道息肉的治疗已经进入微创时代。

结直肠息肉分为腺瘤性息肉(管状腺瘤、绒毛状腺瘤、混合性腺瘤)、非腺瘤性息肉(炎性息肉、增生性息肉)。腺瘤性息肉可伴有不同程度不典型增生,是大肠癌最主要的癌前病变,而大约有60%的大肠癌是由大肠息肉转变来的,尤其是腺瘤性息肉。腺瘤性息肉摘除后需严密随访。

中医学中无"息肉"病名,缺乏统一的命名标准。关于结肠直肠息肉的中医病名,在中医外科教材及相关文献中记述有息肉痔、悬胆痔、垂珠痔、樱桃痔、肠覃、石瘕、积聚、癥瘕、肠溜等。《灵枢·刺节真邪》云:"虚邪之入于身也深,寒与热相搏,久留而内着。……有所结,气归之,卫气留之,不得反,津液久留,合而为肠溜。久者,数岁乃成,以手按之柔。已有所结,气归之,津液留之,邪气中之,凝结日以易甚,连以聚居,为昔瘤,以手按之坚。"结合结肠直肠息肉的临床特征和病理特点,"肠溜""昔瘤"被认为是比较符合结肠直肠息肉的特点,可以考虑作为结肠直肠息肉的中医病名。

【病因病机】

(一)中医病因病机

1. 病因　结肠息肉的主要病因归结为饮食不节、情志不畅、正气虚损等。

国医大师李佃贵教授认为结肠息肉的主要病因归结为饮食不节、情志不畅。

饮食不节,脾胃功能受损脾胃虚弱,脾失健运,胃失和降,则水湿内生,湿邪蕴久成浊,浊积成热,热极成毒,致浊毒内蕴;情志不畅,肝失疏泄,气机升降失常,肝气横逆犯胃,肝胃不和,功能失常,则湿邪停滞成浊,郁而化热,热邪不解成毒,终浊毒内蕴。浊毒为祸,阻碍气血津液运行,可变生它邪,如痰浊、瘀血等,浊毒与痰浊瘀血相互搏结于肠道,则息肉内生。

刘沈林教授认为息肉的形成是内外因交杂的结果,正气虚损尤以脾气虚为著,是其发病之本,六淫、情志、饮食等邪气为发病之因,湿、痰、瘀、浊、毒等正邪相争的病理产物蕴结肠腑,气血运行不畅,大肠传导失司,蓄留肠腑,日久积聚为息肉。

多数医家学者认为阳虚寒凝为大肠息肉发生的主要病因,《景岳全书·秘结》中记载:"凡下焦阳虚,则阳气不行,阳气不行则不能传送,而阴凝于下,此阳虚而阴结也。"《灵枢》曰:"积之始生,得寒乃生。"有研究发现结肠息肉患者中,阳虚患者构成占比最高。亦有医家认为肠息肉发生重要病因是"脾虚寒湿",其病理机制为寒浊、湿邪、痰浊、瘀血引起的瘀血、痰浊的互结。胃肠道息肉的发生与体质亦相关,其中气虚质、湿热质、痰湿质状态关系紧密。

2.病位　本病病位在肠,与脾胃、肝肾密切相关。

3.病机分析　《内经》对"肠溜""昔瘤"发生的病机进行了明确阐述,即邪气侵入人体较深的部位,寒热相搏,久留不去,邪气结聚于内,卫气稽留不能外出,以致阳不化水,津液不能向外输布,滞留肠胃,与邪气相搏结而致肠溜,久者成为昔瘤。《灵枢·百病始生》云:"夫百病之始生也,皆生于风雨寒暑、清湿喜怒。……在肠胃之时,贲响腹胀,多寒则肠鸣飧泄,食不化,多热则溏出糜,留而不去,传舍于肠胃之外、募原之间,留着于脉,稽留而不去,息而成积。"因此认为邪气留止、寒热相搏、津液滞留、气滞血瘀被认为是肠溜和昔瘤的发病病机。

国医大师李佃贵教授认为结肠息肉的发生以浊毒内蕴为关键病机,可同时兼见脾虚、气滞、痰浊、瘀血等。罗云坚认为,大肠息肉多为本虚标实、虚实夹杂之证,中焦虚弱,湿邪内生,瘀血内停为其发病的主要病机。

谢晶日教授认为,大肠息肉的发病总体上离不开一个"瘀"字,多由于嗜食肥甘厚腻,或饮食无度,或外感寒邪,或情志内伤等因素伤及脾胃,造成中焦虚弱,内生痰湿,痰湿内蕴,进而瘀血阻滞,最终引起痰湿瘀互结,阻滞肠道脉络;或年老体虚或久病迁延,气虚血瘀,肠络不荣,致脉络瘀阻,发为大肠息肉。

张东岳教授认为肠息肉病机多以湿气为本。该病病理因素为湿热、寒湿、湿浊、痰浊,认为治疗大肠息肉当着眼于"湿",从湿论治。

祖国各医家对肠息肉的中医病因病机各执己见,结合诸医家病机分析,肠息肉本虚标实,脾虚、阳虚、气滞、痰湿、瘀血、湿热、寒湿等因素被认为是主要的病理因素。

(二)西医病因及发病机制

1.病因　目前的研究认为肠息肉的发生与不良的饮食习惯(吸烟、饮酒)、钙缺乏、维生素 D 缺乏、叶酸缺乏、代谢综合征、幽门螺杆菌感染、胆囊疾病、肠道菌群变化等因素紧密相关。

(1)不良生活习惯:吸烟与息肉密切相关,吸烟时间与结直肠息肉之间存在剂量反应关系,超过20 年的吸烟时间与远端息肉、息肉大小及性质密切相关,与锯齿状息肉、高危腺瘤关系更甚。酒精及其代谢产物乙醛可通过诱导 DNA 甲基化干扰叶酸、钙等潜在抗癌营养物质的吸收,进而增加息肉发生率。

(2)钙、维生素 D、叶酸缺乏:动物研究发现,缺钙导致肠细胞过度生长,而临床研究提示,每日补钙 1 200 mg 可降低14% ~35%肠息肉的发生率。每日摄入 645 U 的维生素 D 可减少 1/3 的肠息肉发病风险。叶酸摄入不足易促进大肠息肉的发生,若息肉已形成仍过量补充则会加速癌变进程,如一项针对肠腺瘤患者长期口服叶酸(1 mg/d)的随访试验结果表明,补充叶酸增加了无蒂锯齿状腺瘤/息肉的发病风险。血浆高同型半胱氨酸水平是叶酸状态的生化标志,是癌症的危险因素。高血浆同型半胱氨酸水平显著增加了女性腺瘤和晚期腺瘤的患病风险,与男性腺瘤无关,其机制尚未明确。由此可知,高同型半胱氨酸血症女性患者应注意筛查肠镜。

(3)代谢综合征:代谢相关因素通过引起高胰岛素血症、胰岛素抵抗、胰岛素样生长因子-1水平升高等,进而增加细胞增生,减少凋亡,促进肠息肉发生。息肉患者血脂指标异常率高达57.75%,且息肉>1 cm患者的血脂水平较高;肠息肉组患者血清甘油三酯、总胆固醇水平均显著高于健康组,高密度脂蛋白胆固醇水平则低于健康组,其中甘油三酯水平升高和高密度脂蛋白、胆固醇水平降低与腺瘤的关系更为密切。有学者建议利用他汀类降脂药物来预防肠息肉。尿酸与肠息肉发生的相关性也存在一定争议。尿酸水平升高导致结直肠息肉发生的机制可能是血清尿酸诱发了炎症、氧化应激、一氧化氮合成减少和胰岛素抵抗。尿酸水平增加会降低脂蛋白脂肪酶的活性,从而减少甘油三酯的分解,升高甘油三酯水平。糖尿病是大肠息肉转换为大肠癌的独立危险因素,糖尿病增加了30%的肠息肉患病风险。

(4)幽门螺杆菌感染:有学者通过免疫组织化学方法发现息肉组织中存在幽门螺杆菌,幽门螺杆菌感染可引起高胃泌素血症,通过对上皮细胞的生长和增殖产生促进作用。许多流行病学研究证实高胃泌素血症与结肠腺瘤的风险增加相关,但研究结果仍存在争议。

(5)胆囊疾病:有胆囊切除史患者被认为是我国结直肠癌早期筛查的高危人群,一项涉及158 995例病例对照研究和5 940例队列研究的荟萃分析显示,胆囊切除后增加了肠息肉和肠癌的发生率,推测可能是胆囊切除增加了胆汁的肝肠循环,使初级胆酸更多地脱羟化转变为次级胆汁酸,反复长期与肠黏膜接触所致。

2.发病机制　目前主要认为肠息肉是各类慢性炎症造成肠道黏膜局部的增生及肥厚,从而形成的黏膜隆起样病变。目前发病机制尚不明确,结合研究发现结肠直肠息肉与慢性炎症、肠道菌群失调、遗传易感性等相关。

炎性肠息肉是结肠直肠息肉最常见的病理分型之一,其病因复杂,多与感染导致炎症刺激有关,如溃疡性结肠炎、血吸虫病等,如果此类刺激长期未改善,则可导致局部组织在修复过程中异常增生,导致组织增生样改变,最终逐渐形成体积微小的息肉样改变,即炎性肠息肉。研究发现结肠息肉与炎症反应相关,患者钙卫蛋白是升高的,而钙卫蛋白作为急性炎症细胞活化的标志物,已有大量研究证实钙卫蛋白可以用于胃肠道炎症性病变的诊断,与其他全身性炎症指标不同的是,钙卫蛋白的浓度只会受肠道炎症的影响。肠道菌群变化与肠癌发生、发展关系的研究越来越多,但对癌前病变的研究却较少。临床研究中,诸多息肉患者具有相对丰度较高的致病性细菌(如拟杆菌属、副杆菌属、梭杆菌属)和机会致病性真菌(如念珠菌属、曲霉菌属)。结肠直肠息肉发病与遗传因素相关,研究发现MTHFR rs1801131的C/C基因型更可能是英国地区结直肠息肉的遗传危险因素,但这一发现还需要更大样本量的验证。目前研究机制尚不明确,仍需进一步探索。

【临床表现】

肠息肉早期体积小,对肠道影响小,多数患者起病隐匿,无明显自觉症状,往往是在内镜或X线检查时偶尔发现,少数有腹部不适、腹胀、腹痛或大便习惯改变、排便次数增多、黏液便、血便等。大的息肉可引起肠套叠、肠梗阻或严重腹泻。查体常无阳性体征。

【实验室及其他检查】

结肠直肠息肉诊断主要依靠气钡双重对比造影检查、内镜检查和直视下活组织检查、粪隐血实验,各检查可相互补充。

结肠气钡双重对比造影检查是在消化道造影过程中同时引入气体和硫酸钡的一种X射线造影检查。可清楚显示消化管的轮廓、黏膜皱襞的细微结构,能提高胃肠道疾病的检出率。适用于全消化道,包括食管、胃、小肠和大肠。该检查可观察结肠黏膜正常微细结构,无名沟的正常和异常改变。适用于筛选早期肿瘤和结肠的细小病变,如小息肉等。

结肠镜检查被认为是结直肠疾病筛检的金标准,是检查高危人群的首选,并可以通过内镜下息肉切除干预这类患者的疾病史。结肠镜检查不仅可检查病变大小、形态、部位、活动度,还可以将息肉及早期微小病灶的切除,对可疑病灶取组织活检。随着内镜技术的发展,可以通过色素内镜、放大内镜等提高对息肉性质的判断及诊断小息肉和微小病变。然而结肠镜检查有几个缺点:首先这是侵入性的检查方法,有可能出现一定的并发症,如大肠穿孔以及大出血;再者需要完全肠道准备,且结肠镜检查价格相对昂贵;然而在结肠镜检查中,息肉漏检率也高达15%,其中主要是小息肉。

内镜下活检术是通过内镜取活组织进行检查的一种方法。消化内镜检查的重点是发现病灶并做出相应诊断,因内镜下肉眼形态判断与疾病本质存在一定的不一致性,故需取活组织进行病理检查才能确诊。对于指导临床治疗具有重要意义。

粪隐血实验是最为简便的一种筛查办法,特异性差,但简便、非侵入性、费用低,可用于肠息肉和肿瘤的初步筛查。一旦有阳性发现,可进一步完善全结肠镜检查。因假阴性率高,在测试期间避免摄入红色肉类,避免摄入含氧化物酶的食物,如萝卜、花椰菜等。

【诊断与鉴别诊断】

1. 诊断 结直肠息肉的诊断主要依靠常规结直肠镜检查,发现息肉后通过对息肉的大小、表面的凹凸、活动度、内镜下触及硬度等,结合内镜观察对其良恶进行初步判断,最后通过病理确诊。

(1)在形态上,可分为隆起型、平坦型两类基本型,具体如下。

1)隆起型(Ⅰ型):病变明显隆起于肠腔,基底部直径明显小于病变的最大直径(有蒂或亚蒂型);或病变呈半球形,其基底部直径明显大于病变头部直径。此型根据病变基底及蒂部情况分为以下3种亚型。①有蒂型(Ip):病变基底有明显的蒂与肠壁相连。②亚蒂型(Isp):病变基底有亚蒂与肠壁相连。③广基型(Is):病变明显隆起于黏膜面,但病变基底无明显蒂部结构,基底部直径小于或大于病变头端的最大直径。

2)平坦型(Ⅱ型):病变为紧贴黏膜面的地毯样形态,可略隆起于黏膜面或略凹陷于黏膜面,病变基底部直径接近或等于病变表层的最大直径,此型分为4个亚型。①Ⅱa,表面隆起型。②Ⅱb,表面平坦型。③Ⅱc,表面凹陷型。④侧向发育型肿瘤(LST):病变最大直径10 mm以上。

(2)在组织学上,可参照《中国消化内镜活检与病理学检查规范专家共识(草案)》,当前国内外应用比较广泛的是以 Morson 的组织学分类为基础,将结直肠息肉分为腺瘤性息肉(管状腺瘤、绒毛状腺瘤、混合性腺瘤)、非腺瘤性息肉(炎性息肉、增生性息肉)。依据息肉的形态分为有蒂型、无蒂型与亚蒂型;单发的息肉称为单发性息肉,群发的息肉则称为多发性息肉;根据息肉黏膜形态分为分叶形、光滑形、颗粒形、糜烂形、混合形;根据息肉发生部位分为回盲部、右半结肠、左半结肠和直肠;根据腺瘤性息肉上皮内瘤变程度可分为低级别和高级别。

2. 鉴别诊断

(1)与早期大肠癌鉴别:大肠早期癌中的Ⅰ型即息肉型与Ⅱ型即扁平隆起型与息肉的外形相似,内镜下应特别注意。

(2)与黏膜下肿物鉴别:黏膜下肿物多呈山田Ⅰ型隆起,即隆起的起始部界线不分明,表面黏膜光整,常可见桥型皱襞,活检时常见黏膜在肿物表面活动而肿物不予黏膜一同被提起。

(3)与大肠癌鉴别:凡40岁以上出现不明原因体重减轻、贫血、腹痛、大便习惯改变或血便、黏液便和肠梗阻等,均应考虑大肠癌的可能,大肠癌好发部位是直肠,直肠指检可检测出异常。粪便隐血试验、血清 CEA、CCA 检测和钡灌肠 X 线检查、结肠镜检查有助于鉴别诊断。

【治疗】

(一)中医治疗

相对于西医学的内镜下切除治疗,中医药更注重结肠直肠息肉的病因治疗,通过调整患者特异体质以改善临床证候及抑制内镜下切除后息肉的复发、降低癌变率、提高患者生存质量。

1. 中医辨证论治

(1)湿瘀阻滞证

[主症]大便溏烂不爽、大便带血。黏液便、腹痛不移、拒按、腹胀痞满、肢体困倦。苔白厚或腻、舌质暗,或偏暗,或瘀斑。

[治法]行气化湿,活血止痛。

[方药]平胃散合地榆散加减。

[药物]苍术、陈皮、地榆、槐花、茯苓、薏苡仁、莪术、丹参、赤芍、槟榔、大腹皮。

加减:腹痛甚者,酌加延胡索、炒白芍、丹参;腹满痞胀甚者,酌加枳实、厚朴;血瘀甚者,酌加失笑散;便血较多者,酌加三七粉;里急后重较重者,酌加木香、枳壳、白芍。

(2)肠腑湿热证

[主症]腹痛即泻,泻而不爽而臭秽或大便秘结,粪色黄褐而臭秽、黏液便,或黏液脓血便。大便带血,便血色鲜红、里急后重、烦热口渴、肛门灼热、小便短赤。舌质红、苔黄腻、脉弦数或滑数。

[治法]清热化湿,行气散结。

[方药]地榆散合槐角丸。

[药物]地榆、槐花、枳壳、槟榔、当归、赤芍、黄芩、茯苓、蒲公英、薏苡仁、防风、莪术。

加减:便秘为主者,酌加枳实、厚朴、槟榔、瓜蒌仁;挟食滞者,酌加山楂、神曲、麦芽、鸡内金;湿重于热者,合用平胃散;瘀血者,酌加丹参、三七、赤芍;热甚者,酌加白头翁、黄连、秦皮、马齿苋;便血较多者,酌加地榆炭、血余炭、侧柏炭、三七粉;腹痛显著者,酌加红藤、丹皮、白芍、香连丸。

(3)气滞血瘀证

[主症]大便溏结不调,欲便不得出、腹胀刺痛,固定不移,拒按。或大便干结,便后不爽、胸胁胀满、嗳气、肠鸣矢气频作、大便带血,便血色黑。舌质暗红,或紫暗,或瘀斑、脉弦或脉细涩。

[治法]活血化瘀,行气散结。

[方药]血府逐瘀汤加减或少腹逐瘀汤加减。

[药物]当归、生地、桃仁、红花、枳壳、赤芍、川芎、牛膝、薏苡仁、槐花、地榆、桔梗、甘草、鸡内金、莪术。

加减:气滞明显者,酌加木香、乌药、香附;出血量多者,酌加地榆炭、三七粉、槐花;大便干结者,酌加枳实、火麻仁、郁李仁;腹痛即泻者,合用痛泻要方;腹胀明显者,酌加槟榔、枳实;忧郁寡欢者,酌加柴胡、白芍、合欢花;瘀血明显者,酌加三七、丹参、延胡索、失笑散。

(4)脾虚夹瘀证

[主症]大便时溏时泻、腹痛隐作,痛有定处。次症:完谷不化、黏液便、大便带血,便血色淡。舌质淡胖而暗、脉虚或细涩。

[治法]健脾益气,活血化瘀。

[方药]四君子汤合化积丸。

[药物]党参、白术、茯苓、薏苡仁、莪术、丹参、三七、槟榔、郁金。

加减:脾胃虚寒者,酌加干姜、乌药;腹痛下利,脾肾阳虚者,酌加熟附子、炮姜;痛引少腹,拘急冷痛,偏于下焦者,酌加小茴香、肉桂、吴茱萸;滑脱不禁者,酌加升麻、柴胡、黄芪;腹痛甚者,酌加徐长卿、延胡索。

(5)寒湿内阻证

[主症]大便清稀,甚如水样、肠鸣腹痛,得温痛减。次症:黏液便、形寒肢冷、肢体困重、胸腹胀闷。舌质淡、苔薄白或白腻、脉沉紧或濡细。

[治法]温中散寒,健脾化湿。

[方药]参苓白术散。

[药物]大黄、当归、干姜、附子、党参、苍术、厚朴、陈皮、生姜、大枣、炙甘草、桂枝。

加减:寒凝甚者,酌加高良姜、吴茱萸、肉桂;气滞者,酌加香附、木香、砂仁;下痢白黏冻,白多赤少或纯为白冻者,酌加桔梗、蛤壳;有表寒湿者,合藿香正气散;呕吐甚者酌加半夏、砂仁;大便解而不畅者,酌加桃仁、当归。

(6)脾肾阳虚证

[主症]大便时溏时泻、久泻不止、五更泄泻,完谷不化。腹痛绵绵,喜温喜按、黏液便,腰膝酸软冷痛,神疲肢冷、大便带血,色紫暗或黑。舌质淡,苔薄白,脉沉迟或沉细弱。

[治法]温补脾肾。

[方药]理中汤合四神丸加减。

[药物]党参、白术、茯苓、干姜、肉桂、炙甘草、诃子、肉豆蔻、补骨脂、吴茱萸。

加减:便秘者,酌加肉苁蓉;虚寒内盛者,酌加高良姜、附子;气虚下陷、大便滑脱不禁者,酌加黄芪、升麻、赤石脂、乌梅;呕吐清水者,酌加半夏、生姜、砂仁;泻下日久,反复发作,寒热错杂者,酌加乌梅丸;久利伤阴,赤痢腹痛,里急后重者,合驻车丸。

(7)肝郁脾虚证

[主症]腹痛即泻,泻后痛减、症状与情绪关系密切。大便溏烂,或先干后溏、黏液便、腹部胀痛,得嗳气、矢气则减、纳呆食少。舌质淡红、舌苔白、脉弦。

[治法]抑肝扶脾。

[方药]痛泻要方合四逆散加减。

[药物]白术、白芍、防风、陈皮、枳实、柴胡、郁金、甘草。

加减:肝郁气滞明显者,酌加香附、木香、川芎;情绪紧张或抑郁者,酌加合欢皮;便血者,酌加槐花、地榆、地锦草;脾虚为主者,酌加党参、淮山药、砂仁;肝脾不和,疏泄太过者,酌加乌梅、青皮。

2.名医经验　国医大师李佃贵教授认为结肠息肉的发生以浊毒内蕴为关键病机,临证时以化浊解毒为治疗大法,浊毒实为湿热之极,李教授临床治疗时多以黄芩、黄连、豆蔻、砂仁等为核心;气机阻滞者,常用郁金、延胡索、莪术、红藤等药品;脾胃功能失调者,常用茯苓、白术、薏苡仁等药品;浊毒为患,痰湿内阻者,常于临证之时加半夏、瓜蒌、胆南星;结肠息肉病程较长,浊毒之邪久居体内,蕴结经络,李老在临床上多配伍用全蝎、蜈蚣、水蛭等虫类药。

谢晶日教授认为大肠息肉的生成离不开“瘀”,因此主张从“瘀”论治。气机不畅,湿聚成瘀,治宜肝脾同调、解郁化瘀;痰湿中阻,稽留成瘀,治宜健脾补中、除湿化瘀;气虚血阻,积久成瘀,治宜补虚通络、扶正化瘀。

梁惠卿等研究发现“阳和汤”能够调节人体阴阳平衡,方中肉桂、姜炭温之以气,熟地、鹿角胶补之以味,可辛散温行、温补营血,使阳虚得补,营血得充,寒凝痰滞得除;“阳和汤”温阳补血,散寒通滞,契合大肠息肉病机,对腺瘤性结直肠息肉复发有比较好的预防作用,并有效改善腹泻、畏寒等伴随症状。

冯祥兴等认为四神汤加减温补肾阳,以命门之火温助脾阳,能够有效调节脾肾阳虚型体质患者肠道有益菌群,有效预防息肉切除术后复发。

李小兰等认为,大肠息肉患者多脾虚质,内镜下切除术后可损伤人体正气,使脾胃更虚,脾失于健运导致湿热瘀阻肠腑,在健康生活指导基础上予口服健脾清热化湿剂以健脾益气、清热化湿,可明显降低息肉的复发率。

赵雷等的研究中发现具有健脾益气、清肠解毒、逐瘀散结之功效的"平息丹"可有效改善脾虚湿阻型大肠息肉患者腹痛等临床症状,降低息肉复发率。

李叶等自拟调肠消瘤方中党参、白术、薏苡仁、黄芪等除具有健脾益气化湿作用外,还具有抗炎、抗肿瘤、抗氧化、提高机体免疫力等药理作用,对于脾虚夹瘀型息肉患者,干预治疗后可有效降低大肠息肉复发率及减轻术后不适感。

鲁仕昱等的研究认为白花蛇舌草对于抑制肠道湿热患者息肉复发具有很好的疗效;白花蛇舌草阻滞结直肠息肉的进展可能主要通过抑制细胞毒性作用、激活机体免疫系统、促进细胞凋亡、抑制淋巴管和血管生长、抑制炎症分子的表达等发生作用。

3.外治法　外治法治疗主要有中药保留灌肠治疗、穴位贴敷治疗、穴位按摩治疗、穴位埋线治疗等。

(1)中药保留灌肠:中药保留灌肠又称肛肠纳药法,将熬制好的中药汤剂或散剂通过肛门纳入结直肠,通过药液的温热效应以及肠黏膜的吸收,以达软坚散结、活血化瘀、清热解毒的疗效,是中医治疗大肠息肉的特色疗法。

(2)穴位贴敷:穴位贴敷是将"穴位"与"药性"相融合的治疗方法,因为"肺朝百脉""肺主皮毛",可以通过激发皮部络脉而深入调和脏腑。将升阳益气贴贴敷于神阙穴,通过其经气感传作用,使药力内达下元升阳益气、温脏腑之寒,可辅助改善肠息肉患者术后腹部不适症状。内镜下大肠息肉切除治疗可损伤人体正气,使经络受损,脾胃失于调和,术后予穴位贴敷联合穴位按摩治疗可调节肠道阴阳平衡、疏通人体经络、调节脏腑功能,从而激发机体免疫系统,促进大肠息肉切除术后患者肠道功能恢复,减少术后并发症,缩短住院时长。

(二)西医治疗

对于大肠息肉的治疗,小的增生性息肉或炎症性息肉因无癌变风险可不做处理。对于较大的息肉,以及组织学证实为腺瘤性息肉,为避免息肉出血或梗阻或癌变,一旦发现即行摘除。目前首选内镜下切除为主,有蒂息肉可经内镜下高频电凝电切,无蒂息肉可采取高频电凝、激光、微波、氩气刀、射频或 ESD 治疗。但切除后易复发,临床症状反复等问题依然是临床上亟待解决的关键问题。目前内镜治疗常用方法如下。

1.钳夹活检术　主要适应于 5 mm 以下的结肠病变。冷钳夹活检术具有快速、简单、费用低的特点。然而,此类技术的不完整切除率较高,且增加息肉的复发率和间隔癌发生率。

2.息肉圈套切除术　主要适应于隆起型病变Ⅰp型、Ⅰsp型及Ⅰs型病变。冷圈套息肉切除术是广泛应用于微小息肉和小息肉(4～10 mm)的切除。

3.氩离子凝固术　氩离子凝固术(argon plasma coagulation,APC)主要适应于消化道细小或扁平的息肉。其原理是利用特定装置将氩气离子化,氩离子可导电,使能量经探头流向组织表面,进而凝固灼除息肉。APC 治疗结直肠病变具有高效、快速、创伤小且患者耐受性好等优点。有研究表明,APC 最突出的特点是凝固深度的自限性,凝固深度一般不超过 3 mm,在极大程度上降低了穿孔的发生。除了有效止血外,APC 还具有操作视野大、可连续凝固创面的优点。此外,因探头无须接触组织,降低了与组织粘连或发生出血的风险。然而,APC 难以获取病理标本,无法明确病变的浸润深度以及切缘状态。

4.金属夹结扎术　是内镜下治疗结直肠息肉时常见的止血工具,也是内镜下治疗消化道出血的常用方法,也可用于恶性病变的定位。金属夹结扎术具有即时止血、预防出血、需追加手术治疗恶性病变的定位及降低肠穿孔等优点。有研究表明,对于带蒂息肉采用先金属夹夹住蒂部后电凝切除的方法,可成功预防电凝切除的治疗性出血;对于无蒂、亚蒂息肉,采用金属夹夹闭创面可有效预防迟发型出血和穿孔。

5.尼龙圈套扎术 主要适用于直径≥10 mm的带蒂(长蒂、亚蒂或者粗蒂)的息肉。尼龙圈套扎术主要是在内镜直视下采用尼龙圈套扎大息肉的蒂部,阻断带蒂息肉供血,然后利用高频电凝切除息肉。具有摘除息肉较彻底、操作简捷、出血发生率较低等优点。然而,该方法得到的组织标本不能回收,易造成恶性息肉的漏诊以及迟发型出血。

6.激光灼烧法 主要适用于无须保留组织学标本的广基底或难以电凝切除的息肉。原理为通过局部照射加热使组织汽化进而到达切割的目的。优点是可封闭局部组织的淋巴管和血管,对无蒂息肉的治愈率较高。缺点是光纤维易断,治疗时易产生烟雾甚至出现穿孔。

7.内镜下黏膜切除术和内镜黏膜下剥离术 内镜治疗较大的结直肠病变(≥10mm)可选择内镜下黏膜切除术(endoscopic mucosal resection,EMR)和内镜黏膜下剥离术(endoscopic submucosal dissection,ESD)。EMR和ESD已被证实是非手术治疗较大结直肠病变的有效措施。EMR技术包括整块切除和分次切除,具有创伤小、并发症少、安全性高等优点,已经成功应用于早期结直肠癌,尤其是癌细胞局限于黏膜层以及标准圈套切除术无法切除的息肉的治疗。EMR在原则上适用于直径≤20 mm的病变。

ESD扩大了EMR的治疗适应证,能显著减少病灶的残留及复发,实现对早期消化道肿瘤进行根治性切除。目前指南推荐对于直径>20 mm且必须在内镜下一次性切除的病变、抬举征阴性的腺瘤、部分早期癌、>10 mm的EMR残留或复发再次行EMR治疗困难者及反复活检不能证实为癌的低位直肠病变均可使用ESD治疗。与EMR相比,ESD具有更高的整块切除率。因ESD的技术难度大,所以相关并发症发生率较高,如消化道穿孔等。

【预后】

息肉属良性,但其中一部分如腺瘤性息肉有恶变倾向,如家族性腺瘤性息肉病、多发性腺瘤即绒毛状腺瘤癌变率高,一旦发现即行摘除,并应该定期结肠镜检查。应积极避免和处理大肠息肉的危险因素,如吸烟、肥胖、油类摄入量等,以较少息肉的发病。

【健康教育】

吸烟、胆囊息肉、肥胖、油类摄入量、气虚质、痰湿质、湿热质可能是引起大肠息肉的危险因素;而蔬菜摄入量、水果摄入量、平和质可能是大肠息肉的保护因素。在《黄帝内经》思想中"未病先防""既病防变"具有重要的临床指导意义。对于拥有上述危险因素的人群,应积极地避免危险因素,包括戒烟、减脂,以橄榄油及Omega-3多不饱和脂肪酸代替饱和脂肪酸等,更应该积极去完善结肠镜筛查及干预,预防结肠直肠息肉的出现及癌变。

第八节 慢性便秘

便秘(constipation)是指一种(组)临床症状,表现为排便困难和(或)排便次数减少、粪便干硬。排便困难包括排便费力、排出困难、肛门直肠堵塞感、排便不尽感、排便费时以及需手法辅助排便。排便次数减少指每周排便<3次。慢性便秘的病程应≥6个月。便秘在阿尔茨海默病、肝性脑病及结、直肠癌等疾病的发生、发展中可能发挥重要的作用。患有基础性疾病的患者,如脑血管意外、急

性心肌梗死时便秘可导致病情加重发生意外,甚至有死亡的风险。部分便秘与肛肠疾病如肛裂、痔疮等均有密切的关系。慢性便秘患者生命质量下降,造成明显的经济和社会负担。

中医便秘在历代文献中有诸多不同称谓。《黄帝内经·素问》所称"后不利"和"大便难"即指此病而言。《伤寒论》则谓"不大便",《金匮要略》有"脾约"的名称,前者指外感热病极期合并的一个主症,后者指胃肠燥热而原发的便秘,是便秘的两种特定类型。唐代《备急千金要方》中有大便难和大便不通之分,以此区别便秘轻重程度。宋代《活人书》记载有"大便秘"。元代《丹溪心法》有"燥结"之称。明代《医学正传》称为"大便燥结"。清代《杂病源流犀烛》称为"便秘",沿用至今。

【病因病机】

(一)中医病因病机

1.病因　便秘的病因主要有饮食不节、情志失调、久坐少动、劳倦过度、年老体虚、病后产后、药物所致等,部分患者与先天禀赋不足有关。过食肥甘厚腻,可致胃肠积热,大便干结;恣食生冷可致阴寒凝滞,腑气不通。思虑过度,或久坐少动,致使气机郁滞,腑失通降。劳倦过度、年老体虚或病后产后,气血亏虚,气虚则大肠传送无力,血虚则肠道失于濡润,大肠传导失司。屡用苦寒泻下药物,则耗伤阳气,肠道失于温煦。部分患者与先天禀赋不足有关。

2.病位　便秘的病位在大肠,与肺、脾(胃)、肝、肾诸脏腑的功能失调相关。"大肠者,传导之官,变化出焉",故本病病位主要在大肠。导致大肠传导失司的原因很多,肺与大肠相表里,肺失宣降,则大肠传导无力;脾虚运化失常,则糟粕内停;胃热炽盛,耗伤津液,则肠失濡润;肝气郁结,气机壅滞,或气郁日久化火伤津,则腑失通利;肾主水而司二便,肾阴不足,肠道失濡;肾阳不足,失于温通,亦可发为本病。

3.病机　便秘的基本病机为大肠通降不利,传导失司。阳明燥热伤津、气滞腑失通降、寒邪凝滞肠腑、气虚推动无力、血虚肠道失荣、阴虚肠失濡润、阳虚腑失温煦。除上述病理因素、基本病机外,亦有湿、瘀所致的湿秘和瘀血秘。瘀血秘是多种因素共同作用的结果,湿秘如张景岳所云:"再若湿秘之说,湿则岂能秘,但湿之不化,由气之不行耳,气之不行,即虚秘也,亦阴结也。"

4.病性　病理性质可概括为寒、热、虚、实四个方面,寒热虚实之间常相互兼夹或转化。如肠道积热,久延不愈,津液渐耗,肠失濡润,病情可由实转虚;气血不足,运化失健,饮食停滞,胃肠积热,则可由虚转实。屡用苦寒泻下,耗伤阳气,阳虚不能温通,可由热转寒;寒凝日久,郁而化热伤阴,则可由寒转热;病情日久,又可见寒热虚实夹杂之象。

(二)西医病因及发病机制

1.诱因

(1)低纤维素食物、水分摄入不足可增加便秘发生的可能性。

(2)生活节奏加快、工作环境改变、精神心理因素(如抑郁、焦虑等)。

(3)滥用或不合理应用泻药可加重便秘。

(4)文化程度低、低体重指数(BMI)、女性、人口密集区生活者更易发生便秘。

2.病因　便秘主要由器质性疾病、功能性疾病及药物三大类病因所致,常见病因及相关因素见表5-4。

表 5-4 便秘常见病因与相关因素

病因	相关因素
功能性疾病	功能性便秘、功能性排便障碍、便秘型肠易激综合征
器质性疾病肠道疾病	结肠肿瘤、憩室、肠腔狭窄或梗阻、巨结肠、结直肠术后、肠扭转、直肠膨出、直肠脱垂、痔、肛裂、肛周脓肿和瘘管、肛提肌综合征、痉挛性肛门直肠痛
内分泌和代谢性疾病	严重脱水、糖尿病、甲状腺功能减退症、甲状旁腺功能亢进症、多发内分泌腺瘤、重金属中毒、高钙血症、高或低镁血症、低钾血症、卟啉病、慢性肾病、尿毒症
神经系统疾病	自主神经病变、认知障碍或痴呆、多发性硬化、帕金森病、脊髓损伤
肌肉疾病	淀粉样变性、皮肌炎、硬皮病、系统性硬化病
药物	抗抑郁药、抗癫痫药、抗组胺药、抗震颤麻痹药、抗精神病药、解痉药、钙通道阻滞剂、利尿剂、单胺氧化酶抑制剂、阿片类药、拟交感神经药、含铝或钙的抗酸药、钙剂、铁剂、止泻药、非甾体抗炎药

3. 发病机制 功能性便秘是指排除器质性病变因素及药物因素所致便秘后,由于多种病理生理机制作用所导致的包括肠道动力障碍、肠道分泌紊乱、内脏敏感性改变、盆底肌群功能障碍和肠神经系统功能紊乱等引起的便秘。按照病理生理学机制,可将功能性疾病所致的便秘分为慢传输型便秘(slow transit constipation,STC)、排便障碍型便秘(defecatory disorder)、正常传输型便秘(normal transit constipation,NTC)和混合型便秘,见表 5-5。

表 5-5 功能性便秘的病理生理学机制

病理生理亚型	主要特点
慢传输型便秘	结肠运输时间延长;进食后结肠高振幅推进性收缩减少;与肠神经元神经递质及氯离子通道等有关
排便障碍型便秘(出口梗阻型便秘)	排便过程中腹肌、直肠、肛门括约肌和盆底肌肉不能有效地协调运动,直肠推进力不足感觉功能下降,从而导致直肠排空障碍
正常传输型便秘	多见于便秘型肠易激综合征,与精神、心理异常等有关
混合型便秘	患者存在结肠传输延缓和肛门直肠排便障碍的证据

【临床表现】

主要表现为每周排便<3 次,排便困难,每次排便时间长,排出粪便干结如羊粪状且数量少,排便后仍有粪便未排尽感,可有下腹胀痛或绞痛、食欲减退、疲乏无力、头晕、烦躁、焦虑、失眠等症状。部分患者可因用力排硬粪块而伴肛门疼痛、肛裂、痔疮和肛乳头炎。部分功能性便秘患者可在左下腹乙状结肠部位触及条索块状物。便秘患者出现报警征象,包括便血、粪便隐血试验阳性、贫血、消瘦、腹痛持续加剧、腹部包块等以及有结、直肠息肉史和结、直肠肿瘤家族史等情况时,应与器质性疾病鉴别。

【实验室及其他检查】

对年龄较轻、病程较长、无肿瘤危险因素或相关表现、粪便隐血试验阴性的患者,可先给予经验性治疗,根据疗效、病情变化及患者意愿,决定是否进行相应检查。对年龄>40岁、有报警征象者,应进行必要的实验室、影像学和结肠镜检查,以明确便秘是否为器质性疾病所致、是否伴有结直肠形态学改变。

1. 粪便常规、隐血试验检查 观察粪便的一般形态,包括其量、性状、颜色、气味、寄生虫等。肠易激综合征患者的粪便伴有较多的黏液。直肠癌或有直肠病变的患者往往表现为粪便变细或粪便一侧有压迹,伴有鲜血。痔疮或肛裂时粪便表面常伴有鲜血。部分消化道肿瘤(如胃癌、大肠癌)患者持续或间断性粪便隐血试验阳性可能是其早期表现。

2. 直肠指检 肛门直肠指检是一项简单且十分重要的检查方法,常能帮助了解肛门狭窄、粪便嵌塞、痔疮或直肠脱垂、直肠肿块等情况,也可了解肛门括约肌的功能状态、直肠壁的光滑程度,对于便秘的鉴别诊断能提供重要信息。

3. 腹部平片 腹部平片对于疑似便秘的患者既是一种经济的检查手段,又可作为临床病史及体格检查的补充。如腹部平片显示明显气液平则支持肠梗阻诊断。此外,腹部平片对明显扩张的结肠也能很好地显示,故对诊断巨结肠有一定的价值。

4. 结肠镜检查 结肠镜检查可以直观地帮助诊断肠腔内息肉、结、直肠肿瘤及其他导致肠腔狭窄的器质性病变,如结合组织病理检查,可获得确诊。

5. 结肠传输试验 口服不透X线的标志物,并不定时拍摄腹平片,追踪观察标志物在结肠内运行的部位、时间,是判断结肠内容物运行的速度及受阻部位的一种诊断方法,有助于评估便秘是传输型还是出口梗阻型。

6. 排粪造影检查 将模拟粪便(一般是钡糊)注入直肠中,模拟生理性排便活动,在放射线下动态观察肛门直肠的功能变化。可用于协助诊断便秘相关的直肠肛门部位疾病,如小肠或乙状结肠疝、内套叠、直肠黏膜脱垂等。磁共振排粪造影分辨率高、无辐射、多平面成像、能同时对比观察盆腔软组织结构。对难治性排便障碍型便秘,排粪造影检查结果能为外科确定手术治疗方式提供参考。

7. 肛管直肠压力测定 将压力测定装置置入直肠内,令肛门收缩和放松,检查肛门内外括约肌、盆底、直肠功能及协调情况,对出口梗阻型便秘的识别可提供帮助。

8. 球囊逼出试验 可反映肛门直肠对球囊(可用水囊或气囊)的排出能力,正常人可在60 s内排出球囊。球囊逼出试验作为功能性排便障碍的筛查方法简单、易行,但结果正常并不能完全排除盆底肌不协调收缩的可能。

9. 肛门肌电图检查 利用电生理技术检查盆底肌中耻骨直肠肌、外括约肌的功能,能帮助明确便秘是否为肌源性。

【诊断与鉴别诊断】

(一)诊断

便秘的诊断主要取决于症状,凡有排便困难费力、排便次数减少(每周<3次),粪便干结、量少,可诊断为便秘,时间≥6个月为慢性便秘。慢性功能性便秘的诊断目前主要采用罗马Ⅳ诊断标准,如下。

(1)必须包括以下2项或2项以上:①至少25%的排便感到费力;②至少25%的排便为干球粪或硬粪;③至少25%的排便有不尽感;④至少25%的排便有肛门直肠梗阻感和(或)堵塞感;⑤至少25%的排便需手法辅助,每周自发排便<3次。⑥不用泻药时很少出现稀便。

(2)不符合肠易激综合征的诊断标准。

注意:诊断前症状出现至少6个月,且近3个月症状符合以上诊断标准;按罗马Ⅳ标准,干球粪或硬粪可以参照 Bristol 粪便性状的 1 型或 2 型；每周自发排粪次数指标应在未使用缓泻剂的情况下计算。

（二）鉴别诊断

1. 便秘急性起病，且伴呕吐、腹胀及剧烈腹痛，应考虑有肠梗阻的可能。肠梗阻的早期，腹部听诊常可闻及气过水声或肠鸣音亢进，后期可发生肠麻痹。

2. 便秘伴腹部包块，可能为结肠肿瘤、腹腔内肿瘤压迫结肠、克罗恩病或肿大的淋巴结等。左下腹扪及活动度较大的条索状或腊肠状肠管时，应怀疑是乙状结肠痉挛。

3. 便秘与腹泻交替并有脐周或中、下腹部隐痛时，多提示为肠结核或腹腔内结核、克罗恩病、溃疡性结肠炎或肠易激综合征等病变。

【治疗】

（一）中医治疗

1. 辨证论治　根据六腑者传化物而不藏以及腑气以通为顺的生理特性，便秘的治疗原则概括起来就是"通下"。实秘以"祛邪通下"为主，具体的治法包括清热润肠、顺气导滞、通腑攻下等；虚秘以"扶正通下"为主，具体的治法包括益气润肠、养血润燥、养阴生津、温阳通便等。

（1）热秘

[主症]大便干结，腹部胀满，甚则疼痛拒按。兼次症：口干口臭，面红心烦，身热汗出，小便短赤。舌脉：舌红，苔黄燥，脉滑实有力。

[治法]清热润肠，攻下通便。

[方药]麻子仁丸（《伤寒论》）。

[药物]火麻仁、杏仁、芍药、大黄、枳实、厚朴。

加减：暴饮暴食，食滞胃肠，郁积化热者，加莱菔子、槟榔、神曲；大便秘结日久，粪块坚硬者，加芒硝；津液已伤者，合增液汤；兼见痔疮便血者，加槐花、地榆炭；素体肝旺，遇情志刺激而诱发者，加栀子、龙胆草，或当归龙荟丸、泻青丸加减；燥热腑实重症者，可用调胃承气汤、小承气汤或大承气汤加减。

（2）寒秘

[主症]大便艰涩，腹中拘急冷痛，得温痛减。兼次症：口淡不渴，四肢不温。舌脉：舌质淡暗、苔白腻，脉弦紧。

[治法]温通导下。

[方药]大黄附子汤（《金匮要略》）。

[药物]附子、细辛、大黄。

加减：腹部胀满者，加厚朴、枳实；腹部冷痛，手足不温，加高良姜、花椒、小茴香增强散寒止痛之功；腹痛如刺，舌质紫暗者，加桃仁、红花。

（3）气秘

[主症]大便干结，排便不畅，欲解不得。兼次症：胸胁胀满，少腹作胀，嗳气频作，肠鸣矢气，呕吐上逆，胁腹痞闷胀痛，或郁郁寡欢，心烦失眠。舌脉：舌淡红，苔白，脉弦。

[治法]顺气导滞，降逆通便。

[方药]六磨汤（《世医得效方》）。

[药物]木香、乌药、沉香、大黄、槟榔、枳实。

加减：饮食失节，脾胃气滞证者，加炒莱菔子、厚朴；忧郁寡言者，加郁金、合欢皮（花）；急躁易怒者，加当归、芦荟；气郁化热者，加栀子、黄芩；痰湿郁阻者，加苍术、瓜蒌、冬瓜仁；兼有血瘀者，加当归、桃仁、三七粉;大便干结者,加火麻仁、郁李仁;腹胀攻窜者,加乌药、炒莱菔子、小茴香。

(4)气虚秘

[主症]大便干结如栗或不干燥,但便秘难解,排便困难,临厕努挣乏力,挣则汗出气短,便后疲惫。兼次症:神疲气怯,四肢无力,肢倦懒言,面色㿠白,纳差食少。舌脉:舌淡,苔白,或舌体胖大,边有齿痕,脉虚无力。

[治法]补气健脾,润肠通便。

[方药]黄芪汤(《金匮翼》)。

[药物]黄芪、火麻仁、白蜜、陈皮。

加减:脾虚失运,食滞不化者,加莱菔子、焦槟榔、焦神曲;水湿不化,痰湿郁阻者,加半夏、瓜蒌仁、冬瓜仁;肺气虚衰,肃降无权而兼气逆咳喘者,加苏子、杏仁、紫菀、杷叶;表虚自汗较甚,重用黄芪、白术、加煅龙牡、浮小麦;脾虚下陷者,用补中益气汤。

(5)血虚秘

[主症]大便干燥,秘结不通,数日一行。兼次症:头晕目眩,心悸失眠,多梦健忘,面色淡白或萎黄无华,唇甲色淡。舌脉:舌淡,苔白少津,脉细涩或弱。

[治法]养血润燥,滋阴通便。

[方药]润肠丸(《沈氏尊生书》)。

[药物]当归、生地黄、麻仁、桃仁、枳壳。

加减:气虚明显,神疲乏力,动则气喘者,加党参、白术;血虚日久,兼口干少津,大便燥结如栗,五心烦热者,加玄参、麦冬、石斛;心悸失眠甚者,加柏子仁、龙眼肉;纳食少者,加陈皮、法半夏、焦三仙;崩漏下血,血虚便燥者,加女贞子、旱莲草、乌贼骨。

(6)阴虚秘

[主症]大便干结,状如羊屎。兼次症:五心烦热,口干少津,颧红面赤,眩晕耳鸣,心悸怔忡,腰膝酸软。舌脉:舌红少津,苔少、剥苔或光滑无苔,脉细小数。

[治法]滋阴润燥。

[方药]增液汤(《温病条辨》)。

[药物]玄参、生地黄、麦冬。

加减:大便干结者,加火麻仁、杏仁、瓜蒌仁;口干者,加玉竹、石斛;烦热少眠者,加女贞子、旱莲草、柏子仁;肝肾阴虚者,用左归丸加味;以肝肾阴虚为主的"下消"患者合并便秘者,除用养阴清热药外,可加桑螵蛸、益智仁、五味子等缩泉固津之品,此乃固小便通大便之法。

(7)阳虚秘

[主症]大便秘结涩滞,大便干或不干,排出困难。兼次症:面色,时作眩晕心悸,甚则腹中冷痛,喜热怕冷,小便清长,畏寒肢冷,或腰脊冷重。舌脉:舌淡,苔白润,脉沉迟。

[治法]温阳通便。

[方药]济川煎(《景岳全书》)。

[药物]当归、牛膝、肉苁蓉、枳壳、泽泻、升麻。

加减:兼气虚者,加党参、黄芪;兼湿阻者,加茯苓、生薏苡仁;腹中冷痛者,加肉桂、小茴香、木香;肾阳虚便秘者,用桂附八味丸当归、锁阳,或用四神丸、附子理中丸加味。

2.常用中成药

(1)麻仁丸:润肠通便。用于肠热津亏所致的便秘。

(2)麻仁软胶囊:润肠通便。用于肠燥便秘。

(3)麻仁润肠丸:润肠通便。用于肠胃积热,胸腹胀满,大便秘结。

(4)通便宁片:宽中理气、泻下通便。用于实热便秘。

（5）枳实导滞丸：消积导滞、清利湿热。用于饮食积滞、湿热内阻所致的脘腹胀痛、不思饮食、大便秘结。

（6）清肠通便胶囊：清热通便，行气止痛。用于热结气滞所致的大便秘结。

（7）四磨汤口服液：顺气降逆，消积止痛。用于中老年气滞、食积证。

（8）厚朴排气合剂：行气消胀，宽中除满。用于腹部非胃肠吻合术后早期肠麻痹等。

（9）苁蓉润肠口服液：益气养阴、健脾滋肾、润肠通便。用于气阴两虚，脾肾不足，大肠失于濡润而致的便秘。

（10）滋阴润肠口服液：养阴清热，润肠通便。用于阴虚内热所致的大便干结、排便不畅。

（11）苁蓉通便口服液：润肠通便。用于老年便秘，产后便秘。

（12）便通胶囊：健脾益肾、润肠通便。用于脾肾不足、肠腑气滞所致的便秘。

3.灌肠疗法　常用药物：实证者，可选大黄、芒硝；虚证者，可选用当归、桃仁、火麻仁等。也可在辨证基础上选用中药复方煎剂灌肠。操作方法：将药物加沸水 150～200 mL，浸泡 10 min（含芒硝者搅拌至完全溶解）去渣，药液温度控制在 40 ℃，灌肠。患者取左侧卧位，暴露臀部，将肛管插入 10～15 cm 后徐徐注入药液，保留 30 min 后，排出大便，如无效，间隔 3～4 h 重复灌肠。

4.针灸疗法　针刺主穴多选用天枢、大肠俞、支沟、上巨虚等穴。热积秘加合谷、曲池、内庭；气滞秘加中脘、太冲；寒积秘加关元；气虚秘加脾俞、胃俞、肺俞、气海；阴虚秘、血虚秘加足三里、三阴交；阳虚秘可艾灸神阙、关元。耳穴压豆常选用胃、大肠、直肠、交感、皮质下、三焦等穴位。针刺手法的选择：实证便秘，以泻法为主，强刺激，腹部穴位如天枢等，以局部产生揪痛感为宜；虚证便秘，针刺手法以补法为主，轻刺激，以局部得气为宜，可加用温针灸或者灸盒悬灸，以热感向皮下组织渗透为佳。

5.敷贴疗法　贴药物的选择如下。实证便秘：中药组方可包含大黄、芒硝、甘遂、冰片等。虚证便秘：中药处方可包含肉桂、大黄、丁香、木香、黄芪、当归等。穴位的选择：虚证及实证便秘皆可选用神阙穴，此外可根据证候不同选用相应的背部俞穴。如实证便秘可选膈俞、脾俞、胃俞、三焦俞、大肠俞等；虚证便秘可选肺俞、膈俞、脾俞、肾俞、关元俞等。敷贴时间及疗程：每日 1 次，每次 6～8 h，3～5 d 为 1 个疗程。

（二）西医治疗

1.目的　缓解症状，恢复正常肠道动力和排便生理功能。强调个体化综合治疗。

2.器质性便秘　主要针对病因治疗，也可临时选用泻药以缓解便秘症状，但应避免长期使用刺激性泻药。

3.功能性便秘

（1）基础治疗：包括以下几种。①膳食：增加纤维素（25～35 g/d）和水分（1.5～2.0 L/d）的摄入。②适度运动：尤其对久病卧床、运动少的老年患者更有益。③排便习惯：结肠活动在晨醒和餐后最为活跃，建议患者在晨起或餐后 2 h 内尝试排便，排便时集中注意力，减少外界因素的干扰；每次大便时间不宜过长（<10 min/次）。④慢性便秘的危险因素包括高龄、女性、经济状况、文化程度、生活方式、饮食习惯和精神、心理因素等。加强患者的自身认知，对慢性便秘的治疗有重要帮助。

（2）药物治疗：便秘经过 4～8 周的基础治疗无效，可酌情选用相应药物治疗。根据轻重及便秘类型选择药物。轻、中度便秘患者，可选用容积性或渗透性泻药，必要时联合使用；重度便秘患者经容积性和渗透性药物治疗无效时，可联合选用促动力药或促分泌药。慢传输型便秘表现为大便次数减少、缺乏便意，可选用容积性、渗透性、促动力泻药，必要时可联合用药；排便障碍型便秘主要表现为排便费力、粪便干结、排便不尽感，生物反馈是此型的主要措施，也可适当使用渗透性、容积性泻药；便秘型肠易激综合征应注重心理治疗，可选用渗透性泻药。便秘常用药物分类、特点及注意事项见表5-6。

表5-6　便秘的常用药物分类、特点及注意事项

分类	特点及注意事项	常用代表性药物
容积性泻药	滞留粪便中的水分,增加含水量和粪便体积,主要用于轻度便秘,服药时应补充足够的液体	欧车前、聚卡波非钙、麦麸
渗透性泻药	肠内形成高渗状态,吸收水分,增加体积,刺激蠕动,可用于轻、中度便秘患者。聚乙二醇不被肠道吸收代谢,不良反应少;乳果糖可促进生理性细菌的生长;过量应用盐类可引起电解质紊乱,老年人及肾功能减退者应慎用	聚乙二醇、乳果糖、盐类
刺激性泻药	作用于肠神经系统,增强肠道动力和刺激肠道分泌。短期按需服用比沙可啶是安全有效的。长期使用刺激性泻药可能导致不可逆的肠神经损害,长期蒽醌类药物致结肠黑变病(与肿瘤关系存争议),建议短期间断使用刺激性泻药	比沙可啶、酚酞、蒽醌类、蓖麻油
促动力药	作用于肠神经末梢,释放运动性神经递质、拮抗抑制性神经递质或直接作用于平滑肌,增加肠道动力,对慢传输型便秘有较好的疗效。有研究表明,高选择性5-羟色胺4受体激动剂安全性、耐受性良好	普芦卡必利
促分泌药	刺激肠液分泌,促进排便	利那洛肽、鲁比前列酮
益生菌/益生元	通过调节肠道菌群失衡,促进肠道蠕动和胃肠动力恢复改善便秘症状。推荐作为慢性便秘的长期辅助用药	乳杆菌、枯草杆菌等
灌肠药和栓剂	润滑并刺激肠壁,软化粪便,适用于粪便干结、嵌塞患者临时使用	甘油、复方角菜酸酯制剂

便秘的常用治疗药物有以下几种。

1)聚乙二醇4000散:适用于成人及≥8岁的儿童便秘的症状治疗。口服。10 g/次、1～2次/d,或20 g/次、顿服,每袋内容物溶于一杯水中后服用。可用于糖尿病或需要无糖饮食的患者。注意事项:大剂量用药可能会出现腹泻,少数有腹胀、腹痛、恶心等不良反应,停药24～48 h即可消失,随后可减少剂量继续治疗。禁用于小肠或结肠器质性疾病患者、未诊断明确的腹痛症状、对药物过敏者及果糖不耐受患儿。

2)乳果糖口服溶液:主要用于慢性或习惯性便秘。乳果糖除了具有渗透性泻剂的作用,还具有益生元的作用,通过调节肠道菌群的平衡起到治疗作用。同时在肝性脑病中也用于治疗和预防肝昏迷或昏迷前状态。注意事项:治疗的起始几天可能会出现腹胀,通常继续治疗可消失,当使用剂量高于推荐剂量时,可出现腹痛、腹泻,此时应减量。长期大剂量服用导致腹泻,患者可能出现电解质紊乱,需减量。禁用于半乳糖血症、肠梗阻、急腹症等,与其他导泻剂同时使用需谨慎。

3)比沙可啶肠溶片:用于急、慢性便秘和习惯性便秘。口服。6岁以上儿童1片/次,成人1～2片/次,1次/d。整片吞服。注意事项:必须整片吞服,不得碾碎或溶解后服用,服药前后2 h不得服牛奶或抗酸药。偶可引起明显的腹部绞痛,停药后即消失。长期服用可导致结肠黑变病,因此建议短期、间断服用。禁用于<6岁儿童及孕妇、急腹症、炎症性肠病患者。

4)利那洛肽:是14个氨基酸组成的多肽,可激活肠上皮细胞的鸟苷酸环化酶C受体。主要用于便秘型肠易激综合征的治疗,临床研究也证实其在难治性便秘患者中有较好的疗效和安全性。

利那洛肽可显著增加患者每周自发排便次数,改善排便费力和粪便性状,并可有效缓解腹胀等腹部不适症状。该药在胃肠道中代谢,极少吸收入血,安全性较好。成人口服 1 次/d,每次剂量290 μg,至少餐前 30 min 服用。不建议 18 岁以下儿童应用。

5)琥珀酸普芦卡必利片:用于治疗成年女性患者通过轻泻剂难以充分缓解的慢性便秘症状。口服,可在一天中任何时间服用,餐前餐后均可。成人 1 次/d、2 mg/次。老年患者(>65 岁):起始剂量为 1 次/d、1 mg/次,如有需要,可增加至 1 次/d、2 mg/次。注意事项:一般每日剂量不超过2 mg,超过剂量可能不会增加疗效。治疗 4 周后无效者,应该重新进行评估。禁用于对该药过敏者、透析患者、有严重肠道疾病者或近期接受肠道手术者。使用前应排除继发性原因导致的便秘,并确定患者在至少 6 个月时间内使用轻泻剂(包括容积性、渗透性、刺激性泻剂)且症状无法充分缓解。

6)益生菌及益生元:慢性便秘患者存在肠道微生态失衡,研究发现成人慢性便秘患者中双歧杆菌属、乳酸杆菌属等有益菌群的数量显著减少,同时大肠埃希菌、金黄色葡萄球菌等潜在致病菌数量显著增加,且这一趋势与便秘的严重程度相关。补充含双歧杆菌、乳杆菌、枯草杆菌等益生菌的制剂,尤其是双歧杆菌四联活菌、枯草杆菌二联活菌等复合制剂,可通过调节肠道菌群失衡,促进肠道蠕动和胃肠动力恢复改善便秘症状。目前推荐其作为慢性便秘的长期辅助用药。

益生元是一类不被吸收但可促进肠道优势菌生长的寡糖类物质。以乳果糖为代表,其一方面可作为渗透性泻剂治疗便秘,同时又作为益生元促进肠道优势菌的生长,通过双重机制治疗便秘。

7)开塞露:用于小儿、老年体弱便秘者的治疗。用法:将容器顶端刺破或剪开,涂以油脂少许,缓慢插入肛门,然后将药液挤入直肠内,成人 1 支/次,儿童 0.5 支/次。注意事项:刺破或剪开后的注药导管开口应光滑,以免擦伤肛门或直肠。对此药物过敏者禁用,过敏体质者慎用,应放在儿童不能接触的地方,儿童必须在成人监护下使用。

3.精神、心理治疗　对于伴有明显的抑郁、焦虑障碍和睡眠障碍的患者,需要进行精神、心理治疗,包括健康教育、心理治疗、认知行为治疗。严重者可予抗抑郁、焦虑药物治疗和(或)转至精神心理科接受专科治疗。尽量避免选用多靶点作用的抗抑郁、焦虑药物。除此之外,盆底肌功能障碍所致便秘,可进行生物反馈治疗。经保守治疗无效或明确有器质性疾病时,可考虑手术,应严格掌握手术适应证,术前应全面评估患者肠道功能及形态学异常。

4.特殊人群的便秘治疗

(1)老年人:老年人便秘主要与缺乏运动、因病服用相关药物有关,治疗手段主要为改变生活方式、尽量停用致便秘的药物。容积性、渗透性泻药为首选,严重者可短期适量应用刺激性泻药。

(2)妊娠妇女:适当运动、多饮水、增加膳食纤维为主要治疗措施,可选用安全性好的乳果糖、聚乙二醇、容积性泻药。比沙可啶少见致畸的报道,但会引起肠痉挛。应避免使用蒽醌类泻药和蓖麻油。

(3)儿童:基础治疗包括家庭教育、合理饮食和排便习惯训练,对于粪便嵌塞者,可选用开塞露或温生理盐水灌肠。乳果糖、聚乙二醇、容积性泻药证实有效,安全性好。

(4)糖尿病患者:便秘是糖尿病患者最常见的消化道症状,可尝试使用容积性、渗透性和刺激性泻药。

(5)终末期患者:终末期患者发生便秘与运动和进食减少、使用阿片类药物等有关。预防性使用泻药极为重要,可使用刺激性泻药或联合渗透性泻药或灌肠药。

【健康教育】

1.便秘的危险因素和危害　告知居民便秘相关的危险因素,包括便秘的病因、诱发因素,尤其对于高危人群,如女性、老年人、体重偏低者、文化程度低者、人口密集区居住者、滥用泻药者,并且将便秘可能造成的危害告知居民,有利于提高居民对便秘防治的依从性。

2.便秘的自我预防技巧　应从饮食、生活习惯、心理等方面向居民宣教预防便秘的技巧,包括:养成定时排便的习惯,晨起后和餐后是排便的最佳时机;每天摄入 1.5~2.0 L 水;坚持适当锻炼,合理安排工作和生活,避免久坐不动;多进食高纤维含量的食物,避免进食过少或食物过于精细,导致对结肠刺激减弱;当外出旅行、生活节奏发生变化时,不要压制自身的便意,一有便意时,应及时如厕。

3.病情的自我监测与管理　教会患者识别便秘,区分轻、中、重 3 种便秘程度,告知患者便秘治疗的基本原则、药物的选择方法、药物的不良反应,以提升患者自我管理的能力,避免滥用药物,让患者知道何时该寻求全科医生的帮助,配合全科医生的管理。

4.定期监测肝功能　避免大量或长期服用蒽醌类刺激性泻药,部分蒽醌类泻药有药物性肝损伤风险,需定期监测肝功能。大黄、番泻叶、芦荟、决明子、何首乌等蒽醌类泻药是目前公认的引起结肠黑变病的主要因素,部分蒽醌类泻药如何首乌有导致肝功能损伤的风险,服药过程中需定期检查肝功能。

第六章　直肠肛管疾病

第一节　痔

痔是临床上常见的肛肠疾病之一,指直肠下端的肛垫出现了病理性肥大,主要是直肠末端黏膜下、肛管和肛门缘皮下的静脉丛发生扩大、曲张所形成的柔软的静脉团;或肛门缘皱襞皮肤发炎、肥大、结缔组织增生;或肛门静脉破裂、血液瘀滞形成血栓。

据有关普查资料表明,肛门直肠疾病的发病率为59.1%,其中痔占所有直肠疾病的87.25%,占所有肛肠疾病的52.19%。男女均可发病,女性发病率为67%,男性发病率为53.9%,以女性发病率为高;任何年龄都可发病,其中20~40岁的人较为多见,并可随年龄的增加而逐渐加重。

中医对痔早有认识,古人说"痔者,峙也",在古代,痔为突出之意,人于九窍中凡有小肉突出者,皆曰痔,不特指生于肛门边,如鼻痔、眼痔、牙痔等。但现在痔即指肛门痔。

【病因病机】

（一）中医病因病机

1.病因　中医认为痔的发病为阴阳失调,脏腑气血虚损,再加湿、热、风、燥等邪的作用,以及情志内伤、饮食不节等的影响,致使气血失调,络脉阻滞,瘀血浊气流注肛门,最终结聚成块成痔。

2.病机　关于痔的记载历史悠久,最早可见于《黄帝内经》之《素问·生气通天论》,言:"因而饱食,筋脉横解,肠澼为痔",指出了痔的病因病机为饮食不节、筋脉血肉瘀滞、松弛和肠澼。《五十二病方》最先对痔进行了分类,列出了4种痔:牡痔、牝痔、脉痔、血痔,并提出"絮以小绳,剖以刀"的治疗方法。《丹溪心法》云:"痔者,皆因脏腑本虚,外伤风湿,内蕴热毒,醉饮交接,多欲自戕,以致气血下堕,结聚肛门,宿滞不散,而冲突为痔也。"《医宗金鉴》中云"痔疮形名亦多般,不外风湿燥热源",亦讲述了痔疮的病因不外乎风、湿、燥、热等。中医学认为痔疮的发生多与风、湿、瘀、热、虚有关,由于患者脏器虚弱,或外感六淫、或饮食不节、或长期便秘努挣、或肠澼、或久行久坐、或妊娠、或久咳等,致使脏腑功能紊乱,外受风湿燥邪侵蚀肠道,湿热蕴结筋肉脉络于魄门,日久气滞血瘀,血破脉络,气随血失,无力托承筋脉,发而为痔。

本病在临证治疗过程中,应根据疾病发展的不同阶段和患者所表现出的不同症状辨证施治,灵活地通过药物不同配伍能取得良好的临床疗效。

（二）西医病因及发病机制

由于痔疮属于慢性疾病,其形成周期较长,而在日常生活中引发痔疮的原因很多,并且较为复杂,长期不良的生活习惯以及生理问题都可能引发痔疮。一般来说,在临床上痔疮的发病原因主要包括如下几种。

1. 生理原因

(1)人体的生理结构原因 在现代医学解剖中,早已证明人的直肠与其分支并没有静脉瓣,静脉血液流动没有"阀门",并且由于人类是直立行走,在引力的作用下静脉组织液通过直肠由下至上回流至心脏时,人的肛门直肠尾部很容易出现血液淤积,进而引发肛门黏膜静脉丛病变,产生曲张、增生等现象,最终形成痔疮。

(2)长期患有肠道疾病与感染性疾病 现代社会由于人们生活节奏的加快,致使许多人的肠道长时间处于高负荷状态,在这种状态下就会出现便秘现象,使肛门受到不良刺激,增大其压力,时间长了容易引发肛门直肠尾部静脉血管非正常充血,进而产生痔疮。除了便秘以外,一些常见的感染性疾病,如痢疾、肠道感染等。也容易压迫肛门黏膜静脉血管产生痔疮。

2. 外部原因

(1)不良生活习惯:现代社会,尤其是城市中人们的生活规律往往较为混乱,长时间的饮食不规律、生活习惯不规律致使人们生物钟紊乱,新陈代谢失衡。这些因素都可能引发痔疮,如个人的不良如厕习惯,长时间蹲厕看报纸、玩手机会增大肛门直肠的压力,促进痔疮的发作;经常食用辛辣或刺激性强的食物、经常性大量饮酒都会对肛门黏膜产生一定的刺激作用,使肛门血管充血;长期不食用水果、青菜或是经常食用甜食等,由于食物中缺少纤维素,不能使大肠有效蠕动,长此以往也会增加肠道毒素,引发痔疮。

(2)职业因素:在当前社会中,部分职业需要人们长时间保持坐或者站立的姿势,然而,这却会引发人们的痔疮或者使病情加重。例如司机、教师、办公室白领、服务员等由于职业的原因,需要长时间保持一种姿势,经常站立或者坐着,缺乏下肢锻炼,很容易出现肛门直肠静脉回流困难,血液淤积于直肠底部,从而导致肛门黏膜充血,产生痔疮。

根据发病部位的不同,可将痔分为内痔、外痔和混合痔。①内痔:内痔是肛门齿状线以上,直肠末端黏膜下的痔内静脉丛扩大曲张和充血而形成的柔软静脉团。内痔的主要临床表现是出血、脱出、肛周潮湿、瘙痒,可并发血栓、嵌顿、绞窄及排粪困难。目前国内外最为常用的一种内痔分类方法是 Goligher 分类法,该方法根据痔的脱垂程度将内痔分为 4 度,临床上一般根据不同分度来选择相应的治疗方案。Ⅰ度时排粪带血;滴血或喷射状出血,排粪后出血可自行停止并且无痔脱出。Ⅱ度时常有便血;排粪时有痔脱出,排粪后可自行还纳。Ⅲ度时偶有便血;排粪或久站、咳嗽、劳累、负重时有痔脱出,需用手还纳。Ⅳ度时偶有便血;痔持续脱出或还纳后易脱出,偶伴有感染、水肿、糜烂、坏死和剧烈疼痛。②外痔:外痔是发生于齿状线以下,由痔外静脉丛扩张、痔外静脉丛破裂或反复发炎、血流瘀滞、血栓形成或组织增生而成的疾病。外痔表面被皮肤覆盖,不易出血,主要临床表现为肛门部软组织团块,有肛门不适、潮湿瘙痒或异物感,如发生血栓及炎症时可有疼痛。根据组织的病理特点,外痔可分为结缔组织性外痔、血栓性外痔、静脉曲张性外痔和炎性外痔 4 类。③混合痔:混合痔是内痔和相应部位的外痔血管丛跨齿状线相互融合成一个整体,主要临床表现为内痔和外痔的症状同时存在,严重时表现为环状痔脱出。

【临床表现】

1. 便血 无痛性、间歇性、便后有鲜红色血是其特点,也是内痔或混合痔早期常见的症状。便血多因粪便擦破黏膜或排粪用力过猛,引起扩张血管破裂出血,轻者多为大便或便纸上带血,继而滴血,重者为喷射状出血,便血数日后常可自行停止,这对诊断有重要意义。便秘、粪便干硬、饮酒及食刺激性食物等都是出血的诱因。若长期反复出血,可出现贫血,临床并不少见,应与出血性疾病相鉴别。

2. 痔块脱垂 常是晚期症状,多先有便血后有脱垂,因晚期痔体增大,逐渐与肌层分离,排粪时被推出肛门外。有少数患者诉述脱垂是首发症状。轻者只在大便时脱垂,便后可自行回复,重者需用手推回,更严重者是稍加腹压即脱出肛外,如咳嗽,行走等腹压稍增时,痔块就能脱出,回复困难,无法参加劳动。

3. 疼痛 单纯性内痔无疼痛,少数有坠胀感,当内痔或混合痔脱出嵌顿,出现水肿、感染、坏死时,则有不同程度的疼痛。

4. 瘙痒 晚期内痔、痔块脱垂及肛管括约肌松弛时,常有分泌物流出,由于受到分泌物刺激,肛门周围往往有瘙痒不适,甚至出现皮肤湿疹,患者极为难受。

5. 并发症 不能错误地认为痔切除是一种小手术,若掉以轻心,稍一不慎,可发生严重的并发症,甚至造成大的悲剧。Buls(1978)曾分析连续500例的痔切除,其并发症如下:肛瘘0.4%,肛裂0.2%,肛管狭窄1.0%,肛门失禁0.4%,皮垂6.0%,粪块嵌塞0.4%,血栓性外痔0.2%及尿潴留10%。

(1)出血:内痔术后出血的原因有早期及晚期两种。

前者由于线结不紧,滑脱所致;后者发生在术后7~10 d左右,由于结扎处感染所致。由于肛管括约肌的作用,血液多向上反流入肠腔,而不流向肛门外,故临床上不能发现"染红敷料"的现象,这种"急性出血"常不易早期发现。

但凡出现下列现象应考虑是"隐性出血"的早期征象:①阵发性肠鸣、肠痛及急迫便意感;②患者伴头昏、恶心、冷汗及脉快等虚脱症状。出现上列情况,应立即在止痛情况下进行直肠指诊或镜检,以便及时诊断和处理。确诊有出血应及时止血,若肛管直肠内积血较多,看不清出血点,可先用气囊压迫止血。如无气囊,可用30号肛管,外裹凡士林纱布,两端用丝线扎紧,外涂麻醉软膏,塞入肛门内作压迫止血,一般应用此法都可止血。若找到出血点,可用缝扎止血,并全身应用止血药及抗生素。

(2)狭窄:细致的手术操作及早期肛管扩张,可以预防肛管狭窄。狭窄可在肛缘、齿线处或齿线,肛缘处狭窄主要由于肛缘的皮肤及黏膜切除过多,致伤口收缩造成肛缘狭窄。瘢痕处常伴有肛裂,是由于排粪时撕裂所致。用手法及器械扩肛多无效,需多次手术治疗。齿线处狭窄可发生于闭式痔切除术后,齿线上狭窄由于痔基底部结扎过宽,后者可用多个小的结扎来代替大块结扎。肛管扩张常有效,不行则需手术矫正。

(3)尿潴留:尿潴留是痔或其他肛管手术后最常见的并发症,约有6%需行导尿术。

预防尿潴留,有下列措施:①指导患者在术前及术后当天12 h内限制饮水,以造成轻度失水状态。有人认为这是一项重要措施,因为在麻醉未消失前,膀胱过早膨胀,常会导致尿潴留。②术后镇静剂尽量少用。③早期起床活动。④首次排尿应去厕所小便,引起条件反射。⑤最好采用局部麻醉。⑥肛缘皮肤伤口尽量不缝合,术后直肠内尽可能不置肛管或大块纱布作压迫止血用,可减少术后疼痛及原发性尿潴留。

【实验室及其他检查】

1. 体征检查 就诊患者按次序应先视诊,再直肠指诊和肛门镜检查,为了准确诊断痔的形态和分布特点并排除其他肛门病变,条件许可时,应对整个肛管和直肠进行可视化检查(如肛门直肠镜检查)。视诊主要是观察静息状态下肛外皮肤是否有红肿、瘘口、湿疹等,有无外痔突起或内痔外翻以及肛管形态异常。所有就诊患者应常规进行直肠指诊,肛门狭窄或是剧烈疼痛者除外,检查体位首选左侧卧位,以脱出为主诉者应同时取蹲位并模拟排粪动作,医师应观察脱出物形态和组织特点,并用图片记录。肛管直肠指诊前应与患者进行必要沟通和提示,辅以油性物充分润滑手套,动作轻柔,用指腹轻柔按压再徐徐进指,判断肛管是否狭窄、肛门括约肌紧张度、肛管表面是否光滑,然后沿解剖学走行检查直肠中下段黏膜表面是否光滑、是否触及肿物或粪块,并通过静息、力排、提肛判断肛直角变化和肛门括约肌的协调性。退指动作亦要慢,同时观察指套是否沾染黏液脓血等分泌物。

肛门镜检查前,嘱患者张口呼吸配合检查,镜下应观察齿状线上下痔核形态和组织特点,同时判断是否合并有溃疡、裂损、肛乳头肥大、出血点和肠腔内积存的异常分泌物等。

2.实验室检查

(1)粪便隐血试验:是最简便廉价的筛查手段,推荐常规应用,在知情同意下可进一步推荐进行粪便基因检测,该法是一种无须肠道准备的新型肠癌检测技术,具有无创、方便和精准的优势,已经被纳入国际结直肠癌筛查指南。

(2)结肠镜检查指征:符合以下情况的任意 1 项或多项,需进行结肠镜检查。①年龄>50 岁且近 10 年内未接受过结肠检查;②有消化道症状,如便血、黏液便及腹痛;③不明原因贫血或体重下降;④曾有结直肠癌病史或结直肠癌的癌前疾病,如结直肠腺瘤、溃疡性结肠炎、克罗恩病、血吸虫病等;⑤直系亲属有结直肠癌或结直肠息肉;⑥有盆腔放疗史;⑦粪便隐血试验结果为阳性。

【诊断与鉴别诊断】

(一)诊断

内痔的诊断,主要靠肛管直肠检查。首先做肛门视诊,用双手将肛门向两侧牵开,除I度内痔外,其他 3 度内痔多可在肛门视诊下见到。对有脱垂者,最好在蹲位排便后立即观察,这可清楚地看到痔块大小、数目及部位的真实情况,特别是诊断环状痔,更有意义。其次做直肠指诊:内痔无血栓形成或纤维化时,不易扪出,但指诊的主要目的是了解直肠内有无其他病变,特别是除外直肠癌及息肉。最后做肛门镜检查:先观察直肠黏膜有无充血、水肿、溃疡、肿块等,排除其他直肠疾患后,再观察齿线上部有无痔,若有,则可见内痔向肛门镜内突出,呈暗红色结节,此时应注意其数目、大小和部位。

(二)鉴别诊断

1.与直肠癌鉴别 临床上常将下端直肠癌误诊为痔,延误治疗。误诊的主要原因是仅凭症状诊断,未进行直肠指诊及肛门镜检查,因此在痔诊断中一定要做以上两种检查。直肠癌在直肠指诊下可扪到高低不平硬块,表面有溃疡,肠腔常狭窄,指套上常染有血迹。特别要注意的是内痔和环状痔可与直肠癌同时并存,绝不能看到有内痔或环状痔,就满足于痔的诊断而进行痔的治疗,直至患者症状加重才进行直肠指诊或其他检查而明确诊断,这种误诊、误治的惨痛经验教训,在临床上并非少见,值得重视。

2.与直肠息肉鉴别 低位带蒂的直肠息肉,若脱出肛门外有时误诊为痔脱垂,但息肉多见于儿童,为圆形、实质性、有蒂、可活动。

3.与肛管直肠脱垂鉴别 有时误诊为环状痔,但直肠脱垂黏膜呈环形,表面平滑,直肠指诊时括约肌松弛;环状痔的黏膜呈梅花瓣状,括约肌不松弛。

【治疗】

(一)中医治疗

1.辨证论治

(1)风伤肠络证

[证候]粪便带血、滴血或喷射状出血,血色鲜红,或有肛门瘙痒;舌质红,苔薄白或薄黄,脉浮数。

［治法］清热凉血祛风。

［方药］凉血地黄汤(《脾胃论》)。

［药物］黄柏、知母、青皮、槐子、熟地黄、当归。

加减:大便秘结者加槟榔、大黄等。

(2)湿热下注证

［证候］便血色鲜红,量较多,肛内肿物外脱,可自行还纳,肛门灼热;舌质红,苔黄腻,脉弦数。

［治法］清热利湿止血。

［方药］脏连丸(《本草纲目拾遗》)。

［药物］胡黄连、通血香、猪大肠。

加减:出血量多者,加地榆炭、仙鹤草等;灼热较甚者,加白头翁、秦艽等。

(3)气滞血瘀证

［证候］肛内肿物脱出,甚或嵌顿,肛管紧缩,坠胀疼痛,甚则肛缘水肿、血栓形成,触痛明显;舌质红或暗红,苔白或黄,脉弦细涩。

［治法］清热利湿,祛风活血。

［方药］止痛如神汤(《外科启玄》)。

［药物］秦艽、桃仁、皂角、苍术、防风、黄柏、当归尾、泽泻、槟榔、熟大黄。

加减:肿物紫暗明显者,加红花、牡丹皮;肿物色淡红光亮者,加龙胆草、木通等。

(4)脾虚气陷证

［证候］肛门松弛,痔核脱出须手法复位,便血色鲜红或淡;面白少华,神疲乏力,少气懒言,纳少便溏;舌质淡,边有齿印,苔薄白,脉弱。

［治法］补中益气。

［方药］补中益气汤(《脾胃论》)。

［药物］黄芪、炙甘草、人参、当归身、橘皮、升麻、柴胡、白术、当归、川芎、白芍、熟地黄。

加减:大便稍干者加肉苁蓉、火麻仁;贫血较甚时合四物汤(《太平惠民和剂局方》)。

2.针灸治疗

(1)体针

主穴:二白、承山。

治法:每次只取一穴,效不显时可两穴同取。二白穴,进针约1寸深,得气后,施三进一退之泻法,留针20 min,每5 min运针1次;承山穴,患者取俯卧位,术者一手托患者足跟,嘱其用力着于术者掌心,术者另一手标记穴位,然后用26号寸毫针,快速进针1.5寸左右,做强刺激快速捻转,每分钟约350次,以患者感到酸麻胀样针感向腘窝、小腿、足底部放散为度。留针30 min,5 min行针1次。隔日1次,2周为一疗程。

(2)刺血

主穴:龈交。

治法:令患者取仰卧位,医者以左手拇示指,翻起患者上唇,暴露穴区,寻得唇内正中与牙龈交界处的系带有形状不等、大小不同的突起滤泡或小白疙瘩。如无,则在系带颜色变红区取穴。用手术刀尖或三棱针,于该区局部消毒后迅速点刺出血一滴,或将突起的滤泡或疙瘩切除,出血少许后,即用消毒敷料压迫止血。

(3)挑治

主穴:分组。①阿是穴;②八髎、腰俞、大肠俞。

配穴:长强。

阿是穴位置:背部靠腰三角区,近督脉与带脉之间,为针帽大小淡黄或浅褐色略高于皮表的丘疹(如合并感染,可呈红色或淡红色)。

治法:主穴选1组,每次取1~2穴(阿是穴取1~2点)进行挑刺。在自然光线下,嘱患者反坐在靠椅上,取准穴位后,按常规消毒,用2%普鲁卡,因注射液0.2~0.5 mL进行局部麻醉。医者用左手拇食指捏起腧穴部位的皮肤,右手持三棱针或锋针,于经络循行呈横行的方向挑破皮肤0.5 cm,再向下刺入0.5~0.8 cm深度,挑断皮下脂肪,挑出乳白色纤维样物,以挑口下面基本无阻碍为止,并出血少许。用消毒敷料压迫止血,以胶布固定。长强穴用1.5寸针直刺0.5~1.0寸,得气后不留针,每7 d治疗1次。挑治后嘱患者坚持提肛加腹式深呼吸运动,早午晚各30次。

(4)拔罐

主穴:阿是穴。

阿是穴位置:长强上端,臀纵纹尽头中央。

治法:令患者俯卧于床上,定准穴位后行严密消毒,左手将其局部皮肤捏紧,右手持三棱针快速进针,挑破络脉之后随即抽气法或贴棉法拔罐,此部位不易吸紧,故尽可能采用抽吸罐。留罐10~15 min,以局部出现红晕为度。每日一次,5次为一疗程,疗程间隙3~5 d。

(5)艾灸

主穴:八髎。

治法:取准穴位后作常规消毒,用皮肤针缓慢地叩打往返多次,直至局部轻微出血,然后将丁桂散(丁香、肉桂等量组成,并研成细末)均匀地撒满八髎穴区,上盖一方关节止痛膏。将纯艾卷点燃一端后,先在药物覆盖区做回旋灸,约10 min,再在8个穴点做雀啄灸,每点约5 min,以患者感局部灼热为度。隔日1次,10次为一疗程。

(6)耳穴压丸

主穴:肛门、交感、直肠下段、敏感点。

配穴:神门、大肠、肺、皮质下。

治法:主穴取3~4穴,配穴酌加1~2穴。以芸苔子(即油菜籽)或王不留行籽置于0.7 cm×0.7 cm胶布上,贴压在所选的耳穴上,反复捏压至有疼痛烧灼感,耳郭发热潮红。嘱患者自行按压,每日5次,每次侧耳,两耳轮替,每隔1~2 d换贴1次,10次为一疗程。

3. 中医外治法　痔病的中医外治法历史悠久,古人在总结前人经验及自身临床实践的基础上创造出了一系列经典的外治法,如熏洗疗法、敷药疗法、塞药疗法、枯痔疗法等。《理瀹骈文》云:"外治之理即内治之理,外治之药即内治之药,所异者法耳。医理药性无二,而法则神奇变幻。"表明外治疗法亦应遵循中医整体观念和辨证论治的理论,确定治则,根据治则遣药组方,所不同的是用药的途径和方法。外治法能补内治法之不及,药物直接作用于患处使效专力宏、起效迅速。另药物不经胃肠道吸收,既能减轻患者因服中药刺激肠胃引起的消化道症状,又能防止胃肠道消化液对药效的破坏。

(1)熏洗疗法:熏洗疗法最早见于《五十二病方》,其内记载了熏蒸洗浴八方,包含了专门治疗痔的骆阮熏洗,除此之外,文献还记载了热熨法及牡痔的结扎切除疗法,至今仍在临床广泛应用。中医学认为,中药熏洗疗法有热疗和药疗的双重疗效,局部血管在热量的作用下扩张,加速血流,进而加快药物的吸收,依据药物的不同功效,可以起到清热解毒、活血化瘀、疏通经络、去腐生肌的作用,缩小痔核,缓解症状,恢复人体局部气血调和的状态。现代药理研究也表明,中药局部熏洗可以起到消炎抗感染作用,且能促进病变组织的细胞的分裂与创面肉芽组织的增生,加速创面的愈合。运用消肿止痛汤熏洗治疗湿热下注型痔病,方含芒硝、明矾、苦参、龙胆草、蒲公英、滑石、冰片、当归、连翘,水煎至1 200 mL,先熏蒸肛门局部15 min,温度合适后,再于药液中坐浴15 min,早晚各1次,10 d后判断疗效,患者多为肛门疼痛明显而拒绝手术治疗者,方中诸药配伍合理,诸药合用共奏清热燥湿、消肿止痛、活血化瘀之功。

可以运用栀没熏洗方(方含栀子、乳香、没药、石榴皮、芒硝)熏洗坐浴治疗痔病急性发作,治疗后的症包括疼痛、水肿、坠胀、脱出症状,都得到了改善。可以运用白芷三黄汤治疗内痔患者,方含五倍子25 g、黄柏25 g、苦参20 g、大黄20 g、黄芩15 g、白芷15 g、乳香15 g、没药15 g、地榆10 g、生地15 g、川芎15 g、甘草5 g,纱布包裹,浸泡1~2 h,煮沸10 min,取出药袋,先熏蒸后坐浴20 min,每日3次,诸药合用有清热解毒、散结消肿、活血止痛的功效。

(2)敷药疗法:敷药疗法亦是中医外治法的重要组成部分,古人在长期的生活实践中发现某些植物或矿物直接敷于身体的某些部位,可以缓解或消除身体的一些病痛,这可能就是敷药疗法的来源。敷药疗法使得药物透过皮肤或黏膜直接进入体内而发挥药效,也有的药物通过敷药刺激穴位来调节机体的功能失调。临床治疗痔病的外敷用药以清热解毒、消肿止痛、祛腐生肌的中药为主,部分加入西药成分,剂型以油膏剂多见。

可以运用如意金黄膏外敷治疗炎性外痔患者,炎性外痔的病因病机主要是饮食不节,嗜食辛辣生冷醇酒厚味,伤及脾胃,湿热内生,下注肛门,或久坐久蹲,便秘肛门努责,致使气血运动不畅,气血与湿热互结,搏结于肛门,瘀滞不散而成,膏中诸药合用共奏清热解毒、利湿化瘀、消肿止痛之效,不仅可以迅速减轻炎性水肿、缓解疼痛等症状,又能减少治疗费用,缩短治疗周期。可以运用消炎止痛膏治疗痔病,方含滑石粉、龙骨、炉甘石、儿茶、乳香、没药、冰片等,痔病的发生多因湿热蕴结不化,热毒下注而成,"湿毒趋下"是痔病发生的基本病机,所以采用解毒化湿为治则,遣方组药。可以运用消肿溶栓膏(主要含人工麝香、牛黄等)治疗嵌顿痔,该药膏具有清热解毒、消肿止痛、活血化瘀之功效,且药膏直接作用于病灶,见效快,安全性高,对嵌顿痔的水肿消散、炎症吸收作用显著。

(3)塞药疗法:塞药是指将药物直接纳入肛内,作为中医外治法的一种,在肛肠疾病的治疗中广泛应用,临床上应用主要以栓剂、中药灌肠多见。中医应用栓剂纳肛最早见于《五十二病方》,临床普遍应用,患者携带方便,药物易于保存。

运用中医学理论辨证施治,普济痔疮栓偏寒凉,可用于治疗实热证型混合痔,药物主要成分有熊胆粉、猪胆粉、冰片等,具有止痛止血、消炎消肿的作用。还可以采用敛痔散合普济痔疮栓纳肛,敛痔散的成分主要含血竭、制炉甘石、冰片、黄连、黄柏、黄芩、大黄等,具有清热解毒、活血消肿、止痛止血的作用,两者联合纳肛,可以治疗Ⅰ、Ⅱ期内痔(主要症状为便血、脱出、坠胀不适等)。栓剂在直肠内溶化后,在浓度差的作用下向直肠肠黏膜内弥散,由黏膜吸收而发挥作用,可以有效地避免药物对胃肠道的刺激和肝脏的首过效应,达到治疗的目的。九华痔疮栓(主要成分有厚朴、大黄、冰片、紫草、浙贝母、白及、侧柏叶)可以治疗痔病患者,早晚各1粒,连续治疗7 d,且对肛门静息压力的改善较为明显,九华痔疮栓不仅可以治疗痔病的常见临床症状,还可明显改善因肛门静息压力增高引起的疼痛、便秘等症状。

(4)注射疗法:起源于19世纪,1869年Milligan-Morgan首先使用硫酸亚铁溶液在痔核内注射来治疗痔疮,直到现在,注射疗法一直占据着重要的地位,肛垫下移学说提出后,许多学者更倾向于提倡非手术疗法。自20世纪70年代后,新的枯痔坏死剂和硬化萎缩剂不断问世,推动着注射疗法的快速发展,使得注射疗法的优势得以发挥。因枯痔坏死剂的使用容易造成痔区感染、大出血及肛门狭窄等并发症,现多采用硬化萎缩剂注射治疗痔病,其主要机制是硬化萎缩剂与痔核组织发生无菌性炎症反应,使注射区血管闭塞,逐渐纤维化,间接使肛垫上移,减轻脱垂的症状而达到治疗目的。

消痔灵注射液在临床应用较为广泛,并在临床实践中不断创新,如肾上腺素配合消痔灵注射治疗内痔出血效果较好。芍倍注射液是继消痔灵注射液后,治疗痔病的又一切实有效的药物。

(5)中药线结扎:用丝线或药制丝线、纸裹药线缠扎在痔核的根部,使痔核坏死脱落,创面经修复而愈。

4.中成药

(1)消痔灵:消痔灵主要成分为五味子提取物、明矾等,具有消炎、抑菌、收敛、止血,产生纤维硬化的功效。主治内痔出血,各期内痔,尤其晚期内痔和由晚3期内痔发展而成的静脉曲张性混合痔。

(2)痔疮栓:痔疮栓主要成分为柿蒂、大黄、冰片、芒硝、田螺壳(炒)、橄榄核(炒炭)。清热通便,止血,消肿止痛,收敛固脱,用于各期内痔、混合痔之内痔部分,轻度脱垂等。

(3)治痔灵栓:清热止痛,止血消肿,萎缩痔核。用于炎性外痔,混合痔,初、二期内痔,肛裂及各期内痔出血,各类痔症术前后炎症的治疗。

(4)槐角丸:槐角1斤(麸炒令焦,熟拣净),黄花(铧)4两,枳壳(麸炒,去瓤)4两,熟干地黄4两,当归4两,防风4两,木香1两。功能止痒痛,消肿聚,驱湿毒,治大肠湿热,痔瘘肿痛,大便下血。

(5)痔血胶囊:痔血胶囊的主要成分是白鲜皮和苦参。清热解毒,凉血止血,用于Ⅰ、Ⅱ期内痔及混合痔所致的便血、肛门坠胀或坠痛,大便干燥或秘结等症。

(6)普济痔疮栓:普济痔疮栓的主要成分为熊胆粉、冰片、猪胆粉。清热解毒,凉血止血,用于热证便血,对各期内痔、便血及混合痔肿胀等有较好的疗效。

(7)黑归脾丸:黑归脾丸的组成是党参、甘草(炙)、当归(炒)、茯苓、龙眼肉、木香、黄芪(炙)、白术(炒)、熟地黄、远志、酸枣仁(炒)、大枣(黑枣)。补益心脾,养血安神。用于气血两亏,体力衰弱,惊悸不寐,崩漏便血。

(8)八宝散:八宝散的主要成分为龙骨(煅)、炉甘石(制)、赤石脂、石膏(煅)、琥珀、冰片、朱砂、珍珠。生肌敛疮,用于溃疡久不收口,肠风痔漏。

(9)三黄丸:三黄丸的主要成分为黄连、黄草(炒)、大黄(制)。泻火解毒,用于治疗痢疾、吐血、衄血、咯血、便秘、疮痛等症。

(10)五仁丸:五仁丸的主要成分为柏子仁、郁李仁、杏仁、松子仁、桃仁、陈皮等。五仁丸具有润肠通便的功效,现代常用于治疗痔疮便秘、习惯性便秘等属津枯肠燥者。

(二)西医治疗

治疗原则:无症状的痔无须治疗。治疗目的重在消除、减轻痔的症状,解除痔的症状较改变痔体的大小更有意义,应视为治疗效果的标准。医生应根据患者情况、本人经验和医疗条件,采用合理的非手术或手术治疗。

1.一般治疗　改善饮食、保持大便通畅、注意肛门周围清洁和坐浴等对各类痔的治疗都是有效的。

2.药物治疗　药物治疗是痔治疗的重要方法,Ⅰ、Ⅱ度内痔患者应首选药物治疗。

(1)局部药物治疗:包括栓剂、乳膏、洗剂。含有角菜酸黏膜修复保护和润滑成分的栓剂、乳膏对痔具有较好的治疗作用。含有类固醇衍生物的药物可在急性期缓解症状,但不能长期和预防性使用。

(2)全身药物治疗:常用药物包括静脉增强剂、抗炎镇痛药。静脉增强剂中常用的有微粒化纯化的黄酮成分、草木樨流浸液片、银杏叶萃取物等,可减轻内痔急性期症状,但数种静脉增强剂合用,无明显优越性;抗炎镇痛药能有效缓解内痔或血栓性外痔所导致的疼痛。

3.硬化剂注射疗法　黏膜下层硬化剂注射是常用治疗内痔的有效方法,主要适用于Ⅰ、Ⅱ度内痔,近期疗效显著。并发症有局部疼痛、肛门部烧灼感、组织坏死溃疡或肛门狭窄、痔血栓形成、黏膜下胀肿与硬结。外痔及妊娠期痔应禁用。

4.器械治疗　①胶圈套扎疗法:适用于各种分度的内痔和混合痔的内痔部分,尤其是Ⅱ、Ⅲ度内痔伴有出血或脱出者,套扎部位在齿状线上区域,并发症有直肠不适与坠胀感、疼痛、胶圈滑脱、迟发性出血、肛门皮肤水肿、血栓性外痔、溃疡形成、盆腔感染等。②物理治疗：包括激光治疗、冷冻疗法、直流电疗法和铜离子电化学疗法、微波热凝疗法、红外线凝固治疗等。主要适应证为Ⅰ、Ⅱ、Ⅲ度内痔，主要并发症为出血、水肿、创面愈合延迟及感染等。

5. 手术治疗

（1）适应证：内痔已发展至Ⅲ、Ⅳ度，或Ⅱ度内痔伴出血严重者；急性嵌顿性痔、坏死性痔、混合痔以及症状和体征显著的外痔；非手术治疗无效且无手术禁忌证者。

（2）痔的手术分为以下几种。①痔切除术：原则上将痔核完全或部分切除，常用手术方式如下。外剥内扎创面开放式（Milligan-Morgan）手术；创面半开放式（Parks）手术；创面闭合式（Ferguson）手术；外剥内扎加硬化剂注射术；环形痔切除术，包括半闭合式环形痔切除术（Toupet手术）、闭合式环形痔切除术（Whitehead手术），但因并发症多，目前临床已基本摒弃。术中应注意合理保留皮肤桥、黏膜桥的部位及数量可缩短创面愈合时间。②痔上黏膜环切钉合术（procedure for prolapsed hemorrhoid，PPH）：用吻合器经肛门环形切除部分直肠黏膜和黏膜下组织。适用于环状脱垂的Ⅲ、Ⅳ度内痔和反复出血的Ⅱ度内痔。术后应注意防治出血、坠胀、肛门狭窄、感染等并发症。③多普勒引导下痔动脉结扎术：利用多普勒专用探头，于齿状线上方2~3 cm探测到痔上方的动脉直接进行结扎，阻断痔的血液供应以达到缓解症状的目的。适用于Ⅱ~Ⅳ度内痔。④其他：对Ⅰ、Ⅱ度出血性内痔伴内括约肌处于高张力状态的患者，可采用针对肛门内括约肌的手术方式，包括手法或借助球囊装置进行扩肛和肛门内括约肌后位或侧位切开术。并发症主要有肛管黏膜撕裂、黏膜脱垂、肛门失禁等。

（3）痔的围手术期处理：术前应做常规必要的物理和实验室检查。手术前的肠道准备可采用口服洗肠液、灌肠或其他促排便等方式进行。术前可预防性使用抗生素。

（4）术后并发症的防治

1）出血：各种痔手术都有发生出血的可能，部分患者手术后可有迟发性出血。应注意手术中严密止血和术后观察，必要时需手术止血。

2）尿潴留：术前排空膀胱，控制输液量和输液速度，选择合适的麻醉方式可预防尿潴留的发生。如发生尿潴留可采用针刺关元、三阴交、至阴穴，还可用耳压、中药内服的方法治疗，必要时导尿。

3）疼痛：采用局部黏膜保护剂和使用镇痛药可减轻痔手术后疼痛，包括复方利多卡因、复方薄荷脑、解热镇痛栓剂、硝酸甘油膏等黏膜保护剂局部用药和采用自控性镇痛泵；中药熏洗以活血消肿止痛，还可采用针刺龈交、二白、白环俞或肛周电刺激治疗。

4）肛缘水肿：坐浴、药物外敷，必要时手术处理。

5）肛门直肠狭窄：由于痔术后有肛门狭窄的可能，手术时应注意保留肛管皮肤。治疗措施包括扩肛和肛管成形术。

6）肛门失禁：过度扩肛、肛管括约肌损伤、内括约肌切开等治疗后易发生肛门失禁。患者原有肛管功能不良、肠易激综合征、产科创伤、神经疾患等疾病可增加肛门失禁发生的危险。

7）其他并发症：包括手术创面延迟愈合、直肠黏膜外翻、肛周皮赘、感染等，需注意防治。

6. 特殊患者的处理

1）急性嵌顿痔：是痔的急症。根据患者情况可选择手法复位或手术治疗。早期手术并不增加手术风险及并发症；对嵌顿时间长或痔表面糜烂坏死者，可局部应用解除括约肌痉挛的药物。对嵌顿痔手法复位失败、嵌顿时间长而出现纹窄坏死者，应采取手术治疗以解除嵌顿、去除坏死组织、预防感染。

2）血栓性外痔：是痔的急症。对发病早期、疼痛剧烈、肿块无缩小趋势者，可急诊手术。发病超过72 h宜采用保守治疗。

3）妊娠、产后早期的痔：首选保守治疗。对痔的严重并发症和药物治疗无效的患者，应选择简单有效的手术方式。禁用硬化剂注射。

4)痔并发贫血:应注意排除导致贫血的其他疾病,应积极采取硬化剂注射、手术等治疗。

5)痔合并免疫缺陷:免疫缺陷的存在(艾滋病、骨髓抑制等)是硬化剂注射和胶圈套扎的禁忌证。在手术治疗时,须预防性使用抗生素。

6)高龄、高血压病、糖尿病患者的痔:以非手术治疗为主,病情严重者,应对相关疾病治疗,待其稳定后酌情选用简单的手术方法治疗。

【健康教育】

痔疮是一种常见病、多发病,对人体的危害颇多,给工作和生活带来诸多不便。如何预防痔疮的发生或防止治疗后复发就显得非常重要。预防痔疮要从平时做起,具体应注意以下几方面。

1.注意饮食起居,生活要有规律,多进行体育锻炼。体育锻炼有益于血液循环,促进胃肠蠕动。

2.预防便秘。便秘是诱发痔疮的原因之一,日常饮食中应多吃新鲜蔬菜、水果等富含纤维素和维生素的食物,少食辛辣刺激性食物,对顽固性便秘应尽早到医院诊治,治疗原发病切不可长期服用泻药或长期灌肠,以免直肠黏膜感觉迟钝、排便反射迟钝、加重便秘、使痔疮发生。

3.养成定时排便的习惯。纠正久忍大便,防止蹲厕时间过长,从事久坐工作的人员要经常站起做一下运动,以利于肛门部的血液循环,排便时闭口静思不谈笑。

4.保持肛门周围清洁。注意卫生,保持局部干燥,每天大便后、睡前各清洗肛门皮肤一次,防治感染,以免诱发或加重痔疮,平时应经常进行肛门的热敷,勤换内裤,尤其是痔疮发作时,每天至少进行两次肛门热水坐浴,可促进肛门部血液循环,及时治疗肠道炎症和肛门局部炎症。

5.注意下身保暖。保持血液通畅,多饮开水,避免缺水,以免因缺水使肠道干涩,从而引起大便干结。

6.凡能引起腹内压增加的疾病,应及时治疗,如痢疾、腹泻、肝硬化等,及时治疗心、肺、肝等全身性疾病。以免引起腹压增加、痔静脉高压。

7.注意孕产期保健。妇女妊娠后,子宫膨大影响痔静脉回流,易诱发痔疮,且孕期一般活动较少,易引起大便干燥而诱发痔疮,产后大量血液流失,肠道干枯少津,便干便秘,会加重或诱发痔疮。因此孕期应适当增加活动,避免久坐久立,每次便后用温水熏洗肛门局部。改善血液循环,产后宜多食一些富含津汁食物,如蜂蜜等,防止大便干燥引起痔疮。

8.常做提肛运动。具体做法是:全身放松或坐或立或卧均可,摒弃一切杂念有意收缩肛门,缓慢上提,把下陷之气提至丹田,然后放松,如此反复数次至数十次不等。一般每次做三十次,每天两次。这项运动可随时随地进行,办公时、乘车时、看电视时、走路时、都可做,效果很好。

9.自我按摩。痔疮是局部血脉瘀结的结果,按摩为我国传统健身祛病的方法之一,中医经络的长强穴(尾骨尖前面)为治疗痔疮首选穴位,取长强穴按摩可明显改善局部血液循环,在预防和治疗上都是很有效的。

10.及时用药。一旦有痔疮发作先兆,如轻度不适、疼痛、瘙痒、便血时应及时用药,往往事半功倍。

第二节　直肠癌

直肠癌(rectal cancer,RC)是指直肠齿状线以上到直肠和乙状结肠交界部长 12～15 cm 肠管发生的癌,是消化道常见的恶性肿瘤,它占大肠癌的 60%～75%。

中医学中并无直肠癌的病名,根据临床表现多将其归于"脏毒""便血""锁肛痔"等范畴。

【病因病机】

（一）中医病因病机

由于古代医书中没有关于直肠癌的明确描述,所以也就没有明确的病因病机分析,早期发病多因湿热、瘀毒等实邪造成,后期则正气亏虚,演变为虚实夹杂。本病病位在大肠,以正虚为本,湿、毒、瘀为标,虚实夹杂而致病。随着现代医学发展及现代医家的研究发现,关于直肠癌的病因病机可总结出以下几种因素。

1. 外感湿邪　湿为阴邪,极易伤脾,湿邪外感则水湿困脾,脾失健运。李东垣《脾胃论》有云:"六七月之间,湿令大行,子能令母实而热旺,湿热相合而刑庚大肠。"《景岳全书》中也曾提到脾脏虚弱不足之人则好发积聚之病。脾为后天之本、气血生化之源,"内伤脾胃,百病由生",气血生化无源,气血运行无力,久则致瘀,继而内生实邪。

2. 饮食不节　过食膏粱厚味、嗜酒、好食生冷之物、暴饮暴食均可称之为饮食不节,饮食不节损伤脾胃,水湿内生,下行至大肠则生湿热,酝酿肠中糟粕久则生毒,损伤肠络发而为病。正如《外科正宗》所云:"夫脏毒者,醇酒厚味,勤劳辛苦,蕴毒流注肛门结成肿块。"

3. 情志所伤　"见肝之病,知肝传脾",肝气郁结,则木气太过,克伐脾土,脾气受损则脾失健运,水湿内停,郁而生热,熏蒸大肠,滋生痈毒,久则聚为直肠癌。肿瘤也是一种身心疾病,负面的情绪对肿瘤的形成有很大影响。

4. 正气虚衰　正气不足或年高体虚之人,脾肾亏虚,肾、脾分别为先、后天之本,肾主水,而脾主运化。脾肾不足,则水液代谢功能异常,寒湿中阻,湿热夹毒下迫大肠,损伤肠络,腑气不通,聚毒成痈而成直肠癌。《脾胃论·胃虚元气不足诸病所生论》中有云:"无虚邪,则风雨寒不能独伤人,必先中虚邪,然后贼邪得入矣。"

（二）西医病因及发病机制

直肠癌的病因病机目前仍不十分清楚,其发病与社会环境、饮食习惯、遗传等因素有关,包括以下几点。

1. 高脂高蛋白低纤维饮食　高脂高蛋白食物可增加粪便中甲基胆蒽物质含量,诱发直肠癌,低纤维食物可降低戊糖含量,降低粪便通过肠道速度,增加肠黏膜与致癌物质接触时间。另外,流行病学研究发现口服维生素 D 可降低直肠癌的发病率。

2. 遗传因素　直肠癌是遗传学背景比较突出的恶性肿瘤,10% ~15% 的直肠癌为遗传性,最常见的为 Lynch 综合征,约占直肠癌的 3% ,另外还有家族性腺瘤性息肉病(FAP)、遗传性非息肉病性肠癌(HNPCC)、黑斑息肉综合征、幼性息肉病等。

3. 癌前病变　直肠息肉、腺瘤,往往遵循正常黏膜-腺瘤-癌变这一发展规律。

4. 肥胖、糖尿病　研究表明肥胖、糖尿病及胰岛素的应用可增加直肠癌的发病风险,而使用二甲双胍治疗糖尿病可降低发病风险。

【临床表现】

1. 症状　直肠癌早期无明显症状,病情发展到一定程度才出现临床症状,主要有下列几个方面的表现。

（1）排便习惯与粪便性状改变:肿瘤及其分泌物可产生肠道刺激症状,出现便意频繁,排便不尽感,里急后重等,排出物多以血便为突出表现,或有痢疾样脓血便,或有时表现为顽固性便秘,大便形状变细等。

（2）便血：肿瘤破溃出血，黯红或鲜红，量一般不多，间歇出现。肿瘤位置较高时，血与大便相混则呈柏油样大便。

（3）疼痛：直肠下段癌如浸润肛管可引起局部疼痛，侵犯骶神经丛可使骶部及会阴部疼痛。

（4）全身情况：可有贫血、低热，晚期患者有进行性消瘦、恶病质等。

2.体征　直肠癌特殊体征主要是以下方面。

（1）直肠肿块：多经直肠指诊发现，质地坚硬，表面呈结节状，常伴有肠腔狭窄。直肠指诊可检出低位直肠癌、肛管癌。

（2）腹水：肿瘤侵入浆膜层时，癌细胞可脱落进入腹膜腔，种植于腹膜间，当腹膜广泛种植时，可出现腹水。

【实验室及其他检查】

1.常规化验　包括血尿便常规、粪便隐血试验、生化系列、肿瘤标志物等；其中患者在诊断时、治疗前、评价疗效时、随访时可检测外周血 CEA、CA19-9；疑有肝转移患者应检测 AFP；疑有腹膜、卵巢转移患者检测 CA125。肝功能检查对直肠癌诊断无特异性，但可了解肝脏功能代偿和肝脏损害情况，对直肠癌治疗方案的确定和预后均有重要意义。

2.内镜检查　疑似直肠癌患者均推荐全结肠镜检查。检查报告必须包括进镜深度、肿物大小、距肛缘位置、形态、局部浸润范围，对可疑病变必须行病理活检。肠管在检查时可能出现皱缩，内镜所见肿物远侧与肛缘距离可能存在误差，建议结合 CT 或 MRI 明确病灶部位。对病灶较小、术中可能定位困难者，术前可经内镜下注射纳米碳、亚甲蓝等染色剂行病灶定位。有条件的，可行术中肠镜协助定位。

3.影像学检查

（1）CT：推荐胸部/腹部/盆腔增强 CT 检查，评估肿瘤分期、疗效，以及随访，内容包括原发肿瘤的位置、侵犯范围及浸润深度；是否伴区域或远处淋巴结转移；是否伴远处器官转移；随访中筛查吻合口复发灶及远处转移灶；判断治疗的疗效；是否疑有肠梗阻、肠套叠、肠穿孔等并发症或其他可能影响治疗决策的伴随疾病。

（2）MRI：对临床、超声或 CT 不能确诊的肝转移瘤或肝转移瘤数目影响治疗决策时，推荐 MRI 增强检查，有条件的医院可行肝脏特异性对比剂增强扫描。

（3）超声检查：可用于直肠癌肝转移初筛，术中超声则用于肝转移灶评估和为射频消融做准备。

（4）PECT：不推荐作为常规检查，对常规影像学无法确诊者可使用；对病情复杂、常规检查不能确诊、分期或可疑复发时可作为辅助检查。而对于Ⅳ期患者，治疗目标为无疾病状态时，均需 PECT 评估。

4.病理及细胞学检查　直肠癌同其他恶性肿瘤一样，必须有病理细胞学检查证据才能确诊。其中脱落细胞学检查可采用直肠冲洗、直肠镜下刷取、肛门直肠病灶处指检涂片细胞学检查。而病理学检查则是由直肠镜通过对肉眼所见病灶进行取材活检。

【诊断与鉴别诊断】

（一）诊断

诊断以肠镜和病理检查为重点，但我国目前下段直肠癌远比国外多见，即肿瘤下缘距肛门 7～8 cm 以内者占大多数，故绝大部分直肠癌可在直肠指诊时触及，可扪及肠腔内菜花状硬块，或边缘隆起中心凹陷的溃疡，或肠腔环形狭窄，指套常染有黏液或血。直肠指诊检查是早期发现直肠癌的关键性检查方法。

(二)鉴别诊断

1. 与痔鉴别 痔为常见的肛肠良性疾病,其临床表现为肛门出血,血色鲜红,一般量不多,大便本身不带血,或仅有少许血迹。出血一般为间歇性,不伴腹痛、腹胀,无大便变细或大便性状改变。直肠癌为大便带血,血色鲜红或暗红,附于大便表面或与大便混合,一般每次大便均带血。另外直肠癌导致肠梗阻时可有腹痛、腹胀、大便变形等表现。

2. 与直肠炎鉴别 直肠炎主要表现为肛门下坠感、腹泻、里急后重;血便、黏液便或黏液血便,症状与直肠癌较相似,但一般不存在大便性状改变,直肠指诊或肠镜未见明显肿物;急性直肠炎可见黏膜充血水肿、出血、糜烂,表面有黄色脓苔或点状溃疡;慢性直肠炎黏膜肿胀、肥厚,表面呈粗糙颗粒,有少量黏液;亦可见充血糜烂、溃疡以及假性息肉形成等。

3. 与直肠息肉、腺瘤鉴别 直肠息肉也可出现大便带血,但一般不会引起腹痛、腹胀等,一般不会引起全身症状(如乏力、体重下降等)。而直肠癌除可引起肠梗阻症状外,还可引起乏力、体重下降等全身症状。直肠指诊可触及质软肿块,指套可染血。活检病理可进一步明确诊断。

【治疗】

(一)中医治疗

1. 中医辨证论治

(1)气滞血瘀证

[主症]便下血色紫暗,里急后重,小腹胀痛或刺痛,或痛有定处;精神抑郁或急躁,胸胁胀痛时作,局部肿块坚硬如石、疼痛拒按,舌质暗,边有瘀斑,脉涩。

[治法]理气活血,祛瘀散结。

[方药]桃红四物汤(《医宗金鉴》)合失笑散(《太平惠民和剂局方》)。

[药物]桃仁、红花、当归、川芎、赤芍、熟地、蒲黄、五灵脂、红藤、败酱草。

加减:肝郁气滞明显者,加用柴胡、枳壳;如肿块明显者,加用土鳖虫、半枝莲;如瘀血明显者,加用三七、莪术。

(2)湿热蕴结证

[主症]肛门坠胀灼热,便次增多,或大便难解,解暗红或黏液脓血便或下痢赤白,里急后重,脘腹痞闷,纳呆,口苦而黏,小便短赤,舌红苔黄腻,脉滑数。

[治法]清热利湿,解毒消肿。

[方药]槐角地榆丸(《外科大成》)加减。

[药物]槐角、白芍、炒枳壳、荆芥、地榆炭、椿皮、栀子、黄芩、生地、白头翁、败酱草、薏苡仁。

加减:腹痛、里急后重明显者,加用木香、乌药;下痢赤白者,可加罂粟壳、木棉花;便血不止者,加用仙鹤草、山栀炭。

(3)气血两虚证

[主症]肛门坠胀,或脱肛,大便次数多,便下血色淡红,腹痛喜按,纳呆,面色无华,气短乏力,倦怠懒言,语声低微,夜寐欠安,卧床不起。舌质红,苔薄白,脉细弱。

[治法]健脾益气,补血养血。

[方药]八珍汤(《正体类要》)加减。

[药物]人参、白术(炒)、茯苓、炙甘草、川芎、当归、白芍、熟地黄。

加减:兼瘀血者,可加三七;兼湿热内阻者,可加苦参、川连;贫血明显者,加何首乌、鸡血藤。

（4）脾肾亏虚证

[主症]大便溏薄失禁或五更泄,完谷不化,腹痛纳呆,腰膝酸软,形寒肢冷,消瘦乏力,大肉尽脱,自汗出,小便清长,舌淡胖,苔白,脉沉细。

[治法]健脾温肾,益气固泄。

[方药]参苓白术散(《太平惠民和剂局方》)合肾气丸(《金匮要略》)加减。

[药物]党参、白术、茯苓、白扁豆、薏苡仁、赤石脂、山药、熟地、山萸肉、泽泻、丹皮、桂枝、熟附片、甘草。

加减:久泻不止,可加石榴皮、五倍子、罂粟壳;便下赤白,出血多者可加用槐花、地榆、大黄炭等;如夹有湿毒内阻者,可加苦参、黄连。

2. 常用中成药

（1）西黄丸:功能解毒散结,消肿止痛。

（2）平消胶囊:具有扶正抗邪,活血化瘀,止痛散结,清热解毒的作用。

（3）参莲胶囊:具有清热解毒,活血化瘀,软坚散结的作用。

3. 针灸疗法　针灸是治疗直肠癌的非药物疗法之一。①针法:取穴足三里、三阴交等,补法进针,每日1次,10次为1疗程,适用于直肠癌术后腹胀、肠麻痹者。也有单取足三里,针刺治疗化疗后呕吐者。②灸法:取神阙穴,采用温和灸,每次30 min,每日1次,10次1疗程,治疗直肠癌术后腹胀。也有将艾绒隔姜,灸大椎、膈俞、脾俞、胃俞、肾俞等穴。每日1次,连续用7 d。适用于直肠癌化疗、放疗期间白细胞减少患者。

4. 外用药疗法　中药坐浴是治疗直肠癌的常用的外用疗法之一。

组方成分:黄柏60 g,苦参30 g,紫花地丁60 g,蒲公英60 g,制乳香30 g,制没药30 g,五倍子15 g,莲房30 g,槐花15 g,地榆15 g,大黄25 g,蛇床子15 g,防风15 g。

功能主治:清热止痒。可用于低位直肠癌术后吻合口炎。

用法用量:煎取药汁2 000 mL,1剂/d,2次/d,每次1 000 mL,调温37 ℃,每次30 min,10 d为1个疗程。

（二）西医治疗

以手术治疗为主,结合放化疗、靶向治疗及免疫治疗。对于Ⅰ期直肠癌首选经肛局部切除或者经腹切除;对于Ⅱ期患者可经腹根治性切除,根据病理情况选择后续是否行辅助化疗;对于Ⅲ期患者可先行根治性切除,再行辅助放化疗,或者先行术前新辅助放化疗,再行根治性切除;对于Ⅳ期患者若能达到根治性切除,可考虑一次或分次根治性切除原发灶和转移灶,再行辅助放化疗,或者先行放化疗降级降期再行根治性切除;对于不可切除的Ⅳ期患者可行化疗联合靶向的转化治疗,使不可切除病灶变为可切除病灶,再行根治性切除。对于转化治疗后仍无法根治性切除者则考虑化疗联合靶向治疗,另外,对于MSI-H的Ⅳ期患者在一线治疗失败后可考虑免疫治疗。

1. 外科治疗　直肠癌的根治性治疗方法迄今仍首推外科手术治疗。低位直肠癌的下切缘应距肿瘤边缘2 cm。全直肠系膜切除至少包括肿瘤下缘5 cm的直肠系膜、周围淋巴结及受浸润组织。同时在保证肿瘤切除完整性的情况下尽量保留盆腔自主神经。

（1）直肠低位前切除术(Dixon术):是目前应用最多的手术,适用于位于直肠中上端的肿瘤,一般要求肿瘤距齿状线5 cm以上,远端切缘距肿瘤2 cm,以根治性切除肿瘤为主要原则,但随着吻合技术提高和吻合器械的不断改进,某些肿瘤距齿状线5 cm以下的肿瘤条件允许也可行超低位保肛。但该部分患者往往因为吻合口距离齿状线较近,存在大便次数增多、排便功能控制差等缺点。

（2）腹会阴联合直肠癌切除术(Miles术):原则上适用于腹膜反折以下的直肠癌,一般距齿状线5 cm以下,同时应考虑肿瘤大小外侵及淋巴结转移情况,需切除包括乙状结肠远端、全部直肠、肛提肌、坐骨直肠窝脂肪、肛管及肛门周围约 5 cm 的皮肤、全部肛管括约肌,于左下腹永久性结肠造口。

(3)经腹直肠癌切除、近端造瘘、远端封闭手术(Hartmann 术):适用于全身一般情况较差的直肠癌患者。若肿瘤合并肠梗阻且无法切除,也可行单纯造瘘解除梗阻。

(4)局部切除术:适用于肿瘤位于直肠中下段(距肛门 8 cm)、肿瘤直径 2 cm 以下、占肠壁周径应小于 30%,大体类型为溃疡型,无或仅有浅溃疡形成,肿瘤为 T1,组织学为高、中分化者。手术要求切除肠壁全层达肠周脂肪并且要求有 1 cm 的手术切缘。局部切除术后病理检查具有以下情况之一时,需要行挽救性直肠癌根治术:肿瘤组织学分化差、脉管浸润、切缘阳性、肿瘤浸润超过黏膜下肌层外 1/3(sm3 级)或 T2 期肿瘤。

(5)联合扩大切除术:当肿瘤侵犯周围脏器,例如侵犯膀胱、女性子宫或阴道,往往需要行联合脏器切除,例如后盆切除术、全盆切除术等。

(6)腹腔镜直肠癌切除术:腹腔镜手术已逐渐成为直肠癌手术的主流,研究表明,腹腔镜手术与开腹手术相比创伤小、出血少、恢复快且在清扫淋巴结数量、环周切缘、局部复发率、远期生存率等方面能达到与开腹手术相同的效果,在无明显手术禁忌证的情况下,被大部分外科医生应用推广。

2. 内科治疗 内科药物治疗的总原则:必须明确治疗目的,新辅助治疗/辅助治疗或者姑息治疗;必须要及时评价疗效和不良反应,并根据具体情况进行药物及剂量调整;重视改善患者生活质量及合并症处理,包括疼痛/营养/精神心理等。转移性直肠癌辅助治疗辅助化疗要求患者体力状况评分及主要脏器功能良好,无化疗禁忌的基础疾患或其他并存疾病,一般在术后 3～4 周开始,不迟于术后 8 周,总疗程一般为 3～6 个月。

(1)直肠癌的新辅助放化疗:目的在于提高手术切除率,提高保肛率,延长患者无病生存期。①直肠癌术前治疗推荐以氟尿嘧啶类药物为基础的新辅助放化疗。②T1～2N0M0 或有放化疗禁忌的患者推荐直接手术,不推荐新辅助治疗。③T3 和(或)N+的可切除直肠癌患者,推荐术前新辅助放化疗。④T4 或局部晚期不可切除的直肠癌患者,必须行新辅助放化疗。治疗后必须重新评价,多学科讨论是否可行手术。新辅助放化疗中,化疗方案推荐首选持续灌注 5-FU,或者 5-FU/LV,或者卡培他滨单药。

(2)直肠癌辅助治疗:辅助治疗应根据患者原发部位、病理分期、分子指标及术后恢复状况来决定。推荐术后 8 周内开始,化疗时限不超过 6 个月。①Ⅰ期(T1～2N0M0)或者有放化疗禁忌的患者不推荐辅助治疗。②Ⅱ期直肠癌的辅助化疗。Ⅱ期直肠癌患者,应当确认有无以下高危因素:组织学分化差(Ⅲ 或 Ⅳ 级)、T4、血管淋巴管浸润、术前肠梗阻/肠穿孔、标本检出淋巴结不足(少于 12 枚)。无高危因素者,建议随访观察或者单药氟尿嘧啶类药物化疗。有高危因素者,建议辅助化疗。化疗方案推荐选用 5-FU/LV、卡培他滨、5-FU/LV/奥沙利铂或 CapeOx 方案。建议有条件者检测组织标本 MMR 或 MSI(微卫星不稳定性),如为 dMMR(错配修复缺陷)或 MSI-H(微卫星不稳定),不推荐氟尿嘧啶类药物的单药辅助化疗。③Ⅲ期直肠癌的辅助化疗。Ⅲ期直肠癌患者推荐辅助化疗。化疗方案推荐选用 5-FU/CF、卡培他滨、FOLFOX 或 FLOX(奥沙利铂+氟尿嘧啶+亚叶酸钙)或 CapeOx 方案。④目前不推荐在辅助化疗中使用伊立替康或者靶向药物。⑤直肠癌辅助放化疗。T3～4 或 N1～2 距肛缘<12 cm 直肠癌,推荐术前新辅助放化疗,如术前未行新辅助放化疗,可考虑辅助放化疗,其中化疗推荐以氟尿嘧啶类药物为基础的方案。

(3)复发/转移性直肠癌化疗:目前,治疗晚期或转移性直肠癌使用的药物包括 5-FU/LV、伊立替康、奥沙利铂、卡培他滨和靶向药物,包括西妥昔单抗(推荐用于 *Ras* 基因野生型患者)和贝伐珠单抗。①在治疗前推荐检测肿瘤 *Ras* 基因状态,EGFR 不推荐作为常规检查项目。②联合化疗应当作为能耐受化疗的转移性直肠癌患者的一、二线治疗。推荐以下化疗方案:FOLFOX/FOLFIRI±西妥昔单抗(推荐用于 *Ras* 基因野生型患者),FOLFOX/FOLFIRI/CapeOx±贝伐珠单抗。③三线以上化疗的患者推荐试用靶向药物或参加开展的临床试验。对在一、二线治疗中没有选用靶向药物的患者也可考虑伊立替康联合靶向药物治疗。④不能耐受联合化疗的患者,推荐方案 5-FU/LV±靶向药物或 5-FU 持续灌注,或卡培他滨单药。不适合 5-FU/亚叶酸钙的晚期结直肠癌患者可考虑雷替曲塞单药治疗。⑤晚期患者若一般状况或器官功能状况很差,推荐最佳支持治疗。

3. 放射治疗　直肠癌放疗的主要目的为辅助治疗和姑息治疗。辅助治疗主要针对 Ⅱ～Ⅲ期直肠癌;姑息性治疗主要针对肿瘤局部区域复发和(或)远处转移。对于某些不能耐受手术或者有强烈保肛意愿的患者,可以试行根治性放疗。

4. 靶向治疗　近年来,靶向药物在直肠癌中的应用取得了巨大成功,对于晚期直肠癌患者通过化疗联合靶向治疗可明显提高治疗有效率,延长生存期。常用的靶向药物如西妥昔单抗、贝伐珠单抗、瑞戈非尼等。

5. 营养支持治疗　营养支持治疗应贯穿从首诊到完成整个综合治疗的全过程。直肠癌患者一经确诊,即应进行营养风险筛查及营养状况评估。患者无论接受根治手术还是姑息手术,均应按原则和流程实施围术期营养管理。对实施术前新辅助治疗,或术后辅助治疗的患者,需要制订营养治疗计划并进行营养治疗。

【预后】

影响预后最重要的因素主要有以下几种。

1. 分期　影响预后最重要的因素是肿瘤的分期,这取决于肿瘤在肠壁的侵犯深度和淋巴结的转移状况。研究发现,直肠癌 5 年生存率与分期明显相关。Ⅰ期患者的 5 年生存率在 93%～97% 之间,Ⅱ期患者在 72%～85%,Ⅲ期患者在 44%～83%,Ⅳ期患者则低于 8%。

2. 年龄　除此之外,青年患者(小于 30 岁者)的预后较中老年患者为差,其原因可能与黏液癌较多、肿瘤生长较快、淋巴结转移较早有关。性别差异导致的解剖生理差异往往影响预后,一般男性预后较女性差。

3. 位置　另外,直肠癌位于腹膜反折上与下的两者预后有所不同,位于反折下者其淋巴转移途径不仅随肠系膜淋巴回流,而且向两侧经髂内动脉旁坐骨直肠窝淋巴结转移,且盆底有丰富的血管网,故血道转移的可能较反折上者更明显,反折下者的 5 年生存率较反折上者低。

【健康教育】

1. 疾病随访　①病史和体检,CEA、CA19-9 监测,前 2 年每 3 个月 1 次,第 3～5 年每 6 个月 1 次,5 年后每年 1 次。②胸部、腹部及盆腔 CT 或 MRI,前 2 年每 6 个月 1 次,然后每年 1 次,共 5 年。③术后 1 年内行肠镜检查,如有异常,1 年内复查;如未见息肉,3 年内复查,然后每 5 年复查 1 次;随访发现直肠腺瘤均推荐切除。如术前肠镜未完成全结肠检查,建议术后 3～6 个月行肠镜检查。④PECT 不是常规推荐的检查项目,对已有或疑有复发及远处转移的患者,可考虑 PECT,以排除复发转移。⑤如患者身体状况不允许接受抗肿瘤治疗,则不主张进行常规肿瘤随访。

2. 疾病预防　绝大多数散发性的直肠癌与环境因素,特别是饮食因素密切相关,因此对饮食干预,可以降低直肠癌的发病率。除此之外,还可以通过临床观察某些很容易诱发癌症的肠道疾病,如各种息肉、慢性肠炎、慢性痢疾等,并及早干预处理。

3. 疾病调护　直肠癌患者应进食容易消化的食物,禁忌辛辣、刺激、高脂肪食物。直肠癌术后患者早期可出现肠道功能的紊乱,最常见是腹泻,其次是便秘,一般术后 3～6 月可自行缓解,无须特殊处理。对腹泻次数多者,考虑止泻药物等对症处理。直肠癌术后的饮食为低纤维、低糖、低脂肪、高蛋白饮食。肠道功能恢复后应增加纤维素摄入量,多吃水果、蔬菜、谷物,术后还需补充维生素 B_1。

第七章　慢性腹痛

腹痛是指上起横膈,下至骨盆范围内的疼痛不适感,是临床常见的一种症状。根据发病缓急和病程长短,一般将其分为急性腹痛和慢性腹痛。急性腹痛和慢性腹痛没有截然的时间分界线,但在临床实践中,一般将疼痛持续时间超过6个月的患者视为慢性腹痛。急性腹痛和慢性腹痛的病因构成和诊疗原则差异较大,急性腹痛应首先排除需要外科手术治疗的各类急腹症,而慢性腹痛的诊治重点在于区分器质性和功能性疾病,在明确病因的基础上给予相应治疗。

慢性腹痛代表了一大类病因众多、处理困难的临床症候群。多数慢性腹痛患者尽管接受了详细的诊断评估,仍然无法找到器质性病因。近年来研究发现,非器质性疾病导致的慢性腹痛大多与脑-肠互动异常有关,例如肠易激综合征(irritable bowel syndrome,IBS)和功能性消化不良(functional dyspepsia,FD);此外,还有一大类慢性腹痛患者,不符合按照腹部脏器进行归类的特定功能性胃肠病诊断标准,被称为中枢介导的腹痛综合征(centrally mediated abdominal pain syndrome,CAPS)。中枢介导的腹痛综合征以往又被称为慢性特发性腹痛或功能性腹痛综合征(functional abdominal pain syndrome,FAPS),以强调其症状不能用结构或代谢异常来解释。进一步研究发现,功能性疾病导致的慢性腹痛往往有很强的中枢因素参与,腹痛与脑边缘系统和疼痛下行调节障碍密切相关。因此,2016年发表的《罗马Ⅳ功能性胃肠病》将慢性特发性腹痛或功能性腹痛综合征更名为中枢介导的腹痛综合征,反映出对发病机制新的理解。按照功能性胃肠病罗马Ⅳ诊断标准,中枢介导的腹痛综合征被定义为一种与生理事件(进食、排便、月经等)无关的腹部疼痛,患者症状至少持续6个月,疼痛持续,或近乎持续,或至少频繁发作,伴随一定程度的日常活动能力减退。

慢性腹痛在传统医学里对应"腹痛"范畴,对该病相关的认识最早可追溯到《黄帝内经》。一些功能性疾病的改善可能符合中医学的"治未病"观念。

【病因病机】

(一)中医病因病机

1.病因　本病的病因较为广泛和复杂,外感时邪、饮食不节、情志失调、阳气素虚是本病的主要病因。

2.病位　病位主要责之脾(胃)、大小肠,发病与肝、肾、肺相关。

3.病机　不通则痛、不荣则痛为慢性腹痛基本病机。脾胃属土,土为杂气,寄旺四时,藏污纳垢,无所不受。暴饮暴食,损伤脾胃,饮食停滞,恣食肥甘、厚腻辛辣。酿生湿热,蕴蓄肠胃;误食馊腐,饮食不洁,或过食生冷、寒湿内停等,均可损伤脾胃,腑气通降不利而发生腹痛。情志可以影响脾胃功能,所谓"思伤脾"(《素问·阴阳应象大论》),多思则气结。抑郁恼怒,肝失条达,气机不畅,气滞而痛;或忧思伤脾,或肝郁克脾,肝脾不和,气机不和,腹气通降不顺而发腹痛;或气滞日久,血行不畅,气滞血瘀,或跌仆损伤脉络瘀阻,或腹部手术血络受损,均可形成瘀血腹痛。素体脾阳不振,或过服寒凉,损伤脾阳,寒湿内停,渐致脾阳衰惫,气血不足,不能温养脏腑,而致腹痛;甚至久病肾阳不足,肾失温煦,脏腑虚寒,腹痛日久,迁延不愈。

（二）西医病因及发病机制

疼痛是一种主观感觉和情感体验。大脑接受来自外周神经的传入信号,并与认知、情感及其他感觉信息相整合,最终形成疼痛感知。因此,疼痛实际上包含了相互关联的 3 个单元:感觉传入单元、中枢调节单元(情感和认知)和动机单元(对疼痛的行为反应)。

1.危险因素　引起慢性腹痛的各类器质性疾病如消化性溃疡、胃癌、胆石症、慢性胰腺炎、结直肠癌、缺血性肠病、炎症性肠病等,具有各自的危险因素,但多和饮食不当、嗜好烟酒和不良生活习惯有关。研究发现,幼年心理事件及成年后心理社会应激是引起慢性腹痛的高危因素。心理异常可以和器质性疾病合并存在。焦虑、抑郁、创伤后应激障碍、药物滥用、躯体化障碍等心理疾病与慢性腹痛的重叠度较高,提示临床应重视这类人群。

2.感觉传入单元　痛觉感受器:腹腔存在多种类型的痛觉感受器,可感应化学或机械性刺激因素,包括炎症、缺血、压迫、牵拉、收缩等。

疼痛传导神经:腹痛的传入神经纤维有 2 种。①A 纤维,有髓鞘,直径 3～4 μm,具有快速传导性能,负责传导腹壁皮肤、肌肉和腹膜壁层的痛觉(躯体感觉);②C 纤维,无髓鞘,直径较细,0.3～3 μm,传导速度较慢,负责传导腹腔内脏器官所感受的疼痛(内脏感觉)。这两种传入神经纤维的终端均与痛觉受体相连,并参与交感神经链。

腹痛神经通路:在腹部器官和大脑皮质之间,腹痛信号传导通路上的神经元有 3 个层次:①Ⅰ级神经元的传导从腹部器官到脊髓;②Ⅱ级神经元连接脊髓和脑干;③Ⅲ级神经元连接脑干和皮质。同时,人体还存在疼痛下行抑制系统,对上传的疼痛信号起负性抑制作用。该系统主要起源于脑干特定区域的 5-羟色胺能细胞、蓝斑内的去甲肾上腺素能神经元及延髓阿片能神经元等,通过调控脊髓(背索)的兴奋性,控制感觉信号上行传导的程度,又被称为弥散性损伤抑制控制系统。部分慢性疼痛患者弥散性损伤抑制控制系统存在障碍,对疼痛上行兴奋性传导的抑制作用减弱,导致疼痛感觉被"放大"。

3.中枢调节单元和动机单元　虽然慢性腹痛可具有外周疼痛激发因素(例如慢性肠炎、术后肠粘连等),但多数患者的感觉传入单元无显著异常,在疼痛中起主导作用的是中枢调节单元和动机单元,中枢敏感化是其重要机制。慢性腹痛患者大脑疼痛环路的皮质调控发生异常,易引起疼痛失调。长期慢性疼痛甚至可伴有大脑结构改变,这方面的研究主要来自 IBS。例如,在女性 IBS 患者中观察到大脑躯体感觉皮质的厚度增加,而涉及疼痛处理的岛叶皮质和前扣带回皮质的厚度变薄;另外,IBS 患者的脑灰质体积广泛减小,包括岛叶皮质、杏仁核、扣带回和脑干区域,可能与幼年期的心理创伤有关。

中枢调节障碍及脑-肠异常互动是慢性疼痛领域最重要的研究进展,有助于理解无法用器质性疾病解释的顽固性慢性腹痛。

4.精神心理因素　通常情况下,慢性腹痛患者会合并有异常精神状态出现,主要包括人格改变、焦虑及抑郁等。社会压力和心理异常会在很大程度上加重患者症状,将内脏疼痛阈值降低,促使躯体感觉敏感性增加。患者可能有人际交往障碍存在,这些都会增加患者的疼痛评分,降低治疗有效率。睡眠、心理以及精神等各种因素均可能会对机体进行刺激,对功能性腹痛综合征患者进行心理辅导、抗抑郁、焦虑治疗后,其症状能够在很大程度上得到缓解,这就充分说明了慢性腹痛的一个重要发病原因是心理社会因素。

【临床表现】

慢性腹痛代表了一大类病因众多的临床症候群,不同调查的评判标准不一。尚不清楚慢性腹痛的确切流行情况,但该症状无疑很常见,各级医疗机构均可见到。功能性胃肠病是慢性腹痛最常见的病因。慢性腹痛的诊治常有不同程度的困难。据统计,80%的慢性腹痛患者有就医经历,约半数患者每年就诊1~3次。尽管接受了大量检查,多数慢性腹痛患者未能发现器质性病因,其典型代表就是中枢介导的腹痛综合征。一项超过7年的随访研究发现,中枢介导的腹痛综合征患者平均就诊5~7次,进行内镜或影像检查4~6次,接受手术治疗2~7次(主要是子宫切除和腹腔镜探查)。临床上起病急骤或缓慢,有的可为急性起病,随后变为迁延不愈的慢性腹痛。疼痛部位大多数为病变所在。

【实验室及其他检查】

1. 血常规检查 血中白细胞总数及中性粒细胞比例增高提示炎症性病变;尿中出现大量红细胞提示泌尿系统结石、肿瘤或外伤,尿中有白细胞提示泌尿系统感染;脓血便提示肠道感染,血便提示绞窄性肠梗阻、肠系膜血栓栓塞、出血性肠炎等。

2. 血液生化检查 血清淀粉酶增高提示为胰腺炎,血糖与血酮的测定可用于排除糖尿病酮症引起的腹痛,血清胆红素提高提示胆管疾病;肝、肾功能及电解质的检查对判断病情亦有帮助。

3. 腹腔穿刺液的常规及生化检查 腹痛诊断未明而发现腹腔积液时,有必要做腹腔穿刺检查,必要时还需做细菌培养。不过通常取得穿刺液后。肉眼观察已有助于腹腔内出血感染的诊断。

4. X线检查 腹部X线平片检查,膈下发现游离气体的,可确诊为胃肠道穿孔;肠腔积气扩张、肠中有多数液平面则可诊断肠梗阻;输尿管部位的钙化影可提示输尿管,腰大肌影模糊或消失的提示腹膜炎症或出血。X线钡餐造影或钡灌肠检查可以发现胃、十二指肠溃疡、肿瘤等。胆囊、胆管造影、内镜下的逆行胰胆管造影及经皮穿刺胆管造影对胆系及胰腺疾病的鉴别诊断很有帮助。

5. 超声CT检查 对肝、胆、胰疾病的鉴别诊断有重要作用,必要时以超声检查定位作肝穿刺,以确诊肝脓肿、肝癌等。

6. 内镜检查 可用于胃肠道疾病的鉴别诊断,在慢性腹痛患者中常需做此项检查。

7. 体格检查 慢性腹痛患者常无腹部异常体征,但体格检查具有重要意义,不可或缺。

首先要关注生命体征,生命体征不稳定的患者需要紧急处理。例如,体温升高提示腹痛病因可能为感染、自身免疫病或恶性肿瘤;脉搏增快可见于甲状腺功能亢进、脓毒症、贫血等;呼吸频率增快须考虑心肺疾病;血压下降应怀疑休克或肾上腺皮质功能不全。

细致体格检查有助于诊断某些器质性疾病(例如腹壁病变、肠梗阻等),还可发现消瘦、贫血、黄疸、腹部包块等异常体征。2%~3%的慢性腹痛系腹壁疾病所致,被称为"慢性腹壁痛"。Carnett试验是诊断该病的主要依据。具体方法是让患者平卧,嘱其抬头以收缩腹肌,若原来的压痛部位疼痛加重,则为试验阳性。直肠指诊有助于发现直肠癌、盆腔脓肿等疾病。疼痛主要位于下腹部的女性患者可能需要进行妇科查体。仔细的体格检查可反映医生对病情的重视,说明医生认可患者腹痛症状的真实性,这对密切医患关系、安抚患者情绪是十分重要的。少数患者可能因各种原因(例如药物成瘾)而伪造腹痛症状,查体还有助于检验患者的主诉与客观体征是否一致。例如正被"严重腹痛"折磨的患者,可观察其在诊室内活动和上、下检查床的能力。

对于中枢介导的腹痛综合征等难治性腹痛患者,体格检查可能有一些共同特征,可视为诊断线索:①尽管腹痛剧烈,但大多无自主神经激活表现(如心率增快、血压升高、出汗等),这些体征大多见于器质性疾病,但也可见于惊恐障碍等心理疾患。②腹部可能有多处手术瘢痕,提示既往不必要的手术探查或切除史。③"闭眼征":即腹部触诊时中枢介导的腹痛综合征患者常闭眼躲避,而急腹症患者因惧怕查体加重腹痛而保持睁眼。④"听诊器征":即用听诊器代替医生的手进行触诊,可减轻患者对疼痛的行为反应,从而可更准确地评估内脏敏感性。⑤中枢介导的腹痛综合征患者虽然腹痛较重,但变化体位多无困难,而急腹症患者体位改变可加重腹痛。⑥中枢介导的腹痛综合征的这些特点在其他功能性胃肠病如肠易激综合征也不同程度地存在。

8.特殊检查　特殊检查依赖于上述检查的结果,一般包括针对 50 岁以上女性患者行腹部 B 超,排除卵巢癌;腹部及盆腔增强 CT、胃镜(特别是 60 岁以上患者)或肠镜,可包括小肠成像或粪常规。对无报警症状患者进行检查的益处尚不明确。年龄>50 岁、有结肠癌的危险因素(如家族史)者,需行肠镜检查;对年龄≤50 岁者可进行观察,若需进行影像学检查,可行腹腔及盆腔增强 CT。磁共振胰胆管造影(MRCP)、内镜逆行胰胆管造影(ERCP)和腹腔镜检查在没有特定指征的情况下很少有帮助。

【诊断与鉴别诊断】

(一)诊断

1.诊断要点　高质量的病史和查体以及合理选择辅助检查,是诊治慢性腹痛的关键。功能性疾病所致慢性腹痛以中枢介导的腹痛综合征为代表,该病与焦虑、抑郁等心理疾患关系密切,中枢神经系统疼痛调节机制障碍是主要的发病原因。中枢介导的腹痛综合征的病史和体征有一定的特征性,辅以针对性的化验有助于除外器质性疾病。充分沟通以及医患共同决策是处理中枢介导的腹痛综合征乃至所有慢性腹痛患者的基础。在明确诊断的基础上,根据病情正确应用药物、内镜、手术及心理治疗等方法可收到良好效果。

2.最低诊断标准　若有明确的腹痛症状,且持续时间超过 6 个月,可做出慢性腹痛的初步诊断。导致慢性腹痛的器质性疾病具有各自的诊断标准。但在临床上,多数慢性腹痛系功能性疾病所致,故应加强对这类疾病的认识,包括 IBS、FD、中枢介导的腹痛综合征等。其中中枢介导的腹痛综合征腹痛症状较为突出,患者常反复就诊,生命质量下降,并且严重消耗医疗资源。

中枢介导的腹痛综合征的诊断标准为:患者腹痛症状出现至少 6 个月,且近 3 个月符合以下所有标准:①疼痛持续或近乎持续。②疼痛与生理行为(进食、排便、月经等)无关,或仅偶尔有关。③疼痛造成日常活动受限(包括工作、社交、娱乐、家庭生活、照顾自己或他人、性生活等)。④疼痛不是伪装的。⑤疼痛不能用其他疾病来解释。另外,需注意患者常合并心理疾病,但各类心理疾病缺少一致性表现,无法用于诊断;患者可同时存在一定程度的胃肠功能障碍,例如食欲下降、腹泻等。

腹痛是中枢介导的腹痛综合征的核心症状,与功能性消化不良和肠易激综合征的鉴别点在于中枢介导的腹痛综合征的疼痛与进食和排便无关,与慢性盆腔疼痛的区别在于疼痛部位。中枢介导的腹痛综合征与其他功能性胃肠病(如功能性消化不良、肠易激综合征)可有重叠,也可合并其他全身功能性疾病(如纤维肌痛、腰背痛、慢性疲劳综合征等)。中枢介导的腹痛综合征合并心理疾患如焦虑、抑郁的比例较高,原因可能与患者对症状适应不良有关。心理疾患可加重中枢介导的腹痛综合征对患者的不良影响,但并非诊断中枢介导的腹痛综合征所必需。

(二)鉴别诊断

根据慢性腹痛的病程可将其分为 3 类:持续性、间歇性、难治性。慢性持续性腹痛的特点是持续存在,但症状可轻可重,可达数月之久;这类腹痛由器质性疾病引起的可能性较高,通过仔细询问病史和临床检查多能找到原因。慢性间歇性腹痛的发作时间可长可短,从数分钟、数小时以至数日不等,但有完全正常而无疼痛的发作间期,病程可长达数年;其病因为功能性疾病的可能性较高,但部分患者仍可找出器质性病因,例如胆石症可出现慢性右上腹痛,但在发作间期可无症状。慢性难治性腹痛病程在 6 个月以上,经全面、多方检查未找到器质性病因,也未发现病理生理异常;这类腹痛以功能性疾病为主,代表性疾病包括中枢介导的腹痛综合征。如何鉴别器质性疾病和功能性疾病,是慢性腹痛的处理要点,也是难点。建议在充分了解病情的基础上,结合患者意愿、医生经验及所在医疗机构的资源,合理、有针对性地实施辅助检查。

1. 与消化性溃疡的鉴别 消化性溃疡多见于 20~50 岁,十二指肠溃疡男性较多见,表现为饥饿样痛,也可呈钝痛、烧灼痛、膨胀或痉挛样痛,特点为慢性、周期性及节律性发作,与饮食密切相关,胃溃疡疼痛多于餐后 1 h 内发生,1~2 h 后缓解,且常有夜间痛醒进食或服抗酸剂后疼痛缓解。其疼痛过程每次持续数周,随后症状消失,经数月或季节转换、精神紧张时再发。结合纤维胃镜、X 线餐检查即可确诊。十二指肠溃疡如为穿透性者,可侵犯胰腺而产生向背部放射的剧烈疼痛,或与胆囊、肝脏粘连,疼痛性质也随而变化,必须经 X 线、内镜等辅助检查确诊。

2. 与慢性胃炎的鉴别 慢性胃炎缓慢起病,病程迁延,无规律性上腹部隐痛,伴餐后上腹饱胀不适、嗳气、泛酸、呕吐等。B 型胃炎多由 Hp 感染引起,常见于胃窦部,胃酸分泌一般正常,如伴 G 细胞大量丧失,则胃酸分泌降低,血清胃泌素水平下降,胃黏膜活检可查出 Hp;A 型胃炎主要由自身免疫反应引起,常累及胃体和胃底,胃酸缺乏,血清胃泌素升高,可测得抗壁细胞抗体(APCA)和抗内因抗体(AIFA),B 族维生素水平低下,可伴消瘦及恶性贫血。二者确诊均有赖于胃镜及活检。

3. 与胃癌的鉴别 胃癌常见于中老年,表现为顽固性食欲缺乏,餐后腹部饱胀不适及恶心,上腹痛有时酷似消化性溃疡,服抗酸剂偶也可获得暂时缓解,但常缺乏节律性和周期性病程呈进行性发展,体重明显减轻,胃酸低下或缺乏。亦有在早期即出现幽门梗阻,如经严格内科治疗而类便隐血试验持续阳性 2 周以上,病情无好转者,应高度怀疑胃癌的可能,应及早进行纤维胃镜检查,通过病理活检进行诊断与鉴别。

4. 与非溃疡性消化不良的鉴别 非溃疡性消化不良主要表现为上腹痛,伴有消化不良症状,包括嗳气、泛酸、食欲缺乏、恶心、干呕、呕吐、胃灼热、餐后上腹饱胀不适等。腹部检查阴性,主要应排除消化性溃疡、慢性胃炎、胃癌等器质性病变的基础上进行诊断。以下几点对诊断有参考意义:①患者常有精神紧张、焦虑。②主观症状持续很久,迁延不愈或反复发作,但无阳性器质性体征。③纤维胃镜检查无疡或恶性病变证据,但可伴胃炎病理改变。④不少人有全身神经衰弱症的表现。

5. 与慢性胰腺炎的鉴别 慢性胰腺炎患者常有与进食有关的反复上腹疼痛发作,疼痛可放射至背、前胸、肩脾等处,急性发作时可伴发热、恶心、呕吐等表现,平时可伴有消化不良现象脂肪等,急性发作时可伴血、尿淀粉酶升高,功能如胰功肽(BT-PABA)等试验异常,X 线腹部摄片可显示胰腺局部或广泛钙化影,B 超 CT 查或经内镜行胰胆管造影(ERCP)等有助于此病的诊断。

6. 与胰腺癌的鉴别 腹痛常为胰腺癌首发症状之一,多见于胰体及胰尾癌,腹痛位于上腹部,胰头癌偏右,体尾癌偏左,呈持续性钝痛或钻痛,向腰背部、前胸或右肩脾部放射,仰卧与脊柱侧展时疼痛加重,夜间更为明显,取坐位、前倾位减轻,胰头癌多伴黄疸,呈阻塞性并进行性加深,多伴体重减轻、消化不良、腹泻等症状。体检时,胰头癌多伴有黄疸、肝大、胆囊肿大而无压痛。有时可扪及中上腹肿块,晚期出现腹水、脾大等。实验室检的癌胚抗原(CEA)及糖类抗原(CA19-9)等对诊断,有一定参考价值,诊断主要要有赖于 B 超 CT 内行胰胆管造影。

7. 与慢性盆腔炎的鉴别 慢性盆腔炎多见于育龄妇女,既往有分娩、流产史。疼痛以下腹部为主,常有上腹不适及腰痛,腹呈持续性钝痛,有坠胀痛,可伴白带增多、月经周期的改变,下腹子宫附近区可有压痛,盆腔或肛门指诊可发现附件区有压痛或包块。

【治疗】

(一)中医治疗

1. 中医辨证论治 腹痛因不通则痛,且脐以通为顺,以降为和,故应在审因论治基础上,结合通法使病因得除,脐气得通,腹痛自止。"久病多虚","久病多瘀",对于长期慢性腹痛,应注意益气养血与活血祛瘀,可单纯用中医治疗,以辨证口服汤剂为主;也可进行中西医结合治疗,西药对症处理。

(1)寒邪内阻证

[主证]腹痛拘急,痛势急暴,遇寒痛甚,得温痛减,口淡不渴,形寒肢冷,小便清长,大便清稀或秘结;舌质淡,苔白腻,脉沉紧。

[治法]温中散寒,理气止痛。

[方药]良附丸合正气天香散。

[药物]高良姜、香附子、紫苏、乌药、香附、陈皮。

加减:服药后腹痛仍不缓解者加乌药、细辛、荜茇;伴恶心、呕吐者,加陈皮、砂仁;兼风寒感冒者,加紫苏、防风、荆芥穗;兼暑湿感冒者,加藿香、佩兰;大便秘结严重者加大黄。

(2)湿热壅滞证

[主证]腹部胀痛,痞满拒按,胸闷不舒,烦渴引饮,大便秘结,或黏滞不爽,身热自汗,小便短赤,苔黄燥或黄腻,脉滑数。

[治法]泄热通腑,行气导滞。

[方药]大承气汤合(或)枳实导滞丸。

[药物]大黄、枳实、厚朴、芒硝、黄芩、黄连、神曲、白术、茯苓、泽泻。

加减:若燥结不甚,湿热较重,大便不爽者,可去芒硝,加栀子、黄芩、黄柏;若少阳阳明合病,两胁胀痛,大便秘结者,可用大柴胡汤。

(3)肝郁气滞证

[主证]腹痛胀闷,痛无定处,痛引少腹,或兼痛窜两胁,时作时止,得嗳气或矢气则舒,遇忧思恼怒则剧,善太息;舌质红,苔薄白,脉弦。

[治法]疏肝解郁,理气止痛。

[方药]木香顺气散。

[药物]木香、青皮、橘皮、甘草、枳壳、川朴、乌药、香附、苍术、砂仁、桂心、川芎。

加减:若气滞较重,胁肋胀痛者,加川楝子;若痛引少腹睾丸者,加橘核、荔枝核、川楝子;若腹痛肠鸣、腹泻可用痛泻要方;若少腹绞痛,阴囊寒病者,可用天台乌药散。

(4)瘀血内停证

[主证]少腹疼痛,痛势较剧,痛如针刺,甚则尿血有块,经久不愈,舌质紫暗,脉细涩。

[治法]活血化瘀,和络止痛。

[方药]少腹逐瘀汤。

[药物]小茴香、干姜、延胡索、当归、川芎、官桂、赤芍、蒲黄、五灵脂、没药。

加减:若腹部术后作痛,可加泽兰、红花、桃仁;若跌仆损伤作痛,可加丹参、王不留行,或服三七粉、云南白药、血竭;若下焦蓄血,大便色黑,可用桃核承气汤;若胁下积块,疼痛拒按,可用膈下逐瘀汤。

(5)中虚脏寒证

[主证]腹痛绵绵,时作时止,喜热恶冷,痛时喜按,饥饿劳累后加重,得食休息后减轻,神疲乏力,气短懒言,形寒肢冷,胃纳不佳,面色无华,大便清薄,舌质淡,苔薄白,脉弱或沉缓。

[治法]温中补虚,缓急止痛。

[方药]大建中汤或小建中汤。

[药物]川椒、干姜、人参、饴糖、桂枝、生姜、芍药、炙甘草、大枣。

加减:若腹痛下痢,脉微肢冷,脾肾阳虚者,可用附子理中汤;若大肠虚,积冷便秘者,可用温脾汤;若中气大虚,少气懒言,可用补中益气汤。还可根据辨证选用当归四逆汤、黄芪建中汤等。

2.针灸治疗

(1)体针:取内关、支沟、照海、巨阙、足三里;脐周痛取阴陵泉、太冲、足三里、支沟、中脘、关元、天枢、公孙、三阴交、阴谷;腹中切痛取公孙;积痛取气海、中脘、隐白。

(2)灸法:脐中痛、大便溏灸神阙。

(3)耳针:取大肠、下脚端、小肠、肝、脑、脾。每次取 3~5 穴捻转强刺激,留针 20~30 min。

3.拔火罐　取腹部及背俞穴拔罐,每次 3~4 穴位,以大口径火罐,每日 1~2 次适用于寒邪内积和饮食停滞引起的腹痛。

4.按摩疗法　取脘腹部腧穴、背俞穴及内关,足三里等穴,腹部用揉、按、摩及一指禅推法(中脘、气海、天枢等)胃俞、脾俞、肾俞等背俞穴用一指禅推法,足三里用按、揉法,内关用拿、按法。每部位 5~10 min,每日 1 次。

(二)西医治疗

慢性腹痛明确为器质性疾病所致慢性腹痛,应给予相应处置。由功能性疾病所致慢性腹痛,治疗目标不是完全消除腹痛,而是帮助患者正确认识病情,适应慢性疾病,同时尽量减轻症状,提高生命质量。

1.器质性病变　对于由器质性疾病所致的慢性腹痛,在明确诊断后给予针对性的治疗。例如,给予抑酸剂治疗消化性溃疡;应用抗血栓药物治疗缺血性肠病;采用糖皮质激素和免疫抑制剂治疗炎症性肠病等。部分器质性腹痛患者在对因治疗的同时,合理应用镇痛药物有助于更好地控制腹痛症状,例如慢性胰腺炎。部分患者通过内镜或手术治疗才能解除疼痛,包括胆石症、肠梗阻、恶性肿瘤等。

2.功能性病变　以中枢介导的腹痛综合征为代表。中枢介导的腹痛综合征患者大多表现为顽固性腹痛,反复就医,甚至多次接受不必要的手术。中枢介导的腹痛综合征的治疗目标不是完全解除腹痛症状,而是教育和引导患者适应慢性疾病,在认知病情的基础上逐渐改善症状。建立相互信任,坦诚交流的医患关系至关重要。应根据腹痛症状的严重性和工作、生活受限程度决定治疗方案,少数病情顽固的功能性腹痛患者可能需要转诊至心理专科、多学科胃肠功能性疾病中心或疼痛治疗中心。

3.治疗方案　无论器质性还是功能性疾病所致慢性腹痛,调整生活方式和饮食,戒除吸烟、饮酒等不良嗜好,以及避免情绪紧张等均属必要。器质性疾病腹痛关键在于治疗原发病。

4.医患交流　良好的医患交流本身对于慢性腹痛就有治疗作用。建议医生在接诊时尽量做到以下几点:①用开放式问题作为问诊的开始,邀请患者讲述病情。②主动倾听患者叙述,在认真聆听的基础上,用封闭式问题确认病情。③承认患者的症状是真实存在的。④共情。⑤注意宣教,用通俗易懂的语言向患者介绍疾病的本质。⑥了解患者对病情的理解和对医生的预期。⑦设定合理的治疗目标。⑧把握接诊时间限制。⑨医患之间保持适当的距离。⑩医患共同决策。

5.对症治疗　疼痛的对症治疗方面,镇痛药物对某些器质性疾病有效,例如慢性胰腺炎等。应用这类药物须遵循 WHO 的疼痛三阶梯治疗原则:Ⅰ类用药首选非甾体抗炎药或对乙酰氨基酚,后者不良反应较非甾体抗炎药更少;Ⅱ类用药可选择弱阿片类药物,如曲马多;Ⅲ类用药可考虑强阿片类药物,但应控制剂量,注意不良反应并避免成瘾。阿片类镇痛药不仅有成瘾的可能,还可能引起胃肠动力障碍(便秘、恶心、呕吐),甚至诱发麻醉剂肠道综合征而加重腹痛,故除非是恶性肿瘤等终末期疾病,否则应尽量避免用于慢性腹痛的患者。上述镇痛药物对于中枢介导的腹痛综合征往往收效甚微,很可能是因为这些药物的治疗靶点在外周,而中枢介导的腹痛综合征的疼痛主要由中枢神经系统调节异常导致。

6.中枢介导的腹痛综合征的治疗　初治的中枢介导的腹痛综合征患者应在消化或心理专科接

受治疗,病情稳定后可转回基层医疗机构。目前对中枢介导的腹痛综合征的首选药物是三环类抗抑郁药和5-羟色胺去甲肾上腺素再摄取抑制剂。三环类抗抑郁药是最常用的治疗器质性或功能性疼痛综合征的药物,包括阿米替林、丙米嗪、多塞平和地昔帕明等。三环类抗抑郁药的镇痛作用可能与抗焦虑作用无关。给药应从小剂量开始,主要不良反应包括嗜睡、易激惹、便秘、尿潴留、低血压、口干、失眠等。5-羟色胺去甲肾上腺素再摄取抑制剂的镇痛效果弱于三环类抗抑郁药,但改善情绪的作用强于三环类抗抑郁药,可能与其缺乏对去甲肾上腺素受体的作用有关。这类药物以度洛西汀、文拉法辛、米纳普伦等为代表。5-羟色胺去甲肾上腺素再摄取抑制剂的不良反应包括恶心、腹泻、失眠、震颤、性功能障碍等。三环类抗抑郁药和5-羟色胺去甲肾上腺素再摄取抑制剂可同时发挥止痛和抗抑郁作用,控制腹痛的效果优于选择性5-羟色胺再摄取抑制剂。5-羟色胺再摄取抑制剂是最常用的治疗焦虑和抑郁的药物,但对疼痛的疗效有限,原因可能是对突触水平的去甲肾上腺素无影响。

【预后】

腹痛的转归及预后决定于其所属性质。从辨证的角度来说,寒、热、虚、实,既可转化,亦可兼夹。如气滞可导致血瘀,血瘀亦可使气机失调失其畅达。体质好,病程短,正气尚足者预后良好;体质较差,病程较长,正气不足者,预后较差;身体日渐羸瘦,正气日衰者难治。若腹痛暴急,伴有大汗淋漓,四肢厥冷,脉微欲绝者为虚脱之象,如不及时抢救则危殆立至。

【健康教育】

慢性腹痛常与患者的不良生活嗜好有关,例如过度疲劳、饮食不当、嗜好烟酒等,应予以纠正。社会环境因素如工作压力增大、人际关系紧张、负性生活事件等,是慢性腹痛发病机制的重要环节。应当加强对患者的心理辅导,帮助他们合理应对生活不良事件,及时排解压力,保持身心健康。

1.起居　注意生活调摄,起居规律,注意个人卫生,避免不洁食物,防止肠道感染。适度体育锻炼,可以选择太极拳、太极剑、气功等节奏和缓的非竞技体育项目。

2.饮食　慢性腹痛患者要重视饮食调护。

3.心理　保持心理健康可以预防慢性腹痛,减轻慢性腹痛临床症状。避免不良刺激,避免精神过度紧张。

第八章　常见急症

第一节　急性阑尾炎

急性阑尾炎(acute appendicitis)是外科常见的疾病之一,发病率居各种急腹症的首位。可发生于任何年龄,多见于青壮年,男性发病率高于女性。其表现典型者诊断不难,绝大多数患者能够早期确诊、早期手术,预后良好。但如延误诊断或不合理治疗,也会发生严重并发症甚至威胁生命。由于急性阑尾炎的临床表现变化多端,临床医生仍时常在本病的诊断或手术处理中遇到麻烦,因此仍然是临床不容忽视的急腹症之一。

中医学归于"肠痈"范畴,在历代医学文献中有详尽的论述。肠痈病名最早见于《素问·厥论》:"少阳厥逆……发肠痈不可治,惊者死。"《金匮要略》总结了肠痈辨证论治的基本规律,提出了大黄牡丹汤等有效方剂。

【病因病机】

(一)中医病因病机

1.病因　肠痈是指发生于肠道的痈肿,属内痈范畴。该病可发生于任何年龄,以青壮年为多,男性多于女性,发病率居外科急腹症的首位。《金匮要略》总结了肠痈辨证论治的基本规律,推出了大黄牡丹汤等有效方剂,至今仍为后世医家所应用。本病的临床特点是腹痛起始于脐周或上腹部,数小时后转移至右下腹,伴发热、恶心、呕吐,右下腹持续性疼痛并拒按。

2.病机　由气机不畅,气滞血瘀,瘀久化热,积热腐肉而成。

(1)饮食不节:暴饮暴食,嗜食生冷、油腻,损伤脾胃,导致肠道功能失调,糟粕积滞,湿热内生,积结肠道而成痈。

(2)饱食后急剧奔走或跌仆损伤:致气血瘀滞,肠道运化失司,败血浊气壅遏而成痈。

(3)情志所伤:郁怒伤肝,肝失疏泄,忧思伤脾,气机不畅,肠内痞塞,食积痰凝,瘀结化热而成痈。

(4)寒温不适:外邪侵入肠中,经络受阻,郁久化热成痈。

上述因素均可损伤肠胃,导致肠道传化失司,糟粕停滞,气滞血瘀,瘀久化热,热胜肉腐而成痈肿。

(二)西医病因及发病机制

1.病因　本病的发生与其解剖特点和生理因素密切相关。阑尾是细长而游离的管腔结构,血供为终末动脉,易发生扭曲,异物梗阻压迫而致血运障碍,造成黏膜坏死,细菌入侵而形成炎症。其致病菌多为肠道内革兰氏阴性杆菌和厌氧菌。根据阑尾炎发病后的病理改变,又分为急性单纯性阑尾炎、化脓性阑尾炎、坏疽性阑尾炎、阑尾穿孔性腹膜炎和阑尾周围脓肿。

(1)阑尾管腔阻塞:是急性阑尾炎最常见的病因。淋巴滤泡的明显增生是阑尾管腔阻塞的最常见原因,约占60%,多见于年轻人。阑尾管腔狭窄、腔内粪石、异物、蛔虫及肿瘤等亦可导致管腔阻塞。由于阑尾管腔细,开口狭小,系膜短使阑尾蜷曲,这些都是造成阑尾管腔易于阻塞的因素。阑尾管腔阻塞后阑尾黏膜仍继续分泌黏液,腔内压力上升,血运发生障碍,阑尾壁缺血、组织破坏,有利于细菌入侵,发生感染。

(2)细菌入侵:由于阑尾管腔阻塞,细菌繁殖,分泌内毒素和外毒素,损伤黏膜上皮并使黏膜形成溃疡,细菌穿过溃疡的黏膜进入阑尾肌层。阑尾壁间质压力升高,妨碍动脉血流,造成阑尾缺血,最终造成梗死和坏疽。致病菌多为肠道内的各种革兰氏阴性杆菌和厌氧菌。

其途径有以下2种。①直接入侵:当阑尾黏膜受损破坏时,腔内存在的细菌即可侵入;②血液入侵:细菌经血液循环侵入阑尾,可引起急性阑尾炎。

(3)胃肠炎性疾病蔓延:如急性肠炎、节段性肠炎、急性坏死性肠炎等,都可直接蔓延至阑尾,导致其功能及血运障碍,引起阑尾炎。

2. 发病机制　急性阑尾炎在病理解剖上均表现为阑尾壁的细菌性感染,但其真正的病因和发病机制则有不同的学说,主要有下列3种。

(1)阑尾腔梗阻学说:认为阑尾腔的机械性梗阻是诱发阑尾急性炎症的基本原因,而细菌感染则是继发的。由于阑尾腔细而长,极易为粪石或其他异物堵塞,其一端为盲端,故在梗阻之远端部分即形成一个两端闭合的管腔,而使阑尾黏膜所产生的分泌物积滞在此无效腔中,致腔内压不断增高,而阑尾壁的血运终将受到障碍。在管腔内压力逐渐增高时,最初仅影响阑尾壁的毛细血管和静脉回流,而动脉尚未受阻,结果将使阑尾壁更加充血水肿,患者感到局部疼痛并逐渐加剧。当管腔内压力增高至超过动脉压时,黏膜将发生溃疡,神经末梢将遭损坏,整个阑尾壁亦将坏死并发生穿孔,此时疼痛可能反而稍有减轻。局部组织缺血坏死时,阑尾腔内的细菌即乘机侵入阑尾壁内,使后者进一步发展为急性化脓性阑尾炎,结果将使病变加剧,形成整个阑尾的迅速坏死。临床观察证明大多数急性阑尾炎与阑尾腔的梗阻确有一定关系。很多阑尾炎患者其腹痛为绞痛性,是阑尾腔有梗阻的表现。切除的阑尾标本中常可发现阑尾腔内有梗阻现象,且阑尾发炎部分常仅限于梗阻的远端,有时可见阑尾的坏死部分也明显地局限在梗阻远端。偶尔,当梗阻阑尾腔的粪石或异物自动排出至盲肠以后,绞痛可以突然停止,病变亦可迅速消退。

据文献统计,在坏死性和穿孔性急性阑尾炎病例中,约70%可以发现有不同原因的阑尾腔梗阻存在。梗阻的原因依其常见的次序有下列几种。

1)粪石堵塞:粪石是由粪便、细菌和阑尾的分泌物混合浓缩而成,其中可能有植物纤维或其他异物为核心。粪石一旦在阑尾腔内形成,虽不一定会引起梗阻并诱发急性阑尾炎,但当粪石偶然嵌顿在阑尾腔的狭窄部分或阑尾壁有一时性的痉挛时,梗阻即可发生。

2)管腔狭窄:急性阑尾炎已有黏膜溃疡者,经保守疗法治愈以后常形成阑尾腔的瘢痕性狭窄,再加周围粘连所造成的阑尾本身的曲折,阑尾腔常易致梗阻,往往引起急性阑尾炎的反复发作。

3)阑尾扭曲:阑尾系膜过短时常致阑尾本身的曲折、扭转,容易引起阑尾腔梗阻,先天性的索带或病理性的粘连,也可能压迫阑尾使其发生曲折。

4)寄生虫刺激:常见阑尾腔内有寄生虫(如蛲虫、蛔虫)或寄生虫卵(如蛔虫卵、血吸虫卵)。它们的存在并不意味一定是急性炎症的病因,但有时寄生虫或虫卵确可促使阑尾腔梗阻,这与急性阑尾炎的发病有密切关系。蛔虫钻入阑尾腔内可引起类似阑尾炎的腹痛,虽然在病变初期阑尾本身可能并无急性炎症,但由于阑尾腔的阻塞和黏膜的损害,急性炎症终难避免。在血吸虫病流行地区,阑尾壁的黏膜下层中常有大量虫卵沉积,引起异物反应、慢性炎症及纤维组织增生,致使阑尾壁增厚、管腔狭窄,成为急性阑尾炎的发病原因,偶尔虫卵还可直接引起急性炎症及阑尾壁内多数小脓肿的形成。

5）淋巴组织增生：阑尾黏膜下层有丰富的淋巴组织，且常增生而使黏膜隆起呈颗粒状，因此管腔更为狭小，在有全身性感染（如上呼吸道感染）或其他情况（如注射疫苗）而致淋巴组织普遍发生增殖性肿胀反应时，更易使阑尾腔发生梗阻。阑尾壁内的淋巴滤泡在青少年时期生长最为旺盛，30 岁以后即渐退化，故阑尾炎以青少年患者最多，或与此有关。

6）盲肠的其他病变：盲肠结核或肿瘤如位于阑尾基底附近，可引起阑尾引流不畅，以致并发急性阑尾炎。末段回肠的病变如局限性肠炎等，有时也可累及阑尾基底部导致急性阑尾炎。

（2）细菌感染学说：如在切除的阑尾标本中未见有管腔梗阻的现象存在，则阑尾炎的发生可能是细菌直接感染的结果。

细菌侵入阑尾壁的方式有下列几种。

1）直接侵入：正常阑尾腔内含有各种肠道固有细菌，如结肠杆菌、链球菌和厌氧菌等，在阑尾黏膜受到损伤而致破溃时，细菌可由损伤处侵入阑尾壁引起急性炎症，终致形成整个阑尾的急性化脓性感染。

2）经由血运：有时细菌亦可经血液循环到达阑尾。由于阑尾壁内淋巴组织丰富，血液中的细菌不易滤过而常停留在阑尾壁内，引起急性炎症。在上呼吸道感染特别是流行性感冒以后，急性阑尾炎的发病率可有显著增加，一些急性阑尾炎患者在发病前也曾有急性扁桃体炎或有扁桃体切除术的病史，有些急性阑尾炎的切除标本中并无梗阻现象存在，而在阑尾壁内可能有局限性的急性化脓性炎症。这些事实都被认为是急性阑尾炎的血源性感染的证据。

3）邻接感染：有时急性阑尾炎是因阑尾周围其他脏器的急性化脓性感染而继发，例如在右侧急性化脓性输卵管炎时，其脓液常使阑尾被浸渍而发生急性炎症，则细菌显然自浆膜外侵入阑尾壁，炎症亦先自浆膜层开始而后累及阑尾壁全层。

（3）神经反射学说：阑尾与其他内脏一样，受神经系统支配，因此阑尾的生理和病理变化与神经系统的活动也有密切关系。当胃肠道功能活动发生障碍时（如便秘、腹泻等），常伴有阑尾肌肉和血管的反射性痉挛，这种反射伴痉挛在多数情况下仅是一时性的，不致造成任何解剖上的变化。但在某些特定的条件下，这种肌肉和血管的一时性痉挛也足以导致阑尾壁的损害，引起急性阑尾炎。如肌肉痉挛可使阑尾腔内已存在的部分梗阻（粪石、狭窄、曲折等）变为完全性梗阻，随之出现阑尾腔完全梗阻的一系列变化，血管痉挛也可导致阑尾血管内血栓形成，并使阑尾壁的血运供给发生障碍，造成局部黏膜或整个阑尾壁的损伤、坏死，真正的细菌性感染也随之而起。

总之，急性阑尾炎虽一般表现为阑尾壁的细菌性感染，但其发病机制却是一个复杂的过程。多数情况是阑尾腔内先有梗阻存在，致梗阻远端的腔内压有所增高而阑尾壁的血运因此受阻，细菌随之侵入阑尾壁内引起急性阑尾炎。有时细菌亦可直接侵入阑尾壁内，不必有先驱的梗阻存在。在某些情况下，通过神经反射所引起的阑尾肌肉和血管的痉挛，在急性阑尾炎的发病机制中也可能起着主导作用，因阑尾的肌肉痉挛可加重阑尾腔内梗阻程度，而血管痉挛更直接增加了组织缺血坏死的可能性。管腔梗阻、细菌感染和反射痉挛 3 个因素又可能是同时存在，且相互影响的：阑尾管腔的梗阻和肌肉血管的痉挛所引起的组织损害，有利于细菌感染的发生和发展；管腔梗阻和局部感染也可以刺激阑尾壁的内感受器，加重阑尾肌肉和血管的反射性痉挛；而感染所引起的浸润、水肿、充血等反应以及反射性的痉挛，也势必增加管腔梗阻之程度和动静脉血栓的形成。如此相互作用，相互影响，遂造成急性阑尾炎各种不同的病理变化。

还应该指出，上述各种致病因素在有利条件下也可以相互影响，在病程的早期并可使病变逐渐好转，以至炎症得以完全消失。例如管腔的梗阻一旦获得解除，既可使神经反射性的肌肉血管痉挛状态得到缓解，阑尾壁的血运改善以后也有利于细菌感染的控制。同样，细菌感染控制后，也可减轻由于恶性刺激所引起的反射性肌肉血管痉挛现象，并由此可使阑尾腔获得重新通畅的机会，而恶性刺激的向心传导如能予以抑制，反射性的肌肉血管痉挛现象如能使其缓解，更有可能使管腔不致完全梗阻,血运得以逐渐好转,感染亦能逐渐被控制,而阑尾的炎症变化亦可逐渐消失。

【临床表现】

临床上通常以转移性右下腹痛伴消化道症状、右侧麦氏点压痛及局限性腹膜刺激征以及白细胞计数升高作为诊断急性阑尾炎的三大典型依据。

1. 症状

(1)腹痛:腹痛是急性阑尾炎的主要症状。典型的腹痛多起始于上腹或脐周围,经过数小时至24 h 左右,转移至右下腹,这是由于阑尾的炎症穿透浆膜,引起腹膜炎症所致,这种转移性腹痛是急性阑尾炎的特点。70% ~80%的患者有此典型症状。少数患者无典型的转移性腹痛或腹痛部位开始于腰部、会阴部、腹股沟部、大腿部等,这些患者虽然开始腹痛部位不同,但最后一般都出现右下腹的定位性腹痛。

(2)胃肠道症状:在急性阑尾炎中,恶心呕吐为仅次于腹痛的常见症状,通常在出现腹痛后短时间内出现恶心,可伴有或不伴有呕吐,属神经反射性呕吐,吐物多为食物,恶心重吐物不多。

(3)全身症状:发病初期可有头晕、头痛、身倦、四肢无力等营卫不和气血失调的先驱症状。炎症明显后可出现发热、脉数、尿黄、口渴等内热的征象。单纯性阑尾炎体温一般在37~38 ℃,化脓性或坏疽性阑尾炎可在38~39 ℃,少数坏疽性阑尾炎可有寒战高热,体温可达40 ℃以上。

2. 体征

(1)一般征象:体温正常或升高;急性阑尾炎早期气滞血瘀阶段,舌苔白薄,脉弦或弦紧;化热以后舌苔转黄,热甚者可出现黑燥苔,脉象转数,弦数、滑数或洪数。

(2)局部征象

1)压痛:压痛是急性阑尾炎的最重要体征,压痛以阑尾所在部位最明显,一般位于右下腹髂前上棘的内侧。临床常用的体表标志定位点有二,一为右髂前上棘与脐孔连线中外 1/3 交界点,名为麦氏点(McBurney 点);二为左右髂前上棘连线的右 1/3 与中 1/3 交界点,为兰氏点(Lanz 点)。

2)腹膜刺激征:腹膜壁层受刺激后可出现防御性肌紧张,但在阑尾未穿孔前一般不出现腹肌紧张而呈现腹壁肌肉的敏感现象。敏感现象表现为开始检查触及右下腹时有抵抗感觉,经适应以后或改以轻柔操作后,腹肌仍可松软下来。这个特点可和真性腹肌紧张做出鉴别。单纯性阑尾炎一般不出现腹肌过敏和抵抗,而重型阑尾炎则可能出现明显的腹肌抵抗。

3)Blumberg 征(反跳痛):用手指在阑尾部位渐次施压,然后突然抬手放松,此时患者感到该区腹内剧痛为阳性。

4)腰大肌紧张试验:将左手按在患者右下腹,适当加压后,抬高患者右下肢,如果产生右下腹痛或腹痛较原来加重为阳性,表示发炎的阑尾靠近腰大肌。

5)闭孔肌试验:患者平卧,右腿屈曲并内旋髋关节,如能引起腹痛加剧为阳性,表示系盆腔位阑尾炎。

6)Rovsing 征(结肠充气实验):用手按压患者左下腹,挤压结肠,如出现右下腹疼痛为阳性。很多患者当按压左下腹的手突然放松时,也可出现右下腹疼痛。

7)直肠指检:在直肠右侧上方有压痛,表示阑尾发炎而位置较低。

8)经穴触诊:急性阑尾炎患者中 60% ~80%在足三里穴附近有压痛,两侧均可出现,以右侧明显而多见,压痛部位多在足三里和上巨虚两穴之间,称"阑尾穴"。

【实验室及其他检查】

1. 实验室检查　急性阑尾炎患者血常规检查中,白细胞计数和中性粒细胞比例增高。白细胞计数升高到$(10\sim20)\times10^9/L$,可发生核左移。部分单纯性阑尾炎或老年患者白细胞可无明显升高。尿常规检查一般无阳性发现,盲肠后位阑尾炎累及输尿管或膀胱时,尿内可见少许红细胞、白细胞。血尿明显说明存在泌尿系统的原发病变。

2.影像学检查

(1)腹部平片:作为不典型急性阑尾炎的辅助性检查,可见右下腹盲肠和回肠末端反射性肠腔积气或液气平面;偶见阑尾结石影;若阑尾腔外气体影,提示阑尾穿孔。临床X线的主要目的还在于鉴别其他急腹症,如消化道穿孔、肠梗阻,以及胸部疾病如肺炎等。

(2)B超检查:有时可发现肿大的阑尾或脓肿。其用于急性阑尾炎的诊断,方便、安全、可靠、可重复观察,尤适用于小儿阑尾炎或其他可疑阑尾炎患者。

(3)螺旋CT扫描:作为诊断急性阑尾炎的检查手段,国外报道较多。国内作为急性阑尾炎的诊断方法尚少。可获得与B超相似的效果,尤其有助于阑尾周围脓肿的诊断。当诊断不肯定时可选择应用,以发现与急性阑尾炎相混淆的其他腹部病变。

(4)核素扫描:近年国外文献虽有报道应用核素标记白细胞扫描,直接显示阑尾及周围软组织的炎症,作为急性阑尾炎的诊断。因其设备条件、患者经费等原因,目前临床单纯用于诊断急性阑尾炎者甚少。

(5)腹腔镜检查:对于高度怀疑急性阑尾炎又尚不能确诊的患者,采用腹腔镜检查既可明确诊断,同时又能施行阑尾手术,不失为一举两得的诊治方法。

【诊断与鉴别诊断】

(一)诊断

根据转移性右下腹疼痛的病史和右下腹局限性明显压痛的典型阑尾炎的特点,一般即可做出诊断。但症状不典型的阑尾炎或特殊类型阑尾炎,诊断则有一定的困难,应根据详细的病史和仔细的体检,辅以实验室检查及特殊检查,全面分析,才能提高阑尾炎的诊断率。

1.临床表现

(1)初期:腹痛多起于脐周或上腹部,数小时后腹痛转移并固定在右下腹部,疼痛呈持续性、进行性加重。70%~80%的患者有典型的转移性右下腹痛的特点,但也有一部分病例发病开始即出现右下腹痛。右下腹压痛是本病常见的重要体征,压痛点通常在麦氏点(右髂前上棘与脐连线的中、外1/3交界处),可随阑尾位置变异而改变,但压痛点始终在一个固定的位置上。两侧足三里、上巨虚穴附近(阑尾穴)可有压痛点。一般可伴有发热,体温在38℃左右,恶心纳差。舌苔白腻,脉弦滑或弦紧等。

(2)酿脓期:若病情发展,渐至化脓,则腹痛加剧,右下腹明显压痛、反跳痛,局限性腹皮挛急,或右下腹可触及包块。壮热不退,体温39℃以上,恶心呕吐,纳呆,口渴,便秘或腹泻。舌红苔黄腻,脉弦数或滑数。

(3)溃脓期:腹痛扩展至全腹,腹皮挛急,全腹压痛、反跳痛。伴恶心呕吐,大便秘结或似痢不爽;壮热自汗,体温39~40℃,口干唇燥。舌质红或绛,苔黄糙,脉洪数或细数。

2.变证

(1)慢性肠痈:本病初期腹痛较轻,身无寒热或微热,病情发展缓慢,苔白腻,脉迟紧;或有反复发作病史者,多数为阑尾腔内粪石阻塞所致。

(2)腹部包块:在发病4~5d后,身热不退,腹痛不减,右下腹出现压痛性包块(阑尾周围脓肿),或在腹部其他部位出现压痛性包块(肠间隙、膈下或盆腔脓肿),多为湿热瘀结、热毒结聚而成。

(3)湿热黄疸:本病发病过程中可出现寒战高热、肝大和压痛、黄疸,延误治疗可发展为肝痈。

(4)内、外瘘形成:腹腔脓肿形成后若治疗不当,少数病例脓肿可向小肠或大肠内穿溃,亦可向膀胱、阴道或腹壁穿破,形成各种内瘘或外瘘,脓液从瘘管排出。

(二) 鉴别诊断

1. 与胃十二指肠溃疡穿孔鉴别　为常见急腹症,发病突然,临床表现与急性阑尾炎相似。穿孔溢出的胃内容物可沿升结肠旁沟流至右下腹部,容易误认为是急性阑尾炎的转移性腹痛。患者多有溃疡病史,临床表现与全身情况均较阑尾炎重。体征除右下腹压痛外,上腹仍具疼痛和压痛,腹壁板状强直等腹膜刺激症状也较明显。胸腹部 X 线检查如发现膈下有游离气体,则有助于鉴别诊断。

2. 与急性胆囊炎鉴别　总体上急性胆囊炎的症状和体征均以右上腹为主,但当胆囊肿胀下垂至右下腹时,其腹痛与反跳痛可出现于右下腹,易与阑尾炎相混淆。B 超检查可以鉴别。

3. 与右侧输尿管结石鉴别　有时表现与阑尾炎相似,但输尿管结石以腰部酸痛或绞痛为主,疼痛向会阴部、外生殖器放射。右下腹无明显压痛,或仅有沿右侧输尿管径路的轻度深压痛。尿常规检查可见大量红细胞,B 超检查或 X 线摄片在输尿管走行部位可呈现结石阴影。

4. 与急性肠系膜淋巴结炎鉴别　多见于儿童。往往先有上呼吸道感染史,高热出现早,无转移性腹痛表现,腹部压痛部位偏内侧,范围不太固定且较广,无反跳痛和肌紧张。

5. 与妇产科疾病鉴别　右侧宫外孕破裂是在育龄妇女中最易与急性阑尾炎混淆的疾病。宫外孕破裂表现为突然下腹痛,常有急性失血症状和腹腔内出血的体征,有停经史及阴道不规则出血史;检查时宫颈举痛、附件肿块、阴道后弯隆穿刺有血等。急性输卵管炎和急性盆腔炎,下腹痛逐渐发生,可伴有腰痛;腹部压痛点较低,直肠指诊示盆腔有对称性压痛;伴发热及白细胞计数升高,常有脓性白带,阴道后弯隆穿刺可获脓液,涂片检查细菌阳性。卵巢囊肿蒂扭转有明显而剧烈腹痛,腹部或盆腔检查中可扪及有压痛性的肿块。妇科双合诊及 B 超检查、后穹隆穿刺均有助于诊断和鉴别诊断。

6. 与其他内科疾病鉴别　急性胃肠炎时,恶心、呕吐和腹泻等消化道症状较重,无右下腹固定压痛和腹膜刺激体征。胆道系统感染性疾病,易与高位阑尾炎相混淆,但有明显绞痛、高热,甚至出现黄疸,常有反复右上腹痛史。右侧肺炎、胸膜炎时可出现反射性右侧腹痛,但以呼吸系统的症状和体征为主。此外,回盲部肿瘤、Crohn 病、Meckel 憩室炎或穿孔、儿童肠套叠等,亦需进行临床鉴别。

上述疾病有其各自特点,应仔细鉴别。如患者有持续性右下腹痛,不能用其他诊断解释以排除急性阑尾炎时,应密切观察或根据病情及时手术探查。

【治疗】

(一) 中医治疗

六腑以通为用,通腑泄热是治疗肠痈的主要法则。初期(急性单纯性阑尾炎)、酿脓期轻证(轻型急性化脓性阑尾炎)及右下腹出现包块者(阑尾周围脓肿),采用中药治疗效果较好,能免除手术和并发症带来的痛苦。特殊类型(老人、小儿、妊娠)阑尾炎、炎症反复发作和病情严重者,及时采取手术效果较好。

1. 中医辨证论治

(1)瘀滞型

[主证]气滞重则腹痛绕脐走窜,腹胀便结;血瘀重则痛有定处,痛处拒按或出现包块。尿清或黄,脉象弦紧或涩或细,舌苔白,舌质正常或有紫斑。

[治法]通里攻下、行气活血为主,清热解毒为辅。

［方药］阑尾化瘀汤。

［药物］金银花15 g、川楝子15 g、延胡索10 g、丹皮10 g、桃仁10 g、木香10 g、大黄15 g(后下)。

加减:若气滞明显,症见腹痛,绕脐走窜者,加乌药、陈皮;若血淤重,舌上有瘀斑者加丹参、红藤。

(2)蕴热期

［主证］腹痛,右下腹压痛加剧,低热或午后发热(热重于湿者高热),口干渴,腹痛重,口臭,便结,尿黄,脉弦数,舌苔黄干舌尖红;湿热重可伴有头眩晕,热而不扬,恶心较重,口渴而不欲饮,胸脘痞闷,四肢无力,便溏而不爽,尿黄浊,脉弦滑或滑数,舌苔黄腻。

［治法］清热解毒和行气活血并举,辅以通里攻下或渗湿利尿。

［方药］阑尾清化汤。

［药物］金银花30 g、蒲公英30 g、丹皮15 g、赤芍12 g、川楝子10 g、桃仁10 g、生甘草10 g、大黄15 g(后下)。

加减:若实热重症见口臭、便秘、口渴、咽干者,加黄连、黄柏、黄芩;若热盛不退,加黄芩、连翘、紫花地丁;湿重,加佩兰、白豆蔻;腹痛重,加川楝子、桃仁、赤芍、香附;腹胀便秘,加大黄、厚朴、枳实。

(3)毒热期

［主证］发热或恶寒发热,少数可有寒战高热,口干渴,口臭,面红目赤,唇干舌燥,呕恶不能食,腹胀痛拒按,甚者腹皮硬,大便秘结,小便赤涩,尿少或有尿痛,脉洪滑数或弦数,舌苔黄燥或黑苔,舌质红绛或尖红。

［治法］清热解毒、通里攻下为主,行气止痛为辅。

［方药］阑尾清解汤。

［药物］金银花30 g、蒲公英30 g、冬瓜仁30 g、丹皮15 g、赤芍15 g、木香10 g、川楝子10 g、生甘草10 g、大黄30 g(后下)。

加减:若热重伤阴,症见心烦不眠,舌红少苔,口干者,加生地、花粉、玄参;若呕吐不能食者加黄连、半夏、生姜;若小便不利者加车前子;腹胀者加川厚朴。

2.针灸疗法 对单纯性阑尾炎可用做主要疗法,对其他各类阑尾炎可用做配合疗法。常用穴位急性单纯性阑尾炎可取足三里、上巨虚或阑尾穴,配右下腹压痛最明显处的阿是穴。恶心呕吐重者可加上脘、内关;发热者可加曲池、合谷。急性腹膜炎可加取中脘、天枢。阑尾周围脓肿可取肿块正中处阿是穴,配足三里或阑尾穴;也可取肿块周围围刺,一般可针刺三四点。均取泻法,每次留针0.5~1 h,每隔15 min强刺激1次,每日2次。加用电针可提高疗效。

近年发展起来的穴位激光照射针治疗,也逐渐为患者所接受。

3.外敷药疗法 外敷药主要用于配合治疗,一般腹膜炎患者可外敷消炎散,阑尾脓肿包块可外敷双柏散、消炎散。

(1)消炎散:芙蓉叶、大黄各120 g,黄芩、黄连、黄柏、泽兰叶各250 g,冰片10 g。共研细末备用,用时用黄酒或75%酒精调成糊状,按照炎症范围大小敷于患处,每日更换1~2次。

(2)双柏散:大黄、侧柏叶各2份,黄柏、泽兰、薄荷各1份。共研细末,以水蜜调煮成糊状,外敷于肿块处的腹壁上,范围要大于肿块,还可配合热敷。其中芙蓉叶具有清热凉血、消肿排脓的功效;黄芩清热燥湿,泻火解毒;黄柏清热燥湿。起到软坚下结,清湿热和滞,攻坚破结,涤三焦胃肠湿热、活血、消肿排脓的功效。

近年来,有报道称外敷消炎散如能配以局部微波理疗,则效果更好。因为短波作用部位较深,具有促进血液循环,促进炎症物质吸收的作用,同时也能增加吞噬细胞的功能,对炎症的控制有较好的疗效。消炎散在短波透热理疗后,作用于局部药力更宜渗透,效果更加明显。

（二）西医治疗

1.一般疗法

（1）输液：对禁食或脱水或有水、电解质紊乱者，应静脉补液予以纠正。

（2）胃肠减压：阑尾穿孔并发弥漫性腹膜炎伴有肠麻痹者，应行胃肠减压，目的在于抽吸上消化道所分泌的液体，以减轻腹胀，并为灌入中药准备条件。

（3）抗菌药物：腹膜炎体征明显或中毒症状较重者，可选用广谱抗菌药物。

2.手术疗法　西医治疗急性阑尾炎的原则是早期行手术治疗，尤其是急性化脓性阑尾炎和坏疽性及穿孔性阑尾炎，一经确诊应积极行手术治疗。儿童及老年人急性阑尾炎较特殊，需及时手术治疗。随着微创技术的发展，可选用腹腔镜阑尾切除术。

【预后】

急性阑尾炎从病理的角度来看，虽有单纯性、化脓性和坏疽性的不同区别和不同转归，并可相互演变；但从临床的角度着眼，则不论在临床表现、鉴别诊断，或在治疗的原则和方法方面，基本上可以分为3种类型（或是3个阶段变化）即：未穿孔的急性阑尾炎、急性阑尾炎伴有阑尾周围脓肿、急性阑尾炎伴有弥漫性腹膜炎。

1.炎症消退　一般单纯性急性阑尾炎，即使通过非手术疗法炎症也可逐渐消退，且可以不留任何解剖上的痕迹。但如黏膜已有溃疡，炎症消退后将留有瘢痕，可以形成阑尾腔的狭窄而易于引起急性炎症的复发。少数化脓性阑尾炎不经手术切除也有可能使炎症逐渐消退，但多数病例则发展成局限性脓肿，以后即使炎症得以消退，常引起管腔部分或全部闭塞，有时可以形成阑尾的黏液囊肿，或者因阑尾周围的粘连而成为慢性阑尾炎。

2.阑尾穿孔　不少化脓性阑尾炎和多数坏疽性阑尾炎可以发生穿孔。穿孔大多发生在病程的晚期，但少数病例特别是梗阻性阑尾炎也可在早期即发生穿孔。根据穿孔时期的早晚，以及炎症是否已局限化的情况，穿孔后可以形成两种不同的后果。

（1）阑尾周围脓肿：如阑尾在穿孔前已为大网膜或其附近的肠袢所包裹，则穿孔后感染将局限于阑尾周围而形成脓肿。一般化脓性阑尾炎如无管腔梗阻，在阑尾壁坏死穿孔前大多已有周围组织部分粘连，穿孔后多数会发生局限性的腹膜炎和阑尾周围脓肿。据国内文献的综合统计，约10%急性阑尾炎患者在就诊时已有阑尾周围脓肿形成，表现为右下腹边缘清楚、压痛明显的肿块。

阑尾周围脓肿形成后，如不经手术治疗任其自然发展，可以有3种不同的结局：①少量脓液可以完全被吸收，肿块消失，炎症消退；②脓液继续增多，脓腔压力增高，致脓肿突然溃破，造成弥漫性腹膜炎，或者脓液溃破侵入其他内脏（其他肠袢或膀胱、阴道等），形成各种内瘘，或者脓液侵入腹壁后再破出体表，形成腹壁窦道；③脓液部分被吸收，周围纤维组织日益增生，形成厚壁的慢性脓肿，在右下腹存留一硬块，极似盲肠肿瘤。

在某些化脓性阑尾炎病例，即使不发生穿孔，细菌也可透过阑尾壁引起脓性的阑尾周围炎，最后同样形成阑尾周围脓肿或弥漫性腹膜炎。

（2）弥漫性腹膜炎：急性阑尾炎是一个逐渐发展的病理过程，阑尾穿孔以前已存在一定的防御性变化，所以阑尾穿孔后引起全腹膜炎者较之胃、十二指肠溃疡穿孔或创伤性肠穿孔后所引起者少见。但如阑尾腔有高度梗阻，或腔内有粪石直接压在阑尾壁上，致阑尾有早期穿孔时，由于阑尾周围尚无足够的粘连反应，穿孔后大多引起弥漫性腹膜炎。婴幼儿的阑尾壁组织较薄，其盲肠的活动度又较大，特别是其大网膜较短而不发达，故其阑尾不仅穿孔轻易，且穿孔后多数形成弥漫性腹膜炎。阑尾组织已有一定程度炎症坏死而患者又口服泻药时，不仅有导致穿孔的危险，且每因肠袢的蠕动亢进而破坏了局部的防御结构，穿孔后往往引起弥漫性腹膜炎，这种情况在儿童尤其如此。少数已经局限化的阑尾周围脓肿如遇患者的防御功能不佳或者处理不当(服用泻药、扪摸过重、手术引流不恰当等),也可使防御功能遭到破坏而使感染再度扩散,形成弥漫性腹膜炎。

弥漫性腹膜炎病情严重,患者有全身性感染、中毒和脱水等现象,有全腹性的腹壁强直和触痛,并有肠麻痹的腹胀、呕吐等症状。如不经适当治疗,死亡率很高,即使经过积极治疗后全身性感染获得控制,也常因发生盆腔脓肿、膈下脓肿或多发性腹腔脓肿等并发症而需多次手术引流,甚至遗下腹腔窦道、肠瘘、粘连性肠梗阻等并发症而使病情复杂、病期延长。少数患者经过适当治疗后也可获得痊愈,不留后患。

3.感染扩散　急性阑尾炎除因穿孔而引起感染的腹腔播散外,还可经由血运而使感染侵及门静脉系统或者全身,此在化脓性或坏疽性阑尾炎患者尤有可能。

(1)化脓性门静脉炎:当炎性病变累及阑尾系膜的小静脉、引起阑尾静脉的栓塞性静脉炎时,带菌的栓子即可沿回结肠静脉、肠系膜上静脉上行至门静脉主干,最后至肝内引起多发性肝脓肿。在磺胺药和抗生素普遍应用的情况下,化脓性门静脉炎和多发性肝脓肿的发生率虽已大为降低,但此种并发症仍有其严重性,可能导致患者死亡。此种并发症仅见于阑尾急性化脓或坏死的病例,主要表现为寒战、高热、出汗、黄疸、肝大压痛及全身中毒症状等。

(2)脓毒败血症:急性化脓性阑尾炎的感染偶尔也可侵及髂静脉和下腔静脉,从而带菌栓子入肺引起肺脓肿,或者进而引起全身性的脓毒败血症。

总之,急性阑尾炎的临床过程,也是机体的防御能力和炎症的扩散趋势相互斗争的过程,矛盾的双方贯穿于整个阑尾炎的过程中,在一定的条件下可以相互转化,遂使阑尾炎症有不同的表现和转归。如在病变初期,机体防御力强或治疗及时有效者,可使炎症消退,有脓肿形成者也可以逐渐缩小,以至完全吸收;相反,在机体防御力弱或治疗不恰当时,炎症扩散的趋势超过病灶局限化的能力,将使阑尾发生化脓、穿孔或坏死,病变不仅不能局限化,还可能扩散为局限性或弥漫性腹膜炎。有脓肿者可继续增大,甚至破裂形成弥漫性腹膜炎。

【健康教育】

1.疾病知识指导　告知患者疾病相关情况,若进行手术治疗,需术前向患者解释禁食的目的和意义,协助采取正确卧位。术后指导患者早期下床活动,以促进肠蠕动恢复,防止肠粘连。

2.生活起居　保持居室安静、整洁、通风,温湿度适宜,尽量避免外来因素的刺激,保持平静心态,造就一个舒适的环境。

3.饮食指导　饮食原则:清淡易消化富含营养。忌食生冷、辛辣刺激、肥甘厚腻之品。

辨证施膳:①气滞血瘀证,宜食行气活血化瘀之品,如黑木耳、田七、山楂等。食疗方:黑木耳当归瘦肉汤。②湿热瘀滞证,宜食清热利湿、活血化瘀之品,如冬瓜、薏苡仁、田七等。食疗方:冬瓜薏苡仁瘦肉汤。③热毒炽盛证,宜食清热解毒之品,如绿豆、苦瓜、芹菜等。食疗方:绿豆汤。

4.情志调理　①保持心情舒畅,避免忧思、恼怒,增强战胜疾病的信心。②采取积极健康的心态,学习自我放松的方法,如聆听轻音乐。③避免过度忧思及恼怒。

5.康复指导　①术后早期下床活动,防止发生肠粘连。②避免饭后剧烈运动,如跳跃、奔跑等。③可顺时针按摩腹部3 min,或按摩中脘、天枢、双足三里穴3 min。④康复期可适当进行体育锻炼,如做中医保健操、打太极拳等。

6.就诊指导　指导患者进行自我监测,若出现体温持续升高、腹痛持续性加重等症状,应及时就诊。

第二节　消化道大出血

消化道大出血指消化道在数小时内的失血量超过 1 000 mL 或循环血容量的 20%,其主要临床表现为呕血和(或)黑便,往往伴有血容量减少引起的急性周围循环衰竭,是临床常见的急症。根据解剖结构,消化道可分为上消化道和下消化道。上消化道指 Treitz 韧带以上,包括食管、胃、十二指肠、空肠上段及胰腺、胆道。胃空肠吻合术后(毕Ⅱ式)的空肠病变出血亦属此范围;下消化道则指 Treitz 韧带以下的肠道,下消化道出血包括小肠出血和结直肠出血。

消化道大出血是现代医学病名,中医无相应的病名,根据其呕血、黑便等临床症状表现通常将消化道大出血归结为血证范畴,临床多以"吐血""便血"为主要表现,其病来势凶猛,病情危重,进展迅速,当患者出现急性周围循环衰竭,可将本病归属于亡阴、亡阳之"脱证"范畴。

【病因病机】

(一)中医病因病机

1.病因　本病病因较多,将历代医家的观点总结后以外邪所迫、饮食不节、情志过极、劳倦内伤为主,有虚证和实证的分别。实证以火热迫血妄行为主要原因,虚证则以气虚失摄、血溢脉外、阴虚火旺而后迫血妄行为主。

2.病位　在食管、胃、十二指肠、空肠、小肠、结直肠,与诸脏腑皆有密切联系。

3.病机　基本病机主要是饮食失节、劳累过度、七情内伤以及外感六淫致胃肠积热,肝郁化火,湿热下注和邪留五脏。张仲景总结便血的主要病机为火热迫血妄行和虚寒气不摄血,并提出虚损、饮酒可致吐血,对七情内伤所致的便血与吐血做了进一步阐述。

4.病机转化　消化道大出血初期若为实证,随着病情迁延、出血量增加,实证可向虚证转化,其过程可在数分钟至数小时内完成由实转虚的进程。

(二)西医病因及发病机制

消化道大出血病因复杂,既可能由于消化道疾病所致,也可能是全身疾病所致。临床应注意辨别病位,确定为上消化道大出血或下消化道大出血,再根据病位进行详细鉴别。

1.上消化道大出血

(1)急性非静脉曲张性出血:最常见病因包括胃十二指肠消化性溃疡、上消化道肿瘤、应激性溃疡、急慢性上消化道黏膜炎症,其他原因有贲门黏膜撕裂综合征、上消化道动静脉畸形、Dieulafoy 病变等。

(2)静脉曲张性出血:食管胃底静脉曲张破裂是上消化道出血的常见原因,也是肝硬化最常见、最凶险的并发症。

(3)医源性因素:服用非甾体抗炎药(NSAID),特别是阿司匹林(乙酰水杨酸)可引起急性胃出血或胃溃疡出血,其他医源性因素也可导致消化道大出血,如内镜下黏膜切除术/剥离术(EMR/ESD)等。

(4)全身性疾病:应激性溃疡、腹主动脉瘤、遗传性出血性毛细血管扩张症、弹性假黄瘤等均可导致上消化道大出血。

2.下消化道大出血

(1)小肠出血:年龄<40 岁的患者常见原因有炎症性肠病(克罗恩病)、肿瘤、Meckel 憩室、Dieulafoy 病及息肉综合征等;年龄>40 岁者常见的原因有血管畸形、Dieulafoy 病、非甾体抗炎药相关性溃疡、应激性溃疡、肿瘤、小肠憩室及缺血性肠病等。少见原因则包括过敏性紫癜、小肠血管畸形和(或)合并门静脉高压、肠道寄生虫感染、淀粉样变性、蓝色橡皮疱痣综合征、遗传性息肉综合征、血管肠瘘和卡波西肉瘤等。

(2)结直肠出血:常见的原因包括结肠肿瘤、缺血性结肠炎、结肠憩室病、急性感染性肠炎、结肠溃疡性病变、结肠病变外科或内镜治疗术后出血、药物原因(非甾体抗炎药、阿司匹林或其他抗血小板药物、抗凝药物等)。少见原因则包括结肠血管畸形、Dieulafoy病、放射性肠炎、孤立性直肠溃疡、直肠静脉曲张及物理化学损伤等。某些全身疾病,如肝肾功能障碍、凝血机制障碍、血液系统恶性肿瘤、结缔组织病等。

(3)全身性疾病:血液病如再生障碍性贫血、急性白血病、肠型恶性组织细胞病、钩虫病、遗传性出血性毛细血管扩张症、过敏性紫癜和淀粉样变性等。

【临床表现】

消化道大出血的特征性表现为呕血和黑便,病情严重者出现周围循环衰竭表现,伴随症状则与引起消化道大出血的原因相关,其中上消化道大出血与下消化道大出血有部分症状重合,应注意区分与鉴别。

1.特征性表现　呕血和黑便。消化道大出血、呕血可呈咖啡渣样,量大可为鲜红色或血块;黑便常呈柏油样,量大可呈暗红色甚至鲜红色。

2.周围循环衰竭表现　头晕、黑矇、面色苍白、心率增快、血压下降等。

3.病史　部分患者既往有明确的肝炎、黄疸、血吸虫病、慢性酒精中毒史,应警惕肝硬化导致的大出血。部分患者可无上述病史而突然出血,仅因罹患其他消化道病史出现消化道大出血表现。药物导致的消化道大出血往往有明确的用药史,如非甾体抗炎药、肾上腺皮质激素、萝芙木制剂、抗生素等。

4.伴随症状　消化道大出血的伴随症状与引起消化道大出血的原因有关,可通过上、下消化道大出血分类,下消化道大出血则又可分为小肠出血和结直肠出血。

(1)上消化道大出血:可出现氮质血症,肝硬化胃底静脉曲张破裂,如同时有脾亢,则白细胞计数可增高。食管胃底静脉曲张破裂出血、呕血多为鲜红色,涌吐而出,部分患者呈喷射状,呕血前大多有上腹部饱胀感。具有明显肝功能损害患者与门静脉高压病征者(巩膜黄染、蜘蛛痣、肝掌、脾大、腹壁静脉怒张、腹部移动性浊音等)在大出血后可出现轻度脾大缩小、蜘蛛痣消失表现。少数糜烂性食管炎、食管癌患者通常出血较少,但也有少量患者出现急性大出血表现。巨大溃疡、复合性溃疡、十二指肠球后溃疡、吻合口溃疡等主要依靠钡餐X线检查或胃镜检查鉴别。Dieulafoy病若为动脉性出血也多见大出血表现,多见于中老年人。

(2)小肠出血:肿瘤及小肠钩虫病则可出现缺铁性贫血、粪便隐血试验阳性或黑便;恶性肿瘤患者同时伴有消瘦、腹部包块及肠梗阻;血管病变引起的出血以无痛性血便及黑便为主;炎性病变多表现为间歇性大出血或慢性少量出血,常伴有发热、腹痛或腹泻,克罗恩病可同时伴有腹部包块及瘘管形成;息肉、肠套叠及憩室以腹痛及血便为常见症状,肠套叠的典型表现为腹痛、呕吐、便血、黏液、腹部肿块;肠结核大出血较少见;小肠血管瘤可表现为急性大出血,原发于小肠的肿瘤较少见,其中良性肿瘤更少见,而小肠肿瘤是引起隐源性消化道出血的常见病因。

(3)结直肠出血:结肠恶性肿瘤常伴随乏力、消瘦、大便习惯改变;药物相关的结直肠出血则多有明确的用药史;缺血性结肠炎便血前多有突发的痉挛性腹痛。结肠憩室患者年龄多≥40岁,体格肥胖,有便秘习惯,少数患者可出现大出血。假膜性肠炎临床少见,如应用大量广谱抗生素治疗出现无法解释的下消化道出血可考虑假膜性肠炎。

（4）全身性疾病：遗传性出血性毛细血管扩张症的严重症状之一表现为消化道出血，有时可发生急性大出血，颜面皮肤、口腔、鼻咽部黏膜、上肢皮肤等处发现有多发性毛细血管扩张与出血灶，往往有家族史。应激性溃疡多发生在外伤后、败血症、低血压状态，往往合并黄疸、肾衰竭、呼吸功能衰竭，最常见表现为无预兆大出血，常发生于 2～12 d 内。弹性假黄瘤是一种罕见的具有遗传倾向的全身结缔组织病，女性多发，胃肠道受累时可发生上消化道大出血，尤其妊娠期间，大部分病例出血部位不明。

【实验室及其他检查】

（一）上消化道大出血

1. 内镜检查　首选的检查方法。急诊内镜检查多在出血后 24～48 h 内进行，内镜检查不仅可以观察到出血部位，还可以发现浅表性病变与同时存在的其他病变。

2. 腹部CTA　内镜禁忌或检查阴性者，若仍有活动性出血，可行腹部 CTA 寻找潜在出血原因。

3. 介入检查治疗　内镜禁忌或检查阴性者，仍有活动性出血，或药物及内镜治疗出血失败，或腹部 CTA 提示出血，可急诊介入检查治疗。

4. 实验室检查　各项肝功能试验（包括血氨测定）有助于食管胃底静脉曲张破裂出血的病因诊断。血细胞比容测定、红细胞计数与血红蛋白测定可估计失血程度。出血时间、全血凝血时间、凝血酶原时间、血小板计数等出血凝血试验及血细胞学检查，有助于出血性疾病所致的上消化道出血的病因诊断。

（二）下消化道大出血

1. 全消化道钡餐造影　对小肠出血的总体检出率较低（10%～25%），对肿瘤、憩室、炎性病变、肠腔狭窄及扩张等诊断价值较高，价格低廉、并发症少、技术要求相对简单。

2. 小肠造影　包括 CT 小肠造影（computed tomography enterography，CTE）、CT 血管造影（computed tomography angiography，CTA）、磁共振小肠造影（magnetic resonance imaging enterography，MRE）。

3. 选择性肠系膜动脉数字减影血管造影　有创性检查，对小肠出血有定性及定位作用，造影剂外溢是出血部位的直接征象，异常血管是小肠出血的间接征象。

4. 胃镜和结肠镜　初次检查时，可能造成漏诊，原因与病灶微小、位置为观察盲区、检查者经验不足等有关。进镜和退镜过程中均需仔细检查结肠黏膜，使用前应注意需要将肠腔内的粪水和积血冲洗干净。对于反复便血，且临床相关表现提示下消化道出血的患者，既往检查未确诊，建议行第二次结肠镜检查。对于反复呕血、黑便或既往检查未确诊的患者，建议行第二次胃镜检查进行评估。

5. 胶囊内镜　小肠疾病的常用及主要检查技术，特别是小肠出血的主要诊断方法之一，应为上、下消化道检查阴性时，怀疑小肠出血患者的首选检查方式。诊断率和出血状况密切相关，显性出血和持续性出血的诊断率较高，急性出血期时视野不佳会影响观察结果。最佳使用时机为出血停止后 3 d，最长不应超过 2 周。应用聚乙二醇电解质散进行肠道准备，联合二甲硅油可提高小肠图像质量。胶囊内镜检查应先于小肠镜进行，以提高诊断率。优先行小肠镜检查一般用于有胶囊内镜检查禁忌证、出血量较大或考虑行内镜下治疗的患者。

6. 小肠镜　包括双气囊小肠镜（DBE）和单气囊小肠镜（SBE），是小肠疾病的主要检查手段，可经口或（和）经肛途径检查，能直接观察小肠腔内的病变，可进行组织活检和内镜下治疗。缺点是检查时间较长、患者耐受较差、技术要求高、有一定并发症危险（如肠出血及穿孔）、无法检测小肠浆膜面生长的肿瘤、既使经口和经肛两次小肠镜检查仍有部分患者不能完成对全小肠的检查而出现漏诊。如果临床证据提示小肠病变,可行对接小肠镜检查全小肠。

7. 腹部 CT/腹部 CT 血管重建 CT 检查有助于发现结肠占位性病变及肠壁增厚水肿等炎症性改变,并能提示可能的出血部位。行增强 CT 时需采取措施预防造影剂肾病等不良反应。对于活动性出血或者可能需要内镜下止血的患者,在告知患者结肠镜检查的获益与风险并获得患者知情同意后,可在 24~48 h 内行急诊结肠镜检查。对于不能除外上消化道出血的便血患者,在结肠镜检查前应首先完善胃镜检查以明确有无上消化道出血。

【诊断与鉴别诊断】

(一)诊断

急性大出血血容量减少时,首先出现的临床表现为心搏加快,其次为血压下降,红细胞总数和血红蛋白下降相对较迟,详细的病史、体检及其他检查对于消化道大出血有着重要的临床意义。

1. 症状 在大出血时,患者一般有软弱、乏力、眩晕、眼花、苍白、手足厥冷、出冷汗、心悸、不安、脉搏细数,需要卧床才不头晕,甚至昏倒等急性失血症状,少数严重失血患者早期可出现躁动和嚎叫等精神症状。

2. 体征 心率 ≥120 次/min,收缩压低于 90 mmHg 或较基础血压降低 25% 以上。蜘蛛痣、肝掌、脾大、腹壁静脉怒张、腹水等体征有助于肝硬化并发食管胃底静脉曲张破裂出血的诊断。如有左锁骨上淋巴结转移,则出血常见于胃癌。上消化道出血伴有可触及胀大的胆囊,常提示为胆道或壶腹周围癌出血。

3. 失血量 提示成人严重大出血的征象是血红蛋白值低于 70 g/L。失血量在 800~1 000 mL 时,会出现休克或昏迷,血红蛋白每下降 1 g,出血量 300~400 mL。

4. 辅助检查结果 24~48 h 内首选急诊胃镜,上消化道大出血患者早期不能用 X 线钡餐(X 线钡餐主要适用于有胃镜检查禁忌或不愿进行胃镜检查者)。下消化道大出血患者可根据病情、禁忌证等进行 CTA、导管肠系膜血管造影和下消化道内窥镜检查,包括结肠镜检查、可弯曲乙状结肠镜检查和直肠镜检查。如果 CTA 未发现来源,应立即进行上内镜检查。如果患者在初始复苏后病情稳定,胃镜检查可首先进行。各项肝功能试验(包括血氨测定)有助于食管胃底静脉曲张破裂出血的病因诊断。血细胞比容测定、红细胞计数与血红蛋白测定可估计失血程度。出血时间、全血凝血时间、凝血酶原时间、血小板计数等出血凝血试验及血细胞学检查,有助于出血性疾病所致的上消化道出血的病因诊断。

(二)鉴别诊断

1. 上消化道大出血与下消化道大出血的鉴别 主要通过鉴别出血部位,区分上、下消化道大出血。部分下消化道大出血可见暗红色大量血便,可通过胃十二指肠镜检查可与上消化道大出血相鉴别;在症状上,与上消化道大出血相比,下消化道大出血病史中常有下腹痛或腹部包块,排便异常伴便血史,出血前常有下腹部不适、下坠、便意;下消化道大出血大便常为鲜红、暗红、果酱样,少数为黑便,通常无胃管内咖啡色液体和暗红色血液抽出,而上消化道大出血则常可见胃内咖啡色液体或暗红色血液;高位小肠出血可能有血 BUN 升高,结肠出血常不升高,而上消化道大出血血 BUN 升高较下消化道大出血明显;检查方面,内镜检查(包括胃镜、结直肠镜)、肛门视诊、直肠指检均可帮助鉴别上、下消化道大出血。

2. 呕血的鉴别 应排除口腔、鼻咽喉、气管、支气管、肺等部位出血的可能性,鼻、咽、喉、口腔等部位出血吞下血液也可表现为呕血,部分进食禽畜血液也可见呕血或呕吐咖啡色样液体表现,这一类人通常无明显的周围循环衰竭表现;黑便需与口服骨炭、铁、铋剂、某些中药等情况区分,口服某些中草药、兽炭、铁剂、铋剂时,大便可呈暗褐色或黑色,但隐血试验阴性,可以快速区分,或隐血试验呈阳性,但素食后即转阴性;口服酚酞制剂后,可能出现大便呈鲜红色,易误诊为大量便血。

3.呕血与咯血的鉴别 咯血为血液常为咳出,常混有痰液,呈泡沫状,颜色多为鲜红,咳出液体多呈碱性反应,多具有心、肺疾病史,咯血前,可出现咽喉部瘙痒,发出"忽忽"声,除非咯血后未吐出而改为咽下,通常不会出现黑便表现,后继常有数天血痰表现。吐血则为呕出血液,呕出的血液常有食物及胃液混杂,无泡沫,常呈暗红色或咖啡渣样,呕出物多呈酸性反应,多有胃病或肝硬化病史,呕血前常有上腹部不适,恶心,并伴有头晕感,粪便多呈黑色或柏油样状,通常无血痰。

4.症状不典型者与其他原因导致的眩晕 少数上消化道大出血患者首发症状为晕倒、出冷汗、心慌、四肢发冷等休克或休克前期表现,此时尚未出现呕血、黑便,易被误诊、漏诊。因此,此类具有急性周围循环衰竭患者,应与中毒性休克、过敏性休克、心源性休克、重症急性胰腺炎、子宫异位妊娠破裂、自发性或创伤性肝、脾破裂、动脉瘤破裂、胸腔出血相鉴别,肠鸣音过度活跃常提示有消化道出血,直肠指检有助于早期诊断。

【治疗】

(一)中医治疗

1.中医辨证论治 消化道大出血的治疗应遵循辨证论治的原则,根据患者的主要症状辨证为血证或脱证。患者未发展至周围循环衰竭,即脱证时,可进行中西医结合疗法,中医辨证后以口服汤剂为主,发展至脱证时,仔细辨别救治环境,合理选取救治方式。

(1)胃热炽盛证

[主症]脘腹胀闷,甚则作痛,吐血色红或紫黯,常夹有食物残渣,口臭,便秘,大便色黑,舌质红,苔黄腻,脉滑数。

[治法]清热泻火止血。

[方药]三黄泻心汤加减。

[药物]大黄、黄连、黄芩。

加减:伴恶心呕吐者可加代赭石、旋覆花、竹茹;伴胃热伤阴者加石斛、天花粉。中成药可选用云南白药。

(2)脾不统血证

[主症]食少,体倦,面色萎黄,吐血缠绵不止,时轻时重,血色暗淡,神疲乏力,心悸气短,面色苍白,舌质淡,脉细弱。

[治法]健脾益气止血。

[方药]归脾汤加减。

[药物]白术、茯神、黄芪、龙眼肉、酸枣仁、人参、木香、甘草、当归、远志。

加减:伴阳虚者加炮姜炭、制附子、代赭石。中成药可选用云南白药、归脾丸,或单味白及粉、三七粉分次服用。

(3)气随血脱证

[主症]呼吸微弱不规则,昏迷或昏仆,汗出不止,面色苍白,口开目合,手撒身软,二便失禁,舌淡白,苔白润,脉微欲绝。

[治法]益气止血固脱。

[方药]甘草人参汤。

[药物]甘草、人参。

(4)阴脱证

[主症]大汗淋漓,烦躁不安,口燥咽干,皮肤干皱,静脉萎陷,尿少或无尿;舌质红而干,脉微细数。

［治法］益气固脱,养血育阴。

［方药］独参汤合四逆汤加减。

［药物］人参、附子、干姜、甘草。

（5）阳脱证

［主症］神志淡漠,心慌气促,声短息微,四肢厥冷伴大汗淋漓,舌淡,脉微欲绝或不能触及。

［治法］回阳救逆。

［药物］参附汤。人参、附子,或加青黛,或加生姜,或加肉豆蔻。

加减:汗脱不止加五味子、山茱萸;四肢厥冷加肉桂;气促加五味子,黄芪。

2. 常用中成药

（1）参麦注射液:适用于气阴耗伤型患者。通常用该药 10 ~ 40 mL 加入 10% 葡萄糖注射液 20 mL 内静脉注射,每隔 15 ~ 30 min 重复 1 次,连用 3 ~ 5 次,待血压回升及稳定后再以该药 50 ~ 100 mL 加入 5% 葡萄糖注射液 250 mL 中静脉滴注,直至病情稳定。

（2）生脉注射液:适用于真阴耗脱型患者,用法用量同参麦注射液。该药对于使用洋地黄类药物的禁忌证者具有良好的替代作用。

（3）参附注射液:适用于阳气暴脱型患者,通常用该药 10 ~ 20 mL 加入 10% 葡萄糖注射液 250 mL 内静脉滴注,直至病情平稳。

（4）黄芪注射液:适用于各类休克的抢救,具有良好的提升及稳定血压的作用。

3. 中医外治

（1）针刺疗法:主穴为足三里、中脘、胃俞、内关;胃热炽盛证配以肝俞、内庭、行间;脾不统血证配以关元、气海、隐白;气随血脱证配以关元、命门、百会;脱证患者针刺水沟、素髎、内关。

（2）灸法:选取神阙、关元、百会、足三里、涌泉穴回阳救逆。

（3）穴位贴敷:脱证选神阙、涌泉进行穴位贴敷。

（二）西医治疗

1. 上消化道大出血

（1）紧急处置:常规措施“OMI”,即吸氧（oxygen）,监护（monitoring）和建立静脉通路（intravenous）。持续监测心电图、血压、血氧饱和度。有意识障碍或休克的患者,可留置尿管记录尿量。其中,严重出血患者应开放至少两条静脉通路（最少 18 G）,必要时行中心静脉置管。意识障碍、呼吸或循环衰竭的患者,应注意气道保护,预防误吸。必要时给予氧疗或机械通气支持,并开始复苏治疗。复苏治疗主要包括容量复苏、输血及血管活性药物应用。高危急性上消化道出血患者需绝对卧床。

（2）容量复苏:出血未控制时,进行限制性液体复苏,允许性低血压复苏策略,建议收缩压维持在 80 ~ 90 mmHg 为宜;出血已控制者根据患者基础血压水平积极复苏;急性大出血者条件允许应行有创血流动力学监测,综合临床表现、超声及实验室检查,指导容量复苏,注意预防低体温、酸中毒、凝血病和基础疾病恶化;出现失血性休克者容量复苏应避免大量晶体液输注,尽量减少晶体液输注（前 6 h 输注小于 3 L）。

（3）输血:大量失血患者需适当输注血液制品,以保证组织氧供和维持正常的凝血功能。对于急性大量出血,需立即启动当地大量输血方案进行输血。输血指征为收缩压<90 mmHg;心率>110 次/min;Hb<70 g/L;血细胞比容（hematocrit, Hct）<25% 或出现失血性休克。

（4）内镜治疗:食管胃底静脉曲张治疗首先用急诊内镜,没有内镜用生长抑素和血管升压素,生长抑素更为常用。食管胃底静脉曲张破裂出血最常用手段为内镜直视下注入硬化剂至曲张的静脉,或用皮圈套扎曲张静脉,或两种方法同时使用。内镜下治疗应注意:①危险性急性上消化道出血应在出血后 24 h 内进行内镜检查;经积极复苏仍持续血流动力学不稳定时应行紧急内镜检查。②血流动力学稳定,可在 24 h 内进行内镜检查。③疑似静脉曲张出血应在 12 h 内进行内镜检查、治疗。

(5)药物治疗

1)血管活性药物:若积极进行容量复苏后仍存在持续性低血压,使用血管活性药物保证重要器官最低有效灌注。

2)PPI:危险性急性上消化道出血病因不明时,静脉联合应用 PPI 和生长抑素治疗,病因明确后再行调整;急性非静脉曲张性上消化道出血,在内镜干预前后应考虑使用 PPI;既往有肝病史或肝硬化者,在不能除外溃疡出血时,内镜治疗前应使用 PPI;对于不能停用抗血小板治疗的急性非静脉曲张性上消化道出血,需持续使用 PPI 治疗。

3)生长抑素:危险性急性上消化道出血病因不明患者,应静脉联合应用 PPI 和生长抑素治疗,病因明确后再行调整;急性静脉曲张性上消化道出血者,指南推荐使用生长抑素(或其类似物奥曲肽)或血管升压素(或其类似物特利加压素),最长可持续用药 5 d。

4)血管收缩药:对于有肝硬化、慢性肝病史或门静脉高压体征者,静脉曲张出血可能性大,患者多出血量大,在内镜未确诊前应给予血管收缩药等药物治疗。

5)抗生素:对于高度怀疑静脉曲张出血者,指南建议预防性使用抗生素;对肝硬化伴急性上消化道出血者,应给予预防性抗菌治疗。

6)抗栓药物:抗栓药物在使用时应权衡出血与缺血风险,进行个体化管理,一般不宜常规全部停药。抗栓药物包括抗血小板和抗凝治疗药物,个体化管理建议有:①急性上消化道出血后的抗血小板治疗,在非必要时停药,临床需要时再进行评估;②单独使用阿司匹林或双联抗血小板治疗的二级预防时,采用个体化策略,根据内镜下出血征象风险高低给予先停药后恢复、不停药或其他处理;③双联抗血小板治疗的急性冠脉综合征患者应停用所有抗血小板药物,病情稳定后尽快恢复抗血小板治疗,有效止血 3~5 d 后恢复氯吡格雷,5~7 d 后恢复阿司匹林,对于不能停用抗血小板治疗的急性非静脉曲张性上消化道出血,需持续使用 PPI 治疗;④服用华法林者,若有活动性出血或血流动力学不稳定应停药,并可使用凝血酶原复合物和维生素 K 逆转抗凝作用;⑤新型口服抗凝药(达比加群、利伐沙班、阿哌沙班)的抗凝作用 1~2 d 即可消失,因此一般无须补充凝血酶原复合物,其他逆转抗凝作用的治疗也存在争议;⑥止血效果确切后若血栓风险高,应尽快评估重启抗凝治疗。高风险的心血管病患者在停用口服抗凝药物期间,可考虑使用肝素或低分子量肝素过渡。

(6)三腔二囊管:出血量大、内镜难以治疗者,三腔二囊管作为短期控制出血和过渡到确定性治疗的临时措施,但使用三腔二囊管时应注意放置时间不宜超过 3 d,根据病情 8~24 h 放气 1 次,拔管时机应在止血成功后 24 h,一般先放气观察 24 h,若仍无出血即可拔管。使用期间易发生再出血及某些严重并发症,如食管破裂、吸入性肺炎。对于药物、内镜及介入治疗难以控制的持续性出血,可启动多学科诊疗,必要时外科手术干预。

2. 下消化道大出血 下消化道出血的基本处理原则为:快速评估、稳定血流动力学、定位及定性诊断、按需治疗。治疗措施包括支持治疗、药物治疗、内镜下治疗、血管栓塞治疗及外科治疗等。

(1)支持治疗:原则为先复苏,再治疗。

1)建立静脉通路:对于血流动力学不稳定的急性大出血患者,推荐深静脉置管,扩容补液应坚持:先晶后胶,先盐后糖,先快后慢,见尿补钾的原则。止血、补液、输血,其中紧急输血指征为 Hb 低于 70 g/L;合并心血管疾病患者/预估短期内无法进行止血治疗者,应维持 Hb≥90 g/L;患者的血压仍较低而危及生命者,可适量静脉滴注多巴胺、间羟胺等血管活性药物,应维持收缩压≥90 mmHg;失血性休克时,应尽快补充血容量,而不宜过早使用血管收缩剂。

2)启动多学科诊治:联合消化、内镜、重症医学、影像及外科等科室,并进行多学科团队合作,以保证在内镜治疗或介入治疗前保持生命体征稳定。

（2）药物治疗

1）抗栓药物：条件允许情况下应停用抗凝药物和（或）抗血小板药物，如果存在持续性或复发性出血，或无法定位出血灶，则推荐补铁治疗、对因治疗，根据出血量决定输血需求。①憩室出血住院后停用非阿司匹林类 NSAID；②考虑到再发憩室出血的风险，建议憩室出血住院后停用阿司匹林一级预防心血管疾病；③考虑到降低未来缺血性事件发生的益处，既往有心血管疾病病史的患者，建议憩室出血住院后继续使用阿司匹林；④考虑到再发憩室出血的风险，推荐憩室出血住院后多学科再评估继续使用非阿司匹林类抗血小板（如 P2Y12 受体拮抗剂）的风险与益处；⑤考虑到恢复抗凝治疗可降低出血后血栓栓塞的风险和死亡率，我们推荐 LGIB 停止后恢复抗凝治疗。

2）生长抑素及其类似物：小肠出血时，短期应用较为广泛。主要通过抑制血管生成、减少内脏血流量、增加血管阻力和改善血小板聚集来减少出血。在用量上可参考的使用建议为：先用奥曲肽 100 μg 皮下注射，3 次/d，共 4 周，第 2 周起采用长效奥曲肽 20 mg 每月肌内注射 1 次，疗程 6 个月；或兰瑞肽（lanreotide，一种长效生长抑素八肽类似物）90 mg 每月肌内注射 1 次。

3）沙利度胺：为谷氨酸衍生物，对血管扩张引起的小肠出血有效，其机制可能与其抑制表皮生长因子（VEGF）的抗血管生成作用有关。使用建议可参考沙利度胺 100 mg，每日 1 次或分次服用。沙利度胺的不良反应以便秘、疲劳、眩晕和周围水肿等为主，还可见周围神经病变、深静脉血栓等，对胎儿有严重的致畸性，禁用于妊娠期女性。

4）其他止血药物：垂体后叶激素、蝮蛇蛇毒血凝酶（巴曲亭）、蛇毒凝血酶（立止血）、去甲肾上腺素等，常用于结直肠的出血治疗。如果存在持续性或复发性出血，或无法定位出血灶，则推荐补铁治疗、对因治疗，根据出血量决定输血需求。

（3）内镜下治疗：对于存在活动性出血但上消化道内镜检查未发现病变，血流动力学不稳定的患者可考虑进行介入治疗；内镜下发现活动性出血（喷射性出血或渗血）、血管显露或附着血凝块的患者，应保证安全的前提下给予内镜下治疗；对于多种检查手段未能明确病因或治疗效果不佳，并且反复出血严重影响生活质量或生命安全的患者，推荐手术探查和术中进行内镜检查；对于经胶囊内镜或小肠镜检查发现活动性出血灶，并且同时存在进行性贫血加重或活动性出血的患者，如有条件，应采取内镜下止血治疗。

1）热凝固治疗：氩离子凝固术（APC）常应用于血管畸形病变出血，具有使用简便、安全、效果好的特点，能够有效提高患者 Hb 水平并减少输血的频次。结直肠血管畸形常见于老年人和右半结肠，如有急性或慢性出血的证据应给予内镜下止血治疗。对于面积较大（>10 mm）以及位于右半结肠的血管扩张：可在行凝固之前使用生理盐水进行黏膜下注射。APC 的使用建议参考如下。①功率：30～45 W；②氩气流速：1 L/min（减少穿孔风险）；③探头距离黏膜面距离：1～3 mm，且发射 1～2 s 脉冲。

2）金属架止血：钛夹止血适用于小肠溃疡表面裸露血管所致的活动性出血及 Dieulafoy 溃疡。①结肠憩室出血：推荐使用金属架止血的方式进行止血，憩室颈部或穹隆部是结肠憩室出血的最常见部位，为动脉性出血，通常表现为无痛性出血，内镜下金属夹止血往往有效，对于右半结肠的病变较套扎治疗更容易操作。当有活动性出血时，可以使用稀释的肾上腺素于憩室内/憩室旁注射以减慢出血速率来获得更好的视野，从而方便金属夹的止血。②息肉切除术后出血：金属夹止血、热凝固法、黏膜下注射稀释的肾上腺素及套扎治疗是常用的止血方法，镍钛合金耙状金属夹闭合系统（OTSC）则被认为是挽救性治疗方法。

（4）联合方法：高危的下消化道出血患者，应使用两种或两种以上止血方法联合应用以降低再出血、手术及死亡的风险，尤其是憩室出血、息肉切除后出血患者。

（5）血管栓塞治疗：适用于下消化道活动性出血，尤其是常规内科止血治疗无效者，常使用微小线圈、聚乙烯醇颗粒或水溶性明胶进行超选择性栓塞治疗。其优点为可以提高治疗成功率,减少肠坏死等不良事件的发生。

(6)外科手术治疗:通常在其他治疗方法失败后考虑使用外科手术治疗。小肠出血手术治疗指征为小肠肿瘤、经保守治疗无效的大出血、小肠穿孔、小肠梗阻、不明原因的小肠反复出血。结直肠急诊手术适应证为:①急性大量出血合并肠梗阻、肠套叠、肠穿孔、腹膜炎者;②出现失血性休克,血流动力学不稳定,经正规内科治疗后仍不能纠正者;③反复多次不明原因出血导致患者贫血,再次复发出血者;④反复发生的难治性憩室出血。

【预后】

1. 上消化多大出血 提示预后不良危险性增高的主要因素如下。

(1)高龄患者(>60 岁)。

(2)有严重伴随病(心、肺、肝、肾功能不全,脑卒中等)。

(3)本次出血量大或短期内反复出血。

(4)特殊病因和部位出血(如食管胃底静脉曲张破裂出血)。

(5)消化性溃疡伴有内镜下活动性出血,或近期出血征象。此外,EGVB 出血 48 h 内,肝静脉压力梯度(HVPG)>20 mmHg 是其可靠的预后不良预测因子。无肝肾疾患者的血尿素氮、肌酐和血清转氨酶升高时,病死率增高。

2. 下消化道大出血 病情严重度与失血量呈正相关。当患者出现周围循环衰竭的征象时也提示失血量较大。休克指数(心率/收缩压)是判断失血量的重要指标。下列因素可能与患者预后不良有关:血流动力学不稳定、持续性出血、年龄大于 60 岁、合并症多、血肌酐升高和严重贫血等,患者出现这些高危的风险因素越多则病情越严重,需要更积极的抢救治疗手段。

【健康教育】

1. 情志调摄 急性出血的患者,常因恐慌情绪导致不易止血,甚至加重出血,因此,对情志进行调摄,减轻患者焦虑、恐惧情绪对于消化道大出血的预防与治疗都十分重要。

2. 饮食宜忌 对于消化道大出血患者,饮食是十分重要的环节。出血期间,应听从医嘱,停止进食,以免加重病情。病情平稳后宜听从医嘱继续禁食或进食易于消化的食物,或进食流质、半流质饮食。出院后,听从医嘱进食无刺激性的、性质平和的、易于消化的食物,避免生冷、质地较硬的食物,以免损伤消化道黏膜,避免饮酒,不进食粗糙食物,配合适当的饮食疗法。避免暴饮暴食,注意饮食有常,作息规律。

3. 用药指导 忌用损害胃黏膜的药物,既往有溃疡病史患者进行预防性用药,在治疗原发病时,应保证药物治疗的连续性与长期性,进行抗溃疡治疗。发病前需要进行抗栓治疗的患者,治疗期间应听从医嘱继续或暂停抗血栓药物的服用。

4. 起居调摄 起居有常,遵循生物节律,保证充足的睡眠时间。消化道大出血患者发病后通常需要卧床休息,避免强行进行日常劳作、活动,病情平稳时,可采取平卧位,使头部处于低位,下肢处于稍高位,在患者脚部垫枕头或薄被,使患者下肢与床面呈 30°,帮助下肢血液回流到心脏,保证大脑供血。若患者出现呕血表现,看护人员应及时将患者头部偏向一侧,以免血液进入呼吸道,引起窒息,同时注意失血期间的保暖,并及时呼叫医护人员。

第三节　腹膜炎

一、急性化脓性腹膜炎

急性化脓性腹膜炎是外科最常见的急腹症,是指腹膜的壁层和(或)脏层因各种原因受到刺激或损害而发生的急性炎症反应。腹痛为最主要的症状,而腹膜刺激征则为标志性体征。临床分类方法很多,按发病机制分为原发性腹膜炎和继发性腹膜炎;按腹腔内感染范围分为弥漫性腹膜炎和局限性腹膜炎;按病因可分为细菌性腹膜炎和非细菌性腹膜炎;按临床经过分为急性、亚急性和慢性腹膜炎。

根据其临床特点,多属于中医"腹痛""胃脘痛""结胸"等范畴。

【病因病机】

(一)中医病因病机

此病的主要病机是热毒内蕴,充斥三焦,初期以剧烈腹痛,高热为主;进一步发展则三焦热盛,腑气不通,上逆而呕,大便秘结;如不愈,后期易发生感染性休克,出现脱水、昏迷、多脏器功能衰竭而危及生命。初期治疗的重点是清热解毒,中期通腑泄热,后期固脱。

1. 外感时邪　外感风、寒、暑、湿、热邪,侵袭腹部,均可引起腹痛,伤于风寒则寒凝气滞,经脉受阻,不通则痛。伤于暑热,或寒邪不解,郁而化热,或湿热壅滞,可致气机阻滞,腑气不通而发生腹痛,反复急性炎症刺激可引起急性化脓性腹膜炎。

2. 饮食不节　饮食不洁(节),易损伤脾胃,脾胃运化失调,水湿、寒湿、湿热壅滞胃肠,腑气通降不利而发生腹痛。上逆则呕吐,在下则大便秘结。

3. 情志失调　情志不遂,肝气不舒,气机不畅,阻滞不通则痛作。日久,血行不畅,瘀血内生,则发生化脓性腹膜炎。

4. 阳气虚弱　素体阳气虚弱,虚寒内生,气血生成不足,脾阳虚而不能温养脏腑,出现腹痛,病久则肾阳不足,相火失于温煦,脏腑虚寒,腹痛日久不愈,反复刺激,形成化脓性腹膜炎,后期预后较差,易危及生命。

(二)西医病因及发病机制

1. 继发性腹膜炎　致病菌多为胃肠道内的常驻菌群,其中以大肠埃希菌最多见,其次为厌氧拟杆菌、链球菌、变形杆菌等,大多为混合性感染,故毒性较强。如胃十二指肠溃疡急性穿孔,胃肠内容物流入腹腔产生化学性刺激,诱发化学性腹膜炎,继发感染后成为化脓性腹膜炎。

2. 原发性腹膜炎

(1)血行播散:致病菌从呼吸道或泌尿系统的感染灶血行播散至腹膜,婴儿和儿童的原发性腹膜炎大多属此类。

(2)上行性感染:来自女性生殖道的致病菌通过输卵管直接向上扩散至腹膜腔,如淋病性腹膜炎。

(3)直接扩散:如泌尿系统感染时,细菌还可通过腹膜层直接扩散至腹膜腔。

(4)透壁性感染:正常情况下,细菌不能通过肠壁,但在某些情况下,如营养不良、肝硬化并发腹水、肾病或猩红热等机体抵抗力降低时,肠腔内细菌有可能通过肠壁直接进入腹膜腔,引起腹膜炎。

当细菌或胃肠内容物进入腹膜腔后,腹膜受到刺激而发生充血水肿,失去光泽,并且产生大量的渗出液,同时因大量巨噬细胞、中性粒细胞的出现,加上坏死组织、细菌和凝固的纤维蛋白,使渗出液由清晰变混浊,最后成为脓液。

若患者年轻力壮、抗病能力强、细菌毒力弱,加之治疗适当,可使病变局限而成为局限性腹膜炎或痊愈;若抵抗力弱、细菌毒力强,而治疗又不及时,则可使感染迅速扩散而形成弥漫性腹膜炎,严重者可引起感染性休克甚至死亡。

【临床表现】

1. 症状

(1)腹痛:是最主要的症状,一般呈持续性,腹痛剧烈,常难以忍受。深呼吸、咳嗽、改变体位时疼痛加剧。腹痛范围多自原发病变部位开始,随炎症扩散至全腹,但原发灶处最明显。

(2)恶心、呕吐:最初为腹膜受到刺激引起的反射性恶心、呕吐,呕吐物为胃内容物;发生麻痹性肠梗阻时可出现持续性呕吐,呕吐物可含有黄绿色胆汁,甚至有棕褐色粪样内容物。

(3)体温、脉搏的变化:与炎症的轻重有关。体温由正常逐渐升高、脉搏逐渐加快。多数患者的脉搏会随着体温升高而加快,但如果脉速体温反而下降,常提示病情恶化。

(4)感染、中毒症状:患者出现寒战、高热、脉速、呼吸浅快、大汗及口干。病情进一步加重,可出现中毒性缺水、代谢性酸中毒及感染性休克等表现,如呼吸急促、脉搏微弱、体温骤升或下降、血压下降、神志恍惚或不清、眼窝凹陷、皮肤干燥、舌干苔厚、面色苍白、口唇发绀、肢端发凉等。

2. 体征

(1)一般表现:多呈急性病容,常取仰卧位,双下肢屈曲,不愿意改变体位。腹部拒按,体征随腹膜炎的轻重、病情变化和原发病因而不同。

(2)腹部体征:如下。①视诊:腹胀明显,腹式呼吸运动减弱或消失,腹胀加重是病情恶化的重要标志。②触诊:腹部压痛、反跳痛和腹肌紧张是腹膜炎的标志性体征,称为腹膜刺激征。以原发病灶最为明显。腹肌紧张的程度因患者全身情况和病因不同而有差异。胃肠、胆囊穿孔时腹肌可呈"木板样"强直,幼儿、老人或极度衰弱的患者腹肌紧张可不明显,容易被忽视。③叩诊:胃肠胀气时呈鼓音;胃、十二指肠穿孔时逸出的气体积聚于膈下,使肝浊音界缩小或消失;腹腔内积液较多时移动性浊音呈阳性。④听诊:肠鸣音减弱;肠麻痹时,听诊时肠鸣音可完全消失。

【实验室及其他检查】

1. 实验室检查

(1)血常规:血白细胞计数及中性粒细胞比例增高,炎症越广泛,感染越严重者,白细胞计数升高越明显。病情危重或机体反应能力低下者,白细胞计数可不升高,但中性粒细胞比例增高,甚至出现中毒颗粒。

(2)尿常规:尿液因失水而浓缩,可出现蛋白尿与管型尿,尿酮体可呈阳性。

(3)血生化:可提示酸中毒与电解质紊乱。

2. 影像学检查

(1)立位腹部平片:腹部 X 线检查立、卧位 X 线片可见小肠普遍胀气并有多个小气液平面,显示肠麻痹征象;胃肠穿孔时,多数可见膈下游离气体。

(2)腹部超声:B 超检查显示腹腔内有积液征象,对膈下脓肿的诊断价值较大。

(3)腹部 CT:CT 检查对腹腔内实质性脏器病变的诊断帮助大,可帮助明确脓肿的大小及位置。

(4)穿刺检查:腹腔穿刺抽液或腹腔灌洗。

（5）腹腔镜检查：可直接观察腹腔内积液、腹腔炎症状态，准确定位损伤器官和部位，并进行腹腔镜下冲洗引流等治疗。

【诊断与鉴别诊断】

（一）诊断

1.病史　多有腹腔脏器疾病或外伤史。

2.腹痛与呕吐　腹痛都很剧烈，呈持续性，患者不愿变动体位。腹痛先自原发病变开始，随炎症扩散延及全腹。呕吐、恶心出现较早时，吐出物为胃内容物，后期有黄绿色胆汁甚至粪样物。

3.呈急性病容　体温升高，病情恶化时体温可反趋下降，脉快而弱。呼吸浅快、大汗、口干，进而发展为脱水、酸中毒及休克。

4.腹部体征　腹部压痛、反跳痛及肌紧张，以原发灶最明显，肠鸣音减弱或消失；消化道穿孔者肝浊音界可消失。

5.辅助检查　①实验室检查：见白细胞计数与中性粒细胞增高。②X线检查：见气腹可确定为脏器穿孔，晚期腹平片可见肠胀气、肠间隙增宽及腹膜外脂肪线模糊等。③B超或CT检查：对于原发病的诊断亦是一个重要手段，特别是对于肝、胆、胰疾病帮助更大。④腹腔穿刺：可抽出炎性或血性液体或消化道内容物。⑤腹腔镜检查。

（二）鉴别诊断

1.与胸膜炎、肺炎鉴别　也可有发热和上腹痛。但患者疼痛部位一般在上腹部，可与呼吸、咳嗽有关。查体上腹部无显著压痛，更无腹膜炎三联征体征。通过胸部X线检查可明确诊断。

2.与急性胆囊炎鉴别　疼痛位于右上腹，可向右肩背部放射，呈持续性伴阵发性加重，发作多与进食油腻食物有关。另外，也可有寒战、高热、恶心、呕吐等伴随症状。查体示墨菲征阳性。B超检查可见胆囊壁水肿、增厚这一特征性征象。

3.与急性胰腺炎鉴别　常有胆结石、胆总管结石、酗酒或暴饮暴食的病史。腹痛位于上腹中部，可向腰背部呈带状放射，呈持续性钝痛、刀割痛或绞痛，疼痛剧烈。B超检查可见胰腺弥漫增大，其轮廓及与周围边界模糊不清，有低回声的坏死区。化验示血淀粉酶升高。

4.与急性心肌梗死鉴别　也可出现上腹剧痛，并出现恶心、呕吐症状。但患者多有心绞痛病史。疼痛一般呈压榨性或窒息性。查体无腹膜炎三联征。心电图检查有特征性和动态性的变化，血清心肌酶测定和肌钙蛋白测定有升高。

【治疗】

（一）中医治疗

1.中医辨证论治

（1）缓解期

1）热毒内蕴证

［主症］剧烈腹痛，按之痛甚，寒战高热，恶心不食，舌质红，苔黄，脉洪数。

［治法］清热解毒，通腑泄热止痛。

［方药］银连解毒汤加减。

［药物］金银花30 g、连翘30 g、黄芩10 g、黄柏15 g、大黄10 g、栀子10 g、炒枳壳10 g、生石膏30 g、知母10 g、香附15 g、川楝子10 g、炒莱菔子30 g、紫苏梗10 g、甘草6 g。

同时兼用外治，处方：大黄30 g、芒硝30 g、乳香15 g、没药15 g，上药装布袋内，水煎局部热敷。

2)三焦热盛

[主症]腹痛、高热持续,腑气不通,上则为呕,下则便难,汗出热不退,心悸不宁,精神昏愦,舌质暗红,苔黄厚,脉滑数。

[治法]通腑泄热,理气止痛。

[方药]大柴胡汤加减。

[药物]柴胡15 g、黄芩15 g、半夏10 g、大黄10 g、炒枳壳10 g、白芍30 g、生石膏30 g、知母10 g、栀子10 g、炒莱菔子30 g、紫苏梗10 g、香附15 g、川楝子10 g、甘草6 g。

3)元气虚衰

[主症]汗出肢冷,面色苍白,神志昏愦,脉微欲绝,舌质淡暗,苔厚腻。

[治法]补益气血。

[方药]参附汤加味。

[药物]红参10 g、制附片10 g、干姜6 g、桂枝10 g、山萸肉10 g。水煎灌服。

(2)急性期

1)气血骤闭骤然剧烈腹痛,有如刀割,迅速累及全腹,拒按,硬如板,肝浊音界缩小或消失;伴恶心呕吐,大便秘结,小便短少。舌淡红,苔薄白或黄腻,脉弦细数或芤数。①绝对禁食,待胃肠功能恢复后可给予流质饮食,逐步过渡到软食。②安慰鼓励患者,观察患者情绪状态,及时给予指导。③密切观察患者体温、脉搏、呼吸、血压的变化,注意观察腹痛的性质、程度,以及胃肠道功能恢复的情况。详细记录24 h出入量,观察有无电解质紊乱、酸碱平衡失调。④保持口腔清洁、湿润、床铺整洁,注意切口敷料干燥,做好伤口护理,防止感染。

2)胃肠实热持续性腹部剧痛,腹胀、拒按,局部或全腹胀痛、反跳痛、腹肌紧张明显,肠鸣音减弱或消失,伴发热恶寒,恶心呕吐,大便秘结,小便赤黄。舌质红或红绛,苔黄腻或黄糙,脉洪数。①绝对禁食。②保持病室通风,凉爽。③观察患者恶心、呕吐症状,腹痛的性质、程度,以及胃肠道功能恢复的情况。④保持口腔清洁,勤翻身。

3)热毒内陷精神萎靡,满腹疼痛,持续不减,全腹压痛、反跳痛、腹肌紧张明显;面色苍白,眼眶凹陷,口干唇燥,或汗出肢冷,手足不温,呼吸短促。舌质红绛,少苔或无苔,脉细数或沉细数。①禁食,待胃肠功能恢复后可给予流质饮食。②关心体贴患者。③密切观察患者生命体征,注意观察腹痛的性质、程度,以及胃肠道功能恢复的情况。观察有无电解质紊乱、酸碱平衡失调。④注意观察切口敷料,做好伤口护理,防止感染。

2. 中医特色疗法

(1)中药方剂灌肠治疗,处方如下:厚朴15 g,莱菔子15 g,生大黄15 g,赤芍15 g,枳实12 g,桃仁12 g,党参12 g,芒硝10 g(冲)。可显著缓解临床症状,促进术后康复进程,降低炎症反应和内毒素水平,并有助于预防术后并发症出现。

(2)复方大承气汤保留灌肠,药物组成:川厚朴15 g、枳实12 g、生大黄(后下)15 g、芒硝(烊化)10 g、炒莱菔子15 g、桃仁12 g、赤芍15 g、党参12 g。此方在减少肠道细菌易位、毒素吸收、控制感染等方面具有一定效果。

(3)大黄牡丹皮汤加减化裁灌肠:生大黄12 g(后下),玄明粉6 g(冲),桃仁6 g,牡丹皮6 g,赤芍18 g,冬瓜仁45 g,金银花24 g,蒲公英24 g,皂角刺30 g。痛甚者加蒲公英或田七末;热甚者加地丁、银花;虚者于后期酌加党参以扶正。既能泻下,又能使药力更快地直达病所,这是"攻邪应就其近而逐之"的灵活运用。

(4)清解通下冲剂基本方药组成如下:大黄8 g、枳实8 g、川朴10 g、延胡索10 g、当归15 g、桃仁8 g、丹皮12 g、连翘12 g、赤芍12 g、蒲公英15 g、芒硝2 g。

(5)苦菜莱菔汤:苦菜100 g、金银花20 g、蒲公英25 g、青萝卜200 g。上4味共煎煮,去药后吃萝卜喝汤。每日 1 剂,临床有清热解毒的功效。

(6)鲜藕姜汁:鲜藕(去节)500 g、生姜 50 g,刮皮洗净切碎后取汁,一日数次。

(7)马齿苋绿豆汤:鲜马齿苋 200 g 洗净,先将绿豆 50～100 g 煮至烂熟,再加入马齿苋同煮服用。

(二)西医治疗

急性化脓性腹膜炎的治疗可分为非手术治疗和手术治疗两种。

1.非手术治疗

(1)治疗方法上的选择:非手术治疗应在严密观察及做好手术准备的情况下进行,其指征是:①原发性腹膜炎或盆腔器官感染引起腹膜炎;前者的原发病灶不在腹腔内,后者对抗生素敏感一般不需手术,但在非手术治疗的同时,应积极治疗其原发病灶。②急性腹膜炎的初期尚未遍及全腹,或因机体抵抗力强,炎症已有局限化的趋势,临床症状也有好转,可暂时不急于手术。③急性腹膜炎病因不明,病情也不重,全身情况也较好,腹腔积液不多,腹胀不明显,可以进行短期的非手术治疗进行观察(一般 4～6 h)。观察其症状、体征和化验,以及特殊检查结果等,根据检查结果和发展情况决定是否需要手术。

(2)非手术治疗方法:①体位。无休克时,患者取半卧位,嘱患者经常活动两下肢,改换受压部位,以防发生静脉血栓形成和压疮。②禁食。必须待肠蠕动恢复正常后,方可逐渐恢复饮食。③胃肠减压。一旦肠蠕动恢复正常应尽早拔除胃管。④静脉补充晶胶体液。轻症患者可输给葡萄糖液或平衡盐溶液,对休克患者在输入晶胶体液的同时加强监护,包括血压、脉搏、心电图、血气分析、中心静脉压,尿比重和酸碱度,血细胞比容、电解质、肾功能等,以及时调整输液的内容和速度及增加必要的辅助药物。感染性休克患者给予小剂量激素治疗。快速扩容后如血压仍不稳定可酌情使用多巴胺、去甲肾上腺素等血管活性药物。⑤营养支持。急性腹膜炎患者代谢率为正常的 140%,每日需要热量高达 3 000～4 000 kcal。对长期不能进食者应考虑深静脉高营养治疗。⑥抗感染治疗。早期即应静脉滴注大剂量广谱抗生素,之后再根据细菌培养结果加以调整。⑦镇痛。对于诊断已经明确的患者,适当地应用镇静止痛剂是必要的。但如果诊断尚未确定,患者还需要观察时,不宜用止痛剂以免掩盖病情。

2.手术治疗

(1)手术治疗:通常适用于病情严重,非手术疗法无效者,采用手术处理腹腔原发病灶,清除坏死组织,并引流脓液及术后抗感染等综合治疗,其指征是:①腹腔内原发病灶严重者,如腹内脏器损伤破裂、绞窄性肠梗阻、炎症引起肠坏死、肠穿孔、胆囊坏疽穿孔、术后胃肠吻合口瘘所致腹膜炎。②弥漫性腹膜炎较重而无局限趋势者。③患者一般情况差,腹腔积液多,肠麻痹重,或中毒症状明显,尤其是有休克者。④经保守治疗(一般不超过 12 h),如腹膜炎症与体征均不见缓解,或反而加重者。⑤原发病必须手术解决的,如阑尾炎穿孔、胃、十二指肠穿孔等。

(2)手术治疗方法

1)病灶处理:清除腹膜炎的病因是手术治疗的主要目的。感染源消除得越早,预后越好,原则上手术切口应该越靠近病灶的部位越好。

2)清理腹腔:在消除病因后,应尽可能地吸尽腹腔内脓汁、清除腹腔内的食物和残渣、粪便、异物等,清除最好的办法是负压吸引。

3)引流:引流的目的是使腹腔内继续产生的渗液通过引流物排出体外,以便残存的炎症得到控制,局限和消失。防止腹腔脓肿的发生。弥漫性腹膜炎手术后,只要清洗干净,一般不须引流。但在下列情况下必须放置腹腔引流:①坏疽病灶未能切除,或有大量坏死组织未能清除时。②坏疽病灶虽已切除,但因缝合处组织水肿影响愈合有漏的可能时。③腹腔内继续有较多渗出液或渗血时。

④局限性脓肿。通常采用的引流物有烟卷引流、橡皮管引流、双套管引流、潘氏引流管、橡皮片引流,引流物一般放置在病灶附近和盆腔底部。

急性化脓性腹膜炎确诊后应立即给予抗生素,可联合应用第三代头孢类和抗厌氧菌抗生素;同时做腹腔穿刺液和(或)血液细菌培养、药敏试验,选用敏感抗生素,可给予吗啉硝唑或奥硝唑联合头孢他啶治疗。另外乌司他丁联合丙种球蛋白治疗急性化脓性腹膜炎也可更快地改善患者的症状,提高治疗效果。

【预后】

急性化脓性腹膜炎的预后取决于患者本身和腹膜局部的防御能力,及污染细菌的性质、数量和时间。

1. 炎症趋于恶化　①细胞因子大量释放导致多器官衰竭和死亡。②休克:腹腔严重充血、水肿、渗出,导致脱水和电解质紊乱,血浆蛋白减少和贫血,发热、呕吐、肠管麻痹、腹腔内大量积液使血容量明显减少,导致低血容性休克,另外,细菌入侵、毒素吸收,致感染性休克,如合并心肺功能受损,会加重休克,甚至导致死亡。

2. 炎症局限和消散　年轻体壮、抗病能力强者,可使病毒力下降。病变损害轻的能与临近的肠管、其他脏器及大网膜粘连,将病灶包围,形成局限性腹膜炎。渗出物逐渐吸收、炎症消散或局限部位化脓,形成局限性脓肿。

3. 腹腔粘连、肠梗阻形成　腹膜炎治愈后,腹腔内多有不同程度的粘连,大多数粘连无不良后果,但是部分肠管粘连可造成扭曲或形成锐角,导致粘连性肠梗阻。

【健康教育】

1. 护理指导　指导患者观察腹部症状和体征的变化,配合治疗和护理。

2. 饮食指导　胃肠功能恢复后,指导患者进食高热量、高蛋白、高维生素、易消化饮食,从流食—半流食—软食—普食逐渐过渡,循序渐进,少食多餐,保持大便通畅,促进机体恢复。

3. 康复指导　解释术后早期活动对促进肠功能恢复、防止肠粘连的重要性,鼓励患者早期床上活动,在病情允许的情况下,尽早下床活动。出院后可打太极拳等锻炼。

4. 定期复查　若出现腹胀、腹痛、恶心、呕吐或原有消化系统症状加重等情况,应立即就诊。

二、结核性腹膜炎

结核性腹膜炎(tuberculous peritonitis,TBP)是由结核分枝杆菌引起的慢性弥漫性腹膜感染,多见于结核病高流行地区,偶然发生于欧美等结核病低流行地区。发病的高风险人群有 HIV/AIDS、高流行地区人群或来自高流行地区的移民、慢性肝病患者、接受腹膜透析的终末期肾病患者(peritoneal dialysis,PD)、糖尿病(diabetes mellitus,DM)肿瘤、接受肿瘤坏死因子受体抑制剂治疗以及接受激素或免疫抑制剂治疗的人群。结核性腹膜炎发病率约占所有肺外结核的6%,低于淋巴结结核、结核性胸膜炎、骨关节结核、播散性结核等肺外结核。结核性腹膜炎是最常见的腹部结核之一,占腹部结核的1/3～1/2,可以单独发生或者与肠结核、肠系膜淋巴结结核共同发生。20%～50%的患者可合并肺部活动性或陈旧结核,部分患者合并胸腔积液、心包积液等其他浆膜腔积液,也可同时合并泌尿生殖系结核。在北美,结核性腹膜炎仅占到腹腔积液病因的2%,但在我国,结核性腹膜炎占腹腔积液病因的22%～60%,占无门静脉高压所致腹腔积液病因的50%～60%,和肝硬化腹腔积液、恶性肿瘤腹膜转移一起约占到所有腹腔积液病因的90%。本病多发生于青壮年,男女均可发病,过去认为女性发病率约为男性的2倍,但近年研究显示,二者发病率接近,女性略多于男性,可能与女性输卵管结核有关。

根据本病的病理解剖特点,可分为渗出、粘连、干酪3型,以前两型为多见。主要临床表现有发热、盗汗、腹痛、腹水、脐周块状物和腹泻,属中医"腹痛""积聚"等范畴。

【病因病机】

(一)中医病因病机

1.病因

(1)禀赋素弱,感受痨虫:先天禀赋不足,素体虚弱,抵抗力较差,痨虫入侵体内,流着于腹部而发生此病。

(2)劳倦内伤、正气虚损:饮食失调、劳倦内伤,机体气血阴阳不足,不能抵抗痨虫入侵,留着不去,发生此病。

(3)久病失养、气血不足:病久耗伤机体气血,或感受外之痨虫,或机体内病灶复燃导致疾病发生。

2.病机 本病由于劳倦内伤,正气虚损,痨虫入侵,留着不去,耗气伤阴,致脏腑功能虚弱,三焦决渎失职,水湿内聚,气滞血瘀所致。

(二)西医病因及发病机制

结核性腹膜炎的致病菌主要为结核分枝杆菌,少见的有牛分枝杆菌,多由饮入未经巴氏消毒的牛奶引起。常见感染途径包括原发性肺结核感染后结核分枝杆菌经血流播散至肠系膜淋巴结,在身体免疫功能低下时由感染的淋巴结播散至腹膜,是继发性结核的一种;口腔咽下的结核分枝杆菌经小肠黏膜集合淋巴结到达肠系膜淋巴结,经淋巴结或回盲部结核播散至腹膜;由邻近的泌尿、生殖系统结核直接蔓延所致;活动性肺结核患者的结核分枝杆菌经血液直接播散至腹膜,多伴有全身播散性结核。

【临床表现】

结核性腹膜炎的临床表现随原发病灶、感染途径、病理类型及机体反应性的不同而异,本病的起病缓急不一。多数起病较缓,但急性发病者亦为数不鲜。起病时,主要症状为倦怠、发热、腹胀和腹痛,亦有畏寒、高热骤然起病者。轻型病例开始呈隐袭状态。

1.全身表现 发热与盗汗最为常见,占67%~95%,热型以低热与中等热居多,约1/3患者呈弛张热,渗出型、干酪型病例或合并有严重的腹外结核的患者可呈稽留热,盗汗严重,后期有贫血、消瘦、浮肿、舌炎、口角炎及维生素A缺乏症等营养不良的表现。在育龄妇女中,停经不育者较常见。

2.腹痛 约有2/3的患者可出现不同程度的腹痛,多为持续性隐痛或钝痛,疼痛多位于脐周、下腹、有时在全腹部。当患者出现急腹症时,应考虑是否因肠系膜淋巴结或腹腔其他结核干酪样坏死病灶溃破后,引起的急性腹膜炎,也可由肠结核急性肠穿孔等原因所致。

3.腹胀与腹水 多数患者有腹胀感,可因结核病中毒症状或腹膜炎伴有的肠功能紊乱引起。约1/3患者可出现腹水,以小量、中等量为多见。腹水量超出1 000 mL时可发现移动性浊音。少量腹水需借助B超检查。

4.腹壁柔韧感 柔韧感是由于腹膜受到轻度刺激或慢性炎症所造成的,可见于本病的各型,但一般认为是粘连型结核性腹膜炎的临床特征。绝大多数患者均有不同程度的压痛,一般较轻微,少数压痛明显并有反跳痛,后者多见于干酪型。

5. 腹部肿块 粘连型及干酪型患者的腹部常可触及肿块,多位于中下腹部。肿块多由增厚的大网膜、肿大的肠系膜淋巴结、粘连成团的肠曲或干酪样坏死脓性物积聚而成,其大小不一,边缘不齐,有时呈横形块状物或有结节感,多有轻微触痛。

6. 其他 部分患者可出现腹泻,通常是由于腹膜炎症刺激所致,也可因肠曲间瘘管形成所引起。一般每日 3~4 次。粘连型患者,便秘较为常见,有时腹泻与便秘交替出现。肝大并不少见,可由营养不良所致脂肪肝或肝结核引起。如并发肠梗阻时,可见蠕动波,肠鸣音亢强。

【实验室及其他检查】

1. 腹腔积液分析 腹腔积液检查是明确腹腔积液病因的初筛试验,典型的结核性腹膜炎腹腔积液为草黄色(90%)、渗出液、血清-腹腔积液白蛋白梯度小于 11 g/L,蛋白含量多大于 25~30 g/L,有核细胞计数大于 500/μL,淋巴细胞比例多大于 70%。少见的结核性腹膜炎可表现为血性腹腔积液、乳糜样腹腔积液或脓性腹腔积液。结核性腹膜炎合并慢性肝病肝硬化时,腹腔积液可以表现为不典型,有研究显示,在结核性腹膜炎中,合并肝病的比例可以达到 6%~27%。

淋巴细胞为主是结核性腹膜炎腹腔积液细胞学特点,对结核性腹膜炎诊断的敏感度约 70%,但特异度较差,淋巴细胞为主的腹腔积液还可见于单纯肝硬化腹腔积液使用利尿剂后、合并自发细菌性腹膜炎(spontaneous bacterial peritonitis,SBP)经抗生素治疗后以及恶性腹腔积液,结核性腹膜炎腹腔积液乳酸脱氢酶(lactic dehydrogenase,LDH)多轻度增高,与感染后中性粒细胞中释放增多有关,但特异度不高,LDH 增高也可见于肝硬化、充血性心力衰竭和其他腹膜腔感染中;单纯结核性腹膜炎腹腔积液蛋白多大于 25 g/L,但合并肝硬化时,诊断的敏感度降至 40%~70%,但特异度较差,此外其他感染、肾源性腹腔积液、恶性腹腔积液蛋白也可增高。

在 20 世纪 80 年代,将腹腔积液根据总蛋白浓度 25 g/L 为 cut-off 值划分为渗出液和漏出液。但这个方法在临床实践中,受到利尿剂、外周血高蛋白血症等的影响,在部分心源性、肾源性、肝硬化合并 SBP、非炎症或肿瘤性腹腔积液中,常导致临床错判,尤其在肝硬化合并 SBP 和结核性腹膜炎的鉴别诊断中。近年多使用腹腔积液 SAAG 初步判断腹腔积液是否存在门静脉高压的因素。SAAG 是指血清白蛋白与同日内测的腹腔积液白蛋白之间的差值,是维持血清-腹腔积液胶体渗透压的主要因素,在门静脉毛细血管压力增高时,随着门静脉-腹腔毛细血管之间的静水压梯度升高,血清-腹腔积液之间的胶体渗透压差也相应升高,可以通过 SAAG 来间接反映门脉压力,将界值定为 11 g/L 时,其诊断门静脉高压的敏感度为 97%,特异度为 97%,根据 SAAG 水平,将腹腔积液分为高 SAAG(≥11 g/L)型和低 SAAG(<11 g/L)型。SAAG≥11 g/L 时提示存在门静脉高压,常见的腹腔积液病因有肝硬化、酒精性肝炎、巴德-吉亚利综合征、门静脉栓塞、爆发性肝功能衰竭、广泛肝转移癌、缩窄性心包炎、心源性腹腔积液、黏液水肿性腹腔积液、混合性腹腔积液等;SAAG<11 g/L 时则不存在门静脉高压,常见的腹腔积液病因有结核性腹膜炎、原发或继发腹膜恶性肿瘤、胰源性腹腔积液、胆源性腹腔积液、肾病综合征、结缔组织病所致腹腔积液等。SAAG 不受利尿剂、输入蛋白等的影响,典型的结核性腹膜炎属于低 SAAG 型腹腔积液。

2. 病原学检查 患者腹腔积液、腹膜组织查到结核分枝杆菌或其核酸片段对结核性腹膜炎具有确诊价值,所有疑诊结核性腹膜炎的患者应积极进行腹腔积液病原学检查,有条件的对于穿刺活检后获得的腹膜组织应送检病原学检测以提高确诊率。尽管特异度接近 100%,腹腔积液或腹膜组织的病原学检测的敏感度普遍低于 40%,主要原因是腹腔积液中细菌含量较低以及结核性腹膜炎的发病机制有关。腹腔积液涂片抗酸杆菌(Ziehl-Neelsenstaining)的敏感度为 3%~5%,腹腔积液结核分枝杆菌培养的敏感度为 8%~35%,明显高于抗酸染色,液体培养的阳性率高于罗氏培养,且能将检测时间缩短至 2 周,腹腔积液送检量提高到 1 L,可提高阳性率达 60%。

近年来的快速分子诊断技术,包括荧光定量 PCR 技术,线性探针(LPA)和全自动 XpertMTB/RIF 技术,与传统的抗酸染色相比更加灵敏、快速,并且能够鉴别非结核分枝杆菌感染和利福平耐药基因检测,但对于结核性腹膜炎而言,敏感度仍难以满足临床需求,有研究显示在培养阳性的腹膜组织样本中 XpertMTB/RIF 的敏感度约为 50%,而在经病理、临床等综合诊断的临床腹膜样本中敏感度仅为 19%,低于淋巴结结核、骨结核等肺外组织样本。新一代 XpertMTB/RIFUltra 更加适合菌量少的标本,研究显示,在培养阳性的肺外组织样本中的敏感度可达 79.5%,特异度 100%,有望在结核性腹膜炎的早期诊断中发挥更大的作用。有研究显示,使用结核分枝杆菌复合群特异的插入序列 IS6110 作为引物进行腹腔积液或腹膜组织荧光定量 PCR 检测,其敏感度可达 93%,特异度 100%,但因样本量太小,使得其在腹腔积液结核分枝杆菌培养阴性的患者中的阳性率还需更多临床证据。

3.生物标志物　结核分枝杆菌感染机体会诱导一系列免疫反应并将大量 T 淋巴细胞募集至病变部位,因此病变局部的细胞因子水平显著提高,通过检测腹腔积液中的细胞因子有助于结核性腹膜炎的诊断,生物标志物的检测无创、简便,是结核性腹膜炎的重要辅助检查,尤其对于腹腔积液病原学阴性、临床表现和体征缺乏特异性以及不能接受腹膜穿刺或腹腔镜腹膜活检的疑诊患者,其中腹水 ADA 和 γ 干扰素具有较高的灵敏度和特异度。

(1)腺苷脱氨酶(ADA):ADA 主要存在于 T 淋巴细胞中,它与 T 淋巴细胞的分化增殖密切相关,至今,仍然是最重要、开展最广泛、最可靠的生物标志物。Meta 分析其汇总的敏感度为 0.92,特异度 0.90。常用的 cut-off 值为 30~40 U/L。ADA 水平受到腹水总蛋白水平的影响,在腹水蛋白减低的情况下,腹水 ADA 会出现假阴性,需临床综合判断。某些淋巴细胞相关的疾病也会导致 ADA 水平增高,出现假阳性,比如淋巴瘤、自身免疫系统疾病、恶性肿瘤、感染性疾病等。因此 ADA 增高但与临床不符时,还需要进一步借助影像、临床检查,必要时腹腔镜腹膜活检以明确。

(2)γ 干扰素(INF-γ):腹水 INF-γ 检测对结核性腹膜炎的诊断具有很好的敏感度和特异度。Meta 分析显示,其汇总的敏感度为 0.93,特异度为 0.99,和 ADA 相比,二者的诊断效能接近,但腹水 INF-γ 临床开展较少,尚无统一认可的诊断界值,对于高流行地区病原学阴性的疑诊患者,也是有力的辅助诊断方法之一。

(3)CA125:糖类抗原 CA125 可存在于各种胚胎体腔上皮来源的组织中,在这些组织受到炎症刺激或者癌变时,可释放到浆膜腔液中并进入外周血循环,有研究发现,在结核性腹膜炎患者的外周血和腹水中 CA125 水平均有增高,可能与腹膜间皮细胞受到炎症刺激有关,并且随着抗结核治疗的好转,外周血 CA125 水平可降至正常,因此 CA125 对于结核性腹膜炎的诊断帮助不大,但可作为疗效评估的指标。

4.结核菌素试验和干扰素释放试验

(1)结核菌素皮内试验(TST):在这项试验中,结核菌素会被注射到手臂皮肤中。通常取 0.1 mL 结核菌素稀释液在左前臂掌侧中、下 1/3 交界处皮肤做皮内注射。使之形成 6~10 mm 大小的皮丘。结核菌素是一种蛋白质,这种蛋白质来源于已高热灭活的结核分枝杆菌。在大多数受感染者中,免疫系统将识别结核菌素,因为它类似于引起感染的结核分枝杆菌。这将引起对结核菌素的反应。TST 阳性并不能区分是结核感染还是活动性结核,单独的 TST 阴性也不能排除结核病。

(2)干扰素释放试验(IGRA):γ 干扰素释放试验。是一种利用体外细胞免疫检测机体是否感染结核的方法。其原理为机体初次感染结核分枝杆菌后会形成致敏的 T 淋巴细胞;当机体再次感染结核分枝杆菌时,致敏的 T 淋巴细胞会释放较高水平的细胞因子,其中最重要的为 γ 干扰素(IFN-γ)。通过对 IFN-γ 的检测,可以对结核分枝杆菌的感染状况进行判断。

5.超声　超声是判断有无腹腔积液的金标准,比 CT 更加敏感。超声可以通过超声波对腹部情况进行纵、横、斜多切面扫描,还可以使用高频探头观察腹膜壁层、肠壁浆膜层及大网膜,可探测腹腔积液的部位、范围及内部条索和分隔、肠管粘连、肠管扩张及和周围脏器的关系。B超对结核性腹膜炎的敏感性可达90%以上,准确性可达80%左右。结核性腹膜炎的超声特点如下:

(1)腹腔积液:腹腔内可见液性暗区,边界不清,内部回声清晰,可见点状强回声漂浮,或见纤维光带分隔,可见肠管漂浮于暗区中,肠蠕动正常,肠壁和腹膜毛糙,也可为局限包裹性积液。

(2)壁腹膜增厚:表现为单处或两处以上区域的腹膜增厚。

(3)大网膜、肠系膜增厚粘连:表现为絮状、结节样或饼状增厚、粘连,边缘多不规则,内部回声不均匀。还可观察到肠系膜受累同时伴有肠管粘连,形成特征性的"肠管聚集征"。

(4)淋巴结肿大:可累及小肠系膜、腹膜后中线大血管区域肝门区域和胰头周围受累,淋巴结大小不等,可融合成团。腹腔积液与肝、肾源性腹腔积液的鉴别要点:后两者腹腔积液为漏出液,回声清晰,内无纤维光带及斑点样强回声,同时伴有肝、肾病变。结核性腹膜炎团块型与腹腔肿瘤超声下有时不易鉴别,常常需要结合病史或穿刺活检。

6.影像学

(1)X线:腹部平片有时可见腹腔内大小不等的斑点状或结节状钙化影,大量腹腔积液时可表现为腹部密度增高、肠曲间隙增宽、肠管浮游征象;腹膜增厚粘连明显时,在钡餐造影时,表现为小肠祥排列不规则、聚集、移动度降低、肠管因粘连牵拉而外形不整、肠腔粗细不均、黏膜皱襞尖刺状或梳齿状排列,合并不完全肠梗阻时,可见肠腔积气及液平面。

(2)腹部CT:腹部CT能够发现腹腔积液,腹膜增厚,腹部其他脏器受累及的情况,但结核性腹膜炎腹部CT表现并不特异,有时和腹膜癌转移、腹膜间皮瘤、非结核分枝杆菌所致腹膜炎等难以鉴别。其中腹膜均匀增厚、回盲部病变、肠系膜淋巴结钙化、肠系膜淋巴结增大伴中心低密度和环形强化有一定的提示作用。

结核性腹膜炎的CT可以有以下表现:①腹腔积液,因富含炎症细胞和纤维蛋白,CT值25～45 HU,腹水可呈多房型或局限包裹型,腹水内可见纤维分隔。②腹膜增厚,可表现为腹膜粟粒状结节伴周围不同程度的渗出和增殖,形成"污垢样腹膜",增强扫描后无强化;也可表现为腹膜表面大小不等的软组织结节,病理为结核肉芽肿改变,增强扫描可强化;壁腹膜增厚多位于肝、脾旁肋间或剑突下,可伴有梭形结节(腹膜结核瘤),增强扫描边缘强化或分房样强化;还可以表现为饼状网膜,即网膜呈扁块样增厚,表面凹凸不平,增强后呈不同程度强化。③腹腔肿块,腹腔内不规则软组织肿块,由干酪样坏死、纤维化肿块和粘连的肠曲包绕而成,密度不均,可为实性或囊实性,容易和肠道肿物、慢性阑尾炎阑尾周围脓肿,卵巢肿物等混淆。④小肠曲粘连、位置固定,腹腔内脏器向中心聚集,可伴有肠管不同程度的扩张。⑤肠系膜淋巴结增大、分散或融合成分叶状肿块,增强后中心低密度伴环形强化或分隔样强化对结核的诊断有较大价值。

(3)腹部磁共振:腹腔积液表现为长T_1、长T_2信号,分布于腹膜返折处、肝、脾、结肠沟和脏器周围,常见条索和分隔样表现,或局部包裹样改变;壁腹膜增厚在诊断中具有价值,以上中腹部为主,肝周壁腹膜受累常见,常合并丘状或椭圆形凸起形成结节状,结节多位于肋间及剑突下区,增厚的腹膜多边界清晰光滑,腹膜凸起结节邻近肝脏成弧形,受压边缘呈钝角,腹膜凸起结节呈边缘稍长或等T_1、稍长或等T_2信号,增强后腹膜凸起结节边缘及与之相延续的增厚腹膜可见强化,结节中心干酪样坏死或液化区无强化。

(4)氟18脱氧葡萄糖正电子放射断层造影/计算机断层扫描(18F-fluorodeoxyglucosepositronemissiontomography/computerizedtomography 18F-FDG PET/CT):18F-FDG PET/CT不仅可以了解病变的解剖和形态特点,还可以提供病灶详尽的功能和代谢特点,对于结核性腹膜炎,总的敏感度可达80%,特异度可达80%。由于形成结核肉芽肿的组织和炎症细胞也能够摄取氟脱氧葡萄糖,因此结核性腹膜炎也可表现为高SUV摄取而难以和腹膜癌转移鉴别。PET/CT上以下征象对结核性腹膜炎具有提示意义:壁腹膜受累的区域为多部位且分布均匀;腹膜增厚主要为光滑均匀的线样串珠样增厚;腹部外发现符合结核改变的病灶,如淋巴结、肺部、胸膜、邻近器官、纵隔等。

7.腹腔镜和腹膜活检　腹腔镜检查可以使85%～90%的不明原因腹水患者获得诊断,对结核性腹膜炎的敏感度可达95%以上,其主要的优势包括直视下观察腹膜和腹腔内各脏器表面情况;有目的地对可疑病变活检取材,结核性腹膜炎腹腔镜下的主要表现有以下4种类型。

(1)粟粒型:腹膜增厚、充血伴白色粟粒样结节(多小于5 mm且大小和分布较均匀)分布于壁腹膜、网膜和肠管表面,常伴有腹腔积液。

(2)粘连型:腹膜增厚,腹膜与网膜、肠管间不同程度的粘连。

(3)干酪型:腹膜广泛增厚伴黄色结节或干酪样物质。

(4)混合型:以上2种或3种类型同时存在,其中粟粒伴粘连最多见。前2种类型和混合型占95%以上,单纯干酪型少见。

腹膜活检组织需送检病理检查,典型的组织学表现是上皮样肉芽肿伴干酪性坏死,外周有纤维结缔组织和慢性炎症细胞浸润,病变周边可见朗格汉斯巨细胞。形态学上的典型表现有助于结核性腹膜炎的诊断,但典型的干酪样肉芽肿仅占30%,随着病理学科的发展,还可以对组织样本进行抗酸染色、结核分枝杆菌特异抗原的免疫组化、分子病理和耐药基因检测,对于不典型肉芽肿或其他慢性炎症改变,分子病理和抗酸染色能够将确诊率提高10%～30%。存在耐药高危因素的患者还可以进行耐药基因检测。

腹膜活检组织经研磨后还可以直接进行病原学检查,包括抗酸染色、结核分枝杆菌培养和快速分子生物学检查,可以将结核性腹膜炎的病原学确诊率提高15%～50%。腹腔镜检查常见的并发症有穿孔、出血、感染,但发生率极低,绝大多数患者能够很好耐受。因此对于诊断困难的疑诊患者应积极进行腹腔镜检查。超声或CT引导下闭式腹膜活检也可以获得腹膜组织进行组织病理和病原学检查,与腹腔镜相比,操作简便,创伤小,特别适合耐受性差或不能进行腹腔镜检查的患者,其诊断的准确度在40%～60%。缺点主要是不能直视,活检组织量少,有时不能获得满意的结果。

【诊断及鉴别诊断】

(一)诊断

1.诊断标准

(1)确定诊断标准:疑诊患者腹腔积液、腹膜组织中查到结核分枝杆菌、核酸片段或结核分枝杆菌培养阳性;腹膜组织病理符合典型结核表现伴结核分枝杆菌病原学阳性。

(2)临床诊断要点:有结核性腹膜炎常见的症状和腹腔积液且有以下情况。①腹腔积液有核细胞数增多且以淋巴细胞为主,SAAG<11 g/L,ADA≥40 U/L;②合并其他腹部活动性结核病、活动性肺结核、邻近器官活动性结核病;③腹膜外器官组织病理符合典型干酪性肉芽肿改变;④结核病高流行地区腹膜活检表现为肉芽肿病变;⑤经短期(2～3个月)抗结核治疗临床症状改善、腹腔积液吸收好转。

需要注意的是:查到抗酸杆菌还需要与非结核分枝杆菌鉴别,在非结核分枝杆菌发病率高的人群中HIV/AIDS,查到抗酸杆菌同时需要TB-PCR阳性;ADA≥40 U/L时需要注意的是与能够引起ADA增高的其他疾病鉴别,如间皮瘤、淋巴瘤、某些感染性疾病、自身免疫疾病、血液系统恶性肿瘤等;组织病理仅表现为肉芽肿病变但无病原学依据或与临床不符时,需要与引起肉芽肿的其他疾病鉴别,如真菌感染、寄生虫、结节病、血管炎、类风湿等。

2.诊断面临的问题　结核性腹膜炎从发病到诊断的时间平均为1.5个月,结核性腹膜炎诊断中面临的主要问题有:临床症状、腹部体征、影像学表现缺乏特征性;病原学确诊率低,不超过30%,且结核分枝杆菌培养检测时间长达4～8周;腹膜活检和腹腔镜开展少并且受到病理科水平限制;到目前为止,我国绝大多数患者仍依赖腹水常规、生化、影像学结合诊断性抗结核治疗反应来综合判断。因此,需要大力开展新的病原学、免疫学、血清学诊断方法,推进经皮腹膜活检和腹腔镜检查,开展超声、CT 等影像学辅助方法来提高结核性腹膜炎的早期确诊率。

(二)鉴别诊断

1. 与肝硬化腹腔积液鉴别 肝硬化是引起腹腔积液的主要病因,多数肝硬化患者出现腹腔积液前已明确诊断,但也有少数患者在出现腹腔积液时经系统检查后才确诊有肝硬化。肝炎病毒感染(乙型、丙型)和酗酒是导致肝硬化的主要病因,应注意询问相关病史并进行相应实验室检查,体格检查可以有腹壁静脉显露和曲张、脾大、蜘蛛痣、肝掌等。腹壁静脉血流方向有助于判断下腔静脉是否通畅,超声可同时检查肝、门静脉、脾等脏器,有助于肝硬化门静脉高压的诊断。腹腔积液多为淡黄色或深黄色(合并黄疸),SAAG≥11 g/L,单纯的肝硬化腹腔积液有核细胞计数一般小于100/μL,单核细胞为主,腹腔积液总蛋白多低于 25 g/L,无合并症的肝硬化腹腔积液与结核性腹膜炎鉴别诊断不难。肝硬化合并 SBP 与结核性腹膜炎鉴别时应注意:SBP 的症状会更急,腹腔积液可由清亮变得浑浊,腹腔积液有核细胞计数增高并且以多形核白细胞为主,但 SBP 仍存在门静脉高压的基础,SAAG≥11 g/L,腹腔积液的细菌培养可见致病菌,传统方法培养阳性率低(40%),床旁血瓶接种培养法阳性率较高(90%),腹腔积液的乳铁蛋白对 SBP 的诊断有一定的价值,有研究显示以242 ng/mL 为诊断界值,其诊断 SBP 的敏感度为 95.5%,特异度为 97%。肝硬化合并结核性腹膜炎患者并不少见,肝硬化失代偿的患者容易合并营养不良和细胞免疫功能受损,PPD 常为阴性,腹腔积液的初步分析与单纯结核性腹膜炎有较大不同:腹水淋巴细胞优势可能因利尿剂和抗生素的使用后不明显;腹腔积液蛋白>25 g/L 仅占 42%～70%;ADA 诊断效能下降,>30～40 U/L 降至59%～94%;单纯结核性腹膜炎 SAAG<11 g/L,在肝硬化合并结核性腹膜炎中,因合并门静脉高压基础,敏感度降至 29%～98%,对于肝硬化合并结核性腹膜炎患者,诊断往往是困难的,必须进行临床综合分析。

2. 与腹膜转移癌鉴别 在不明原因的腹腔积液中,腹膜转移癌占 30%～40%,常见的为卵巢癌、胃癌、肝癌、结直肠癌、胰腺癌、乳腺癌、子宫内膜癌等。如果腹水发生于原发肿瘤诊断之后,诊断并不困难,但某些患者发现腹腔积液时尚未明确原发肿瘤,有时诊断较困难,在 SAAG<11 g/L,淋巴细胞为主的渗出性腹腔积液中,结核性和腹膜转移癌是最多见的病因,此时,腹腔积液 ADA 水平、LDH 水平、肿瘤标志物和细胞学检查具有重要的鉴别诊断价值,诊断困难的患者应尽早性腹腔镜检查。腹膜转移癌腹腔积液可为淡黄色、血性或乳糜样,腹腔积液蛋白多大于 25 g/L,SAAG<11 g/L,有核细胞计数一般大于 500/μL,单核细胞为主,乳酸脱氢酶可显著增高,ADA<20 U/L,腹腔积液细胞学是诊断肿瘤性腹腔积液的重要依据。常需反复多次腹腔积液找肿瘤细胞。提高腹腔积液送检量,离心沉渣包埋后可提高诊断的阳性率,腹腔积液放置时间过长会导致细胞溶解和变性而影响诊断结果,细胞学检查是诊断恶性腹腔积液特异性最好的方法,但敏感度仅 50%左右,腹水细胞学阴性不能排除恶性腹腔积液。腹水 LDH/血 LDH>1 提示恶性肿瘤可能性大,甲胎蛋白(AFP)为原发性肝癌的特异性肿瘤标志物,糖类抗原 19-9(CA19-9)对胰腺癌的诊断具有特异性,癌胚抗原(CEA)在结直肠癌及腺癌、癌抗原 125(CA125)在卵巢上皮性肿瘤中明显增高,不过CA125 在结核性腹膜炎中也可以增高但随着抗结核治疗后可降至正常范围,因此诊断的特异度并不高。体检时,还要注意脐部硬结节(Sister Mary Josephnodule,玛丽约瑟夫结节)可能来源于胃、胰腺癌的转移性病灶。左锁骨上淋巴结肿大可能是上腹部癌的转移灶。腹腔镜下壁腹膜和脏腹膜多发黄白色粟粒结节(多小于 5 mm)是结核性腹膜炎的特点,腹膜癌转移结节较大(1～5 cm)可位于壁腹膜、网膜、镰状韧带和肝表面;CT 结核性腹膜炎多表现为光滑均匀增厚的腹膜,而腹膜癌转移多为不均匀增厚和结节样增厚。

3.与腹膜间皮瘤鉴别 引起腹腔积液的原发性腹膜间皮来源的肿瘤,约占到不明原因腹腔积液的 5%,常被误诊为结核性腹膜炎,腹膜间皮瘤大多为恶性弥漫型,肿瘤可单发,也可多中心起源,具有沿腹膜浆膜面和间皮下组织扩散蔓延的特性,大体病理可见腹膜表面广泛分布着大小不等、白色坚硬的肿瘤结节,直径从几毫米到几厘米,有时多个结节融合成较大肿块。晚期腹腔脏器常被白色坚硬的肿瘤组织所覆盖形成"冰冻腹腔",患者起病多隐匿,多表现为腹胀、腹痛等不适,腹腔积液可以是黄色或血性,淋巴细胞为主,ADA 一般不高,CA125 可增高,CEA 一般不增高,15% 的患者腹水细胞学可见增生的间皮细胞显著增多或核异质改变。CT 主要为大网膜、肠系膜不规则增厚,盆腔腹膜增厚包裹可形成盆腔肿块,因缺乏临床、影像学特异性,诊断困难,疑诊患者应尽早行腹腔镜检查。此外还有其他原发性腹膜肿瘤可以腹腔积液为主要或首发临床表现,包括浆膜乳头状癌、良性乳头样间皮瘤、良性或恶性间叶来源的肿瘤、腹膜平滑肌瘤病、腹膜多发性血管瘤、淋巴组织增生紊乱、腹膜血管肉瘤,诊断多依赖穿刺病理。

4.与淋巴瘤鉴别 胃肠道是结外淋巴瘤最常累及的部位之一,多见于小肠、腹腔淋巴结、腹膜,部分伴有腹腔积液或以腹腔积液为首发表现,可以为 T 细胞或 B 细胞,也可表现为腹胀、腹痛、发热,腹腔积液可以为血性或乳糜样,腹水为淋巴细胞为主型,ADA 一般不高,但部分 T 细胞型可以增高、CA125 和 LDH 可增高,腹腔积液细胞学常为阴性,与结核性腹膜炎不易鉴别,诊断往往依赖于腹腔镜活检。因此对于腹腔积液原因不明或抗结核治疗效果不佳的患者应尽早行腹腔镜检查。

5.与卵巢疾病鉴别

(1)梅格斯综合征(Meigs' syndrome):卵巢良性肿瘤引起的胸腔和腹腔积液,可以是纤维瘤、卵泡膜细胞瘤、颗粒细胞瘤,其中卵巢纤维瘤最常见,卵巢纤维瘤约占卵巢肿瘤的 5%,仅 1% 表现为梅格斯综合征。腹腔积液大部分为漏出液或血性渗出液,淋巴细胞为主,与结核性腹膜炎、腹膜癌转移等无门静脉高压基础的渗出性腹腔积液难以鉴别,肿瘤切除后胸腔和腹腔积液可消失,诊断依赖盆腔超声或 CT 检查。

(2)上皮性卵巢癌腹膜转移:是最常见的引起恶性腹腔积液的病因,约占恶性腹腔积液的 25%,70% 的患者腹腔积液细胞学阳性,腹腔积液脱落细胞学、CA125、LDH 等检查有助于鉴别。结核性腹膜炎有时表现为下腹部或腹盆腔包块时,常被误诊为卵巢肿瘤,表现为腹腔囊性肿物、囊实性肿物或实性肿物,患者有发热、既往结核病史或肺部结核病变等有诊断提示价值,影像学主要表现为不规则肿物,密度不均,增强后可表现为边缘强化明显,中心不均匀强化或不强化,尽早进行穿刺活检有助于确诊和减少开腹探查。

(3)卵巢过度刺激综合征(ovarian hyperstimulation syndrome,OHSS):辅助生殖技术中卵巢刺激的医源性并发症,对促性腺激素的过度反应,由血管内皮生长因子、肿瘤坏死因子、白介素引起血管渗透性增加,特点是卵巢囊性增大伴体液自血管内渗漏至间质腔渗出液。

(4)子宫内膜异位:非常罕见,多伴有卵巢肿物和胸腔和腹腔积液。腹腔积液多为血性或棕色渗出液伴 CA125 增高。

6.与腹膜肉芽肿炎鉴别 腹膜活检提示肉芽肿炎但病原学阴性或与临床不符时,需要与其他肉芽肿炎进行鉴别。

(1)寄生虫:主要临床表现有腹胀、腹痛、腹部包块等,易误诊为结核或肿瘤。小肠内蛔虫通过小肠壁上的某些损伤进入腹腔内引起腹膜炎,蛲虫可经女性输卵管进入腹腔引起嗜酸性肉芽肿炎。腹腔镜下也可以表现为大网膜和肠系膜上的粟粒样结节,可逐渐融合粘连形成包块。组织病理主要为肉芽肿病变,可见嗜酸性粒细胞和巨噬细胞聚集,偶见多核巨细胞,虫卵结节周围主要表现为上皮样细胞,类似结核结节,中央可见死虫卵,一般不见钙化。

(2)结节病:结节病引起腹痛和腹腔积液为首发症状非常罕见,多见于疾病的进展期,常见于青年女性,腹腔积液为渗出性,诊断依赖临床综合分析和腹膜活检找到非干酪性肉芽肿。其他少见的有子宫内膜异位继发胆固醇肉芽肿,可表现为腹膜表面多发结节伴腹腔积液,组织病理可见吞噬脂类的巨噬细胞组成的似黄色肉芽肿结构或出血坏死等非特异炎症反应。

7. 与血管炎鉴别　以腹腔积液为首发表现的血管炎最常见的为系统性红斑狼疮(systemic lupus erythematosis,SLE),可引起大量胸腔和腹腔积液,腹腔积液可以为黄色或者血性。少见的有结节性大动脉炎、ANCA 相关性血管炎等,腹腔积液为继发表现的不难诊断,以腹腔积液为首发表现的诊断困难,腹腔积液、影像学、病理均无特征性表现,疑诊仍主要依赖临床分析、血清和腹腔积液自身免疫指标、ANCA 等。

8. 与非结核分枝杆菌所致腹膜炎鉴别　多见于接受腹膜透析的各种原因所致的终末期肾病患者(end-stage renal disease,ESRD),如糖尿病、肾小球肾炎、狼疮肾病和 HIV 感染等。文献报告中最常见的依次为偶发分枝杆菌、龟分枝杆菌、鸟分枝杆菌、脓肿分枝杆菌、堪萨斯分枝杆菌,快速生长菌占50%以上,60% ~70%的患者同时合并细菌性腹膜炎或真菌性腹膜炎。主要的临床表现有发热、腹痛、腹腔积液浑浊和腹腔积液多形核细胞计数增多,腹腔积液细菌培养阴性,腹腔积液持续且反复并对经验性抗细菌治疗效果不佳时应高度疑诊。临床特征和腹腔积液特征并不能鉴别非结核分枝杆菌腹腔积液和其他细菌感染或结核分枝杆菌感染,腹腔积液培养是最重要的证据。治疗效果不佳时要考虑拔除导管。

9. 与胰腺疾病所致腹水鉴别　胰源性腹腔积液源于各种原因引起的胰腺导管破裂导致胰腺外分泌酶进入腹腔,可继发于慢性胰腺炎、胰腺假性囊肿、创伤、胰腺肿瘤,胰源性腹腔积液多为渗出液,SAAG<11 g/L,但腹腔积液胰淀粉酶多大于 1 000 U/L,腹水-血浆淀粉酶比值>6 具有重要的诊断价值,此外腹部 CT 有助于鉴别诊断。

10. 与黏液水肿所致腹水鉴别　机制不清,可能与甲状腺激素水平低下引起血浆蛋白漏出至腹腔和腹腔淋巴回流不足有关,腹水特点为渗出液,细胞数 100 ~400/μL,单核细胞为主,SAAG 多大于 11 g/L,给予甲状腺素补充治疗后即可完全缓解。

【治疗】

(一)中医治疗

1. 辨证治疗

(1)阳明腑实证

[主症]发病急骤,日晡潮热或壮热不已,腹部硬满疼痛而拒按,胸闷不舒,大便秘结或溏滞不爽。舌红,舌苔黄燥;脉沉实。

[治法]泄热通腑。

[方药]大承气汤加减。

[药物]大黄、芒硝、枳实、厚朴。

加减:腹痛引起两胁痛者加柴胡、郁金。

(2)肝郁气滞证

[主症]腹胀、腹痛每随情志变化而增减。胸闷不适,纳食减少,月经不调,舌淡红,苔薄白,脉弦。

[治法]疏肝理气止痛。

[方药]柴胡疏肝散合金铃子散加减。

[药物]柴胡、金铃子、香附、川芎、延胡索、川楝子、芍药、甘草。

加减:腹痛、肠鸣腹泻者,可加白术、茯苓、泽泻、薏苡仁以健脾利水;如肝郁化热,口干口苦,性情急躁,可加丹皮、栀子、郁金清解郁热。

(3)气阴两虚证

[主症]潮热、盗汗,面色㿠白、颧红,手足心热,倦怠乏力,腹胀,腹痛。苔白,舌红或淡,脉细数或细弱。

[治法]益气养阴。

[方药]四君子汤合清骨散加减。

[药物]党参、白术、茯苓、银柴胡、地骨皮、鳖甲、青蒿、知母、黄精、百部。

加减:如气阴两虚较甚者,可加入西洋参,以增加益气养阴之功。

(4)水湿内停证

[主症]腹大膨隆,纳呆恶心,腹泻或便秘,小便短少。舌淡红,苔白腻,脉弦滑。

[治法]行气化湿,宽中利水。

[方药]中满分消丸加减。

[药物]枳实、厚朴、半夏、茯苓、泽泻、猪苓、车前子、大腹皮、黄芩、百部。

加减:如内有水湿,兼阴伤,见口干口渴,小便量少,可加麦冬、花粉、玉竹等;如见恶寒怕冷等阳虚之证,可加桂枝、熟附片等以温阳化水。

(5)瘀血阻滞证

[主症]腹大而坚,内有肿块,或见腹痛腹泻,或见呕吐便秘,舌紫暗或有瘀点;脉细涩。

[治法]活血化瘀,软坚散结。

[方药]血府逐瘀汤加减。

[药物]桃仁、红花、当归、赤芍、川芎、柴胡、枳壳、延胡索、生地、百部。

加减:如体内瘀滞,腹部包块,可加三棱、莪术、鳖甲、山甲等以活血软坚散结;如便秘较甚可配伍大黄䗪虫丸。

2.针灸治疗

(1)对于有肠系膜粘连的患者可用26号毫针进针到粘连处,持续捻转(单方向)到滞针时,用力向上提拉针柄数次。提针有时可听到响声。

(2)取中脘、下脘、天枢、大横、关元、气海穴隔姜(渗出型)灸或隔附子(粘连型)灸。

(3)耳针取脾、胃、大肠、小肠、肝、交感、肾上腺。可针刺,也可贴敷。同时腹穴点刺放血。

(二)西医治疗

1.抗结核治疗 抗结核药物治疗是结核性腹膜炎最重要的治疗方式,未经治疗的结核性腹膜炎死亡率高达35%,WHO推荐,除了结核性脑膜炎和骨关节结核,其他肺外结核应采取和肺结核相同的方案和疗程。治疗应遵循早期、联合、规律、适量、全程的基本原则,整个化疗方案分为强化和巩固两个阶段,强化期采用包括异烟肼、利福平、吡嗪酰胺和乙胺丁醇的方案,巩固期包括异烟肼、利福平和(或)乙胺丁醇,结核性腹膜炎的治疗疗程国内外并不统一,国外建议为6个月的疗程,国内多建议9~12个月的疗程。对于合并慢性活动性肝病或者治疗中出现药物性肝炎、肾功能不全、孕期和哺乳期女性、老年人等特殊人群应给予个体化治疗方案,原则是不少于3种有效的抗结核药物组成方案联合使用,有条件的应进行抗结核药物血浆药物浓度监测,以达到有效且安全的血浆药物浓度,总的治疗疗程可适当延长。治疗期间需要定期检测外周血象和肝肾功能、视野和视力、关节和尿酸水平,有效的治疗反应表现为症状改善,腹水消失和疾病活动性指标恢复正常,多发生在治疗开始后3个月内。

在20世纪60年代后,随着结核病进入化疗时代,结核性腹膜炎的治愈率可达95%以上。预后不佳的最主要因素是抗结核治疗延迟,预后不佳还常发生在有基础病的患者如肝硬化、终末期肾病、AIDS等。有肝硬化等基础疾病的患者,耐受标准治疗方案的比率明显下降,药物性肝炎的发生率高达 26% ~45% ,抗结核治疗使得药物性肝炎的发生率显著增高,一旦发生后,往往迅速加重患者的肝功能,治疗方案应个体化,有研究证实,2HREV/10HR 的方案对于有基础肝脏疾病的结核性腹膜炎患者耐受良好。

2.腹腔积液引流 结核性腹膜炎腹腔积液中富含蛋白、炎症细胞、炎症因子和纤维素,充分的腹腔积液引流有助于改善消化道症状、全身中毒症状、减轻腹内压、改善腹膜血液循环和减少纤维粘连等作用,结核性腹膜炎易形成分隔包裹,对于腹腔内纤维分隔较多不易引流的患者,可给予尿激酶腹腔内注射,可使腹腔内纤溶活动增强,使覆盖腹膜表面的纤维蛋白渗出物和腹腔内积聚的浆液纤维蛋白溶解,并使已形成的网状纤维丝断裂,从而减少粘连和包裹性积液的形成。有研究显示:尿激酶对渗出性结核性腹膜炎能够使 1 个月内肠梗阻的发生率减低,且能减少腹膜粘连发生率、腹腔积液吸收时间和腹膜平均厚度,但其能否降低远期并发症尚缺乏循证医学证据。

3.激素治疗 结核性腹膜炎患者是否常规给予糖皮质激素辅助治疗存在争议,有研究显示,联合使用激素的结核性腹膜炎患者在长期随访中发生肠梗阻等合并症的概率要低于单纯抗结核药物治疗的患者,但是糖皮质激素是否能减轻腹膜、网膜、肠系膜的增厚和粘连从而降低肠梗阻等并发症尚缺乏有力的循证医学证据,因此,在结核性腹膜炎中,对于结核中毒症状重的患者可根据情况给予激素治疗,使用的剂量可以为 0.5 mg/(kg·d),待临床症状改善后逐渐减量至停用。

4.手术 结核性腹膜炎以内科抗结核药物治疗为主,但结核性腹膜炎出现肠梗阻、肠绞窄等腹部合并症且保守治疗效果不佳时应积极行手术治疗,手术治疗的目的是解除梗阻、恢复肠道生理功能、切除坏死病变。手术应在充分的抗结核治疗基础上进行。手术适应证:并发肠梗阻且保守治疗无效者;急性肠穿孔;腹腔脓肿、肠瘘保守治疗不愈者;诊断困难,与腹腔肿瘤或急腹症不能鉴别时可考虑剖腹探查。

手术原则:一般应根据病变状况、粘连范围和程度选择手术方法。肠管广泛粘连者行粘连松解术,紧密粘连剥离困难者,要注意保护肠管浆膜完整,并避免损伤系膜血管;局部粘连梗阻分离困难者,可段性切除肠管,切除难以实现时可于梗阻近端和远端行侧吻合术;对腹膜、网膜、系膜和肠管严重粘连、增厚成纤维板状并有干酪样变者,应给予纤维板剥脱加病灶清除;术中发现腹内脏器存在原发病灶,如肠道肠系膜或附件结核等,应同时切除。

5.营养支持 结核性腹膜炎患者常合并贫血和营养不良,WHO 推荐,对于活动性结核病患者,应给予营养筛查,存在营养风险、体重下降明显、短期内不能恢复理想体重的患者应给予营养支持,可选择"营养风险复查 2002(nutrition risk screening, NRS 2002)"作为住院患者营养风险的筛查工具。NRS 2002 是欧洲肠外肠内营养学会指南推荐的基于 128 个随机对照研究(共计 8 944 例患者)总结出的营养风险筛查工具,包括营养状况受损评分、疾病严重程度评分和年龄评分 3 个方面。总分≥3 分者即认为存在营养不良风险。营养支持包括肠内营养和肠外营养,肠内营养是首选的营养支持方式。结核性腹膜炎患者不合并肠结核时,多不合并严重的胃肠道功能紊乱,可给予整蛋白肠内营养制剂。对于乳糜样腹腔积液的患者,应给予全胃肠外营养支持。

【预防】

结核性腹膜炎患者要预防病情恶化,需注意以下几点。

1.休息 发热患者应卧床休息,按发热常规护理。腹水较多可取半卧位,因休息能降低代谢,减慢血液循环,减少毒素吸收,减轻毒性症状。

2.饮食护理 给予高热量、高蛋白、高维生素、易消化饮食。

3.病情观察

(1)观察腹痛、腹胀,出现剧烈腹痛需考虑肠穿孔,应紧急处理腹胀明显,行肛管排气,出现肠梗阻应禁食,行胃肠减压。

（2）观察使用抗结核药物、肾上腺皮质激素后的不良反应。

4.腹水护理　大量腹水者可行腹腔穿刺适当放腹水,并观察腹水性质,对腹穿次数较多患者应做好腹部皮肤护理,预防感染。

5.心理护理　护理人员应以亲切的语言、理解的心情、精湛的技术使患者产生信任、安全感,达到调整心理的作用。

6.发热护理

（1）卧床休息:休息可使代谢降低,血液循环降低,致使身体对毒素吸收减少,从而减轻毒性症状。

（2）降温:体温在39 ℃以上者,可采用头置冰袋,酒精擦浴等物理降温。同时应补充适量液体。

7.皮肤护理　盗汗是结核毒性症状之一。患者常因盗汗全身酸臭使心情不佳,故需每日沐浴或擦浴一次;又因营养欠佳,身体消瘦、重症患者应按时翻身,保持床铺干燥平整,以防压疮发生。

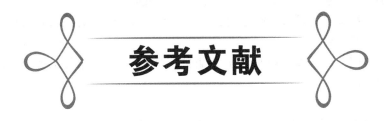

参考文献

[1]中华中医药学会脾胃病分会.胃食管反流病中医诊疗专家共识意见(2017)[J].中国中西医结合消化杂志,2017,25(5):321-326.

[2]陈旻湖,杨云生,唐承薇.消化病学[M].北京:人民卫生出版社,2019.

[3]胃食管反流病外科诊疗共识(2019版)[J].中华胃食管反流病电子杂志,2019(1):3-9.

[4]中华医学会,中华医学会杂志社,中华医学会消化病学分会,等.胃食管反流病基层诊疗指南(2019年)[J].中华全科医师杂志,2019,18(7):635-641.

[5]中国医师协会消化医师分会胃食管反流病专业委员会,中华医学会消化内镜学分会食管疾病协作组.2020年中国胃食管反流病内镜治疗专家共识[J].中华消化内镜杂志,2021,38(1):1-12.

[6]中华中医药学会脾胃病分会,李军祥,谢胜,等.消化系统常见病胃食管反流病中医诊疗指南(基层医生版)[J].中华中医药杂志,2020,35(6):2995-2998.

[7]中国临床肿瘤学会指南工作委员会.中国临床肿瘤学会(CSCO)食管癌诊疗指南2022[M].北京:人民卫生出版社,2022.

[8]赫捷,陈万青,李兆申.中国食管癌筛查与早诊早治指南(2022,北京)[J].中国肿瘤,2022,31(6):401-436.

[9]葛均波,徐永健,王辰.内科学[M].9版.北京:人民卫生出版社,2018.

[10]吴勉华,石岩.中医内科学[M].5版.北京:中国中医药出版社,2021.

[11]中华医学会消化内镜学分会超级微创协作组,中国医师协会内镜医师分会,北京医学会消化内镜学分会.中国贲门失弛缓症诊治专家共识(2020,北京)[J].中华消化内镜杂志,2021,38(4):256-275.

[12]张声生,钦丹萍,周强,等.消化系统常见病功能性消化不良中医诊疗指南(基层医生版)[J].中华中医药杂志,2019,34(8):3619-3625.

[13]中华消化杂志编辑委员会.消化性溃疡诊断与治疗共识意见(2022年,上海)[J].中华消化杂志,2023,43(3):176-192.

[14]李军祥,陈誩,肖冰,等.消化性溃疡中西医结合诊疗共识意见(2017年)[J].中国中西医结合消化杂志,2018,26(2):112-120.

[15]张声生,王垂杰,李玉锋,等.消化性溃疡中医诊疗专家共识意见(2017)[J].中华中医药杂志,2017,32(9):4089-4093.

[16]中华医学会消化病学分会幽门螺杆菌学组.2022中国幽门螺杆菌感染治疗指南[J].中华消化杂志,2022,42(11):745-756.

[17]中华医学会消化病学分会幽门螺杆菌学组.第六次全国幽门螺杆菌感染处理共识报告(非根除治疗部分)[J].中华消化杂志,2022,42(5):289-303.

[18]刘文忠.难治性幽门螺杆菌感染的处理:共识和争议[J].胃肠病学,2021,26(7):385-388.

[19]幽门螺杆菌感染基层诊疗指导意见[J].上海医学,2022,45(11):737-741.

[20]国家卫生健康委员会.胃癌诊疗规范(2018年版)[J].中华消化病与影像杂志(电子版),2019,9(3):118-144.

[21]唐旭东,温艳东,王凤云.胃缓(胃下垂)中医临床诊疗指南[J].中医杂志,2020,61(22):2010-2015.

[22]柯晓,王敏,唐旭东,等.消化系统常见病胃下垂中医诊疗指南(基层医生版)[J].中华中医药杂志,2020,35(1):283-286.

[23]中华医学会肝病学分会,中华医学会感染病学分会.慢性乙型肝炎防治指南(2022年版)[J].中华传染病杂志,2023,41(1):3-28.

[24]中华医学会肝病学分会基础医学与实验诊断协作组.乙型肝炎病毒标志物临床应用专家共识[J].中华肝脏病杂志,2023,31(4):389-400.

[25]中华中医药学会肝胆病专业委员会,中国民族医药学会肝病专业委员会.慢性乙型肝炎中医诊疗指南(2018年版)[J].临床肝胆病杂志,2018,34(12):2520-2525.

[26]RINELLA M E,NEUSCHWANDER-TETRI B A,SIDDIQUI M S,et al. AASLD Practice Guidance on the clinical assessment and management of nonalcoholic fatty liver disease[J]. Hepatology,2023,77(5):1797-1835.

[27]中华医学会肝病学分会脂肪肝和酒精性肝病学组,中国医师协会脂肪性肝病专家委员会.非酒精性脂肪性肝病防治指南(2018更新版)[J].中华肝脏病杂志,2018,26(3):195-203.

[28]中华医学会内分泌学分会.非酒精性脂肪性肝病与相关代谢紊乱诊疗共识(第二版)[J].中华内分泌代谢杂志,2018,34(7):549-554.

[29]CUSI K,ISAACS S,BARB D,et al. American association of clinical endocrinology clinical practice guideline for the diagnosis and management of nonalcoholic fatty liver disease in primary care and endocrinology clinical settings:Co-Sponsored by the American Association for the Study of Liver Diseases(AASLD)[J]. Endocr Pract,2022,28(5):528-562.

[30]LIU J,ZHOU L,AN Y,WANG Y,et al. The atherogenic index of plasma:A novel factor more closely related to non-alcoholic fatty liver disease than other lipid parameters in adults[J]. Front Nutr,2022,9:954219.

[31]中华医学会肝病学分会脂肪和酒精性肝病学组,中国医师协会脂肪性肝病专家委员会.酒精性肝病防治指南(2018年更新版)[J].临床肝胆病杂志,2018,34(5):939-946.

[32]马雄,王绮夏,肖潇,等.自身免疫性肝炎诊断和治疗指南(2021)[J].临床肝胆病杂志,2022,38(1):42-49.

[33]尤红,段维佳,李淑香,等.原发性胆汁性胆管炎的诊断和治疗指南(2021)[J].临床肝胆病杂志,2022,38(1):35-41.

[34]郭长存,时永全,尚玉龙,等.原发性硬化性胆管炎诊断及治疗指南(2021)[J].临床肝胆病杂志,2022,38(1):50-61.

[35]徐小元,丁惠国,李文刚,等.肝硬化诊治指南[J].临床肝胆病杂志,2019,35(11):2408-2425.

[36]张声生,王宪波,江宇泳.肝硬化腹水中医诊疗专家共识意见(2017)[J].中华中医药杂志,2018,32(7):3065-3068.

[37]徐小元,丁惠国,李文刚,等.肝硬化肝性脑病诊疗指南[J].临床肝胆病杂志,2018,34(10):2076-2089.

[38]吴肇汉,秦新裕,丁强,等.实用外科学[M].4版.北京:人民卫生出版社,2019.

[39]中华医学会肝病学分会.肝硬化肝性脑病诊疗指南[J].中华肝脏病杂志,2018,26(10):

721-736.

[40]刘慧敏,黄缘.《2022 年欧洲肝病学会肝性脑病管理临床实践指南》推荐意见[J].临床肝胆病杂志,2022,38(9):1997-1998.

[41]陈紫榕.病毒性肝炎[M].3 版.北京:人民卫生出版社,2021.

[42]韩云.内科重症感染性疾病中西医结合诊治[M].北京:人民卫生出版社,2020.

[43]陈敏山.中国肿瘤整合诊治指南-肝癌(2022 精简版)[J].中国肿瘤临床,2022,49(17):865-873.

[44]国家卫生健康委办公厅.原发性肝癌诊疗指南(2022 年版)[J].临床肝胆病杂志,2022,38(2):288-303.

[45]于乐成,陈成伟.药物性肝损伤[J].肝脏,2023,28(1):3.

[46]中华医学会感染病学分会肝衰竭与人工肝学组,中华医学会肝病学分会重型与人工肝学组.肝衰竭诊治指南(2018 年版)[J].临床肝胆病杂志,2019,35(1):38-44.

[47]中国中西医结合学会传染病专业委员会,中国中西医结合学会肝病专业委员会,中华中医药学会肝胆病分会.HBV 相关慢加急性肝衰竭中西医结合诊疗推荐意见[J].临床肝胆病杂志,2019,35(6):1215-1221.

[48]中国中西医结合学会.慢加急性肝衰竭中西医结合诊疗专家共识[J].北京中医药,2021,40(9):946-955.

[49]中国医师协会内镜医师分会内镜微创保胆专业委员会.内镜保胆手术指南(2021 版)[J].中国内镜杂志,2021,27(8):1-9.

[50]李军祥,陈誩,梁健.胆石症中西医结合诊疗共识意见(2017 年)[J].中国中西医结合消化杂志,2018,26(2):132-138.

[51]中华医学会外科学分会胆道外科学组,中国医师协会外科医师分会胆道外科医师委员会.《胆囊良性疾病外科治疗的专家共识(2021 版)》解读[J].中华外科杂志,2022,60(4):337-342.

[52]中国中西医结合学会消化系统疾病专业委员会.急性胆囊炎中西医结合诊疗共识意见[J].中国中西医结合消化杂志,2018,26(10):805-810.

[53]中国中西医结合学会消化系统疾病专业委员会.胆石症中西医结合诊疗共识意见(2017 年)[J].中国中西医结合消化杂志,2018,26(2):132-138.

[54]卢绮萍.《胆石病临床研究 20 年:进展、问题与展望》[J].中国实用外科杂志,2020,40(1):42-47.

[55]中华医学会外科学分会胆道外科学组.急性胆道系统感染的诊断和治疗指南(2021 版)[J].中华外科杂志,2021,59(6):422-429.

[56]陈旻湖,杨云生,唐承薇.消化病学[M].北京:人民卫生出版社,2019.

[57]刘清泉,方邦江.中医急诊学[M].5 版.北京:中国中医药出版社,2021.

[58]中华医学会外科学分会胆道外科学组,中国研究型医院学会加速康复外科专业委员会,中华外科杂志编辑部.胆道外科抗菌药物规范化应用专家共识(2019 版)[J].中华外科杂志,2019,57(7):481-487.

[59]中国抗癌协会肝癌专业委员会胆管癌协作组.原发性肝癌诊疗指南之肝内胆管癌诊疗中国专家共识(2022)[J].中华消化外科杂志,2022,21(10):1269-1301.

[60]郭喆,关键.重症急性胰腺炎预防与阻断急诊专家共识[J].中国急救医学,2022,42(5):369-379.

[61]刘凤斌,胡玲,陈苏宁,等.消化系统常见病急性胰腺炎中医诊疗指南(基层医生版)[J].中华中医药杂志,2020,35(4):1906-1913.

［62］中国医师协会肿瘤医师分会,中国医疗保健国际交流促进会胰腺疾病专家委员会,中国医药教育协会腹部肿瘤专家委员会.中国胰腺癌多学科综合治疗模式专家共识(2020 版)［J］.中华肿瘤杂志,2020,42(7):531-536.

［63］中国抗癌协会胰腺癌专业委员会.中国胰腺癌综合诊治指南(2020 版)［J］.中华外科杂志,2021,59(2):81-100.

［64］中华人民共和国国家卫生健康委员会.胰腺癌诊疗规范(2018 年版)［J］.临床肝胆病杂志,2019,35(2):281-293.

［65］国家卫生健康委办公厅.胰腺癌诊疗指南(2022 年版)［J］.临床肝胆病杂志,2022,38(5):1006-1015.

［66］高树中,冀来喜.针灸治疗学［M］.5 版.北京:中国中医药出版社,2021.

［67］刘清泉,方邦江.中医急诊学［M］.5 版.北京:中国中医药出版社,2021.

［68］陈旻湖,杨云生,唐承薇.消化病学［M］.北京:人民卫生出版社,2019.

［69］中华医学会消化病学分会炎症性肠病学组.炎症性肠病诊断与治疗的共识意见(2018 年,北京)［J］.中华炎性肠病杂志(中英文),2018,2(3):173-190.

［70］中华医学会消化病学分会炎症性肠病学组,中华医学会肠外与肠内营养学分会胃肠病与营养协作组.炎症性肠病营养支持治疗专家共识(第二版)［J］.中华炎性肠病杂志(中英文),2018,2(3):154-172.

［71］中国炎症性肠病消化内镜诊疗共识［J］.中华消化病与影像杂志(电子版),2021,11(1):1-7.

［72］吴开春,梁洁,冉志华,等.炎症性肠病诊断与治疗的共识意见(2018 年·北京)［J］.中国实用内科杂志,2018,38(9):796-813.

［73］中国中西医结合学会.溃疡性结肠炎中西医结合诊疗专家共识［J］.中国中西医结合杂志,2023,43(1):5-11.

［74］中华医学会消化病学分会胃肠功能性疾病协作组,中华医学会消化病学分会胃肠动力学组.2020 年中国肠易激综合征专家共识意见［J］.中华消化杂志,2020,40(12):803-818.

［75］中华中医药学会脾胃病分会,温艳东,李保双,等.消化系统常见病肠易激综合征中医诊疗指南(基层医生版)［J］.中华中医药杂志,2020,35(7):3518-3523.

［76］中华医学会消化病学分会胃肠功能性疾病协作组,中华中医药学会脾胃病分会.西医合理使用中成药治疗肠易激综合征专家意见［J］.中国中西医结合消化杂志,2021,29(10):677-680.

［77］中华中医药学会.不完全性肠梗阻中医临床诊疗专家共识:GS/CACM 233-2019［S］.北京:中华中医药学会,2019.

［78］国家消化系统疾病临床医学研究中心(上海),国家消化道早癌防治中心联盟,中华医学会消化内镜学分会,等.中国早期结直肠癌筛查流程专家共识意见(2019,上海)［J］.中华消化内镜杂志,2019,36(10):709-719.

［79］国家癌症中心中国结直肠癌筛查与早诊早治指南制定专家组.中国结直肠癌筛查与早诊早治指南(2020,北京)［J］.中华肿瘤杂志,2021,43(1):16-38.

［80］中华医学会肿瘤学分会早诊早治学组.中国结直肠癌早诊早治专家共识［J］.中华医学杂志,2020,100(22):1691-1698.

［81］中华人民共和国国家卫生健康委员会.中国结直肠癌诊疗规范(2020 年版)［J］.中华外科杂志,2020,58(8):561-585.

［82］LANG D,CIOMBOR K K. Diagnosis and management of rectal cancer in patients younger than 50 years:rising global incidence and unique challenges［J］. J Natl Compr Canc Netw,2022,20(10):1169-1175.

［83］BRAY F,FERLAY J,SOERJOMATARAM I,et al. Global cancer statistics 2018:GLOBOCAN estimates of incidence and mortality worldwide for 36 cancers in 185 countries［J］. CA Cancer J Clin,2018,68 (6):394-424.

［84］郑广平,罗杰棋,鲍晓慧,等.肠结核的临床影像诊断及与克罗恩病的鉴别诊断［J］.新发传染病电子杂志,2022,7(3):90-94.

［85］中华人民共和国国家卫生健康委员会.中国结直肠癌诊疗规范(2020版)［J］.中华消化外科杂志,2020,19(6):563-588.

［86］SHAUKAT A,KALTENBACH T,DOMINITZ J A,et al. Endoscopic recognition and management strategies for malignant colorectal polyps:recommendations of the us multi-society task force on colorectal cancer［J］. Gastrointest Endosc,2020,92(5):997-1015,e1.

［87］中华医学会消化病学分会胃肠动力学组,中华医学会消化病学分会功能性胃肠病协作组.中国慢性便秘专家共识意见(2019,广州)［J］.中华消化杂志,2019,39(9):577-598.

［88］中华医学会,中华医学会杂志社,中华医学会消化病学分会,等.慢性便秘基层诊疗指南(2019年)［J］.中华全科医师杂志,2020,19(12):1100-1107.

［89］RAO S S C,BRENNER D M. Evidence-based treatment recommendations for OTC management of chronic constipation［J］. J Am Assoc Nurse Pract,2022,34(9):1041-1044.

［90］BHARUCHA A E,LACY B E. Mechanisms,evaluation,and management of chronic Constipation［J］. Gastroenterology,2020,158(5):1232-1249,e3.

［91］唐旭东.实用中医消化病学［M］.北京:中国中医药出版社,2022.

［92］吴孟超,吴在德.黄家驷外科学［M］.8版.北京:人民卫生出版社,2021.

［93］何清湖.中西医结合外科学［M］.新世纪第四版.北京:中国中医药出版社,2021.

［94］中国中西医结合学会大肠肛门病专业委员会.中国痔病诊疗指南(2020)［J］.结直肠肛门外科,2020,26(5):519-533.

［95］中国抗癌协会.中国恶性肿瘤整合诊治指南-结肠癌部分［J］.中华结直肠疾病电子杂志,2022,11(1):1-16.

［96］中华人民共和国国家卫生健康委员会.中国结直肠癌诊疗规范(2020年版)［J］.中国实用外科杂志,2020,40(6):601-625.

［97］顾艳宏,姜争,李健,等.结直肠癌靶向治疗中国专家共识［J］.中华普通外科学文献(电子版),2023,17(1):1-8.

［98］中国医师协会急诊医师分会,中华医学会急诊医学分会,全军急救医学专业委员会,等.急性上消化道出血急诊诊治流程专家共识(2020版)［J］.中华急诊医学杂志,2021,30(1):15-24.

［99］中华医学会消化内镜学分会结直肠学组,中国医师协会消化医师分会结直肠学组,国家消化系统疾病临床医学研究中心.下消化道出血诊治指南(2020)［J］.中华消化内镜杂志,2020,37(10):685-695.

［100］SENGUPTA N,FEUERSTEIN J D,JAIRATH V,et al. Management of patients with acute lower gastrointestinal bleeding:an updated ACG guideline［M］. Am J Gastroenterol,2023,118(2):208-231.

［101］刘剑君,王黎霞.现代结核病学［M］.北京:人民卫生出版社,2022.

［102］中华医学会,中华医学会杂志社,中华医学会消化病学分会,等.慢性腹痛基层诊疗指南(2019年)［J］.中华全科医师杂志,2019,18(7):618-627.

［103］温艳东,李保双,王彦刚,等.消化系统常见病肠易激综合征中医诊疗指南(基层医生版)［J］.中华中医药杂志,2020,35(7):3518-3523.